Atividade Física Adaptada

Atividade Física Adaptada

Qualidade de Vida para Pessoas com Necessidades Especiais

4ª edição
revisada e ampliada

Márcia Greguol
Roberto Fernandes da Costa

(organizadores)

Manole

Copyright © 2019 Editora Manole Ltda., por meio de contrato com os organizadores

Capa Rubens Lima
Projeto gráfico Depto. editorial da Editora Manole
Diagramação Rafael Zemantauskas
Foto da capa Érico Hiller, cedida pela Associação Desportiva para Deficientes (ADD)
Modelo da capa Alcino José da Silva Neto
Fotos do Capítulo 19 Associação Desportiva para Deficientes (ADD)

Dados Internacionais de Catalogação na Publicação (CIP)
(Câmara Brasileira do Livro, SP, Brasil)

Atividade física adaptada : qualidade de vida para pessoas com necessidades especiais / organização Márcia Greguol, Roberto Fernandes da Costa. – 4. ed. rev. e ampl. – Barueri [SP] : Manole, 2019.

608 p. : il. ; 22 cm.

Inclui índice
ISBN 9788520456217

1. Educação física para deficientes. 2. Esportes para deficientes. 3. Qualidade de vida. I. Greguol, Márcia. II. Costa, Roberto Fernandes da. III. Título.

18-53091   CDD – 613.7
                                                                      CDU – 613.71

Vanessa Mafra Xavier Salgado – Bibliotecária – CRB-7/6644

Todos os direitos reservados.
Nenhuma parte deste livro poderá ser reproduzida,
por qualquer processo, sem a permissão expressa dos editores.
É proibida a reprodução por xerox.

1ª edição – 2005; 2ª edição – 2008; 3ª edição – 2013; reimpressão – 2017; 4ª edição – 2019

Editora Manole Ltda.
Avenida Ceci, 672 – Tamboré
06460-120 – Barueri – SP – Brasil
Fone: (11) 4196-6000
www.manole.com.br | https://atendimento.manole.com.br/

Impresso no Brasil
Printed in Brazil

Durante o processo de edição desta obra, foram tomados todos os cuidados para assegurar a publicação de informações precisas e de práticas geralmente aceitas. Do mesmo modo, foram empregados todos os esforços para garantir a autorização das imagens aqui reproduzidas. Caso algum autor sinta-se prejudicado, favor entrar em contato com a editora.
Os autores e os editores eximem-se da responsabilidade por quaisquer erros ou omissões ou por quaisquer consequências decorrentes da aplicação das informações presentes nesta obra. É responsabilidade do profissional, com base em sua experiência e conhecimento, determinar a aplicabilidade das informações em cada situação.

Sobre os organizadores

Profª. Drª. Márcia Greguol
Pós-doutorada em Atividade Física Adaptada pela Universidade de Pádova, Itália. Mestre e doutora em Biodinâmica do Movimento Humano pela Escola de Educação Física e Esporte da Universidade de São Paulo (EEFE-USP). Professora-associada do Departamento de Ciências do Esporte da Universidade Estadual de Londrina. Coordenadora do Grupo de Estudos e Pesquisa em Atividade Física e Deficiência.

Prof. Dr. Roberto Fernandes da Costa
Graduado em Educação Física na Fefiso. Mestre em Educação Física pela Universidade de São Paulo (USP). Doutor em Ciências Aplicadas à Pediatria pela Universidade Federal de São Paulo (Unifesp). Pós-doutorado em Ciências do Movimento Humano pela Universidade Federal do Rio Grande do Sul (UFRGS). Pós-doutorado em Educação Física pela Universidade Estadual de Londrina (UEL). Pós-doutorado em Ciências da Saúde pela Universidade Federal do Rio Grande do Norte (UFRN).

Sobre os colaboradores

Dr. André Pedrinelli
Professor livre-docente do Departamento de Ortopedia da Faculdade de Medicina da Universidade de São Paulo (FMUSP). Chefe do Grupo de Medicina do Esporte do Instituto de Ortopedia e Traumatologia do Hospital das Clínicas da FMUSP (IOT-HC-FMUSP). Diretor médico da Oficina Ortopédica do IOT-HC-FMUSP.

Profª. Drª. Andressa da Silva de Mello
Graduação em Fisioterapia pela Universidade de Cruz Alta (Unicruz). Especialista em Fisioterapia Musculoesquelética pela Unimarco/Instituto Cohen. Especialista em Fisioterapia Ortopédica e Traumatológica pela Unimarco/Instituto Cohen. Mestrado em Ciências da Saúde pela Universidade Federal de São Paulo (Unifesp). Doutorado em Fisioterapia pela Universidade Federal de São Carlos (UFSCar). Pós-doutorado em Ciências do Esporte pela Universidade Federal de Minas Gerais (UFMG). Professora adjunta do Departamento de Esportes da EEFFTO/UFMG. Orientadora do programa de pós-graduação em Ciências do Esporte da UFMG. Fisioterapeuta do Comitê Paralímpico Brasileiro desde 2007. Membro pesquisador da Academia Paralímpica Brasileira. Coordenadora do Centro de Estudos em Psicobiologia e Exercício da EEFFTO/UFMG.

Prof. Ms. Antônio Carlos Pinheiro Gama de Almeida
Mestre em Educação pela Pontifícia Universidade Católica de São Paulo (PUC/SP). Coordenador e professor do curso de dança na Divisão de Educação e Reabilitação dos Distúrbios da Comunicação (Derdic). Ex-coordenador do Curso de Educação Física da Universidade Paulista (Unip).

Prof. Dr. Attilio Nicola Carraro
Professor-associado de Método e Didática da Atividade Física no Departamento de Ciências Biomédicas da Universidade de Pádova, Itália. Diretor do Serviço de Reabilitação Psicomotora da Clínica Psiquiátrica Parco dei Tigli a Teolo, Pádova, Itália. Membro do Conselho Administrativo da Aiesep (International Association for Physical Education in Higher Education). Pesquisa na área da atividade física e saúde, particularmente sobre as relações entre a atividade física e saúde mental na população em geral e em populações especiais. Autor de mais de 140 publicações, além de participar como pesquisador em diversos projetos de pesquisa internacionais.

Profª. Drª. Beatriz D'Agord Schaan
Professora adjunta da Universidade Federal do Rio Grande do Sul (UFRGS), Faculdade de Medicina, Departamento Medicina Interna. Professora permamente do programa de pós-graduação em Endocrinologia da UFRGS. Professora permamente do programa de pós-graduação em Cardiologia da UFRGS. Endocrinologista, preceptora da Residência Médica em Endocrinologia do Hospital de Clínicas de Porto Alegre.

Prof. Ms. Bruno Marson Malagodi
Licenciatura plena em Educação Física pela Universidade Estadual Paulista Júlio de Mesquita Filho (Unesp). Especialização em Ciências do Treinamento Desportivo pela Universidade de Campinas (Unicamp). Mestrando em Atividade Física relacionada à Saúde pela Universidade Estadual de Londrina (UEL).

Profª. Drª. Carina Helena Wasem Fraga
Professora adjunta do Departamento de Educação Física da Universidade Federal do Maranhão (UFMA), responsável pelas disciplinas de Biomecânica e Cinesiologia nos cursos de licenciatura e bacharelado em Educação Física. Coordenadora do Grupo de Pesquisa do Laboratório de Biomecânica e

Comportamento Motor (Labicom) da UFMA. Pós-doutorado realizado no Laboratório de Biomecânica da Escola de Educação Física e Esporte da Universidade de São Paulo (EEFE-USP). Doutorado em Ciências da Motricidade na Universidade Estadual Paulista Júlio de Mesquita Filho (Unesp), *campus* Rio Claro. Mestrado em Ciências do Movimento Humano na Universidade Federal do Rio Grande do Sul (UFRGS). Licenciatura plena em Educação Física na UFRGS.

Profa. Ms. Carolina Ventura Fernandes Pasetto
Especialista em Fisiologia do Exercício pela Universidade Federal de São Paulo (Unifesp). Mestre em Ciências pelo Cemafe/Unifesp. Professora e coordenadora do curso de Educação Física da Universidade Paulista (Unip).

Profa. Dra. Ceci Mendes Carvalho Lopes
Doutora em Medicina. Professora assistente doutora da Clínica Ginecológica do Hospital das Clínicas da Faculdade de Medicina da Universidade de São Paulo (HCFMUSP). Ex-ginecologista do setor de Cardiopatia e Gravidez do Instituto Dante Pazzanese de Cardiologia.

Prof. Dr. Crivaldo Gomes Cardoso Junior
Licenciado em Educação Física pela Universidade de Taubaté, concluiu o mestrado e o doutorado pela Escola de Educação Física e Esporte da Universidade de São Paulo (EEFE-USP). Realizou estágio pós-doutoral pela Escola Superior de Educação Física da Universidade de Pernambuco (UPE). Atualmente é professor adjunto da Universidade Estadual de Londrina (UEL).

Prof. Dr. Eduardo Lusa Cadore
Licenciatura plena em Educação Física pela Universidade Federal do Rio Grande do Sul (UFRGS). Mestre em Ciências do Movimento Humano pela UFRGS. Doutor em Ciências do Movimento Humano pela UFRGS. Doutor em Ciências da Saúde pela Universidad Pública de Navarra (UPNA), Espanha. Pesquisador associado no Departamento de Ciências da Saúde na UPNA, Espanha. Pós-doutorado na Universidade de Brasília (UnB). Pós-doutorado na UPNA. Atualmente é professor adjunto no Departamento de Educação Física, Fisioterapia e Dança e do programa de pós-graduação em Ciências do Movimento Humano na UFRGS. Possui mais de 130 publicações nacionais

e internacionais na área de prescrição de exercício para promoção saúde e rendimento desportivo.

Profª. Drª. Elisabeth Mattos
Professora doutora do Departamento de Esporte da Escola de Educação Física e Esporte da Universidade de São Paulo – EEFE-USP (aposentada). Doutora em Neurociências pela Universidade Federal de São Paulo (Unifesp/EPM). Departamento de Neurologia – Setor Neuromuscular. Diretora técnica do Clube dos Paraplégicos de São Paulo. Coordenadora do Curso de Natação Inclusiva da EEFE-USP.

Prof. Dr. Felipe Vogt Cureau
Educador físico pela Universidade Federal de Santa Maria (UFSM), mestre em Educação Física pela Universidade Federal de Pelotas (UFP) e Doutor em Endocrinologia pela Universidade Federal do Rio Grande do Sul (UFRGS).

Profª. Drª. Fernanda Carolina Toledo da Silva
Licenciatura em Educação Física pela Universidade Estadual Paulista Júlio de Mesquita Filho (Unesp/Bauru). Mestrado em Educação com linha de pesquisa em Educação Especial pela Unesp/Marília. Doutorado em andamento no programa de pós-graduação em Educação com linha de pesquisa em Educação Especial pela Unesp/Marília, com período de estudo e coleta de dados na Faculdade de Ciências do Desporto e Educação Física pela Universidade de Coimbra, Portugal (doutorado sanduíche). Membro fundador da Associação Brasileira de Atividade Motora Adaptada (Sobama).

Profª. Drª. Franciele Ramos Figueira
Graduada em Educação Física pela Universidade Feevale. Mestre e doutora em Ciências Médicas – Endocrinologia pela Universidade Federal do Rio Grande do Sul (UFRGS). Atualmente é professora de Saúde Coletiva no Instituto Federal de Educação, Ciência e Tecnologia do Rio Grande do Sul.

Prof. Ms. Gabriel da Silva Gama
Professor de Educação Física formado em Bacharelado pela Universidade do Estado do Rio de Janeiro (Uerj). Mestrando no programa de pós-graduação em Ciências do Exercício e Esporte (PPGCEE/Uerj). Membro do Laboratório de Atividade Física e Promoção da Saúde (LABSAU/Uerj).

Dr. Héldio Fortunato Gaspar de Freitas
Médico formado pela Escola Paulista de Medicina (EPM/Unifesp). Título de Especialista em Medicina do Exercício e do Esporte pela Sociedade Brasileira de Medicina do Exercício e do Esporte e pela Associação Médica Brasileira. Membro da Câmara Técnica de Medicina Esportiva do Conselho Regional de Medicina do Estado de São Paulo. Médico da Assessoria Técnica de Saúde da Secretaria Municipal de Esportes e Lazer da Cidade de São Paulo. Diretor de Defesa Profissional da Sociedade Brasileira de Medicina do Exercício e do Esporte. Primeiro Secretário do Departamento de Medicina Esportiva da Associação Paulista de Medicina.

Prof. Dr. Januário de Andrade
Doutor em Medicina. Professor assistente livre-docente da Faculdade de Saúde Pública da Universidade de São Paulo – USP (aposentado). Chefe do Setor de Cardiologia e Gravidez do Instituto Dante Pazzanese de Cardiologia.

Prof. Dr. José Júlio Gavião de Almeida
Doutor pela Universidade Estadual de Campinas (Unicamp) – Faculdade de Educação Física (FEF). Mestre pela Universidade Metodista de Piracicaba (Unimep) – Faculdade de Educação. Especialista pela Universidade de São Paulo (USP) – Faculdade de Educação Física/Ginástica Artística. Docente dos programas de graduação e pós-graduação da Faculdade de Educação Física da Universidade Estadual de Campinas (FEF-Unicamp – Lutas/Esportes Adaptados/Metodologia Científica). Membro fundador e primeiro Coordenador da Academia Paralímpica Brasileira – Comitê Paralímpico Brasileiro (APB-CPB). Membro educador do programa "Educação Paralímpica" do CPB.

Profa. Dra. Juliana Pereira Borges
Professora adjunta do Instituto de Educação Física e Desportos da Universidade do Estado do Rio de Janeiro (Uerj). Doutora em Ciências pela Fundação Oswaldo Cruz (Fiocruz). Docente do programa de pós-graduação em Ciências do Exercício e do Esporte (PPGCEE/Uerj). Coordenadora do Programa Vida Positiva – Exercícios Físicos para Pessoas Vivendo com HIV. Integrante do Laboratório de Atividade Física e Promoção à Saúde (LABSAU/Uerj).

Prof. Ddo. Lucas Helal

Doutorado em andamento em Cardiologia e Ciências Cardiovasculares pela Faculdade de Medicina da Universidade Federal do Rio Grande do Sul (UFRGS). Dedica-se à epidemiologia cardiovascular com especial atenção às técnicas de síntese de evidência como revisões sistemáticas com/sem metanálise. Também realiza atividades de pesquisa na área de reprodutibilidade e transparência em ciência. É membro da Colaboração Cochrane (Cochrane Bias Methods Group) e da American Heart Association [Council on Epidemiology (1) and Lifestyle and Cardiometabolic Health (2)], onde coordena atualmente o time de revisão sistemática para atualização das metas de saúde cardiovascular para 2030.

Prof. Dr. Luzimar Teixeira

Mestre e doutor em Educação Física pela Universidade de São Paulo (USP). Professor nos cursos de graduação, mestrado e doutorado da EEFE-USP (aposentado). Coordenador de cursos de pós-graduação na Universidade Gama Filho e Centro Universitário UniFMU. Coordenador do Instituto Punin de Informação e Referência em Asma.

Prof. Dr. Marco Tulio de Mello

Livre-docente pela Universidade Federal de São Paulo (Unifesp). Livre-docente pela Universidade Estadual de Campinas (Unicamp). Doutor em Psicobiologia pela Unifesp. Especialista pela Universidade Federal de Uberlândia (UFU). Graduado em Educação Física pela UFU. Professor-associado IV do Departamento de Esportes da Universidade Federal de Minas Gerais (UFMG). Bolsista de Produtividade em Pesquisa, 1 A, do CNPq.

Prof^a. Dr^a. Maria Tereza Silveira Böhme

Mestre e licenciada em Educação Física pela Escola de Educação Física e Esporte da Universidade de São Paulo (EEFE-USP). Doutora em Ciência do Esporte pela Justus Liebig Universität Giessen, Alemanha. Professora titular do Departamento de Esporte da EEFE-USP. Coordenadora do Laboratório de Treinamento e Esporte para Crianças e Adolescentes (Lateca).

Prof^a. Dr^a. Marli Nabeiro

Pós-doutora pelo Kinesiology, Sports Studies and Physical Education Department da Universidade Estadual de Nova Iorque (SUNY), College at Brockport. Doutora em Psicologia Escolar e do Desenvolvimento Humano pela Universidade de São Paulo (USP). Mestre em Atividade Física e Adaptação pela Universidade Estadual de Campinas (Unicamp). Graduação em licenciatura em Educação Física pela Universidade de São Paulo (USP). Docente aposentada do Departamento de Educação Física da Faculdade de Ciências da Universidade Estadual Paulista Júlio de Mesquita Filho (Unesp/Bauru). Presidente da Associação Brasileira de Atividade Motora Adaptada – Sobama de 2014 a 2018. Representante da América do Sul da International Federation of Adapted Physical Activity (Ifapa) de 2009 a 2015. Coordenadora do *Goalball* Bauru e de Projeto de Equoterapia.

Prof. Dr. Mauro Fisberg
Doutor em Pediatria pela Universidade Federal de São Paulo (Unifesp). Coordenador Clínico do Centro de Atendimento e Apoio ao Adolescente, Departamento de Pediatria da Unifesp. Professor-associado do Departamento de Pediatria da Unifesp.

Prof[a]. Dr[a]. Mey de A. van Munster
Pós-doutora pelo Kinesiology, Sports Studies and Physical Education Department da Universidade Estadual de Nova Iorque – College at Brockport. Doutora, mestre e especialista em Atividade Física e Adaptação pela Universidade Estadual de Campinas (Unicamp). Professora-associada no Departamento de Educação Física e Motricidade Humana (DEFMH) e docente no programa de pós-graduação em Educação Especial (PPGEEs) da Universidade Federal de São Carlos (UFSCar). Professora convidada no Programa Erasmus Mundus Master in Adapted Physical Activity (EMMAPA), Universidade de Leuven, Bélgica. Professora visitante no Departamento de Cinesiologia da Universidade de New Hampshire. Coordenadora do Núcleo de Estudos em Atividade Física Adaptada (Neafa). Membro da Associação Brasileira de Atividade Motora Adaptada (Sobama) e da International Federation of Adapted Physical Activity (Ifapa).

Prof. Dr. Mikel Izquierdo
Catedrático na Universidade Pública de Navarra, Espanha. Professor de Educação Física e Doutor em Atividade Física e Esporte, trabalhou no Neuromuscular Research Center, na Universidade de Jyväskyla, Finlândia, e no Human Performance Laboratory na Universidade de Connecticut, Estados Unidos. Foi chefe da Unidade Técnica de Pesquisa do Centro de Estudos, Investigação e Medicina do Esporte do Governo de Navarra, Espanha, até 2010, quando se incorporou ao Departamento de Ciências da Saúde da Universidade Pública de Navarra como catedrático na disciplina de Biomecânica

da Atividade Física do curso de fisioterapia. Desde 1997 é professor do mestrado em Alto Rendimento Desportivo do Comitê Olímpico Espanhol. Participou como pesquisador no estudo Mid-Frail financiado pela Comissão Europeia (FP7) e coordenou o projeto europeu VIVIFRAIL no programa Eramus +. Atualmente participa como pesquisador responsável pelo grupo de Exercício Físico no Centro de Pesquisa Biomédica em RED (CIBER) de Fragilidade e Envelhecimento Saudável do Instituto de Saúde Carlos III e do Fundo de Pesquisa em Saúde (FIS), bem como no projeto DIABFRAIL – LATAM recentemente financiado pela Comissão Europeia (H2020).

Profa. Ms. Natalia Soares dos Santos

Graduada em Educação Física pela Universidade Federal do Rio Grande do Sul (UFRGS). Especialista e Treinamento Físico Personalizado pela UFRGS. Mestrado em Ciências do Movimento Humano pela Esef/UFRGS. Proprietária e professora do Estúdio de Pilates Santé by Natalia Santos.

Prof. Dr. Paulo de Tarso Veras Farinatti

Professor-associado da Universidade do Estado do Rio de Janeiro (Uerj) e professor titular da Universidade Salgado de Oliveira (Universo). Coordenador do Laboratório de Atividade Física da Uerj. Vice-diretor da Universidade Aberta da Terceira Idade (UnATI) da Uerj. Coordenador do programa de pós-graduação em Ciências da Atividade Física da Universo. Bolsista de Produtividade em Pesquisa do CNPq e cientista do Estado da Faperj.

Dr. Rafael Barban Sposeto

Ortopedista e traumatologista. Médico assistente do Instituto de Ortopedia e Traumatologia do Hospital das Clínicas da Faculdade de Medicina da Universidade de São Paulo (IOT-HC-FMUSP). Cirurgião de pé e tornozelo.

Profa. Renata Xavier Magalhães

Licenciatura em Educação Física pela Osec e licenciatura em Fisioterapia pela Unifec. Especialização em Fisiologia e Biomecânica do Aparelho Locomotor: Reabilitação e Treinamento pelo Instituto de Ortopedia e Traumatologia do Hospital das Clínicas da Faculdade de Medicina da Universidade de São Paulo (IOT-HC-FMUSP). Formação em Shiatsuterapia (Escola Shiatsu Okido). Educadora de Práticas Esportivas nos cursos de Educação Física para Asmáticos e Educação Física para Adultos na Escola de Educação Física e Esporte da Universidade de São Paulo (EEFE-USP).

Dr. Ricardo Moutte de Freitas
Médico formado pela Faculdade de Medicina da Universidade de Santo Amaro. Residência médica em Ortopedia e Traumatologia pela Faculdade de Medicina do ABC. Título de Especialista em Ortopedia e Traumatologia pela Sociedade Brasileira de Ortopedia e Traumatologia. Estágio em Cirurgia do Joelho e Traumatologia Esportiva pela Faculdade de Medicina do ABC. Título de Especialista em Cirurgia do Joelho pela Sociedade Brasileira de Cirurgia do Joelho. Mestrado em Ciências da Saúde pela Universidade de Santo Amaro. Preceptor da disciplina de Ortopedia pela Faculdade de Medicina da Universidade de Santo Amaro.

Profª. Drª. Rita de Cássia Garcia Verenguer
Licenciada em Educação Física na Universidade de São Paulo (USP). Mestre em Educação Física pela Universidade Estadual de Campinas (Unicamp). Doutora em Educação Física pela Unicamp. Coordenadora do Polo Alphaville de Educação a Distância da Universidade Presbiteriana Mackenzie.

Prof. Dr. Roberto Bianco
Concluiu bacharelado em Educação Física pela Escola de Educação Física e Esporte da Universidade de São Paulo (EEFE-USP). Mestrado em Educação Física pela EEFE-USP e doutorado em Ciência pela EEFE-USP. Tem experiência docente superior a 15 anos. Lecionou nas Universidades Paulista (Unip) e Universidade de Ribeirão Preto (Unaerp – *campus* Guarujá). Atualmente é professor adjunto da Universidade Ceuma, nos cursos de graduação e pós-graduação em Educação Física. Tem experiência em pesquisa na área de Educação Física, atuando principalmente nos seguintes temas: biomecânica da atividade física e esporte, calçado esportivo, corrida, eletromiografia e força de reação do solo.

Prof. Dr. Roberto Gimenez
Diretor do curso de bacharelado em Educação Física da Universidade Cidade de São Paulo (Unicid). Coordenador adjunto do curso de licenciatura em Educação Física da Unicid. Líder do Grupo de Estudos sobre o Comportamento Motor da Unicid. Professor do curso de Educação Física do Centro Universitário Nove de Julho. Bacharel/Licenciado e Doutor em Educação Física pela Universidade de São Paulo (USP).

Prof. Dr. Ronei Silveira Pinto
Professor-associado do Departamento de Educação Física da Universidade Federal do Rio Grande do Sul (UFRGS). Pós-doutorado na Edith Cowan University, Austrália. Doutorado em Ciências do Esporte pela Universidade de Lisboa, Portugal. Mestrado em Ciências do Movimento Humano pela UFRGS.

Prof. Sérgio Rodrigues de Oliveira
Professor de Educação Física pela Osec. Técnico desportivo especializado em natação e ginástica adaptada pela Faculdade de Educação Física de Santo André (Fefisa). Técnico desportivo responsável pelos cursos de Condicionamento Físico Especial do Programa de Atividade Física Adaptada do Cefer-USP de Ribeirão Preto.

Prof[a]. Ms. Sylvia Lúcia de Freitas
Mestre em Ciências pela Faculdade de Medicina da Universidade de São Paulo. Licenciatura em Educação Física pela Escola de Educação Física e Esporte da Universidade de São Paulo (EEFE-USP) e licenciatura em Português pela Faculdade de Filosofia, Letras e Ciências Humanas da USP (FFLCH-USP). Especialização em Aprendizagem Motora pela EEFE-USP e especialização em Natação pela FIG. Formação em Do-In/Shiatsu (Associação de Massagem Oriental). Educadora de Práticas Esportivas nos cursos de Educação Física para Asmáticos, Educação Física para Adultos e Educação Física para Adolescentes na EEFE-USP.

Prof[a]. Dr[a]. Verena Junghähnel Pedrinelli
Mestre em Educação Física pela Universidade de São Paulo (USP). Doutora em Educação Física pela Universidade São Judas Tadeu (USJT). Supervisora do programa de Educação Paralímpica do Comitê Paralímpico Brasileiro.

Dr. William Gemio Jacobsen Teixeira
Coordenador do Grupo de Coluna do Instituto do Câncer do Estado de São Paulo. Doutor pela Faculdade de Medicina da Universidade de São Paulo (FMUSP).

Aos meus pais, Donato e Conceição, por tudo o que me ensinaram e pelo amor e apoio incondicionais.
Márcia Greguol

Ao meu filho, Vinícius, que, vencendo as limitações impostas por sua hemiparesia espástica, vem me ensinando a ver a vida de uma forma diferente.
Roberto Fernandes da Costa

Sumário

Apresentação à quarta edição.. XXIII

Prefácio... XXVII

1 Educação física adaptada: introdução ao universo das
   possibilidades 1
   Profª. Drª. Verena Junghähnel Pedrinelli,
   Profª. Drª. Rita de Cássia Garcia Verenguer

2 Atividade física e deficiência visual................................. 23
   Profª. Drª. Mey de Abreu van Munster, *Prof. Dr.* José Júlio Gavião de Almeida

3 Atividade física e deficiência intelectual 59
   Prof. Dr. Roberto Gimenez

4 Atividade física e transtorno do espectro autista................ 97
   Profª. Drª. Marli Nabeiro, *Profª. Drª.* Fernanda Carolina Toledo da Silva

5   Atividade física e deficiência auditiva 123
Prof. Ms. Antônio Carlos Pinheiro Gama de Almeida

6   Atividade física e lesão da medula espinhal................................. 138
Profª. Drª. Márcia Greguol, Profª. Drª. Maria Tereza Silveira Böhme

7   Atividade física nas amputações e nas anomalias congênitas... 165
*Dr. André Pedrinelli, Dr. William Jacobsen Teixeira,
Dr. Rafael Barban Sposeto*

8   Atividade física nos distúrbios neurológicos e musculares 194
Profª. Drª. Elisabeth Mattos

9   Atividade física e sua influência sobre a osteoporose 229
Prof. Dr. Roberto Bianco, Profª. Drª. Carina Helena Wasem Fraga

10   Atividade física e distúrbios posturais 256
*Dr. Héldio Fortunato Gaspar de Freitas, Prof. Sérgio Rodrigues de Oliveira,
Dr. Ricardo Moutte de Freitas*

11   Atividade física e distúrbios respiratórios: asma 296
*Prof. Dr. Luzimar Teixeira, Profª. Ms. Sylvia Lúcia de Freitas,
Profª. Renata Xavier Magalhães*

12   Hipertensão arterial e exercício físico 323
Prof. Dr. Crivaldo Gomes Cardoso Junior

13   Atividade física e obesidade 347
*Prof. Dr. Roberto Fernandes da Costa, Profª. Ms. Natalia Soares dos Santos,
Prof. Dr. Mauro Fisberg*

14   Atividade física e gravidez.. 375
Drª. Ceci Mendes Carvalho Lopes, Dr. Januário de Andrade

15 Atividade física e saúde mental 410
Prof. Dr. Attilio Carraro

16 Síndrome de fragilidade no idoso e exercício físico 434
Prof. Dr. Eduardo Lusa Cadore, Prof. Dr. Mikel Izquierdo,
Prof. Dr. Ronei Silveira Pinto

17 Atividade física e diabetes 449
Prof. Dr. Lucas Helal, Prof^a. Dr^a. Franciele Ramos Figueira,
Prof. Dr. Felipe Vogt Cureau, Prof^a. Dr^a. Beatriz D'Agord Schaan

18 Atividade física para pessoas vivendo com HIV/aids 467
Prof^a. Dr^a. Juliana Pereira Borges, Prof. Ms. Gabriel da Silva Gama,
Prof. Dr. Paulo Farinatti

19 O esporte para pessoas com deficiência 484
Prof^a. Dr^a. Márcia Greguol, Prof. Esp. Bruno Marson Malagodi

20 Protocolos para avaliação física e fisiológica em pessoas com deficiência 514
Prof. Dr. Marco Túlio de Mello, Prof^a. Ms. Carolina Ventura Fernandes Pasetto, Prof^a. Dr^a. Andressa da Silva de Mello

Índice remissivo 575

Apresentação à quarta edição

Nestes últimos anos temos muitas razões para celebrar. Nunca se falou tanto sobre a importância da democratização do acesso à prática de atividade física/esportiva e sobre o respeito às diferenças. Mesmo que ainda em algumas situações faltem ações práticas que possam avançar para além dos discursos sobre igualdade, sem dúvida alguns progressos podem ser notados.

O fortalecimento do esporte para pessoas com deficiência em nosso país, impulsionado pela realização em 2016 dos Jogos Paralímpicos no Rio de Janeiro, e a consequente divulgação alcançada na mídia em números jamais antes vistos, reforçou em nossa sociedade o conceito de que o talento esportivo não se vincula exclusivamente a um tipo padronizado de corpo, mas que depende muito mais de determinação, foco e treinamento árduo. Vimos atletas já consagrados e novatos brilhando, exibindo desempenhos que nos fizeram repensar a noção de limites.

No âmbito da saúde, a noção que domina também é a da importância da prática regular da atividade física e da necessidade de torná-la uma prática maciçamente acessível. Com as proporções epidêmicas de obesidade e doenças cardiovasculares que atingem nosso país, o incentivo ao estilo de vida fisicamente ativo é atualmente visto não apenas como uma medida preventiva, mas também como parte essencial das terapias não medicamentosas a todas as pessoas.

Neste contexto de grandes discussões, quebras de paradigmas e novas concepções emergentes, a quarta edição do livro *Atividade Física Adaptada – Qualidade de Vida para Pessoas com Necessidades Especiais* foi elaborada com o intuito de oferecer conhecimentos atuais e abrangentes sobre temas relacionados a pessoas com necessidades especiais, incluindo aquelas com deficiência ou com doenças crônico-degenerativas, idosas, gestantes, entre outras. Como temos dito desde a primeira edição, embora não possamos ter a pretensão de esgotar nenhum dos assuntos, o intuito da obra é discutir temas iminentes e de grande interesse na área da atividade física relacionada à saúde e ao desempenho de populações especiais. Para tanto, da mesma forma que nas edições anteriores, especialistas de renome nacional e internacional buscam, ao longo de 20 capítulos, aguçar a curiosidade e o senso crítico do leitor, oferecendo informações atualizadas sobre os temas de sua *expertise*.

A quarta edição, além de contar com capítulos revistos e atualizados, apresenta também a introdução de dois novos conteúdos, que certamente representavam lacunas nas edições anteriores, relacionados à prática de atividade física para pessoas com transtorno do espectro autista e para pessoas com HIV/aids. Esses temas foram desenvolvidos por profissionais de grande competência e conhecimento sobre os assuntos e agregaram grande valor à nova edição. Ainda, novamente na capa optamos por manter a foto usada na primeira e na terceira edições, com a belíssima imagem do surfista Alcino José da Silva Neto, o Pirata, capturada pelo talentoso fotógrafo Erico Hiller e gentilmente cedida pela Associação Desportiva para Deficientes (ADD).

Chegar à quarta edição é para nós motivo de grande alegria e orgulho, mas também uma grande responsabilidade. A alegria e o orgulho podem ser expressos na sensação de dever cumprido, na certeza de uma semente que foi plantada e gerou frutos, e na convicção de que esta obra representa hoje um dos títulos nacionais mais lembrados na área da Atividade Física Adaptada por profissionais de todo o país. Mas, sem dúvida, uma grande responsabilidade nos motiva. E esta responsabilidade pode ser definida na necessidade de sempre buscarmos surpreender positivamente o leitor, levando conteúdo de qualidade sobre os mais variados temas da área, envolvendo sempre profissionais de grande prestígio.

Assim, retomando o que dissemos no início, muito temos a celebrar. E o lançamento desta quarta edição é para nós mais um motivo de celebração. Esperamos que o leitor possa usufruir das informações e conhecimentos aqui compartilhados. Afinal, como é importante destacar, a informação é, sem dúvida, uma das ferramentas mais potentes para a garantia do respeito aos direitos individuais e a sua disseminação é uma das formas mais eficazes para que as diferenças sejam vistas como características a serem respeitadas e compreendidas, não como motivos para a segregação e a alienação.

Márcia Greguol
Roberto Fernandes da Costa

Prefácio

Uma incontida satisfação me ocorreu quando aceitei o convite para escrever este prefácio da quarta edição do livro *Atividade Física Adaptada – Qualidade de Vida para Pessoas com Necessidades Especiais*. Trata-se de uma obra referenciada por diversos pesquisadores do mundo inteiro na Educação Física.

O universo das pessoas com deficiência tem experimentado momentos de extrema relevância. Como o título nos remete, uma delas é a melhoria da qualidade de vida. O rompimento de barreiras, a melhoria da mobilidade e diversas conquistas sociais são alguns dos marcos proporcionadas pelas práticas da atividade física adaptada.

Com a realização dos Jogos Paralímpico Rio 2016, milhões de brasileiros foram impactados pelos desempenhos dos atletas. Os Jogos propocionaram ao segmento das pessoas com deficiência o maior legado que eventos desse porte podem trazer: o Centro de Treinamento Paralímpico Brasileiro, inaugurado na cidade de São Paulo em maio do mesmo ano.

Evidentemente que não só mostramos para o mundo as maravilhas do nosso país. Mostramos também a capacidade intelectual dos milhares de profissionais de educação física e de diversas áreas afins envolvidas no sucesso e na realização do referido evento.

Ao traçar esse paralelo, ouso afirmar pela experiência de cátedra, que muitos dos profissionais envolvidos nos Jogos Paralímpicos 2016 obtiveram grande parte dos seus conhecimentos nas edições anteriores desta magnífica obra.

Esta quarta edição chega em ótimo momento. Chega para consolidar um espaço na literatura no qual pouquíssimas obras abordam o tema atividade física adaptada, na perspectiva da melhoria da qualidade de vida, com a profundidade e a cientificidade que ela merece.

Quando se aborda o tema atividade física adaptada, em função da sua complexidade, são encontradas infinitas formas de abordagens, reflexões e particularidades. Esse tema jamais poderia ser escrito somente por duas mãos.

A Professora Márcia Greguol e o Professor Roberto Fernandes da Costa, organizadores desta magnífica obra, tiveram a felicidade de reunir uma quantidade significativa de pesquisadores com suas mentes brilhantes para delinear as principais carências da atividade física adaptada e, de forma abrangente, abordar os aspectos fundamentais que sustentam a prática.

Ao apresentar à comunidade acadêmica esta quarta edição revisada e atualizada, os leitores encontrarão nos 20 capítulos que esta obra oferece uma leitura fácil, didática mas com abordagens profundas nos temas que vão desde a etiologia dos principais grupos da deficiência visual, intelectual e física, passando por temas da saúde física e mental da criança, do jovem e do idoso, que limitam a termo, a prática da atividade física.

Nos último capítulos, os leitores poderão deleitar-se com o histórico do esporte paralímpico de alto rendimento em toda sua essência, por último, serão apresentados os principais protocolos de avaliação física e fisiológica, que dão sustentação e segurança para que nossos heróis paralímpicos possam realizar suas práticas e seus treinamentos de forma segura.

Finalizo, parabenizando não só à Professora Márcia Greguol e ao Professor Roberto Fernandes da Costa – organizadores –, mas também a todos que de forma direta ou indireta contribuíram para a construção deste livro, que premia a comunidade acadêmica com esta obra que considero uma das mais ricas e completas da atividade física adaptada.

Desejo a você, leitor, uma excelente leitura, e que, neste mundo de descobertas que esta obra proporciona, possa ser um instrumento importante de transformações e possibilidades por meio das práticas de atividades físicas.

Obrigado!

Prof. Ivaldo Brandão Vieira
Vice-Presidente do Comitê Paralímpico Brasileiro

capítulo

1

Educação física adaptada: introdução ao universo das possibilidades

Profª. Drª. Verena Junghähnel Pedrinelli
Profª. Drª. Rita de Cássia Garcia Verenguer

"Ainda que o presente esteja impregnado pelo passado, ele, o presente, já está grávido do futuro."

INTRODUÇÃO

Imagine uma pessoa ao longe a surfar, dançar, outra a pedalar, nadar, andar, girar. Chegue mais perto. Mais um pouquinho. Um outro tantinho. Eis que você percebe que há ali, em cada pessoa, um detalhe inusitado, representando exatamente o que ela é: uma pessoa com suas particularidades.

Perguntamos: é necessário denominá-la pessoa amputada, deficiente, cega, surda, cardiopata, hemiplégica, autista? Por que não simplesmente Fernanda, Luisa, Ana ou Carlinhos? Pessoas que, assim como você, gostam de praticar atividades físicas.

Bem-vindo ao universo da Educação Física Adaptada!

Bem-vindo à 4ª edição, revisada e ampliada, em que continuamos a convidá-lo(a) a se aproximar do universo da Educação Física Adaptada, reafirmando o nosso posicionamento a favor da desadjetivação. A desadjetivação é necessária para reafirmar e consubstanciar que as pessoas com deficiência não precisam carregar ou ter atreladas ao seu nome tais atributos, como se fossem palavras compostas.

É bem verdade que todos temos nome (prenome, sobrenome e algumas vezes agnome) ou apelido. Também é verdade que toda deficiência tem nome (e às vezes é conhecida pelo sobrenome daquele que a desvendou) ou apelido.

Defendemos que a deficiência ou a adjetivação da deficiência não deve ser prenome, sobrenome ou agnome, nem mesmo apelido de qualquer que seja a pessoa, a menos que ela assim deseje.

Assim colocado, reiteramos ser muito mais oportuno pensar, enquanto profissionais da área, em criar oportunidades para que as pessoas com deficiência possam ser cada vez mais valorizadas por suas competências e habilidades e ser, por exemplo, assim mencionadas: Carlos aprendeu a surfar, João se aprimorou jogando com a equipe de futebol, Lúcia se dedicou à ginástica rítmica, Antônio melhorou seu desempenho no remo, Ana ama dançar, Pedro prefere jogar basquetebol aquático a nadar, Luís se identificou com o grupo de *night bikers* (passeio ciclístico noturno). Simples assim.

Ao enfatizar as competências é preciso considerar que, ao longo do tempo, fomos acostumados a associar a prática da Educação Física e do Esporte aos conceitos de desempenho, rendimento e recordes. Fomos treinados para buscar resultados: "o mais forte", "o mais rápido", "o mais habilidoso", "o melhor"!

Embora este seja um caminho para o entendimento da Educação Física e do Esporte, ele não é o único. Podemos pensar a prática da atividade física pelo seu aspecto estético, simbólico, desafiador, social. Podemos refletir sobre o significado pessoal, individual da prática da atividade física para aqueles que são "deficientes" (será que são? Ou que, segundo Amaral,[3] são tão e somente significativamente diferentes).

Nossa intenção é que este capítulo, como o próprio título aponta, promova uma aproximação, possibilitando um primeiro olhar sobre o universo da Educação Física Adaptada. Esperamos que você amplie seu conhecimento e sua consciência sobre as infinitas possibilidades do ser humano. Em suma, desejamos que você reveja toda sorte de preconceitos, tabus e mitos presentes nessa área.

Nesse sentido, traçamos um percurso histórico sobre a Educação Física Adaptada para, em seguida, apresentar a terminologia e alguns conceitos básicos. Também discutimos a produção de conhecimento acadêmico, analisando a disciplina Educação Física Adaptada nos cursos de graduação e comentamos a intervenção profissional.

Por fim, defendemos que a inclusão merece uma abordagem multifocal, desvelando diferentes pontos de vista. Os temas interconectados entre si podem ser discutidos de acordo com diferentes perspectivas, influenciando de maneiras diferentes a participação e o desenvolvimento humano daqueles envolvidos.[10] Seja por modismo, por necessidade ou obviedade, é certo que não se pode perder de vista as diferenças (significativas ou não) que nos tornam, a todos, pessoas únicas e especiais.

EDUCAÇÃO FÍSICA ADAPTADA: TERMINOLOGIA E CONCEITOS AO LONGO DO TEMPO

Historicamente, a participação de pessoas com deficiência em atividades físicas teve origem em programas com enfoque na reabilitação. A mudança de um modelo médico para um modelo pedagógico procurou garantir a prática de atividades físicas no contexto escolar. Inicialmente, os estudantes com deficiência eram engajados em um programa de educação física especial, uma vez que se afirmava que eles não poderiam se engajar de modo irrestrito, de forma segura e com sucesso, nas atividades vigorosas de um programa regular de educação física.

A inserção de alunos com deficiência nas aulas regulares de educação física viria a acontecer anos mais tarde, acompanhando a tendência de inclusão social manifesta pela sociedade, baseada no modelo de direitos humanos e de direitos sociais.

A visão contemporânea,[43] fruto da constante preocupação de profissionais e pesquisadores em atribuir uma identidade atualizada e devidamente contextualizada à Educação Física Adaptada, está orientada para ações que visam a encorajar e garantir a efetivação de programas de atividade física para todos os cidadãos durante a vida, oferecendo assistência e apoio profissional quando requerido. O desafio consiste em saber lidar com o abundante potencial presente nas pessoas nos mais diferentes contextos. Nesse sentido, até mesmo a utilidade do termo *adaptada* tem sido questionada.[42] No entanto, até o momento nenhuma alternativa foi amplamente aceita.

Não é fácil tratar de conceitos e definições, mas pode-se considerar que a Educação Física Adaptada é uma parte da Educação Física cujos objetivos são o estudo e a intervenção profissional em um universo que abrange um escopo muito mais amplo que as pessoas com deficiência. Tal como na educação física, seu foco é o desenvolvimento da cultura corporal de movimento. Atividades como ginástica, dança, jogos e esporte, integrantes de qualquer programa de atividade física, devem ser consideradas, tendo em vista o potencial de desenvolvimento pessoal (e não a deficiência em si).

IDENTIDADE ACADÊMICA E PROFISSIONAL DA EDUCAÇÃO FÍSICA ADAPTADA

No Brasil, notadamente nas décadas de 1980 e 1990, vimos os interlocutores da Educação Física (docentes universitários, pesquisadores e profissionais) envolvidos em uma discussão apaixonada sobre sua identidade acadêmica e profissional. Esse debate tem contribuído para uma reflexão sobre a caracterização da área de conhecimento e a definição do perfil profissional.[56]

O processo de estruturação epistemológica da área tem sinalizado o entendimento da Educação Física como uma área de conhecimentos relativos à cultura corporal de movimento, que sistematiza e critica os conhecimentos científicos e recebe e envia demandas à prática e à ciência.[6,53] Tal concepção assume que a Educação Física é uma profissão academicamente fundamentada que responde pela produção de conhecimento, pela preparação profissional e pela intervenção no âmbito da cultura corporal de movimento.

Influenciada pela discussão acadêmica e profissional da Educação Física, a Educação Física Adaptada emerge e floresce em meio à constante mudança de conceitos e aplicações. Ainda que o *status* atual conferido à Educação Física Adaptada seja o de profissão,[43] a constituição de um corpo de conhecimentos especificamente denominado *Educação Física Adaptada* tem merecido discussão, uma vez que vemos crescer a demanda por saberes, procedimentos, estratégias e adaptações capazes de garantir a participação de todos em programas de Educação Física. Cada vez mais se espera que a Educação Física Adaptada ofereça conhecimento teórico e aplicado, prepare profissionais altamente qualificados e desenvolva práticas baseadas em pesquisa.[51]

Não foi sem motivo, então, que em dezembro de 1986 foi realizado o I Simpósio Paulista de Educação Física Adaptada, na Universidade de São Paulo, e nos anos pares subsequentes ao referido este seria o evento que reuniria profissionais e estudantes da área. Em 1988, foi criado o primeiro curso de especialização da área, em Uberlândia, Minas Gerais.

Em 1989 houve a primeira participação brasileira em um simpósio internacional (International Symposium of Adapted Physical Activity – Isapa) organizado pela International Federation of Adapted Physical Activity (Ifapa). A partir dessa data, a cada ano ímpar, outros profissionais têm comparecido ao Isapa, realizado em diferentes países, participando e apresentando os resultados de estudos produzidos no Brasil. Destacamos que, desde 1995, um profissional da área acadêmica do Brasil tem assumido a cadeira de "Representante Regional da América do Sul e América Central" junto à diretoria da Ifapa, com o compromisso, entre outros, de divulgar nos boletins da Ifapa notícias de destaque no contexto nacional. Tal elo com a Ifapa mantém a Educação Física Adaptada brasileira em uma perspectiva global.

Como fruto desse ambiente de discussão e produção de conhecimento em Educação Física Adaptada, surgem em 1991 as primeiras ideias sobre a criação de uma sociedade que auxiliasse a congregar os profissionais da área. Após a elaboração e a análise do estatuto foi fundada, em 1994, a então Sociedade Brasileira de Atividade Motora Adaptada (Sobama), atual Associação Brasileira de Atividade Motora Adaptada. Na época, surgiu também a revista Brazilian International Journal of Adapted Physical Education Research (Bijaper), que possibilitou a internacionalização do Brasil na Educação Física Adaptada.

A partir de 1995, a Sobama assumiu a realização bianual dos congressos brasileiros de Atividade Motora Adaptada e investiu na ideia de publicar uma revista científica, a *Revista da Sobama*. Completados dez anos de Sobama, surge o desejo de publicar uma segunda revista: *Adapta* – a revista profissional da Sobama, cujo primeiro exemplar foi publicado no final de 2005. Considerando importante alavancar o processo de desenvolvimento do conhecimento em nosso país, a Sobama intermediou, junto à Ifapa, a possibilidade de sediar um Isapa no Brasil, o que se concretizou em julho de 2007, em Rio Claro/SP, com absoluto sucesso. Pela primeira vez em mais de 30 anos de eventos organizados pela Ifapa, este foi o primeiro fora do circuito europeu, norte-americano, asiático ou da Oceania.

Várias outras iniciativas regionais, como o Simpósio Sesc de Atividades Físicas Adaptadas, de nível internacional, organizado pelo Sesc São Carlos, bem como iniciativas públicas de capacitação profissional[50] contribuem para a divulgação da Educação Física Adaptada no Brasil, propiciando maior acesso ao conhecimento e favorecendo a ampliação de serviços prestados à comunidade.

Em 2010 foi criada a Academia Paralímpica Brasileira (APB),[16] com o objetivo de fomentar a produção do conhecimento científico e tecnológico para o desenvolvimento do esporte paralímpico no Brasil. Desde então, o Comitê Paralímpico Brasileiro (CPB) realiza, por meio da Academia Paralímpica Brasileira, o atualmente denominado Congresso Paradesportivo Internacional. Esta e outras ações efetivamente contribuem para a disseminação do conhecimento, agregando valor histórico ao desenvolvimento do esporte para a pessoa com deficiência no Brasil.[35]

O MUNDO ACADÊMICO GANHA VIDA

Com o ingresso de docentes nos cursos de pós-graduação *stricto sensu*, um novo perfil se delineou. A Universidade de São Paulo (USP) e a Universidade Estadual de Campinas (Unicamp) foram pioneiras na formação de mestres e doutores na área, e hoje dividem o mérito da produção de conhecimentos com tantas outras instituições de ensino superior e laboratórios de pesquisa instalados em várias capitais e cidades brasileiras. Alguns colegas optaram pelo aprimoramento dos estudos no exterior e retornam trazendo novas experiências e ideias para o desenvolvimento da pesquisa em Educação Física Adaptada.

Dissertações, teses, livros e artigos publicados a partir do final da década de 1980 evidenciam o crescente interesse e amadurecimento da área. A Educação Física Adaptada, por causa da vitalidade e do compromisso dos docentes universitários e dos profissionais a ela ligados, tem desencadeado um novo cenário, no qual o conhecimento é fonte inspiradora. Hoje podemos afirmar que superamos a fase de escassa literatura produzida no Brasil por uma realidade de considerável número de publicações oriundas, inclusive, da cultura de pesquisa e produção de conhecimento fortemente instalada pelos programas de mestrado e doutorado.[1]

Cursos de pós-graduação para a obtenção do título de especialista, mestre e doutor são possibilidades de dar continuidade à formação acadêmica e profissional em Educação Física. A criação de cursos, a oferta de vagas e a procura de interessados são determinadas por numerosos fatores. Compete às instituições de ensino superior, nas diversas universidades, a responsabilidade de determinar como devem ser a estrutura e os conteúdos dos cursos. Para normatizar os papéis e as responsabilidades para cursos de pós-graduação,[40] recomenda-se que sejam definidas áreas de conteúdos, como desenvolvimento humano, comportamento motor, ciência do exercício, medidas e avaliação, história e filosofia, atributos únicos dos aprendizes, teoria e desenvolvimento curricular, avaliação, planejamento e delineamento instrucional, ensino, desenvolvimento de líderes e auxiliares, avaliação de estudantes e programas, educação continuada, ética e comunicação.

Dada a relevância de desenvolvimento da Educação Física Adaptada e consideradas as perspectivas contemporâneas da Educação Física no tocante à sua esfera acadêmica, pode-se afirmar que a Educação Física Adaptada corresponde à produção, sistematização e acúmulo de conhecimentos, oriundos da pesquisa aplicada, relacionados à cultura corporal de movimento das pessoas com deficiência e/ou com as demais condições que abrangem o escopo da Educação Física Adaptada.

O ESCOPO DA EDUCAÇÃO FÍSICA ADAPTADA MUITO ALÉM DA DEFICIÊNCIA

A Educação Física Adaptada abrange largo espectro de crianças, adolescentes, adultos e idosos, uma parcela muito maior do que a identificada no Censo Demográfico 2000[27] (24,5 milhões de pessoas) e no Censo Demográfico 2010[28] (quase 45 milhões de pessoas) em levantamento feito pelo Instituto Brasileiro de Geografia e Estatística. A análise dos resultados obtidos em 2010 aponta que cerca de 24% da população brasileira tem algum tipo de deficiência (visual, auditiva, motora e intelectual), sendo a maioria representada pela deficiência visual, seguida pelas deficiências motora, auditiva e intelectual.[4,47] Quando uma pessoa apresenta duas ou mais deficiências, esta é caracterizada como tendo múltiplas deficiências. Vale destacar, ainda, que essas deficiências podem ser de natureza inata ou adquirida e de caráter permanente ou transitório.

O escopo da Educação Física Adaptada, no entanto, é bem mais abrangente do que apenas as pessoas com deficiência motora, auditiva, visual ou intelectual. Ele abrange pessoas com doenças crônicas de ordem cardiovascular e pulmonar (p. ex., infarto do miocárdio, hipertensão, fibrose cística), de ordem metabólica (p. ex., insuficiência renal, diabetes, obesidade) ou de ordem imunológica e hematológica (p. ex., câncer, anemia falciforme, hemofilia, síndrome da imunodeficiência adquirida (Aids), síndrome da fadiga crônica); pessoas com transtorno do espectro autista; pessoas com depressão, psicose, distúrbio de personalidade; pessoas com dislexia, transtorno de atenção com ou sem hiperatividade; altas habilidades e superdotação, apenas para citar alguns exemplos.

Não importa qual seja a condição apresentada por uma pessoa, esta se encontra descrita na classificação estatística internacional de doenças e problemas relacionados à saúde (CID-10).[35]

Se antes a deficiência direcionava o olhar para a limitação, o déficit, a incapacidade, invalidez e a morte, encontramos na atualização da Classificação Internacional de Funcionalidade[34] um novo modelo de abordagem em relação aos déficits temporários ou permanentes.[58,59] Tal modelo procura enfatizar a funcionalidade, a capacidade de viver a vida em sua total potencialidade, configurando uma visão holística, segundo a qual o déficit é considerado parte de três elementos: déficit, participação e atuação no contexto.[20,22]

Assim sendo, acompanhando as tendências atuais, qualquer pessoa, mesmo a que apresenta alguma deficiência, é membro partícipe, em todos os sentidos, das diversas atividades da sociedade. Neste sentido, esta é vista muito menos do ponto de vista biológico e muito mais do ponto de vista ambiental,[43] ou seja, como parte integrante de toda a humanidade.

DIFERENÇAS INDIVIDUAIS: LIDANDO COM A DIVERSIDADE

Olhar para as pessoas e perceber não a limitação nem a desvantagem, mas suas capacidades, possibilidades, potencialidades, ou seja, sua essência, contribui para um processo efetivo a fim de assegurar os direitos humanos e sociais e melhorar a qualidade de vida.

Os direitos sociais asseguram o direito de igual oportunidade, independentemente da condição que uma pessoa possa apresentar. Apesar dessa premissa legal, muitas ações refletem a influência de modelos precursores, como o de destruição (quando pessoas com deficiência eram sacrificadas), de segregação (quando a segregação em instituições especializadas era a única opção), ou de cura ou prevenção (quando as pessoas eram focalizadas sob a ótica da limitação, da doença, da invalidez). Tais modelos ainda têm forte influência e determinam atitudes que colocam as pessoas com deficiência em desvantagem na sociedade.

Para assumir uma atitude favorável em relação à Educação Física Adaptada, garantindo igual oportunidade de participação das pessoas nos mais variados contextos, é necessário refletir sobre o que pode ser feito para otimizar a participação. Deve-se manter a integridade das atividades e promover a maximização do potencial individual. Quanto às atividades, uma vez conhecidas as metas do programa, convém modificá-las, apenas quando necessário, sempre respeitando as metas previamente determinadas, assegurando que as atividades sejam um desafio a todos os participantes e, sobretudo, que seja valorizada a diferença. Afinal, ser diferente não é ser melhor ou pior, a diferença simplesmente é.[3]

Lidar com as diferenças[54] constitui grande desafio nas relações interpessoais. Sobre a maximização do potencial individual, é importante focalizar o desenvolvimento das habilidades, selecionando atividades apropriadas,[14,19,26,32,47,56] providenciando um ambiente favorável à aprendizagem e encorajando a autossuperação.

FORMAÇÃO PROFISSIONAL: O ELO PARA A TRANSFORMABILIDADE

No Brasil, a preocupação com a formação acadêmica e profissional para intervir na Educação Física Adaptada data de meados de 1980.[49] O Ano Internacional da Pessoa Deficiente, em 1981, deflagrou uma série de ações, entre as quais identificou-se que um número reduzido de profissionais de Educação Física atuava na área. Isso ocorria por falta de qualificação específica na graduação e ausência de cursos de atualização, entre outros.[39] Como resultado desse diagnóstico, foram estruturados alguns cursos de capacitação profissional para dar início à disseminação de conhecimentos e promover a inserção da disciplina Educação Física Adaptada no ensino superior.

A partir da Resolução n. 3/87 do Conselho Federal de Educação,[8] observamos no início da década de 1990 a inserção da disciplina Educação Física Adaptada (ou também Educação Física Especial ou Educação Física Diferenciada) nos cursos de graduação de Educação Física. Em 2001, por meio de levantamento feito por integrantes da Sobama,[15] uma grata surpresa se apresentou: em uma instituição de ensino superior, o total de disciplinas arroladas no curso de graduação em Educação Física dedicadas à abordagem de temas de Educação Física Adaptada somava 400 horas-aula.

Evidencia-se que a Educação Física Adaptada ganha, aos poucos, novos adeptos e amadurece como área de conhecimento e intervenção. A visão contemporânea da capacitação profissional em Educação Física Adaptada passa a enfatizar muito mais as adaptações e habilidades de ensino do que a elaboração de programas específicos. É fundamental refletir se as competências acadêmicas e profissionais podem ser desenvolvidas em uma só disciplina, em um só curso de formação generalista,[41] uma vez que fatos, conceitos e atitudes caracterizam o desenvolvimento de programas. Assim, cabe aos docentes universitários responsáveis pelas disciplinas dos cursos de graduação, seja na modalidade presencial ou na modalidade EAD, a difícil tarefa de selecionar as unidades temáticas e os respectivos conteúdos e estratégias para atingir os objetivos de cada disciplina.

Sabendo da abrangência dos conteúdos e temas que podem ser contemplados em uma disciplina de graduação, apresentamos uma ideia sucinta de como a abordagem pode ser feita considerando-se a dimensão conceitual, a dimensão procedimental e a dimensão atitudinal do conteúdo.[24] Levando-se em conta a *dimensão conceitual do conteúdo*, podem ser exploradas a definição e a problematização dos conceitos e dos termos que integram a Educação Física Adaptada, como: deficiência, incapacidade, discapacidade,[38] impedimento (tradução do inglês *impairment*), desabilidade, entre outros. Compreender como, com o passar do tempo, as pessoas com deficiência (nomenclatura oficializada pela Portaria n. 2.344, de 3 de novembro de 2010[9]), foram nominadas como pessoas portadoras de deficiência, pessoas com necessidades especiais, pessoas que apresentam diferentes e peculiares condições, pessoas com condições de deficiência. Discutir se inclusão ou prática inclusiva; se educação física inclusiva ou simplesmente educação física; se reabilitação ou habilitação; se restrição ou possibilidade; se esporte, paraesporte ou paradesporto; se atletismo, atletismo paraolímpico, para--atletismo ou Para atletismo.[29,30] Esses questionamentos são apenas algumas sugestões que, certamente, levam a pensar em outras comparações ou opostos.

Em relação à *dimensão procedimental do conteúdo*, é necessário incluir caracterização e análise dos programas e dos procedimentos pedagógicos, aplicação e avaliação destes procedimentos na prática da intervenção simulada, desenvolvimento das capacidades de observação e de diagnóstico.

Quanto à *dimensão atitudinal do conteúdo*, é importante considerar o desenvolvimento do comportamento positivo frente ao conhecimento e à pesquisa, a amplificação da percepção e da conscientização sobre as ideias, os preconceitos e tabus relacionados às pessoas com deficiência. Ter a percepção da transformabilidade pessoal que impregnará e acompanhará a adoção de uma pedagogia inclusiva.

ESTRATÉGIAS EM SALA DE AULA

Para alcançar os objetivos propostos na disciplina, diferentes estratégias devem ser utilizadas. Fatos e conceitos podem ser apresentados de forma expositiva, por meio de diversos recursos audiovisuais, ou mediante leituras e discussões em pequenos grupos (propiciando relacionar o cotidiano ao pensamento científico, com um diálogo interno e externo constante, reorganizando o pensar, o sentir e o agir).

Dinâmicas de grupo são recomendadas, pois potencializam a aprendizagem, resultando em ideias criativas construídas pelo grupo, consideradas e respeitadas as diferenças individuais, possibilitando o aprender sobre si mesmo e sobre cada um dos outros em uma situação de diversidade de ideias, sentimentos e ações. Há momentos de vivências motoras, nas quais algumas atividades físicas adaptadas são experimentadas, envolvendo a aplicação de procedimentos pedagógicos e a utilização de materiais adaptados em jogos cooperativos ou de outra natureza.

Ainda, sugerimos pelo menos uma visita programada a instituições ou associações, para a observação de programas de Educação Física direcionados a pessoas com deficiência. Essa iniciativa promove o contato com a realidade a partir da qual novas interfaces relacionadas à intervenção profissional podem ser consideradas. A presença de profissionais de Educação Física ou de pessoas com deficiência convidadas para relatar suas experiências pessoais pode proporcionar subsídios interessantes para a formação profissional do grupo de graduandos.

Sempre que possível, convém incentivar e promover a reflexão sobre o conteúdo de uma aula, uma vez que o processo de ensino-aprendizagem contribui para o desenvolvimento de uma postura mais crítica e criativa, ao considerar opiniões, dúvidas, distorções e reflexões dos graduandos, possibilitando a inserção de concepções articuladas em um referencial teórico comum. Tarefas envolvendo levantamentos de informes e notícias, elaboração de informativos, edição de vídeos, *podcasting*, apresentação de painéis ou seminários, participação em cursos ou eventos científicos de forma presencial ou em ambiente virtual de aprendizagem, entre outros, relacionados às questões pertinentes à disciplina, potencializam a qualidade do desenvolvimento acadêmico e profissional.

INFUSÃO E DIFUSÃO DO CONHECIMENTO EM TODAS AS DISCIPLINAS

Introduzir temas em outras disciplinas da graduação, caracterizando a infusão e difusão[41] de conhecimentos em vários momentos do curso é fundamental, atribuindo-lhes o papel de coadjuvantes na formação do profissional. Não seria interessante a anatomia demonstrar uma lesão de medula e suas consequências? Ou a biomecânica discutir o uso de cadeiras de rodas esportivas? A fisiologia do exercício, por exemplo, poderia enunciar as diferenças da resposta cardiovascular, e a psicologia do exercício e do esporte promoveriam a reflexão sobre a participação da pessoa cadeirante nos programas, discutindo se o esporte é mesmo um facilitador para a integração social. As disciplinas relacionadas ao comportamento motor explicariam o impacto da lesão sobre os sistemas de informação e energia e as disciplinas relacionadas aos aspectos pedagógicos da atividade física ofereceriam elementos para adaptação de orientações ou materiais. As disciplinas do núcleo sociocultural da educação física explorariam as dimensões éticas, históricas e sociais da diferença entre as pessoas.

A inserção na grade curricular da língua brasileira de sinais (Libras) corresponde a um significativo avanço para garantir a comunicação entre surdos e ouvintes, sensibilizando os profissionais a ministrarem suas aulas de maneira acessível a todos.[44] Certamente em breve (e trata-se realmente apenas de uma questão de tempo) a audiodescrição,[34] um recurso de acessibilidade que amplia o entendimento das pessoas com deficiência visual, deverá fazer parte também da formação universitária.

A audiodescrição já é realidade em eventos culturais, turísticos, esportivos, pedagógicos e científicos, incluindo-se publicações acompanhadas de cd's,[5] entre outros. A tradução de imagens em linguagem verbal não só provê a pessoa com deficiência visual de informações disponíveis no seu entorno, mas também é considerada uma mediação linguística que facilita o entendimento de pessoas idosas, disléxicas e com deficiência intelectual.[31]

Vale destacar, ainda, outra variável relacionada à preparação profissional além da disciplina de graduação. Estamos nos referindo às oportunidades que os projetos de extensão e os estágios na área de educação física adaptada oferecem para a prática da intervenção supervisionada.

Ter contato com o cotidiano profissional e os desafios inerentes a essa intervenção, bem como poder compartilhar com os profissionais e colegas da instituição ou do curso as experiências e aprendizados e contextualizar a teoria e a prática são oportunidades que enriquecem e aprimoram a formação e a futura intervenção.

Por fim, precisamos destacar que, para alguns jovens graduandos, os primeiros contatos com os conteúdos e as experiências próprias da disciplina são mobilizadores. Romper com a visão que eles têm sobre o universo das pessoas com deficiência é despertar sentimentos, valores e posturas arraigados que nem sempre são conscientes.

O PROFISSIONAL EM AÇÃO: EM CADA CONTEXTO UMA RELAÇÃO MEIO-FIM

A intervenção profissional em educação física atinge um largo espectro de conhecimentos, visando sobretudo orientar as pessoas a praticar atividades físicas como ginástica, dança, jogos e esportes, realizados em terra, água ou ar. Considerando os diversos contextos em que essas atividades podem ser realizadas, estabelece-se uma relação meio-fim.[23] Assim, na escola, almeja-se a escolarização; na academia, os objetivos são o condicionamento físico ou a estética; no clube ou em centros esportivos, os objetivos são o aprendizado e o aprimoramento das habilidades; nos hospitais ou clínicas, a reabilitação; no espaço de lazer, a pessoalidade; e no acampamento de férias, a convivência.

Há um universo de possibilidades definidas pelas necessidades, pelos desejos e pelas potencialidades do praticante. O planejamento de um programa deve contemplar o desenvolvimento do saber, do saber fazer, do saber ser e do saber conviver, o que pressupõe considerar o ser humano na sua totalidade, incluídos o domínio cognitivo, motor, emocional e social.

As organizações esportivas, de dança, de jogos e de ginástica/*fitness* têm contribuído efetivamente para ampliar possibilidades para a participação das pessoas com deficiência. Os locais de intervenção são, em síntese, todos aqueles em que são aplicadas atividades físicas. A intervenção profissional em educação física pressupõe a aplicação de conhecimentos científicos, pedagógicos e técnicos sobre atividade física com responsabilidade ética.[17]

Profissionais de educação física que atuam no universo da educação física adaptada assumem um papel transformador com competência específica da área, sendo agentes ativos que constroem, mantêm e alteram significados sobre a área, sobre si próprios e sobre as atividades pelas quais respondem.[6] É preciso considerar que o homem é um ser interessado em viver experiências diversas para compor a sua história de vida, como sujeito epistêmico, que é compreendido por um sistema capaz de se desenvolver, e como sujeito psicológico, que é compreendido pela singularidade de cada um.[23] Parece-nos, então, fundamental considerar a individualidade de cada participante, esteja ele em um contexto inclusivo ou não.

ONTEM, INCLUSÃO

Coloque-se no papel de pessoa (a sua pessoa) como pessoa única, singular, com todas as suas características implícitas. Você já se sentiu excluído em algum momento da sua vida? Você já se sentiu muito bem acolhido em algum outro momento? Você já teve a percepção de que em alguns ambientes, embora presente e desenvolvendo atividades conjuntamente, você se sentiu um peixe fora d'água? Ou pelo contrário, se sentiu respeitado e respeitou cada pessoa com as suas respectivas características em algum outro ambiente?

Na condição de praticante de atividades físicas, você considera possível vivenciar qualquer atividade? Cada pessoa tem talentos e possivelmente limitações para a prática de atividades físicas: você as reconhece em você? Na escola, na academia, no clube, na associação, no parque, a acessibilidade está garantida a qualquer pessoa? O movimento olímpico é para todos? E o movimento paralímpico?

As perguntas acima refletem diferentes abordagens e as respostas podem ter uma dimensão multifocal. Tudo depende de alguma coisa. De longe pode parecer óbvio, de perto nem tanto ou vice-versa. De qualquer forma, participar de um processo inclusivo, seja a inclusão-meio ou inclusão-fim, nos coloca num papel que exige predisposição para considerar e respeitar as diferenças individuais, criando a possibilidade de aprender sobre si mesmo e sobre cada um dos outros em uma situação de diversidade de ideias, sentimentos e ações.[37]

O esporte também tem relevância na inclusão da pessoa com deficiência,[50] podendo assumir diferentes abordagens. É possível pensar a inclusão como meio para uma pessoa com deficiência integrar uma equipe de modalidade paralímpica (inclusão no esporte); considerar que a prática esportiva como fenômeno cultural possibilita aos praticantes com deficiência serem reconhecidos e valorizados socialmente (o esporte como meio para a inclusão social); ou ainda pensar que a forma com que as atividades são promovidas (a prática esportiva exercida de maneira inclusiva) permite às pessoas (todas elas, incluídas as pessoas com deficiência) que estabeleçam relações recíprocas para melhor se conhecerem.[38]

Se a escola, por exemplo, considera crianças e adolescentes seres sociais e construtivos; reconhece as diferenças entre as crianças e os adolescentes; considera os valores e as experiências de cada um; valoriza a relação adulto-criança/adulto-adolescente, caracterizada pelo respeito mútuo, pelo afeto e pela confiança; e promove autonomia, espírito crítico, criatividade, responsabilidade e cooperação,[21,26] então o processo de inclusão se estabelecerá de forma natural. Aqui, o aluno com uma condição diferente e peculiar não será considerado mais um, isto é, se o grupo era composto por 35 alunos, não será agora composto por 35 + 1, mas sim por 36 alunos. É importante que a rotulação atribuída a alguma criança ou adolescente seja evitada, senão abolida, pois os rótulos enfatizam o que a pessoa não pode fazer *versus* o que pode fazer, ou eventuais problemas são associados à pessoa e não ligados ao método de intervenção ou ao ambiente, ou, ainda, encorajam a estabelecer expectativas inapropriadas, subestimando as capacidades e as potencialidades do aprendiz participante.

Em algumas situações, a inclusão provocará constantes questionamentos. E a pergunta mais frequente com certeza será: "a inclusão é para todos?". Algumas situações podem eventualmente nos levar a julgar que não é apropriado integrar crianças com deficiência no ensino regular:

- Quando este aluno é extremamente destrutivo/desagregador e/ou perigoso para outros estudantes.
- Quando este estudante não permite que os colegas alcancem suas metas por causa da inclusão.
- Quando este estudante não alcança suas metas ou se dispersa por estar incluído na aula regular de educação física.
- Quando este aluno não está recebendo um programa de educação física apropriado, orientado para suas necessidades únicas.
- Quando o ambiente não é seguro para este estudante.[7]

Qualquer que seja a decisão, ela deve ser fundamentada e apropriadamente discutida.

HOJE, UNIVERSALIZAÇÃO

A prática pedagógica pautada na concepção de diversidade[18] favorece o sentido da universalização. Aceitar a ideia de caleidoscópio[13] é aceitar que todos são importantes e significativos, e quanto maior a diversidade, mais complexa e rica será a situação. É fundamental também que o respeito às diferenças e a valorização da diversidade estejam implícitos na filosofia do programa.[33] Nesse sentido, vale destacar a ideia de que o processo de inclusão é uma oportunidade de celebrar a diferença.[45] Isso significa que, além do direito de igualdade, há o direito de ser diferente.[46]

Em um processo de formação e transformação permanente,[24] algumas ações podem contribuir para a intervenção profissional. Entre elas está a proposta de discussão de regras e leis, em vez de impô-las. Caberia aos participantes elaborar e decidir as regras, pois desse modo exerceriam uma atividade política e moral. Ao possibilitar a troca de ideias para se chegar a um acordo comum sobre as regras, pratica-se a descentralização e a coordenação de pontos de vista. Ao permitir que se escolha qual regra deverá ser aplicada, motiva-se a atividade mental das crianças. Atividades e eventos cooperativos podem servir de exemplo para concretizar tais atitudes.[11]

A adoção de jogos cooperativos, além de possibilitar a vivência e a convivência, contribui sobremaneira para refletir e discutir a intervenção do profissional de educação física. A título de exemplo, ao propor o jogo "tato contato"[12] (jogo em trios, em que cada um assume um papel: o de escultor, imagem, e bloco de mármore), vivencia-se o tocar e o ser tocado, aspecto fundamental na inter-relação com a pessoa com deficiência visual ou baixa visão. O jogo "cadeira livre"[12] ("Eu sentei... no jardim... com meu amigo ou amiga...") permite adequar as regras quando simuladas as diferentes deficiências. Jogos com barbante, a exemplo da "cama de gato", que demanda a participação de no mínimo duas pessoas, por meio da simulação de amputação de membros superiores, conduz a uma vivência de ajuda mútua, tantas vezes ausente nas relações interpessoais. A criação de jogos que estimulam o uso de Libras e audiodescrição agregam competências que propiciam a comunicação universal.

Lembramos que a adoção de princípios, como preservar os objetivos propostos, modificando-os apenas quando necessário, e incentivar a realização de atividades apropriadas serão atitudes essenciais para caracterizar o programa inclusivo. Desta forma, pode-se inferir que o sucesso da inclusão, sob o ponto de vista qualitativo, refletirá a competência do profissional responsável pela intervenção.[7]

Garantir um espaço para compartilhar tentativas, socializar os medos e as angústias, problematizar mitos e tabus e criar coletivamente formas de enfrentamento de resistência serão tópicos essenciais para uma ação confiante.[3] Reiteramos que o compartilhamento de responsabilidades em situações de inclusão de crianças no contexto educacional é fundamental. A marca das experiências com resultados positivos apoiou-se em um pressuposto extremamente simples: a construção de um projeto-processo coletivo, uma vez que responsabilidade tem estreita correlação com liberdade. Diferentes graus de responsabilidade e de liberdade resultam em distintas propostas e tentativas. Portanto, o sucesso será maior à medida que maneiras para compartilhar as vivências forem encontradas.

Estruturar alguns esquemas de apoio também pode auxiliar. Por exemplo, preparar colegas tutores e desenvolver serviços de apoio e envolvimento da família, contar com auxiliares de classe ou outros colegas profissionais de educação física, voluntários ou estagiários.[31] Além disso, é importante estabelecer parcerias com entidades, clubes ou associações esportivas das quais participem pessoas com deficiência para um intercâmbio de conhecimentos e vivências que podem resultar em oportunidades valiosas de aprendizado mútuo.

É preciso reconhecer que a concepção de universalização da educação decorre do trabalho árduo e incansável de profissionais que transformaram a sua atuação pedagógica e, de forma competente, alcançaram as metas de inclusão.

AMANHÃ, EQUIDADE

Uma atitude profissional que assume princípios baseados nas diferenças individuais favorece a construção de uma atitude positiva voltada para as capacidades do participante e não para sua deficiência. Tal premissa constitui verdadeiro desafio na abordagem feita nos cursos de preparação profissional. A crescente participação em atividades físicas, seja de forma auto-orientada, seja mediante orientação e intervenção profissional, realizada individualmente, em grupos de condições similares ou em grupos diversos, demanda uma atitude profissional que permita ajustar as experiências de aprendizagem aos ideais, às necessidades e às potencialidades do praticante em relação à cultura corporal de movimento almejada.

Dessa forma, é preciso reafirmar nossa convicção de que os profissionais de educação física, para desenvolverem programas que atendam seus alunos e/ou clientes, devem se comprometer com a figura do eterno aprendiz, ou seja, estudar e se atualizar constantemente.

Sabemos que o conhecimento se renova frequentemente, e não podemos nos dar ao luxo de ignorar seus avanços. Seja por meio de programas formais, seja informalmente, é certo que os profissionais devem perseguir o aperfeiçoamento de sua intervenção.

A equidade é proposta desafiadora para os próximos anos, e tem como premissa harmonizar a oferta de atividades com a viabilidade de realização de cada um e de todos.[52] A equidade está contemplada na Declaração de Incheon,[54] aprovada no Fórum Internacional de Educação em 2015, publicação intitulada "Educação 2030: rumo a uma educação de qualidade inclusiva e equitativa e à educação ao longo da vida para todos", que aqui destacamos para reafirmar que a formação continuada é requisito essencial para uma intervenção profissional responsável e de qualidade.

Outros tempos, novas perspectivas. Melhorar e ampliar o melhor!

CONSIDERAÇÕES FINAIS

Afinal, por que é importante estruturar a educação física adaptada do ponto de vista acadêmico e profissional? Primeiro, porque a própria educação física está em processo de estruturação e, segundo, porque há uma demanda por programas, serviços e produtos ligados ao universo que, como vimos, abrange um escopo que vai muito além das pessoas com deficiência. Além disso e, principalmente, porque é um desafio pessoal e profissional compreender os mecanismos pelos quais as pessoas podem se desenvolver e se descobrir.

RESUMO

Refletir sobre questões conceituais, epistemológicas, acadêmicas e profissionais da educação física adaptada constitui o principal desafio neste artigo. São explorados a terminologia e os conceitos, a produção de conhecimentos, a formação e a intervenção profissional, tendo como foco principal o desenvolvimento da cultura corporal de movimento das pessoas com deficiência. O ontem, o hoje e o amanhã permeiam o texto e convidam a rever a história, analisar o presente e delinear o futuro.

REFERÊNCIAS BIBLIOGRÁFICAS

1. Amadio AC. Construindo o futuro, significado dos 40 anos da Pós-Graduação da EEFE-USP e contextualização histórica: Universidade e ciência. Rev Bras Educ Fís Esp. 2017;32(n. esp.):7-18.
2. Amaral LA. Atividade física e diferença significativa/deficiência: algumas questões psicossociais remetidas à inclusão/convívio pleno. Anais do IV Congresso Brasileiro de Atividade

Motora Adaptada. Curitiba; 2001. Disponível em: www.sobama.org.br. Acessado em: 18 maio 2018.
3. Amaral LA. Inclusão social: compartilhando responsabilidades. In: Texto da palestra [...] no Seminário de Inclusão. São Paulo: FAAP; 2002.
4. American Association of Intellectual and Developmental Disabilities (AAIDD). Intellectual disability: Definition, classification, and systems of supports. 11.ed. Washington, DC, American Association on Intellectual and Developmental Disabilities; 2010.
5. Battistella LR. Celebrando os 30 anos do AIPD: uma história de lutas e conquistas de direitos. In: São Paulo (Estado). Secretaria dos Direitos da Pessoa com Deficiência. Memorial da Inclusão. 30 anos do AIPD: Ano Internacional das Pessoas com Deficiência 1981 – 2011. São Paulo, Imprensa Oficial do Estado de São Paulo; 2011.
6. Betti M. A janela de vidro: esporte, televisão e educação física. Campinas: Papirus; 1998.
7. Block M. A teacher's guide to include students with disabilities in general physical education. 2.ed. Baltimore: Paul H. Brookes; 2000.
8. Brasil. Ministério da Educação e Cultura. Conselho Federal de Educação. Resolução n. 3/87; 1987.
9. Brasil. Presidência da República. Secretaria de Direitos Humanos. Portaria n. 2.344, de 03.11.2010. *DOU* de 05.11.2010 (n. 212, Seção 1, p.4).
10. Bronfenbrenner U. Bioecologia do desenvolvimento humano: tornando os seres humanos mais humanos. Trad. André de Carvalho-Barreto. Porto Alegre: Artmed; 2011.
11. Brotto FO. Jogos cooperativos: o jogo e o esporte como um exercício de convivência. Santos: Projeto Cooperação; 2001.
12. Brotto FO. Jogos cooperativos: se o importante é competir, o fundamental é cooperar. Santos: Edição Re-Novada; 1997.
13. Carvalho RE. Integração e inclusão: do que estamos falando? In: Salto para o futuro: tendências atuais. Brasília: Ministério da Educação, Secretaria de Educação à Distância; 1999.
14. Castro EM. Atividade física adaptada. Ribeirão Preto: Tecmedd; 2005.
15. Cidade REA, Freitas PS, Pedrinelli VJ. Encontro pré-Congresso de Professores de Educação Física Adaptada de Instituições de Ensino Superior: relato. In: Sociedade Brasileira de Atividade Motora Adaptada/Temas de Educação Física Adaptada. Curitiba, Sobama; 2001. Disponível em: http://www.sobama.org.br. Acessado em: 18 maio 2018.
16. Comitê Paralímpico Brasileiro. Academia Paralímpica Brasileira. Disponível em: www.cpb.org.br/academia-paralimpica-brasileira. Acessado em: 18 maio 2018.
17. Conselho Federal de Educação Física. Intervenção do Profissional de Educação Física. In: Resolução CONFEF n. 46/2002. Rio de Janeiro; 2002.
18. Cruz GC. Formação continuada de professores de educação física em ambiente escolar inclusivo. Londrina: Eduel; 2008.
19. Duarte E, Lima SMT. Atividade física para pessoas com necessidades especiais: experiências e intervenções pedagógicas. Rio de Janeiro: Guanabara Koogan; 2003.
20. Di Nubila HBV, Buchalla CM. O papel das Classificações da OMS – CID e CIF nas definições de deficiência e incapacidade. Rev Bras Epidemiol. 2008;11(2):324-5.
21. Emes C, Longmuir P, Downs P. An abilities-based approach to service delivery and professional preparation in adapted physical activity. Adapt Phys Activ Q. Champaign: Human Kinetics, 2002;19(4):403-19.

22. Farias N, Buchalla CM. A Classificação Internacional de Funcionalidade, Incapacidade e Saúde da Organização Mundial da Saúde: conceitos, usos e perspectivas. Rev Bras Epidemiol. 2005;8(2):187-93.
23. Ferraz OL, Macedo L. Reflexões de professores sobre a Educação Física na Educação Infantil incluindo o referencial curricular nacional. Rev Paul Educ Fís. São Paulo, jan.-jun. 2001;15(1):83-102.
24. Freire ES, Rei MCC, Verenguer RCG. Educação física: pensando a profissão e a preparação profissional. Rev Mack educ fís esp. São Paulo, 2002;1(1):39-46.
25. Friedman A. Brincar: crescer e aprender o resgate do jogo infantil. Apud: Brotto FO. Jogos cooperativos: o jogo e o esporte como um exercício de convivência. Santos: Projeto Cooperação; 2001.
26. Greguol M, Costa RF. Atividade física adaptada: qualidade de vida para pessoas com necessidades especiais. 3.ed. rev. e ampl. Barueri: Manole; 2013.
27. Instituto Brasileiro de Geografia e Estatística (IBGE). Censo Demográfico 2000. Disponível em: www.ibge.gov.br. Acessado em: 18 maio 2018.
28. Instituto Brasileiro de Geografia e Estatística (IBGE). Censo Demográfico 2010: características gerais da população, religião e pessoas com deficiência. 2012. Disponível em: www.ibge.gov.br. Acessado em: 18 maio 2018.
29. International Paralympic Committee (IPC). World Para Athletics Pathways and Education Programmes Participant profiles and learning outcomes. 2017. Disponível em: www.paralympic.org. Acessado em: 18 maio 2018.
30. _____. International Paralympic Committee Style Guide. 2017. Disponível em: www.ipc.org.br. Acesso em: 12 julho 2018.
31. Lieberman LJ et al. Peer tutors' effects on activity levels of deaf students in inclusive elementary Physical Education. Adapt Phys Activ Q, jan. 2000;17(1):20-39.
32. Motta LMVM, Romeu Filho P. (Orgs.) Audiodescrição: transformando imagens em palavras. São Paulo: Secretaria dos Direitos da Pessoa com Deficiência do Estado de São Paulo; 2010.
33. Munster MA, Almeida JJG. Um olhar sobre a inclusão de pessoas com deficiência em programas de atividade motora: do espelho ao caleidoscópio. In: Rodrigues D. (Org.). Atividade motora adaptada: a alegria do corpo. São Paulo: Artes Médicas; 2006.
34. Organização Mundial da Saúde. CIF: Classificação Internacional de Funcionalidade, Incapacidade e Saúde/Centro Colaborado da Organização Mundial da Saúde para a Família de Classificações Internacionais. São Paulo: Edusp; 2003.
35. Organização Mundial da Saúde . Classificação Estatística Internacional de Doenças e Problemas Relacionados à Saúde – CID-10. Versão 2008. Trad. Centro Colaborador da OMS para a Classificação de Doenças em Português. Disponível em: http://www.datasus.gov.br/cid10/V2008/cid10.htm. Acessado em: 18 maio 2018.
36. Parsons A, Winckler C. Esporte e a pessoa com deficiência – contexto histórico. In: Mello MT, Winckler C. (eds.). Esporte paralímpico. São Paulo: Atheneu; 2012.
37. Pedrinelli VJ. Possibilidades na diferença: o processo de "inclusão" de todos nós. Rev Integr, Brasília, 2002; edição especial.
38. Pedrinelli VJ, Nabeiro M. A prática do esporte pela pessoa com deficiência na perspectiva da inclusão. In: Mello MT, Winckler C (eds.). Esporte paralímpico. São Paulo: Atheneu; 2012.
39. Pedrinelli VJ, Verenguer RCG. Educação física adaptada: introdução ao universo das possibilidades. In: Greguol M, Costa RF (orgs.). Atividade física adaptada: qualidade de vida para pessoas com necessidades especiais. 3.ed. rev. e ampl. Barueri: Manole; 2013.

40. Pettengill NG. A Educação Física e os Desportos para pessoas portadoras de deficiência, no Brasil no período de 1980 a 1992. In: Carmo AA, Silva RVS (orgs.). Educação física e a pessoa portadora de "deficiência": contribuição à produção do conhecimento. Uberlândia: Impresso Gráfica; 1997.
41. Reid G. Preparação profissional em Atividade Física Adaptada: perspectivas norte-americanas. Rev Sobama, Rio Claro, 2000;5(1):1-4.
42. Reid G. Defining Adapted Physical Activity. In: Steadward RD et al. Adapted Physical Activity. Edmonton, AB: University of Alberta; 2003.
43. Reid G, Stanish H. Professional and disciplinary status of Adapted Physical Activity. Adapt Phys Activ Q. Champaign: Human Kinetics. 2003;20(3):213-29.
44. Rocha LAC. Língua Brasileira de Sinais – Libras, aplicada aos alunos de Educação Física em formação para compreender a comunicação dos alunos surdos. Anais da XX Semana de Educação Física: múltiplas faces e interfaces da Educação Física: 20 anos formando profissionais na USJT/Semana de Educação Física; [coordenação geral: Verena Junghähnel Pedrinelli]. São Paulo: USJT, Centro de Pesquisa; 2012:38-41.
45. Rodrigues D (org.). Atividade motora adaptada: a alegria do corpo. São Paulo: Artes Médicas; 2006.
46. Rodrigues GM. O ser e o fazer na educação física: reflexões acerca do processo de inclusão escolar. In: Chicon F, Rodrigues GM (orgs.). Educação Física e os desafios da inclusão. Vitória: EDUFES; 2013.
47. Sassaki RK. Atualizações semânticas na inclusão de pessoas: deficiência mental ou intelectual? Doença ou transtorno mental? Rev Nac Reabit. 2005;IX(43):9-10.
48. Seabra Junior MO, Manzini EJ. Recursos e estratégias para o ensino do aluno com deficiência visual na atividade física adaptada. v.1. Marília: ABPEE – Associação Brasileira de Pesquisadores em Educação Especial; 2008.
49. Senatore V. Educação física e a pessoa com deficiência: marcos históricos nos últimos anos. Anais da XX Semana de Educação Física: múltiplas faces e interfaces da Educação Física: 20 anos formando profissionais na USJT/Semana de Educação Física; [coordenação geral: Verena Junghähnel Pedrinelli]. São Paulo: USJT, Centro de Pesquisa; 2012. p. 21-3.
50. Senatore V. O esporte na inclusão da pessoa com deficiência no Brasil. In: São Paulo (Estado). Secretaria dos Direitos da Pessoa com Deficiência. Memorial da Inclusão. 30 anos do AIPD: Ano Internacional das Pessoas com Deficiência 1981 – 2011. São Paulo: Imprensa Oficial do Estado de São Paulo; 2011.
51. Sherrill C, Hutzler Y. Adapted Physical Activity Science. Disponível em: www.institutophorte.com.br/icsspe/texte/1_adapted.html. Acessado em: 18 maio 2018.
52. Sofiato CG, Angelucci CB. Educação inclusiva e seus desafios: uma conversa com David Rodrigues. In: Educ Pesqui. São Paulo, 2017;43(1):281-95.
53. Tani G. Cinesiologia, educação física e esporte: ordem emanante do caos na estrutura acadêmica. Motus Corporis. Rio de Janeiro, 1996;3(2):9-50.
54. Unesco. Organização das Nações Unidas para a Educação, a Ciência e a Cultura. Declaração de Incheon – Educação 2030: rumo a uma educação de qualidade inclusiva e qualitativa e à educação ao longo da vida para todos. Brasília: Unesco; 2015.
55. Verardi PH, Pedrinelli VJ (orgs.). Desafiando as diferenças. Serviço Social do Comércio, SESC São Carlos, São Paulo, SESC, 2003 (ou 2ª edição, 2004).
56. Verenguer RCG. Dimensões profissionais e acadêmicas da Educação Física no Brasil: uma síntese das discussões. Rev Paul Educ Fís. São Paulo, Escola de Educação Física e Esporte da Universidade de São Paulo. 1997;11(2):164-75.

57. Winnick JP (ed.) Educação física e esportes adaptados. Trad. [3.ed. original] Fernando Augusto Lopes. Barueri: Manole; 2004.
58. World Health Organization (WHO). International classification of functioning, disability and health. Geneva, WHO, 2001. Disponível em: www.who.org.com. Acessado em: 18 maio 2018.
59. World Health Organization (WHO). Programme & Projects. Classifications. International Classification of Functioning, Disability and Health (ICF); 2001. Disponível em: www.who.int/publications/en. Acessado em: 18 maio 2018.

capítulo 2
Atividade física e deficiência visual

Profª. Drª. Mey de Abreu van Munster
Prof. Dr. José Júlio Gavião de Almeida

INTRODUÇÃO

Ao se pensar em desenvolver um programa de atividade motora voltado a pessoas com deficiência visual, surge uma sensação de insegurança, que conduz à busca de informações para respaldar tal prática pedagógica. Diante das numerosas dúvidas, a primeira reação é buscar respostas padronizadas e imediatas que indiquem como enfrentar os possíveis desafios no processo educativo. Todavia, embora as pessoas com deficiência visual apresentem, em comum, o comprometimento do órgão visual, há outras características que as diferenciam em suas necessidades educacionais especiais. A singularidade das situações que se apresentam ao professor de Educação Física requer diagnóstico adequado e prescrição individualizada de exercícios e atividades motoras.

Assim, este capítulo tem como objetivo fornecer subsídios básicos para a construção de uma prática pedagógica comprometida com o pleno desenvolvimento de pessoas com deficiência visual, por meio de atividades motoras adaptadas, considerando as diferentes variáveis associadas a essa condição.

ASPECTOS CONCEITUAIS

Compreender a deficiência visual não é uma tarefa tão simples quanto aparenta. A enorme variedade de definições e classificações, assim como as diferentes terminologias citadas na literatura ou empregadas nos nomes de entidades que lidam com esse público, frequentemente gera dúvidas: o que é deficiência visual? Quando uma pessoa possui ou não deficiência visual? Quem usa óculos é deficiente visual? E quem enxerga com apenas um dos olhos?

A deficiência visual é caracterizada pela perda parcial ou total da capacidade visual, em ambos os olhos, o que leva o indivíduo a uma limitação em seu desempenho habitual. A avaliação deve ser realizada após a melhor correção óptica ou cirúrgica possível.

A simples utilização de óculos ou lentes de contato não é suficiente para caracterizar a deficiência visual, pois a prescrição de correção óptica adequada pode conferir ao indivíduo uma condição visual ideal. Todavia, mesmo usando recursos ópticos especiais e passando por intervenção cirúrgica, alguns indivíduos continuam com a capacidade visual severamente comprometida, sendo considerados pessoas com deficiência visual.

Em determinadas situações, mesmo com a perda total da capacidade visual em um dos olhos, ou ainda que seja realizada a evisceração ou remoção cirúrgica do órgão visual comprometido, a pessoa pode apresentar boa porcentagem de visão no órgão visual remanescente. Assim, a referida perda é compensada, e a visão continua dentro dos limites de normalidade. Neste caso, a perda de capacidade visual não é considerada deficiência, pois, para tanto, é necessário que a perda visual comprometa ambos os olhos.

A terminologia para se referir à pessoa que apresenta deficiência visual tem sido alvo de intermináveis discussões: deficiente visual, cego, portador de deficiência visual, pessoa com baixa visão e portador de visão subnormal são alguns dos termos frequentemente encontrados na literatura. Cabe ressaltar que tal reflexão é procedente na medida em que desperta no profissional a consciência de estar se referindo a um indivíduo ou a um grupo que, embora necessite de cuidados especiais, é digno de respeito e merece investimento em seu potencial humano.

Desse modo, recomenda-se evitar se referir às pessoas com deficiência visual com termos pejorativos, pois o critério de adoção de determinadas terminologias pode se refletir na postura e na conduta do profissional de

Educação Física. Além disso, a Secretaria de Direitos Humanos na Portaria n. 2.344, de 3 de novembro de 2010, atualiza a nomenclatura e determina que seja empregada a terminologia "pessoa com deficiência" para se referir a essa população.

Avaliação da deficiência visual

Baseado em classificações da Organização Mundial da Saúde (OMS) foi elaborado o *Guide for the evaluation of visual impairment*.[12] De acordo com o documento, o estudo do funcionamento visual pode ser abordado a partir de quatro aspectos: dois relativos ao órgão visual e dois relativos ao indivíduo.

Os aspectos relativos ao órgão visual referem-se a alterações anatômicas e estruturais que levam a mudanças funcionais, desencadeando alterações nas funções visuais. Já os aspectos relativos ao indivíduo referem-se a modificações na capacidade de aproveitamento da visão, ou seja, na habilidade visual do indivíduo. Estes últimos aspectos podem gerar consequências em maior ou menor grau de desvantagem social e econômica, conforme as alterações na visão funcional.[5]

As perdas visuais ao nível do órgão são variáveis, condicionadas a déficits nas funções visuais que podem levar a um impedimento ou à deficiência visual. Porém a pessoa que apresenta determinado impedimento não necessariamente terá uma incapacidade ou uma desvantagem, uma vez que os conceitos desses dois termos são relativos (Quadro 1). De acordo com Eichstaedt e Kalakian,[8] o indivíduo leva desvantagem na medida em que a deficiência visual o impede de viver como deseja. Para pessoas com deficiência visual que desejam participar de jogos como voleibol ou tênis de campo, a perda visual pode constituir desvantagem maior do que para aquele que pretende nadar ou jogar futebol, pois as duas primeiras modalidades citadas ainda não se encontram adaptadas às necessidades de pessoas nessas condições, ao passo que as duas últimas são perfeitamente acessíveis mediante pequenas adaptações.

Funções visuais

A avaliação dos aspectos relativos ao órgão visual deve ser realizada em conjunto por vários profissionais de saúde, como o oftalmologista, no que se

Quadro 1 Aspectos da perda visual.

Órgão visual		Pessoa	
Mudança estrutural ou anatômica	Mudança funcional no nível do órgão	Alteração das habilidades do indivíduo	Consequências econômicas e sociais
Doença, ferimento (*disorder, injury*)	Deficiência (*impairment*)	Incapacidade (*disability*)	Desvantagem (*handicap*)
	Funções visuais medidas quantitativamente, p. ex., acuidade visual	Visão funcional descrita qualitativamente, p. ex., habilidade de leitura	

Adaptação baseada em ISLRR, 1999, feita por Batista e Rossi.[5]

refere às alterações anatômicas e estruturais, e o ortoptista, no que se refere às funções visuais. É necessário que o professor de Educação Física entenda o que são e como são avaliadas as funções visuais, para que possa compreender o funcionamento visual de seus alunos, visando a atender suas necessidades educativas especiais da melhor maneira possível.

Algumas das funções visuais aqui descritas são também referência para diferentes tipos de classificação da deficiência visual, como a acuidade e o campo visual, por serem medidas quantitativas e padronizadas. Entre as funções visuais, podem ser destacadas a acuidade visual, o campo visual, a binocularidade, a sensibilidade à luz, a sensibilidade ao contraste e a visão para cores.

A acuidade visual pode ser definida como a capacidade de distinguir detalhes. Esta é tomada a partir da relação entre o tamanho do objeto e a distância onde está situado. O procedimento básico de avaliação da acuidade visual envolve a apresentação de uma sequência de estímulos padronizados progressivamente menores, a partir de distâncias também padronizadas. O resultado é baseado na relação entre os valores distância/tamanho, podendo ser representado por diferentes escalas.[5] Um exemplo de teste para a avaliação de acuidade visual à distância é baseado na escala optométrica decimal de Snellen (Figura 1).

O campo visual é avaliado a partir da fixação do olhar, quando é determinada a área circundante visível ao mesmo tempo. O campo visual monocular se estende a aproximadamente 100º lateralmente, 60º medialmente, 60º

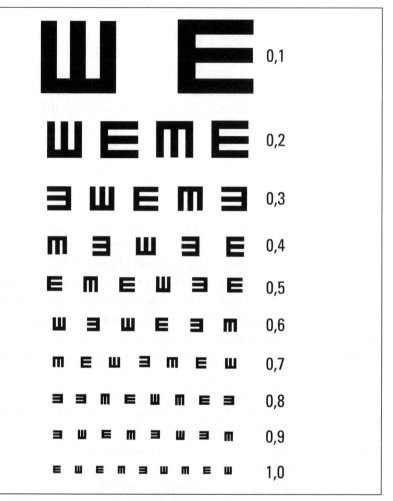

Figura 1 Escala optométrica decimal de Snellen.

superiormente e 75° inferiormente.[13] Alterações campimétricas podem levar a hemianopsias (perda da metade do campo visual) e escotomas, desencadeando perda visual central ou periférica.

A binocularidade é a capacidade de fusão da imagem proveniente de ambos os olhos em convergência ideal, o que proporciona a noção de profundidade, ou seja, a percepção da relação entre os diferentes objetos e sua disposição no espaço. Para compreender o papel da visão binocular, sugere-se o seguinte exercício: ocluir o olho esquerdo com a mão esquerda e apontar o dedo indicador da mão direita a um ponto fixo a aproximadamente 5 m de distância. Sem deslocar o dedo indicador, abrir o olho esquerdo e ocluir o olho direito, observando a alteração desencadeada.

A sensibilidade à luz corresponde à capacidade de adaptação frente aos diferentes níveis de luminosidade do ambiente, enquanto a sensibilidade ao contraste consiste na habilidade para discernir pequenas diferenças na luminosidade de superfícies adjacentes.[9] A visão para cores baseia-se na capacidade de distinguir diferentes tons e nuances das cores.

Visão funcional

A avaliação dos aspectos relativos à pessoa leva em consideração a habilidade de o indivíduo conviver com o impedimento visual. No caso de pessoas com baixa visão, constatou-se que indivíduos com medidas semelhantes nas funções visuais podem apresentar grandes diferenças quanto à visão funcional. Assim, duas pessoas com mesmo grau de acuidade e campo visual, por exemplo, podem demonstrar uma eficiência visual distinta, baseada no aproveitamento diferenciado da visão remanescente.[6] Cabe ao educador a realização da avaliação do desempenho das habilidades do indivíduo quanto a tal aspecto.

Segundo a ISLRR,[12] ainda não há escalas padronizadas para a mensuração direta da visão funcional. A funcionalidade visual pode ser avaliada pela estimativa de habilidades a partir da avaliação das funções visuais em escalas, em associação à descrição direta da habilidade. Assim, a pessoa pode ser observada em diferentes tarefas e contextos sociais, o que permite efetuar ajustes pessoais conforme as necessidades do indivíduo.

Conhecendo o grau de visão funcional de cada aluno, o professor de Educação Física pode identificar que tipo de estímulo (brilho, cores ou padrões de contraste) é mais eficiente em cada caso; determinar em que região do campo visual esse estímulo deverá ser apresentado; estipular a que distância o educando é capaz de identificar visualmente um objeto estático ou uma bola em movimento; indicar qual é a luminosidade mais adequada para os ambientes esportivos, de acordo com as diferentes etiologias etc.

CLASSIFICAÇÃO

Embora as pessoas com deficiência visual possuam em comum o comprometimento do órgão da visão, as modificações estruturais e anatômicas desencadeiam alterações que acarretam níveis diferenciados nas funções visuais. Essas funções, por sua vez, interferem no desempenho de cada indivíduo de forma distinta. Na tentativa de minimizar as desvantagens decorrentes da visão funcional de cada indivíduo, têm sido estabelecidas algumas categorias para a classificação da deficiência visual, conforme os diferentes objetivos ou finalidades.

Os vários tipos de classificação da deficiência visual baseiam-se nos seguintes parâmetros: legais, para efeito de elegibilidade em programas de assistência e obtenção de recursos junto à previdência social; clínicos, para o diagnóstico, tratamento e acompanhamento médico especializado; educacionais, relacionados aos recursos necessários para o processo ensino-aprendizagem; e esportivos, como critério de divisão em diferentes categorias para competições e eventos desportivos.

Considera-se extremamente importante conhecer as abordagens legal e clínica, que inclusive norteiam as definições educacional e esportiva, sobretudo por se acreditar em um trabalho interdisciplinar, em que se faz necessário o uso de uma linguagem comum. Todavia, nesta obra, os parâmetros educacionais e esportivos serão abordados com maior profundidade, por serem considerados mais próximos do contexto do profissional de Educação Física.

Classificação educacional

A classificação baseada em parâmetros educacionais permite fornecer indicações a respeito da eficiência visual do indivíduo, baseando-se em suas necessidades educacionais especiais:

- Pessoa com baixa visão: "É aquela que possui dificuldade em desempenhar tarefas visuais, mesmo com a prescrição de lentes corretivas, mas que pode aprimorar sua capacidade de realizar tais tarefas com a utilização de estratégias visuais compensatórias, baixa visão e outros recursos, e modificações ambientais".[6]

- Pessoa cega: "É aquela cuja percepção de luz, embora possa auxiliá-la em seus movimentos e orientação, é insuficiente para aquisição de conhecimento por meios visuais, necessitando utilizar o sistema Braille em seu processo de ensino-aprendizagem".[4]

Atualmente, a pessoa com baixa visão pode contar com auxílios ópticos, como diferentes tipos de óculos, lupas e telescópios, bem como usufruir de auxílios não ópticos, como caderno com pautas mais grossas, tiposcópio, ampliação de livros, de baralhos e de *dial* telefônico etc. O sistema de circuito fechado de televisão (CCTV) é um recurso útil para quem necessita de um aumento maior do que os óculos podem proporcionar, pois a leitura de páginas impressas é ampliada por um monitor que apresenta possibilidades de ajuste no contraste entre as letras e o fundo da tela. O avanço da informática também vem favorecendo a pessoa que possui baixa visão, porque vários programas possuem recursos capazes de facilitar a visualização, a leitura e a impressão de textos com tipos ampliados.

A pessoa cega terá o seu processo ensino-aprendizagem baseado no sistema Braille (Figura 2), utilizando-se de recursos para leitura e escrita como reglete, máquinas de datilografia, impressoras Braille e *softwares* específicos para computadores. O método desenvolvido por Louis Braille permite a leitura e a escrita tátil a partir da combinação de unidades denominadas células Braille. Entende-se por célula Braille o agrupamento de seis pontos em relevo, dispostos três a três em alinhamento vertical adjacente, em uma superfície de aproximadamente 3×5 mm, que podem ser simultaneamente percebidos pela polpa sensível do dedo. Cada ponto da célula Braille é identificado por uma referência numérica, cuja combinação permite obter 63 sinais gráficos diferentes, aos quais foram atribuídas significações fonéticas, matemáticas e musicais, para proporcionar às pessoas cegas o acesso direto à leitura e à escrita de diferentes idiomas, da ciência e da música.

Classificação esportiva

Voltada para finalidades esportivas e amplamente utilizada em competições, a classificação esportiva foi inicialmente proposta pela United States Association for Blind Athletes (USABA) e posteriormente atualizada pela

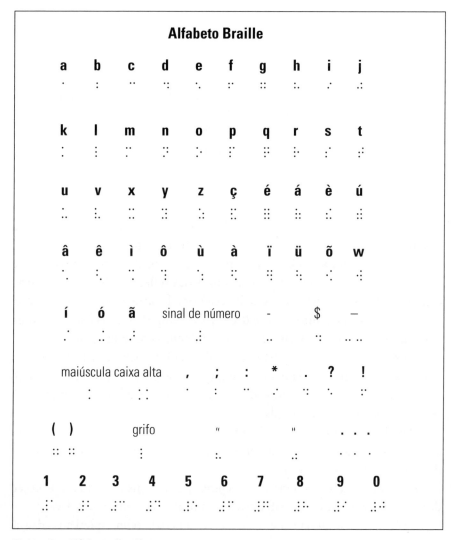

Figura 2 Alfabeto Braille.

International Blind Sports Federation* (IBSA).[11] O emprego da letra "b" nas subcategorias refere-se ao termo *blind*, cuja tradução em português é "cego".

Segundo a IBSA (2013), a determinação da classe visual esportiva será baseada no olho com melhor acuidade visual, a partir da melhor correção

---

* Embora a sigla tenha sido mantida (IBSA), o nome da entidade passou recentemente de *International Blind Sports Association* para *International Blind Sports Federation*.

óptica (com uso de óculos ou lentes de contato), e/ou do campo visual, que incluem zonas centrais e periféricas.

- B1: Acuidade visual inferior a 2,60 LogMAR.*
- B2: Acuidade visual variando de 1,50 a 2,60 LogMAR e/ou campo visual restrito a um diâmetro inferior a 10 graus.
- B3: Acuidade visual variando de 1,40 a 1 LogMAR e/ou campo visual restrito a um diâmetro inferior a 40 graus.

ÓRGÃO DA VISÃO

Para que seja possível compreender as principais causas da deficiência visual, será feita uma breve revisão da estrutura anatômica e fisiológica do órgão da visão, em associação aos diferentes tipos de etiologia. A visão é consequência do estímulo de ondas luminosas refletidas de longa ou curta distância. O globo ocular é a unidade receptora do sistema visual responsável por receber os raios luminosos e desenvolver impulsos nervosos que, uma vez conduzidos ao córtex visual, são interpretados como imagens.

O órgão da visão é composto pelo globo ocular e pelas estruturas anexas, ambos situados na cavidade da órbita, que é constituída por sete ossos do crânio e preenchida por tecido adiposo, cuja função é amortecer impactos e favorecer os movimentos oculares.

O globo ocular (Figura 3) de um indivíduo adulto possui um diâmetro anteroposterior de aproximadamente 2,5 cm, sendo composto por três camadas: externa, média e interna.

A camada externa ou fibrosa tem como função a sustentação e a proteção das estruturas oculares. Fazem parte dessa túnica a córnea e a esclera.

A córnea constitui o primeiro elemento óptico do olho e, por causa da sua curvatura convexa, é responsável por direcionar o feixe de luz para a retina. É possível realizar um transplante de córnea, cuja probabilidade de rejeição é insignificante, em virtude de o fato dessa estrutura não ser irrigada. A oxigenação dessa estrutura é feita pelos vasos da conjuntiva e humor aquoso.

---

* Acuidade visual correspondente a 1,0 logMAR equivale a 6/60 metros, 20/200 pés ou 0,1 no sistema decimal de Snellen.

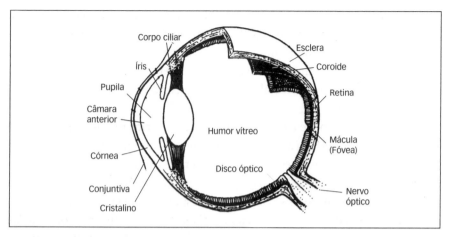

Figura 3 Globo ocular em corte sagital.

A esclera é uma estrutura densa e fibrosa, composta por um espesso globo de colágeno que confere o formato arredondado ao olho e onde se inserem os músculos extrínsecos do olho, responsáveis por sua movimentação.

A camada média ou vascular tem como função nutrir as duas camadas entre as quais está situada, além de reduzir as reflexões internas graças ao seu pigmento. A túnica média é composta pela íris, pelo corpo ciliar e pela coroide.

A íris é uma membrana circular com orifício central denominado pupila. A contração e o relaxamento dessa membrana funcionam como um diafragma, atuando como mecanismo de controle da quantidade de luz que penetra no globo ocular. A coloração da íris é determinada pela quantidade de células pigmentadas.

O corpo ciliar contém vasos sanguíneos, que produzem e realizam a drenagem do humor aquoso. O humor aquoso é um filtrado sanguíneo que preenche as câmaras anterior e posterior do olho, delimitadas anteriormente pela córnea e posteriormente pela lente. O humor aquoso possui como funções a nutrição da córnea e da lente, a manutenção e a estabilização da pressão intraocular. Variações na concentração desse filtrado sanguíneo podem levar à hipotonia ou hipertensão ocular.

A coroide é uma túnica altamente vascularizada, responsável pela irrigação da esclera e da retina. Por sua coloração, também é conhecida como úvea. O fluxo sanguíneo na coroide oscila conforme a variação da pressão intraocular.

A camada interna ou nervosa do globo ocular é constituída pela retina. Esta é composta por receptores (células em cones e em bastonetes), que contêm pigmentos e reagem quimicamente à luz, gerando o impulso nervoso. A retina é praticamente um prolongamento do nervo óptico, que consiste na ligação da retina com o encéfalo, pela qual é conduzido o impulso nervoso até o córtex visual.

Durante o trajeto até a retina, a luz atravessa vários meios de refração do olho. Após passar pela córnea, os raios luminosos sofrem refração para a lente ou cristalino. A lente é uma estrutura transparente e elástica em formato biconvexo, envolta por uma cápsula e suspensa ao corpo ciliar pela zônula, situada no trajeto do feixe luminoso. Essa estrutura é responsável pela focalização de objetos situados em diferentes distâncias mediante o mecanismo de acomodação.

Após incidir sobre a lente, o feixe de luz atravessa o humor vítreo, situado posteriormente a esta. Grande parte da cavidade do bulbo ocular é preenchida pelo humor vítreo. Seu aspecto é gelatinoso, coloidal, transparente à luz e permanente. Ajuda a preservar a forma globular do olho e mantém íntimo contato com a retina.

Há ainda os anexos do globo ocular (Figura 4), responsáveis pela proteção e movimentação desse órgão. As pálpebras são abas cutâneas cujo formato arqueado se deve a uma estrutura cartilagínea interna denominada tarso, no qual há uma série de glândulas tarsais, que ajudam a manter a conjuntiva lubrificada. Os cílios também atuam como elementos de proteção do olho, retendo poeira e pequenas partículas em suspensão.

A conjuntiva é uma membrana que reveste a córnea e a parte interna da pálpebra. É uma estrutura altamente vascularizada que protege a córnea e necessita ser constantemente lubrificada pela lágrima, durante a movimentação de abertura e fechamento das pálpebras.

O aparelho lacrimal é constituído pelas glândulas lacrimais, situadas na região temporal superior da órbita, e por um sistema de drenagem, composto por duto nasolacrimal, saco lacrimal, canalículos e pontos lacrimais, localizado na região anterior, medial e inferior da órbita. A lágrima tem como função umedecer e lubrificar a superfície ocular.

Os músculos extrínsecos do globo ocular são responsáveis pela movimentação dos olhos. Entre os músculos extraoculares, pode-se identificar quatro retos (superior, inferior, medial e lateral) e dois oblíquos (superior e inferior). A motilidade extrínseca do olho é resultado da ação coordenada desses seis músculos.

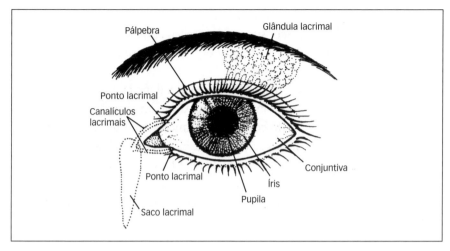

Figura 4 Anexos do globo ocular.

CAUSAS

As diferentes causas de deficiência visual podem ser congênitas ou adquiridas, conforme a etiologia. Entre os termos definidos adiante, encontram-se alguns que podem desencadear a deficiência visual, enquanto outros não necessariamente estão relacionados a ela.

- Albinismo: pessoas com albinismo possuem deficiência na pigmentação da íris, o que lhes confere uma acentuada sensibilidade à luz.
- Ambliopia: pode ser definida como baixa acuidade visual em um ou em ambos os olhos em decorrência do estrabismo ou da anisometropia, sendo popularmente conhecida como olho preguiçoso.
- Anisometropia: consiste em uma diferença acentuada de grau entre os dois olhos.
- Astigmatismo: variações na curvatura dos meridianos da córnea podem levar a este erro de refração que causa distorção e embaçamento da visão.
- Catarata: alteração na transparência da lente (opacificação), que causa embaçamento da visão sem outros sintomas associados. A catarata possui diferentes etiologias, podendo ser congênita ou adquirida. Atualmente, pode ser corrigida cirurgicamente mediante o implante de uma lente artificial na parte interna da estrutura capsular.

- Conjuntivite: inflamação da conjuntiva.
- Descolamento de retina: consiste na separação entre as diferentes camadas que compõem esta túnica. Pode ser decorrente de inflamações, infecções e doenças sistêmicas.
- Diabetes: doença metabólica que pode levar à deficiência visual. As complicações oculares podem aparecer aproximadamente dez anos após o início da doença, apesar do controle glicêmico aparentemente adequado. O diabetes pode desencadear desde alterações repentinas nos erros de refração até retinopatia, catarata, neurite óptica e paralisia dos músculos extrínsecos do olho.
- Erros de refração: alterações no comprimento do eixo óptico podem levar a distorções na imagem, muitas vezes passíveis de correção óptica ou cirúrgica.
- Estrabismo: anomalia da visão binocular, em que os olhos encontram-se desalinhados, impedindo a fusão da imagem.
- Glaucoma: a pressão intraocular elevada é o principal fator de risco para a instalação do glaucoma, que pode ser congênito ou secundário.
- Hipermetropia: erro de refração em que o eixo óptico é encurtado, dificultando a focalização de objetos próximos.
- Miopia: ocorre quando o eixo óptico é mais longo, provocando dificuldade para enxergar à distância.
- Moscas volantes: opacificações no vítreo podem produzir "sombras" na retina, popularmente conhecidas como moscas volantes.
- Presbiopia: o processo natural de envelhecimento leva à perda progressiva da capacidade de acomodação da lente, conhecida popularmente como vista cansada.
- Retinoblastoma: entre os tumores retinianos, destaca-se o retinoblastoma, de origem hereditária, que costuma se manifestar nos quatro primeiros anos de vida.
- Retinopatia da prematuridade: afeta bebês prematuros mantidos em incubadora com alta concentração de oxigênio, provocando transtornos vasculares na periferia da retina, fibrose vítrea e descolamento de retina.
- Retinose pigmentar: doença de natureza hereditária degenerativa e progressiva do epitélio pigmentar, associada com cegueira noturna e defeitos característicos no campo visual.
- Rubéola: doença sistêmica que não acarreta maiores complicações durante a infância. Entretanto, se a mãe sofrer o contágio durante o primeiro tri-

mestre de gravidez, tal infecção pode ser prejudicial ao desenvolvimento do feto. Além de deficiência visual, a doença pode acarretar outras consequências ao bebê, como perda auditiva, déficits mentais e neurológicos.
- Sífilis: doença infecciosa que pode ser congênita ou adquirida. Em cada caso a evolução acontece de forma diferenciada, e os sintomas podem variar de coriorretinite à paralisia do nervo oculomotor e/ou dos músculos extraoculares.
- Traumatismos oculares: são causas muito comuns de deficiência visual, desencadeados por agentes mecânicos (perfurações e lacerações) ou não mecânicos (queimaduras por agentes químicos, térmicos, elétricos, radioativos etc.). A gravidade do trauma e as possíveis sequelas variam conforme a extensão da lesão.
- Toxoplasmose: inflamação retiniana decorrente da infecção pelo *Toxoplasma gondii*, que pode ser congênita ou adquirida.
- Uveítes: inflamações na coroide ou no trato uveal são designadas uveítes. Decorrem de diferentes causas e podem acarretar sequelas em diversos níveis.

CARACTERÍSTICAS PRINCIPAIS

Os tópicos acerca do desenvolvimento perceptivo-motor da criança com deficiência visual aqui apresentados são baseados na obra de Warren,[18] e associados à leitura e à interpretação diferencial da contribuição de outros autores. Este autor refere-se basicamente a dois tipos de abordagens para o estudo da criança com deficiência visual: o enfoque comparativo e o enfoque diferencial.

No primeiro tipo de enfoque, as capacidades e as características de crianças com deficiência visual são avaliadas em relação às características correspondentes de crianças videntes, sempre relacionadas à idade cronológica. Implicitamente, tal abordagem assume um modelo de "cegueira como déficit", no qual as diferenças reveladas são atribuídas à variável que distingue os dois grupos, ou seja, à presença ou à ausência de visão.

No enfoque comparativo, as pesquisas são norteadas por comparações entre populações, baseadas em padrões de desenvolvimento, sendo as diferenças normativas encontradas entre as crianças com deficiência visual e as crianças videntes atribuídas ao comprometimento visual.

Nesta obra, procurar-se-á o emprego do enfoque diferencial, que busca explicar divergências dentro de uma população, levando em consideração a natureza e as causas de variação dentro desse grupo. Em vez de focalizar a atenção em normas e padrões baseados na idade cronológica e no *status* visual, a abordagem diferencial procura lidar com grandes variações de desenvolvimento dentro da população de crianças com deficiência visual e compreender as causas dessas variações. Somente a partir da compreensão das diferenças e variáveis torna-se possível visualizar uma forma de intervir nas circunstâncias que otimizam o desenvolvimento das crianças.

É necessário conhecer detalhadamente as variáveis de estado, como a severidade da perda visual, a existência ou não de um período de visão no início da vida, o gênero e a etiologia, e os fatores ambientais que envolvem diretamente cada uma das crianças com quem se pretende trabalhar. Para tanto, sugere-se que seja aplicada uma anamnese aos pais das crianças envolvidas e que seja solicitado um relatório médico para complementar os dados fornecidos.

Warren[18] propõe uma abordagem inédita para a análise do desenvolvimento em pesquisas com crianças que apresentam deficiência visual. Tal abordagem evita o modelo simplista de comparação baseada em normas relacionadas à idade cronológica, assim como evita o outro extremo, que pressupõe que não há nada para ser aprendido a partir do desenvolvimento de crianças videntes. A abordagem proposta pressupõe que as variáveis relacionadas ao comprometimento visual sejam elementos adicionais a serem considerados no desenvolvimento da criança.

Percepção do mundo físico

A interação da criança com o mundo físico é um longo processo que se inicia na primeira infância e leva muito tempo para se completar. O contato da criança com o mundo físico se faz por meio dos sentidos, e a qualidade de sua capacidade perceptiva está diretamente ligada à aquisição de habilidades motoras que permitem a interação com o ambiente.

Desenvolvimento perceptivo na primeira infância

A responsividade da criança com deficiência visual aos estímulos sonoros e táteis pode se dar em três diferentes níveis, levando-se em consideração as reações possíveis de acordo com seu repertório motor:

- Reação simples: permite inferir que o sistema sensorial da criança é capaz de detectar estímulos.
- Reação discriminativa: em um segundo nível, é possível inferir que a criança é capaz de diferenciar um estímulo de outro.
- Comportamento ou reação interativa: neste nível, há uma interação com o estímulo, a criança procura se envolver com ele ou evitá-lo. É possível inferir que esse estímulo possui um significado especial para a criança, podendo ser negativo ou positivo.

A partir dos primeiros dias de vida, podem ser observadas reações simples (sorrir, aquietar-se, virar a cabeça, movimentar os braços), como respostas a diferentes tipos de estímulos sonoros. Também foi relatado que, logo nos primeiros meses de vida, a criança é capaz de distinguir a voz dos pais e a de estranhos, bem como discriminar outros tipos de sons. Não há evidências que possam contradizer a tese de que a capacidade de discriminação auditiva existe desde o nascimento e de que ela se desenvolve até o primeiro ano de vida de um modo semelhante ao desenvolvimento das crianças videntes.

Já as reações de interação com o estímulo auditivo desenvolvem-se de maneira um pouco mais lenta que as percepções básicas de discriminação, do mesmo modo como acontece com as crianças que enxergam. Embora leve alguns meses para esses comportamentos tornarem-se organizados e eficientes, a criança com deficiência visual apresenta motivação para interagir com estímulos sonoros sem diferenças significativas em relação à criança vidente.

No caso do tato, a tentativa de desvendar experiências perceptivas torna-se ainda mais complexa. Isso ocorre pelo fato de a mão captar estímulos táteis e ao mesmo tempo ser um agente efetor de respostas, sobretudo ao nível da reação interativa.

Quanto à reação interativa, é possível afirmar que a criança cega aprende o significado do toque dos pais muito cedo. Ela não apenas pode diferenciar o toque dos pais e o de outras pessoas, como também adequar seu comportamento, demonstrando sua preferência por ser envolvida pelos pais e evitando o contato tátil com outras pessoas.

Embora a percepção auditiva e tátil da criança com deficiência visual seja semelhante à da criança que enxerga, podem ser observadas algumas diferenças relacionadas à integração dos sentidos e ao desenvolvimento motor que acompanham a perda visual.

Considerando os comportamentos que podem ocorrer como reação a estímulos táteis e auditivos, podem ser observadas:

- Respostas afetivas: sorriso ao ouvir a voz materna ou expressão de rejeição ao toque de pessoas estranhas.
- Respostas de atenção: virar a cabeça em direção a uma fonte sonora ou aquietar-se com o toque dos pais.
- Respostas manuais: referentes à atividade e aos movimentos das mãos, ou tentativa de alcançar e apreender objetos, manipulando-os.

Desenvolvimento perceptivo na segunda infância

Quanto à discriminação de sons, foi observado que a discriminação de fonemas pode ser melhorada entre a faixa etária compreendida entre os 6 e 11 anos de idade. Embora alguns autores tenham afirmado que não há relação entre a acuidade visual e a discriminação de fonemas, Stankov e Spilbury (apud Warren)[18] observaram que crianças com baixa visão possuem mais dificuldade que crianças cegas nesse aspecto.

Em relação à localização do som, foi observado que crianças com alguma experiência visual no início da vida possuem mais facilidade para localizar fontes sonoras do que aquelas que nunca enxergaram, como no caso da retinopatia da prematuridade (Spiegelman apud Warren).[18]

Ainda foram relatadas experiências envolvendo a detecção de obstáculos próximos mediante a informação obtida pelo eco, principalmente entre as crianças que haviam passado pelo treinamento de orientação e mobilidade.

A percepção tátil pode ser investigada em várias dimensões por causa de sua importância para crianças que apresentam deficiência visual. Com relação à sensibilidade tátil, foi constatado que, embora as variáveis relacionadas ao gênero e ao histórico visual não sejam significativas, as crianças mais novas aperfeiçoam-se melhor nesse aspecto.

Os estudos relacionados à discriminação de tamanho, comprimento e forma são muito controversos: enquanto alguns autores afirmam que variáveis como gênero, idade ou nível visual não interferem no desempenho discriminativo, outros demonstram que tal capacidade é aprimorada de acordo com a idade, a presença ou não de um período de visão e a existência de visão remanescente.

Quanto aos fatores táteis envolvidos na leitura Braille, pode haver muitas variações para aquisição de tal habilidade, dependendo da combinação de mãos e dedos utilizados, de acordo com a preferência de cada criança.

Entre os demais sentidos, não há dados suficientes relacionados ao paladar e ao olfato de crianças com deficiência visual. O sentido vestibular e o cinestésico, responsáveis pelo equilíbrio e pela propriocepção corporal, respectivamente, serão abordados mais detalhadamente no próximo tópico.

Interação motora e locomotora com o mundo físico

Além de utilizar habilidades perceptivas, a criança com deficiência visual precisa adquirir habilidades motoras, tanto de manipulação quanto de locomoção, para poder interagir com o mundo físico.

Primeira infância

Warren[18] enfatiza a maneira como a criança procura alcançar e apreender objetos. Embora tais atividades dependam claramente do controle muscular, são mediadas pela informação perceptiva proveniente dos estímulos emanados pelo objeto. Em crianças videntes, o marco no desenvolvimento dessas ações ocorre por volta dos 5 meses de idade, quando a criança começa a procurar alcançar objetos interessantes vistos por ela. A tentativa de alcançar objetos que podem ser percebidos apenas auditivamente aparece mais tarde, no último terço do primeiro ano.

Assim como no caso das crianças que enxergam, por volta de 3 meses de idade, o bebê que apresenta deficiência visual é capaz de trazer as mãos à linha média do corpo. Já a transferência de objetos de uma mão para a outra, que se manifesta por volta de 5 meses e meio em crianças videntes, aparece um pouco mais tarde em crianças com deficiência visual (Fraiburg apud Warren).[18]

A criança que enxerga sente-se mais atraída a alcançar algo que emita uma informação visual a buscar uma fonte de estímulos sonoros. Vários estudos foram realizados para tentar verificar que tipo de fontes sonoras são mais atraentes para a criança que não dispõe da informação visual:

- Variações na forma de apresentação do som à criança: a procura de sons em deslocamentos laterais acontece depois da localização de fontes sonoras estacionárias apresentadas na linha média do corpo. A busca por sons que se deslocam no sentido vertical é mais tardia em relação à busca por sons que se deslocam no sentido lateral.

- Variações na intermitência do estímulo sonoro: a localização de estímulos sonoros contínuos em deslocamento antecede a localização de sons intermitentes nas mesmas condições.

Uma característica muito observada em crianças cegas, que está relacionada ao referido atraso na tentativa de alcançar estímulos sonoros, é a resistência em aceitar a posição prona, pois a força e a coordenação motora advindas dessa postura (decúbito ventral) são pré-requisitos necessários para o ato de alcançar objetos. A posição supina (decúbito dorsal) deixa o braço livre para mover-se e alcançar objetos, mas a atividade não rigorosa deixa de exigir o fortalecimento fundamental da musculatura do pescoço, do peito, dos ombros e dos braços.

Hart (apud Warren)[18] aponta a importância da existência e do aproveitamento de algum resíduo visual, ainda que seja apenas a capacidade de percepção luminosa, para incentivar e facilitar a aceitação da postura prona. A partir daí, é possível estimular a movimentação e a sustentação da cabeça, que são fundamentais para o equilíbrio, a postura e a aquisição de funções motoras subsequentes.

A atividade motora neonatal é caracterizada por ações reflexas, ocorrendo pouca movimentação voluntária. Os fatores que promovem o desenvolvimento motor e locomotor envolvem tanto a maturação física quanto a oportunidade de interação com o mundo. O termo locomoção refere-se à autoprodução de movimentos que permitem o deslocamento no meio ambiente. Num primeiro momento, Warren[18] concentra sua atenção no "engatinhar" e no "andar".

A aquisição desses comportamentos depende, no mínimo, de prontidão da musculatura. Sem a capacidade física de suportar o peso do corpo nas mãos e nos joelhos, o engatinhar não pode ocorrer; da mesma maneira, se as pernas não forem capazes de suportar e equilibrar o tronco, o andar também não será possível.

A criança engatinha não pelo prazer da atividade, mas para atingir um objetivo, como aproximar-se de um objeto fora de alcance. O andar também não possui um fim em si mesmo: a criança caminha para se aproximar e atingir objetos dispostos no meio físico. Portanto, a percepção de estímulos significativos no meio ambiente é fundamental para que a criança atinja a prontidão física para engatinhar e andar.

É comum referências bibliográficas indicarem um atraso na locomoção de crianças com deficiência visual. A maioria das crianças engatinha antes de andar; os estudos nos quais Warren se baseou indicam que as crianças cegas só começam a engatinhar perto do final do primeiro ano de vida. Da mesma maneira, enquanto crianças que enxergam começam a andar por volta de um ano de idade, há muitas evidências relatando que as crianças com deficiência visual começam a andar bem mais tarde, embora não tenham dificuldade na habilidade de "ficar em pé".

Warren[18] chama a atenção para o fato de que a compreensão desses aspectos do desenvolvimento não pode ser baseada simplesmente na comparação da média de idades de aquisição do comportamento. É preciso observar a faixa de idade que compreende a amostra, uma vez que é este fator que representará as diferenças individuais. Nessa linha de raciocínio, é evidente que algumas crianças com deficiência visual comecem a dar seus primeiros passos muito antes de determinadas crianças que enxergam.

A evidência empírica mencionada poderia descartar a hipótese de que a ausência da visão seja uma possível causa do atraso no desenvolvimento motor de crianças que apresentam este tipo de deficiência. Por outro lado, alguns estudos demonstram que crianças com algum resíduo visual possuem maior facilidade em termos de locomoção do que crianças totalmente cegas, pois a visão remanescente pode ser estimulada de forma a encorajar um posicionamento adequado da cabeça, a aceitação da posição prona, a ação de "alcançar", entre outros movimentos.

Além de causar atraso no desenvolvimento das ações de "alcançar" e de "apreender", a resistência na aceitação da postura prona pode dificultar a prontidão muscular e a estabilidade postural necessárias para engatinhar e andar. A prontidão muscular é um pré-requisito fundamental para a locomoção, mas é preciso que esteja associada a outros fatores.

A criança que enxerga pode avistar os objetos à distância no ambiente e, sem dúvida, isso consiste em um importante estímulo para iniciar a locomoção. Na criança cega, a visão não pode desempenhar este papel, e na criança com baixa visão, esta percepção dos objetos à distância é bastante reduzida. Nestas circunstâncias, deve-se recorrer a outras modalidades de estímulos sensoriais no sentido de incentivar a locomoção. Com exceção da visão, o olfato e a audição são as únicas modalidades sensoriais capazes de captar estímulos ou informações do ambiente à distância.

Em suma, as evidências indicam que crianças com deficiência visual demoram mais para engatinhar e andar em relação às crianças que enxergam. Para Warren, no entanto, a pergunta crítica é: por quê?

Foi exposto que a falta ou a redução da visão não necessariamente constitui o motivo do atraso. A prontidão muscular sem dúvida é um pré-requisito para a locomoção, e o aproveitamento e o uso dos demais órgãos dos sentidos também interferem diretamente neste aspecto. Entretanto, o fator mais determinante sobre a capacidade locomotora de crianças com deficiência visual pode ser atribuído à presença ou à restrição de oportunidades.

Warren[18] cita várias pesquisas que reforçam a ideia de que a criança com deficiência visual necessita de oportunidades de mover-se pelo chão, de se exercitar na postura prona, de dispor e de desfrutar de outras modalidades de estímulos além dos visuais, para otimizar seu desenvolvimento na habilidade de locomoção. Um ambiente restrito em oportunidades pode cercear e provocar atrasos no desenvolvimento motor até mesmo de crianças dotadas de visão.

Capacidades locomotoras na segunda infância

Os estudos consultados por Warren[18] demonstram evidências de que crianças com deficiência visual correm o risco de possuir um baixo condicionamento físico. É consenso entre os pesquisadores o fato de que o baixo desempenho não é necessariamente consequência da deficiência visual. A relação entre o desempenho e a existência ou não de visão remanescente não está suficientemente clara.

Os fatores determinantes sobre a capacidade locomotora das crianças com deficiência visual parecem recair novamente sobre as oportunidades que elas possuem de se engajar em atividades físicas, e o incentivo que elas recebem para tanto.

A atitude dos pais influencia muito o grau de participação da criança nas atividades físicas, todavia é a qualidade da oferta desse tipo de atividade que desencadeará nos familiares reações de tolerância, encorajamento ou receio, conforme as condições de segurança e adequação envolvidas.

Há uma tendência em discutir as características do ambiente onde acontecem as aulas de Educação Física, atribuindo as condições físicas da criança com deficiência visual ao tipo de tratamento oferecido em escolas regulares inclusivas e em escolas ou instituições especializadas. Todavia, o autor conclui que não é o tipo de escola, mas a natureza das oportunidades e o incentivo à sua realização que farão a diferença.

Com relação às habilidades necessárias para a orientação e a mobilidade, foi evidenciado que a existência de visão residual favorece aspectos como postura e equilíbrio. Já a orientação espacial e a lateralidade são bastante influenciadas pela existência ou não de um período de visão no início da vida, o que é evidenciado por avaliações e testes realizados em indivíduos com deficiência visual congênita e adquirida. Dessa maneira, Warren conclui que as experiências visuais podem interferir em vários aspectos do desenvolvimento motor e locomotor da criança com deficiência visual. Reforça a ideia de que as habilidades para tal não podem ser otimizadas sem a oferta de oportunidades significativas e a motivação para o envolvimento da criança nas atividades.

Comportamentos estereotipados

O termo comportamento estereotipado ou maneirismo abrange uma ampla variedade de atividades, incluindo movimentos de determinadas partes do corpo como a fricção dos olhos (pressão e manipulação do globo ocular), o balanceio ritmado da cabeça e/ou do tronco, os gestos repetitivos com as mãos, entre outros.

Segundo Warren,[18] o termo ceguismo, amplamente utilizado no passado, tem sido descartado em razão da observação deste tipo de comportamento em crianças autistas e mesmo em crianças sem aparentes problemas de natureza sensorial ou emocional.

Crianças cegas e com baixa visão podem apresentar maneirismos com frequência significativa, e isso é motivo de preocupação porque tais comportamentos podem inibir interações sociais, interferir na atenção da criança a eventos no mundo externo, sem mencionar a possibilidade de lesões físicas.

Existem algumas hipóteses que tentam explicar a presença desse tipo de comportamento: alguns movimentos como o balanceio do tronco ou da cabeça podem ser associados à estimulação vestibular ou de outros órgãos dos sentidos. O fato de tal tendência ser mais forte em crianças com deficiência visual pode se justificar pela necessidade de um maior nível de estimulação sensorial, em decorrência do déficit na função visual.

Uma hipótese alternativa indica que os maneirismos podem ser resultado de uma privação social, mais do que sensorial.

Ainda há uma terceira hipótese que aponta os maneirismos como uma forma de autorregulação resultante de superestimulação. Knight (apud Warren)[18] argumenta que crianças que apresentam deficiência visual tendem a regredir a características comportamentais de estágios anteriores de desenvolvimento, quando confrontados com situações estressantes. No mesmo sentido, Stone (apud Warren)[18] afirma que tais movimentos estereotipados podem acontecer como forma de produzir uma condição de proteção a agentes externos estressantes.

Quanto às causas de comportamentos estereotipados, foi observada uma correlação com a severidade da perda visual e a existência de um período de hospitalização durante o primeiro ano de vida da criança. Houve ainda tentativa de estabelecer relações com idade, idade da perda visual, quociente de inteligência, etiologia e fatores emocionais.

Segundo Hyvarinen,[9] foi constatado que tais comportamentos não ocorrem em vilarejos africanos onde as crianças cegas são continuamente carregadas por adultos. Segundo a autora: "Em nossa cultura despendemos pouco tempo segurando nossas crianças no colo. Os bebês e as crianças deficientes visuais necessitam de uma maior ativação do órgão do equilíbrio que as crianças com visão normal".

Assim como descreveu Hyvarinen, de acordo com a citação anterior, Warren não descarta a influência dos fatores socioculturais nos comportamentos estereotipados. Evidências apontadas por Webster e Abang (apud Warren),[18] baseadas na comparação da incidência de maneirismos em amostras de crianças africanas e europeias, chegam a conclusões similares.

Foi constatado que há eventual decréscimo na ocorrência de maneirismos conforme o passar dos anos. Surge então a dúvida sobre se os esforços para reduzir os maneirismos nos primeiros anos de vida são realmente necessários ou apropriados. Segundo Warren,[18] não há dados conclusivos que indiquem se devem ou não ser empreendidos esforços para tentar reduzir a incidência de maneirismos em crianças com deficiência visual. Há evidências de que crianças são capazes de regular a quantidade de estimulação adequada e, particularmente, de evitar a superestimulação. A sobrecarga de estímulos pode produzir consequências adversas no desenvolvimento.

À medida que a criança com deficiência visual regride a comportamentos estereotipados como forma de evitar estimulação excessiva, a redução intencional dessas situações pode interferir em seu processo de autorregulação. Warren[18] afirma que a identificação das necessidades das crianças quanto à falta ou a excesso de estímulos que resultam em maneirismos depende diretamente da sensibilidade dos pais e dos profissionais envolvidos.

IMPLICAÇÕES DO PROGRAMA DE ATIVIDADES FÍSICAS

Os programas de atividade motora adaptada estão fundamentados basicamente na compreensão do processo de desenvolvimento do ser humano em questão, na identificação das necessidades e potencialidades de cada indivíduo, na seleção de objetivos e conteúdos que levem em consideração os interesses dos educandos e no uso de estratégias e recursos adequados para desenvolvê-los.

Em termos de conteúdo, os programas de atividade motora adaptada não se distinguem dos programas convencionais. Todavia, o processo ensino-aprendizagem pode se diferenciar quanto a adaptações no espaço físico e de recursos materiais, à utilização de mecanismos de informação e a modificações nas regras.

Cuidados gerais

É importante dirigir-se ao aluno com deficiência visual chamando-o sempre pelo nome. Além da aproximação na relação professor-aluno, esse cuidado é fundamental para a segurança do educando, uma vez que as pessoas cegas não enxergam para onde ou para quem o olhar do professor está voltado.

O professor deve procurar antecipar verbalmente suas ações para não surpreender ou assustar o aluno. Caso seja necessário tocá-lo durante a explicação de um movimento ou em qualquer outra circunstância, é importante avisá-lo para que o aluno esteja prevenido.

Com relação à distribuição e ao posicionamento dos alunos pelo espaço físico, é interessante intercalar pessoas com e sem deficiência visual, ou ainda pessoas cegas e com baixa visão, o que favorece a interação e a participação de todos em uma atividade comum. Inicialmente, ou até que os alunos possuam um razoável domínio na relação corpo – espaço, é aconselhável trabalhar em círculo, fileiras ou colunas.

O educador deve tomar um cuidado especial ao se comunicar com a pessoa que apresenta deficiência visual. Além de possuir um bom vocabulário e saber se expressar claramente, é importante transmitir sua afetividade por meio de gestos e palavras, pois muitas vezes o sorriso ou um sinal de reconhecimento e de aprovação social pode ser imperceptível para a pessoa que não dispõe do sentido visual.

Antes de julgar o aluno, o professor deve procurar avaliar o seu próprio desempenho, questionando-se constantemente: será que fui claro em minha explicação? Será que as condições ambientais e materiais estão apropriadas? Estou transmitindo o nível de segurança adequado para a atividade? Muitas vezes, as dificuldades no processo ensino – aprendizagem partem de quem ensina, complicando a tarefa do aprendiz. É importante não subestimar o potencial do educando e ter a disposição de aprender juntamente com ele, valorizando a troca de experiências.

Mecanismos de informação

Quando a instrução verbal não é suficiente para a compreensão do exercício por parte da pessoa com deficiência visual, é necessário recorrer a mecanismos de informação acessórios. Pode-se optar por um conjunto de dicas e informações empregadas simultaneamente ou privilegiar diferentes tipos de informações isoladas para transmitir a ideia da atividade que se pretende desenvolver.

Se a explicação por meio de palavras por si só não for suficiente para que a pessoa com deficiência visual compreenda o que se espera dela, é possível recorrer à percepção tátil e levá-la a perceber o movimento realizado pelo professor por meio do toque. Se, ainda assim, o exercício não for compreendido, torna-se necessário recorrer à percepção cinestésica, conduzindo o aluno pelo movimento desejado. Embora Dye (apud Craft)[7] indique a informação cinestésica como o mais eficiente método de ensino para pessoas com deficiência visual, considera-se que esse tipo de referência deve ser usada com moderação, para que não torne a pessoa cega ou com baixa visão dependente de tal recurso. Reforça-se que a demonstração cinestésica de determinados movimentos deve ser preterida e utilizada apenas quando os demais recursos não forem suficientes para garantir a aprendizagem do aluno.

A compreensão e a adaptação dos mecanismos de informação e dos espaços a serem "trabalhados" são consideradas, aqui, como a base para a construção futura de propostas motoras específicas, assim como a base para uma boa adaptação às novidades e à escolha do melhor método de ensino.

No que diz respeito aos mecanismos de informação (Quadro 2), destacam-se as informações auditiva e tátil: "[...] como elementos propiciadores para uma conduta facilitadora ao desenvolvimento de estratégias de ensino-aprendizagem".[2]

Segundo os autores mencionados, as informações auditivas subdividem-se em verbal e sinalética, sendo que a primeira (informativa) procura buscar o entendimento do movimento por meio de palavras e de explicação oral, e a segunda (de apoio), por meio de sinais sonoros ou vocais colhidos do meio, utilizados como referência espaço-temporal.

Já as informações táteis subdividem-se em direta e indireta sendo que, na primeira, o movimento é sugerido mediante orientações demonstradas do professor para o aluno ou do aluno para o professor, enquanto a segunda indica uma informação sugerida ou não, porém interpretada pelo aluno conforme o contato com o material/instrumento/local.

A troca de informações entre os próprios alunos acerca da atividade a ser desenvolvida pode ser uma alternativa interessante, pois muitas vezes eles são capazes de explicar o exercício com mais simplicidade e clareza que o professor. Outro aspecto a ser considerado é a importância de não descartar a realização do movimento durante sua explicação. Embora a demonstração do exercício pareça não ter efeito a um grupo de pessoas que não dispõe da integridade no sentido visual, a informação auditiva verbal durante a realização do exercício por parte do professor torna-se também uma informação auditiva sinalética, na medida em que o aluno percebe o deslocamento da voz do professor (fonte sonora) pelo espaço físico.

Quadro 2   Mecanismos de informação

Auditivas	Verbal Indicações explicativas por meio de palavras	Sinalética Qualquer sinalização não verbal, incluindo a vocal
Táteis	Direta Movimento é sugerido (demonstrado) anterior ou simultaneamente	Indireta Sinal a ser interpretado é recolhido do meio

Adaptado de Almeida e Oliveira Filho.[2]

No entanto, falar em mecanismos de informação e adaptação aos espaços, sem a perspectiva de certa provocação à autonomia crescente do desenvolvimento motor, deixa um vazio. É certo que, para que se possa proporcionar a maior segurança possível aos alunos, é necessário dar-lhes o maior número de informações a respeito de como e onde desenvolver suas ações.

Porém, dependendo do nível de experiência do aluno e da atividade a ser explorada, assim como do nível de exigência solicitada (aprendizagem, lazer, treinamento etc.), poderão ser oferecidas mais ou menos informações auditivas e/ou táteis. Como exemplo, há o *goalball* (modalidade concebida especificamente para pessoas cegas, mas que hoje em dia vem sendo muito explorada também por crianças e adolescentes que enxergam). Essa modalidade sugere a seus jogadores que, quanto maior forem suas experiências, maior e melhor será o domínio das informações, isto é, o jogador terá de utilizar a informação auditiva verbal, para conversar com seu parceiro de equipe; a auditiva sinalética, para acompanhar a bola (que possui um guizo em seu interior); e a tátil indireta, para se localizar em quadra, já que esta possui marcações com linhas em relevo. Por outro lado, no atletismo e nas corridas em geral, a tendência para que haja um aumento da autonomia crescente do desenvolvimento motor se refletirá na possibilidade de o atleta usar o mínimo de informações durante a prova, tendo o guia apenas como um suporte para sua segurança e não para sua orientação.

Adaptações no espaço físico

O primeiro cuidado a ser tomado em relação ao espaço físico baseia-se num minucioso reconhecimento do local onde se pretende trabalhar, tanto por parte dos alunos quanto por parte do professor, a quem caberá o papel de chamar a atenção para as referências mais marcantes. No que diz respeito ao espaço destinado ao trabalho com a clientela em questão, torna-se necessário destacar a importância de uma ótima adaptação:

- Ao local onde se desenvolverá a atividade: todo equipamento (quadra, campo, piscina etc.) possui dimensões próprias. Adaptar-se a este ou àquele espaço requer tempo, exigência esta extremamente diferente para um aluno vidente, uma vez que está praticamente apto a dominar o ambiente após visualizá-lo em um primeiro contato.

- Aos locais que cercam o espaço da atividade: são os acessos de chegada e saída, vestiários, bebedouros, arquibancadas etc. Faz-se necessário perceber que o local de "trabalho" não se resume apenas ao local de "atuação direta", reservado para o desenvolvimento motor do aluno, ou seja, uma vez que o aluno com deficiência visual tem como pontos de referência também as informações auditivas, é importante que ele tenha uma dimensão do espaço de "influência indireta" em que irá atuar. Um exemplo seria a compreensão de espaços como a existência ou não de arquibancadas e, caso existam, qual é o tamanho delas, para que, de uma hora para outra, o aluno não se surpreenda com o ruído de um visitante, em uma distância do espaço de trabalho que ele desconhecia existir.

Quanto à disposição dos materiais e obstáculos comuns e inerentes ao local de trabalho, o educador deve analisar as diferentes possibilidades de utilização do espaço físico e verificar suas condições de segurança, observando se há obstáculos desnecessários ou indesejáveis que necessitem ser removidos ou que exijam proteção, na tentativa de prevenir possíveis acidentes. O aluno deverá ser informado de toda e qualquer alteração que venha a ocorrer na disposição dos equipamentos ou dos materiais no espaço físico.

Em consonância com a compreensão e a adaptação dos espaços, deve-se incluir também a assimilação dos locais que antecedem ou sucedem o espaço onde será desenvolvida a atividade: o caminho a ser percorrido para se chegar lá, os vestiários, as cantinas etc. Vale lembrar, ainda, que dificuldades com transporte (ônibus e outros tipos de condução), bem como condições climáticas adversas (chuva e frio intenso), por exemplo, são detalhes que podem interferir bastante no acesso dos alunos ao ambiente das aulas.

As informações visuais, como a demarcação da quadra ou a proximidade de determinado equipamento, devem ser substituídas por pistas táteis ou auditivas, por meio de adaptações no espaço físico. Pode-se utilizar pistas táteis, como a demarcação de quadras utilizando fita adesiva sobre um fio de barbante, de forma a tornar as linhas em relevo perceptíveis ao tato. Para a definição de percurso a ser seguido, pode-se utilizar carpetes e colchonetes dispostos sobre o chão indicando o caminho a ser percorrido durante um exercício em circuito.

Muitas vezes, o espaço físico a ser utilizado é naturalmente rico em informações auditivas sinaléticas, como o barulho de um relógio, as ruas movimentadas, as caixas acústicas etc., que servem como referência à pessoa com deficiência visual acerca de sua localização no espaço físico. Pode-se incrementar as pistas do ambiente com a implantação de dispositivos eletrônicos que emitam sons específicos, ou com o simples posicionamento de uma pessoa em local estratégico para a realização da atividade pretendida. Como exemplos, pode-se citar o futebol de salão, também conhecido como "futebol de cinco", que inicialmente dispunha de um "chamador", que seria a pessoa encarregada de orientar os jogadores com relação à posição da trave, ou ainda o "bip-beisebol", que conta com um dispositivo eletrônico para indicar a posição das bases aos jogadores.

É importante ainda observar as condições de luminosidade dos locais para a prática esportiva, adequando a intensidade da luz às necessidades específicas do aluno com baixa visão, conforme as diferentes etiologias. Deve-se também evitar ambientes com excesso de ruídos, pois a poluição sonora interfere na comunicação com os alunos ou em seu desempenho.

Adaptações nos recursos materiais

Além dos mecanismos de informação já citados e da importância da adaptação ao espaço físico, deve-se levar em consideração a necessidade de adaptações nos recursos materiais, conforme os tópicos a seguir.

As necessidades individuais de cada criança

É aconselhável pensar nas adaptações a serem feitas no material a partir das variáveis que interferem no processo ensino-aprendizagem de cada aluno. A partir dos diferentes níveis de deficiência visual, de acordo com a existência ou não de visão remanescente, são recomendados cuidados distintos. Por exemplo, ao propor uma atividade que exija rolar um pneu de uma criança para outra, o professor deve se preocupar em favorecer a condição de visualização deste objeto para a criança com baixa visão, pintando o pneu com cores chamativas, ou conferindo-lhe padrões de contraste. Por outro lado, pensando nas necessidades de uma criança totalmente cega, o professor pode colocar uma pequena bola com guizos dentro desse mesmo pneu, que permita a localização do objeto em movimento por meio de seu som, ou seja, por meio de informação sinalética auditiva.

A etiologia da deficiência visual também é um fator a ser considerado na seleção de materiais, visando ao estímulo mais adequado para cada situação: enquanto algumas crianças sentem-se atraídas por objetos brilhantes ou luminosos, outras podem preferir materiais com cores atraentes, ou ainda determinados padrões de contraste. No caso de crianças com baixa visão, tais situações devem ser aproveitadas para estimular o uso da visão remanescente.

Aspectos relacionados às funções visuais também podem favorecer a disposição dos recursos materiais e equipamentos pelo espaço físico. Com relação ao campo visual, por exemplo, o professor deve estar ciente das preferências visuais do aluno ao posicionar determinado objeto ou aparelho no local de trabalho.

As atividades que se pretende desenvolver

Um mesmo material pode exigir ou não adaptações, conforme o uso que se faz dele. Por exemplo: quando são exigidas habilidades de manipulação de bola a uma criança cega, a necessidade de adaptação do material não é tão evidente quanto em um trabalho que solicita o deslocamento desse mesmo objeto. Quando uma bola comum está em deslocamento e a criança cega perde o contato tátil direto com este objeto, haverá dificuldade para a retomada da bola. Mas, se a bola possuir placas com guizos em seu interior, a criança poderá percebê-la em movimento, identificando o som durante a trajetória. Caso não haja uma bola com guizos à disposição, sugerimos que a bola convencional seja envolvida com sacos plásticos (ou papel celofane) e fita crepe, tornando-a capaz de emitir som durante o rolamento.

Para crianças com outras dificuldades associadas à deficiência visual, sugere-se a utilização de bolas com velcro e luvas confeccionadas com tecido aderente, de modo que, quando um elemento entra em contato com o outro, a bola fique presa à luva, favorecendo o movimento de apreensão da criança.

O tempo decorrido desde a perda da capacidade visual também deve ser computado nessa relação: a solicitação de arremessos precisos e a transposição de obstáculos podem ser complexas para alunos que possuem distúrbios recentes de binocularidade, por exemplo. Neste caso, recomenda-se que sejam utilizados blocos de espuma ou outros materiais que não ofereçam perigo em caso de queda. À medida que a criança vai se adaptando à sua condição visual, deve-se aumentar o grau de dificuldade das atividades propostas.

Torna-se importante apresentar materiais diversificados às pessoas com deficiência visual, pois uma mesma ação motora pode resultar em uma exigência diferenciada sobre a lógica interna do indivíduo. A ação exigida, por vezes, explorando determinado material, pode solicitar uma adaptação diferenciada do indivíduo, por meio do uso de outros recursos auxiliares, na mesma situação. Exemplos: executar um chute com uma bola leve e pequena e com uma bola maior e mais pesada. Ou saltar utilizando corda individual ou transpor uma corda manipulada por outrem.

Cuidados específicos

Conscientes do princípio da individualização durante o processo de educação e sabendo que o desenvolvimento perceptivo-motor se processa de forma diferenciada de um indivíduo para o outro, não é nossa intenção estabelecer generalizações. Todavia, não podemos deixar de indicar alguns aspectos que devem ser enfatizados em um programa de Educação Física Adaptada direcionado a pessoas que apresentam deficiência visual.

Segundo Craft,[7] embora a falta da visão não influencie diretamente nas características físicas e motoras, a oportunidade reduzida de movimentação pode trazer como consequência problemas posturais e baixa resistência cardiovascular em pessoas com deficiência visual. Adams et al.[1] também associam dificuldades no controle corporal, no equilíbrio, na postura, na coordenação e na agilidade à falta de oportunidades de realizar movimentos ativos no início da infância.

Menescal[14] e Arnhein et al.,[3] entre outros, apontam ainda algumas diferenças no aspecto cognitivo e socioafetivo da criança com deficiência visual. Embora a ênfase de um programa de Atividade Motora Adaptada recaia sobre o aspecto motor, o professor deve estar consciente acerca da importância de trabalhar os demais aspectos do desenvolvimento que influenciam diretamente o processo ensino-aprendizagem como um todo.

Por outro lado, conforme a etiologia apresentada e/ou condições associadas, devem ser evitados determinados tipos de exercícios e atividades físicas. Menescal[14] ressalta que alunos com baixa visão e propensão a descolamento de retina devem evitar exercícios em que haja possibilidade de traumatismos na região da cabeça, tais como o futebol, as lutas e outras modalidades que envolvam impacto. Considera-se importante estender tal cuidado a alunos que possuem glaucoma. Nesses casos, deve-se observar também a contraindicação de atividades como mergulho subaquático (em decorrência de mudanças bruscas de pressão) e o uso concomitante de determinados colírios. Em atividades como pescaria, montanhismo e outros esportes praticados em ambientes naturais, recomenda--se o uso de óculos de proteção para evitar perfurações do globo ocular por anzóis ou galhos de árvore.[13]

Deficiência visual e esporte

Em âmbito nacional, o esporte competitivo, ou de alto rendimento, entre outras iniciativas, é fomentado pela Confederação Brasileira de Desportos de Deficientes Visuais (CBDV) e pelo Comitê Paralímpico Brasileiro (CPB). Como entidade que congrega clubes e associações regionais de todos os estados do país, a CBDV possui *status* de confederação, sendo integrada ao Sistema Desportivo Nacional. O Brasil é um dos mais de noventa países filiados à International Blind Sports Federation (IBSA), órgão responsável por organizar, dirigir, executar, regulamentar e supervisionar o desporto adaptado a pessoas com deficiência visual em nível internacional.

Atualmente, a CBDV administra cinco modalidades esportivas praticadas por pessoas com deficiência visual no Brasil, sendo três delas paralímpicas: futebol de cinco, *goalball* e judô; e duas não paralímpicas: futebol B2/B3 e *powerlifting*. O Comitê Paralímpico Brasileiro (CPB) é responsável pelas modalidades paralímpicas: atletismo e natação. Mundialmente, o paraciclismo (ciclismo *tandem*) é organizado pelo Union Cycliste Internacionale (UCI).

Embora ainda não regulamentada, a prática das seguintes modalidades tem sido bastante difundida às pessoas com deficiência visual: xadrez, basquetebol, beisebol, lutas (olímpica e greco-romana), equitação, vela, esqui aquático, *showdown*, patinação (gelo e rodas), canoagem, remo, corrida de orientação, montanhismo, entre outros esportes ao ar livre.

O esporte para pessoas com deficiência visual, como um dos conteúdos da Educação Física, deve estar alicerçado em uma proposta pedagógica que considere, além dos aspectos técnicos relativos à modalidade envolvida, a importância de intervir junto ao educando quanto a aspectos relativos a valores e modos de comportamento. Dessa maneira, a prática do esporte deve transcender a questão da metodologia, considerando também sua função educacional. Segundo Paes,[16] "a riqueza do esporte está na sua diversidade de significados e ressignificados, podendo, entre outras funções, atuar como facilitador na busca da melhor qualidade de vida do ser humano, em todos os segmentos da sociedade".

De acordo com Paes,[16] acredita-se que o esporte para pessoas com deficiência visual possa vir a ser compreendido enquanto fenômeno sociocultural de múltiplas possibilidades, cujas dimensões sociais podem abranger a educação, o lazer e o rendimento, e cujas referências principais são, respectivamente, a formação, a participação e o desempenho. Cabe ao professor de Educação Física ressignificar sua prática otimizando o desenvolvimento motor da criança com deficiência visual, transformando a atividade motora e o esporte em alicerces para o desenvolvimento pleno de seu potencial humano.

CONSIDERAÇÕES FINAIS

As atividades motoras e esportivas voltadas a pessoas com deficiências possuem um duplo aspecto educativo. Em um primeiro momento, destacam-se as contribuições diretas das atividades ao desenvolvimento global do indivíduo, por meio da oferta de situações de ensino compromissadas com a oportunidade efetiva de formação e participação social de pessoas cegas e com baixa visão. A perspectiva socioeducativa deve estar presente em programas dessa magnitude, primando pela qualidade na intervenção junto aos educadores e garantindo-lhes as competências necessárias para o exercício de sua cidadania. Por outro lado, torna-se imprescindível promover ações voltadas para a conscientização da sociedade em geral. Estas ações são capazes de desencadear um processo de mudança de mentalidade, cujos desdobramentos se refletem na revisão de valores e mudanças de atitudes em relação à pessoa com deficiência visual, em diferentes dimensões e contextos sociais. Só assim será possível avançar minimamente em direção a uma sociedade mais humana e inclusiva.

RESUMO

Visando a fornecer subsídios que possam respaldar as atividades motoras adaptadas a pessoas com deficiência visual em diferentes contextos, o presente capítulo apresentou a seguinte estrutura: inicialmente, foram destacados os aspectos conceituais da deficiência visual e apresentadas as considerações relativas à avaliação da perda visual, tendo em vista os diferentes parâmetros de classificação adotados. Para compreender as causas e as principais etiologias associadas à deficiência visual, foi realizada breve revisão da estrutura e do funcionamento do órgão da visão. Em seguida, são descritas as principais características dessa população, partindo da abordagem diferencial do desenvolvimento perceptivo-motor de pessoas com deficiência visual. Finalmente, foram sugeridas implicações pedagógicas e destacados alguns cuidados que devem ser considerados na elaboração e na aplicação de um programa de atividades motoras e esportivas adaptadas a pessoas nessas condições.

REFERÊNCIAS BIBLIOGRÁFICAS

1. Adams RC et al. Jogos, esportes e exercícios para o deficiente físico. 3.ed. São Paulo: Manole; 1985.
2. Almeida JJG, Oliveira CWF. A iniciação e o acompanhamento do atleta deficiente visual. Sociedade Brasileira de Atividade Física Adaptada. Temas em educação física adaptada. Curitiba: Sobama; 2001. p. 81-5.
3. Arnheim D et al. Principles and methods of adapted physical education. Saint Louis: Mosby; 1973.
4. Barraga NC. Disminuidos visuales y aprendizaje. Madri: Once; 1985.
5. Batista CG, Rossi MOM. Assessment of visual acuity in toddlers and children with developmental delays: the joint contribution of ophthalmology, orthoptics and psychology. Vis Impair Res. 2001;3(3):17-30.
6. Corn AL, Koenig AJ. Perspective on low vision. In: Corn AL, Koenig AJ. Foundations of low vision: clinical and functional perspectives. New York: American Foundation for the Blind; 1996. p. 3-25.
7. Craft DH. Sensory impairments. In: Winnick JP. Adapted Physical Education and Sport. Illinois: Human Kinetics; 1990. p. 209-16.
8. Eichstaedt CB, Kalakian LH. Developmental adapted physical education: making ability count. 2.ed. New York: MacMillan; 1987.
9. Hyvarinen L et al. Avaliação de visão e audição de pessoas surdo-cegas. São Paulo: Laboratório Aché; 1990.
10. Hyvarinen L et al. O desenvolvimento normal e anormal da visão. São Paulo: Laboratório Aché; 1991.
11. International Blind Sports Federation (IBSA). Definition of visual classes. Manual da International Blind Sports Association. Madri: Once; 1989. Disponível em: http://www.ibsasports.org/classification/. Acessado: 1 mar 2013).
12. International Society for Low Vision Research and Reabilitation (ISLRR). Guide for the evaluation of visual impairment. San Francisco: Pacific Vision Foundation; 1999.
13. Kara JN. Apostila de graduação da disciplina de oftalmologia. Campinas: Unicamp.
14. Menescal A. A criança portadora de deficiência visual usando seu corpo e descobrindo o mundo. In: Brasil. Ministério do Esporte e Turismo. Lazer, atividade física e esportiva para portadores de deficiência. Brasília: Sesi-DN/MET; 2001. p. 135-76.

15. van Munster MA, Almeida JJG. Esportes na natureza: possibilidades para o deficiente visual. In: Sociedade Brasileira de Atividade Física Adaptada. Temas em Educação Física Adaptada. Curitiba: Sobama; 2001. p. 20-6.
16. Paes RR. A pedagogia do esporte e os esportes coletivos. In: Rose Jr. D. Esporte e atividade física na infância e na adolescência: uma abordagem multidisciplinar. Porto Alegre: Artmed; 2002. p. 89-98.
17. Tubino MJG. O esporte como fenômeno social importante do século XX e início do século XXI. In: Congreso de Educación Física e Ciencias do Deporte dos Países de Língua Portuguesa, 6. A Coruña: Actas; 1998.
18. Warren DH. Blindness and children: an individual differences approach. Cambridge: Cambridge University; 1994.

capítulo
3
Atividade física e deficiência intelectual

Prof. Dr. Roberto Gimenez

INTRODUÇÃO

Como se sabe, a prática da atividade física constitui um recurso importante na capacitação e no tratamento de pessoas com deficiência intelectual. Não temos, contudo, muitas informações sobre a deficiência intelectual, bem como sobre os conteúdos ou as atividades que podem ser utilizados com essas populações. Em parte, essas dificuldades refletem no direcionamento das propostas de educação física e esporte encontradas. Na maioria das vezes, prevalece a "boa vontade" e, com ela, fica claro que as mesmas atividades desenvolvidas junto a pessoas não deficientes são direcionadas a pessoas com deficiência, com pequenas modificações. Ou seja, são propostas atividades para que o indivíduo faça tudo de maneira facilitada. O presente capítulo tem por objetivo apresentar e discutir as principais características das pessoas com deficiência intelectual e, dessa maneira, contribuir para a elaboração e a implementação de programas de educação física orientados para essas pessoas.

ASPECTOS CONCEITUAIS

Estima-se que 5% da população mundial apresentam algum tipo de deficiência intelectual. Das crianças em idade escolar, cerca de 3% apresentam algum tipo de problema associado à deficiência intelectual.[28] De acordo com a American Association of Mental Retardation (AMMD), a deficiência intelectual corresponde a um funcionamento intelectual significativamente abaixo da média. Essa deficiência também se caracteriza por uma inadequação da conduta adaptativa e pode se manifestar até os dezoito anos de idade.

CLASSIFICAÇÃO

Alguns testes têm sido frequentemente usados para identificar e classificar a deficiência intelectual. Segue uma lista em ordem alfabética dos principais testes para a classificação da deficiência intelectual, de acordo com Wiseman (Quadro 1).[60]

O uso desses testes possibilitou a classificação das pessoas com deficiência intelectual em escalas, tendo como base o seu grau de comprometimento. A Figura 1 representa a classificação da deficiência intelectual.

O método usado para a classificação da deficiência intelectual, porém, foi alvo de críticas em grandes debates, principalmente a partir da década de 1950. De modo geral, argumentava-se que o emprego de uma classificação tendo como único instrumento habilidades acadêmicas constituía um recurso pobre para a caracterização do indivíduo. Nesse sentido, a conduta adaptativa também recebeu grande atenção, e o desempenho em atividades do cotidiano, como locomover-se, alimentar-se, vestir-se e brincar, passou a ser considerado.

A classificação da deficiência intelectual estaria diretamente associada às capacidades e às limitações desses indivíduos. De acordo com o grau de comprometimento, os indivíduos apresentariam algumas características (Quadro 2).

a) Profundo (QI Binet ≤ 19)

Indivíduo que frequentemente apresenta problemas físicos associados à deficiência intelectual, como graves problemas sensoriais (deficiência visual, auditiva) ou ortopédicos (derivados da falta ou da deformação de estruturas corporais). Esse indivíduo apresenta dependência completa e limitações extremamente acentuadas de aprendizagem.[45] Em razão de seu grau de limitação, recomenda-se que a intervenção com o indivíduo seja realizada no contexto domiciliar.[52]

Quadro 1 Testes usados para a identificação e a classificação da deficiência intelectual

California Short-Form Test of Mental Maturity
California Test of Mental Maturity
Casttell Infant Intelligence-Scale
Columbia Mental Maturity Scale
Kuhlmann-Anderson Test
Otis-Lennon Mental Ability Test
Peabody Individual Achievement Test
Ross Test of Higher Cognitive Process
Science Research Associates Tests of Educational Ability
Slosson Intelligence Test
Stanford Binet Test
Test of Nonverbal Intelligence
Thurstone Test of Mental Alertness
Wechsler Intelligence Scale for Children – Reused
Wechsler Preschool and Primary Scale of Intelligence
Wide Range Intelligence-Personality Test

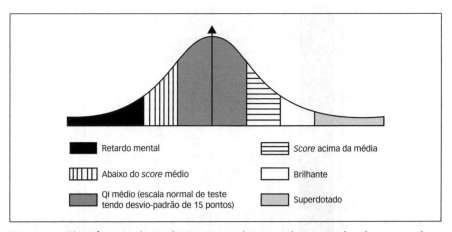

Figura 1 Classificação da inteligência com base no desempenho dos testes de QI (adaptado de Seaman e Depauw).[51]

Quadro 2 Classificação dos níveis de deficiência intelectual pelo critério intelectual e adaptativo

Desvio-padrão	Desvio-padrão de 16 - QI - Binet	Desvio-padrão de 15 - QI - Wechsler	Classificação	Comportamento adaptativo
1 a 2	68 a 84	70 a 85	Limítrofe	Aprendizagem lenta, deve ser emocionalmente normal
2 a 3	52 a 67	55 a 69	Leve	Educável, diferenças percebidas predominantemente após os 6 anos de idade
3 a 4	36 a 51	40 a 54	Moderado	Treinável para tarefas de rotina e cuidados pessoais
4 a 5	20 a 35	25 a 39	Severo	Aprende minimamente tarefas relacionadas a cuidados pessoais, trabalha predominantemente em casa
5+	19 e abaixo	24 e abaixo	Profundo	Com poucas exceções, está em estado vegetativo

b) Severo (QI Binet = 20 a 35)
Indivíduo que, em geral, apresenta distúrbios ortopédicos e sensoriais, bem como acentuado prejuízo na comunicação e na mobilidade. Pode alcançar resultados ao exercer atividades condicionadas e repetitivas, desde que devidamente supervisionado, de preferência, em domicílio.

c) Moderado (QI Binet = 36 a 51)
Indivíduo com considerável atraso na aprendizagem, o qual, grande parte das vezes, apresenta problemas motores visíveis. Por outro lado, geralmente tal indivíduo tem certa facilidade de "ajustar-se socialmente aos programas sistematizados e à formação de hábitos higiênicos, bem como à inserção social na família, na escola e na comunidade".[45]

d) Leve (QI Binet = 52 a 67)
Indivíduo que apresenta aprendizagem lenta, mas que tem plenas capacidades para o desempenho de tarefas escolares e da vida cotidiana.

e) Limítrofe (QI Binet = 68 a 84)
Indivíduo considerado portador de um desvio da inteligência, em razão de algumas dificuldades em exercer tarefas que exijam raciocínio lógico e grande demanda cognitiva.

A classificação adotada pela AAIDD[1] toma como base os efetivos impactos que a deficiência intelectual apresenta na vida diária. Desse modo, ela considera o grau de dependência que a deficiência resulta para o indivíduo no seu contexto social.

Considerando o nível de menor dependência ao maior, tem-se:

- Intermitentes: apoios "quando se fazem necessários" se caracterizam por sua natureza episódica. A pessoa nem sempre necessita de apoio. Consistem em apoios necessários por um breve espaço de tempo, em transições no ciclo vital. Suas dificuldades podem ser consideradas pontuais.
- Limitados: caracterizam-se por sua consistência no tempo. Não são intermitentes, mesmo sua duração pode ser limitada. Nesse caso, podem solicitar um menor número de profissionais.
- Extensos: exigem uma intervenção regular, cotidiana, nos mais variados ambientes. Não há limitação de tempo.

- Generalizados: caracterizam-se por sua consistência e elevada intensidade. Necessitam de suporte sistemático em diferentes ambientes e de forma relativamente duradoura. Em geral, existem vários profissionais envolvidos no suporte, dado o grau de dificuldade identificado.

Atualmente, embora o critério continue sendo muito usado na área, tem-se discutido a necessidade do desenvolvimento de testes que contemplem também a esfera motora dessas populações.[7,57]

CAUSAS

É possível dividir as causas de deficiência intelectual em três níveis diferentes: pré-natais, perinatais e pós-natais.

Causas pré-natais

a) Infecções como rubéola, malária, caxumba, toxoplasmose, herpes (citomegalovírus) e sífilis

Estas infecções acometem a gestante e podem resultar em problemas de deficiência intelectual, sobretudo nos primeiros três meses de gestação, período vulnerável em razão do acelerado processo de maturação de alguns tecidos, como o sistema nervoso central.[19,40]

b) Álcool, drogas, intoxicações e radiações

Algumas encefalopatias podem ser decorrentes de toxemia materna, ou, ainda, por agentes de imunização, como alguns tipos de drogas. O uso de álcool por parte da mãe pode contribuir para o problema da síndrome alcoólica fetal (*fetal alchool syndrome* – FAS), que pode comprometer significativamente a maturação do embrião e do feto.[60]

c) Hidrocefalia ou macrocefalia

Este problema frequentemente acarreta danos ao sistema nervoso central. Trata-se de condição em que há um bloqueio das vias fluídicas cerebroespinhais, o que causa aumento de pressão contra a calota craniana. Entre as características mais marcantes estão o crescimento exacerbado da calota craniana (ela pode se tornar maior que uma bola de basquete), a atrofia cerebral e as frequentes convulsões.[7,60]

d) Microcefalia

A microcefalia é caracterizada pelo tamanho reduzido da cabeça, grande parte das vezes torneada como um cone. O cérebro é menor e os hemisférios cerebrais são simplificados. Trata-se de um tipo de má formação associada a grande debilidade cognitiva e a pouco desenvolvimento da massa muscular.

e) Alterações na distribuição cromossômica: X-frágil (síndrome de Martin--Bell) e síndrome de Down

Acredita-se que 10% das pessoas com deficiência intelectual têm a síndrome X-frágil. Contudo, apenas 3% dos indivíduos desse grupo foram diagnosticados. Trata-se de um grupo heterogêneo marcado por diferenças em um ou mais genes do cromossomo X.[53] Frequentemente, os indivíduos com X-frágil têm a cabeça grande, a face proeminente, as orelhas pontiagudas e, ocasionalmente, alguns traços de autismo.[10]

Já a síndrome de Down constitui uma das principais causas congênitas de deficiência intelectual. Este problema será tratado posteriormente neste capítulo.

f) Anormalidades genéticas que afetam o metabolismo

Elas podem resultar em condições metabólicas anormais, como a galactosemia (anormalidade associada a altos níveis de galactose no sangue), a hipoglicemia (anormalidade associada a níveis muito baixos de glicose sanguínea) e a fenilcetonúria (PKU – problema relacionado a uma dificuldade de metabolizar proteína).

Causas perinatais

Anoxia (ausência de oxigênio) ou hipoxia (carência de oxigênio) no parto ou algum tipo de trauma que resulte em lesão cerebral, como parto de fórceps, figuram entre as maiores causas perinatais de deficiência intelectual. O problema da prematuridade pode trazer uma série de implicações ao aparelho respiratório. Diante de uma formação alveolar comprometida, não é descartada a existência de uma dificuldade por parte do prematuro em proporcionar ao sistema nervoso central a quantidade de oxigênio necessária.

Causas pós-natais

a) Moléstias desmielinizantes: sarampo e caxumba
Problemas que acometem diretamente a bainha de mielina e dificultam fundamentalmente o processamento de formação.

b) Radiações e medicamentos
O uso de alguns medicamentos e a exposição à radiação, sobretudo por crianças nos dois primeiros anos de vida, podem resultar em prejuízos para o sistema nervoso central.

c) Privação econômica
A privação econômica está frequentemente associada à privação nutricional, o que influencia no desenvolvimento nas etapas iniciais da vida.[9,40]

d) Privação familiar e cultural
São vários os casos de deficiência intelectual atribuídos a privações que acontecem no contexto familiar ou comunitário e que envolvem desde a privação do ambiente, no que diz respeito à estimulação motora e pedagógica, até as influências emocionais resultantes da estrutura familiar.

CARACTERÍSTICAS PRINCIPAIS

Diante da multicausalidade da deficiência intelectual e da heterogeneidade dessa população, torna-se difícil estabelecer uma caracterização representativa de todos, ou, ainda, da maior parte dos indivíduos. A intenção das próximas seções é apresentar algumas das características mais frequentes nos quadros de deficiência intelectual, bem como levantar suas principais implicações para os programas de educação física e de atividade física.

Em que pese a indissociabilidade dos domínios do comportamento humano, para facilitar o entendimento das características da deficiência intelectual optou-se pela divisão do ser humano em três domínios do comportamento: cognitivo, socioafetivo e motor.

Aspectos cognitivos das pessoas com deficiência intelectual e implicações para a Educação Física

Tem sido forte a tendência de associar o problema da deficiência intelectual com o atraso em relação ao nível de desenvolvimento cognitivo. De modo geral, parte-se do pressuposto de que as pessoas com deficiência intelectual percorreriam etapas semelhantes às percorridas pelos indivíduos normais no domínio cognitivo, mas de maneira mais lenta.

Embora o desenvolvimento não seja determinado pela idade, e sim associado a ela,[9] a disparidade entre o nível de desenvolvimento normal e deficiente seria percebida pela idade em que esses indivíduos alcançariam cada etapa.[28] Tomando como exemplo a sequência de desenvolvimento cognitivo proposta por Piaget,[42] é possível destacar as seguintes etapas: a) fase sensório-motora (0 a 2 anos); b) fase pré-operacional (2 a 6 anos); c) fase das operações concretas (6 a 12 anos); e d) fase das operações formais (12 anos em diante). As etapas são detalhadas a seguir.

a) Fase sensório-motora

Nesta fase, ainda não se pode dizer que exista uma cognição real. Por meio do contato com o ambiente a criança passa a organizar suas sensações. Essa fase é caracterizada por uma inteligência prática, identificada por um conjunto de esquemas sensório-motores. A existência desse estágio corresponde a um requisito para que a criança possa realizar as primeiras formas de interação com o ambiente, as quais acontecem fundamentalmente por meio de esquemas inatos, como os reflexos de preensão, tônicos do pescoço, reflexo de Moro etc.

b) Fase pré-operacional

Esta fase é caracterizada pelo início da linguagem, da função simbólica e da representação. O egocentrismo faz com que a criança considere como absolutos os conceitos e as situações relativas, e também que ela distorça a realidade em função de seus desejos. No pensamento da criança, ainda não há lógica e prevalece um raciocínio intuitivo. Trata-se de um período identificado pela existência de monólogos nas brincadeiras. Em outras palavras, ela pode brincar conjuntamente com outras crianças, no entanto, não prevalece um enredo em comum.

c) Fase das operações concretas
Esta fase é identificada pela internalização mental, quando passa a existir um pensamento mais lógico, e a razão começa a nortear a maior parte das atitudes da criança. Contudo, ela só é capaz de operar a partir de conceitos concretos e reais. O seu egocentrismo faz com que, na resolução de um problema, ela admita como passível uma única solução. Uma característica é importante nesta fase: o prazer da criança pela competição e pelo jogo de regras.

d) Fase das operações formais
Nesta fase, o indivíduo já é capaz de realizar operações mentais lógicas, de abstrair, de apresentar ideias e hipóteses etc. Diante de um problema, o indivíduo se demonstra capaz de apontar várias soluções. A maneira de pensar é identificada pela crítica, pela discussão e pela capacidade de apresentar seus pontos de vista.

Em termos práticos, é esperado que um indivíduo com deficiência intelectual aos quinze anos de idade apresente comportamentos típicos de etapas ou fases anteriores, dependendo, é claro, do grau da deficiência. Não é raro um adolescente com deficiência intelectual apresentar comportamentos típicos da fase pré-operacional.

Pessoas com grau de deficiência intelectual leve encontram mais facilidade para lidar com as propostas de aula ou com as atividades que exijam tomada de decisão, regras complexas, ou demandem exposição de seus pontos de vista, pois chegam a alcançar a fase das operações formais. Por outro lado, é esperado que as pessoas com deficiência intelectual com maior grau de severidade encontrem mais dificuldade para a realização de tarefas dessa natureza. Muitas vezes, o nível de desenvolvimento cognitivo dessas pessoas implica a necessidade de usar atividades adequadas para crianças que se encontram na fase das operações concretas, como o próprio "jogo da fantasia".

Entretanto, uma questão que requer reflexão é a natureza do trabalho da instituição em que se desenvolve a proposta de trabalho. Muitas entidades estabelecem programas voltados para a adequação da conduta do indivíduo com deficiência intelectual, buscando aproximá-la do que séria esperado como padrão normal. Nesse sentido, não é o mais aconselhável que o profissional de Educação Física recorra a uma atividade que envolva o "jogo da fantasia" para um adolescente com deficiência intelectual de grau moderado ou mais acentuado, pois isso pode reforçar comportamentos típicos de uma fase anterior no nível de desenvolvimento cognitivo.

Com base nessas considerações, recomenda-se que a atuação do profissional de Educação Física deva estar norteada pelos seguintes aspectos:

- Identificar em que nível de desenvolvimento cognitivo o indivíduo se encontra para criar condições favoráveis ao seu processo de interação em aula, ou mesmo em um programa.
- Realizar uma análise detalhada do contexto institucional de modo a desenvolver uma proposta de trabalho compatível com o indivíduo.

No tocante ao domínio cognitivo, geralmente também são encontradas três características em pessoas com deficiência intelectual: a) problemas de atenção e apatia para aprender; b) problemas de linguagem e de comunicação; e c) problemas generalizados de compreensão de conceitos.

a) Problemas de atenção e apatia para aprender

Estes problemas estariam relacionados sobretudo à dificuldade de manter a atenção ao executar uma determinada tarefa, ou de manter a atenção a um determinado estímulo, durante um longo período.[54] Essa dificuldade estaria diretamente associada a problemas na memória de curto prazo. Quando comparadas aos indivíduos normais, as pessoas com deficiência intelectual apresentariam uma menor capacidade de armazenamento temporário de informações.

Outra dificuldade bastante frequente em pessoas com deficiência intelectual é da atenção seletiva.[26,43] Essa dificuldade seria identificada por problemas para prestar atenção aos estímulos mais relevantes no ambiente ou no próprio corpo para a execução de uma ação. Desse modo, seria interessante que o professor ajudasse o aluno a identificar quais são realmente esses pontos importantes.

Quanto ao problema da apatia para aprender, constatou-se que muitas pessoas com deficiência intelectual são menos ousadas ou exploram menos o ambiente do que os indivíduos normais.[4] Em especial, essa característica pode ser percebida pela comparação do tempo que a criança normal e a com deficiência intelectual gastam explorando um brinquedo ou um objeto novo. O tempo que a última dedica à novidade é geralmente muito menor. Essa é uma questão crucial, sobretudo quando se leva em consideração o papel fundamental da exploração para a aprendizagem.[55] Sendo assim, recomenda-

-se uma preocupação especial com brinquedos ou objetos que despertem mais a atenção do aluno, sobretudo quando se trata de uma criança. Vários recursos já foram suficientemente testados e podem ser considerados úteis para atrair a atenção da criança com deficiência. Entre eles, é possível destacar:

- Mudanças no tom de voz: importante, sobretudo nas situações que envolvem explicação por tempo mais prolongado.
- Realização de brincadeiras durante uma orientação: tem um papel crucial para a manutenção da atenção e também para despertar a atenção de algum aluno ou grupo que eventualmente estejam desatentos.
- Apresentação da novidade e do desafio: a apresentação da novidade ao longo das sessões de um programa pode contribuir para despertar a atenção do aluno, uma vez que as situações previsíveis ou de baixo grau de dificuldade favorecem a dispersão.
- Posicionamento adequado do professor: este é um recurso importante para as situações que envolvem uma explanação mais prolongada diante de um grande número de indivíduos.
- O emprego de materiais coloridos ou que emitam sons: de modo geral, esses materiais despertam tanto a atenção de pessoas normais quanto de pessoas com deficiência. Trata-se de um recurso interessante, sobretudo em atividades realizadas junto a bebês e crianças durante a primeira infância.[1]

b) Problemas de linguagem e de comunicação

Em face de suas restrições estruturais e, muitas vezes, da falta de experiência, pessoas com deficiência intelectual podem apresentar vocabulário reduzido e dificuldades para se comunicar. Uma das implicações disso é uma dificuldade muito grande de expressar suas vontades, apresentar sugestões e fazer indagações. Em outras palavras, é possível que o problema de comunicação não represente uma deficiência nas operações mentais, mas, sim, que seja fruto de limitações de vocabulário. Uma das alternativas é justamente o professor estimular o aluno a se comunicar por outros meios além do verbal. Nesse sentido, o trabalho a partir de atividades rítmicas e expressivas pode ser importante.[7]

c) Dificuldades de compreensão

Diante de seu problema cognitivo, pessoas com deficiência encontram numerosas dificuldades de compreensão. Isso implicaria a deficiência na aprendizagem de conceitos, no estabelecimento de relações entre fatos, eventos ou estímulos diferentes. Tais dificuldades são decorrentes de limitações de memória. Para esses indivíduos, reconhecidamente, algumas alternativas são eficazes e, entre elas, é fundamental destacar:

- Concisão e clareza na apresentação de informações: se esse é um requisito fundamental para a compreensão do indivíduo normal, é ainda mais importante para o indivíduo com deficiência intelectual, uma vez que o excesso de informações pode resultar numa sobrecarga para a memória de curto prazo, a qual já tem uma capacidade limitada nessas populações.
- Uso de diferentes canais sensoriais para transmissão da mesma informação: na maior parte parte das vezes, o uso de materiais ou ilustrações coloridas favorece a compreensão. De maneira similar, o emprego de estímulos táteis em concomitância com o visual e o auditivo favorece o aprendizado.
- Associação de conceitos e informações com a realidade do aluno e emprego de exemplos concretos: este representa um dos recursos mais importantes no processo ensino-aprendizagem. A aprendizagem só acontecerá efetivamente quando o aluno conseguir associar fatos e conceitos novos aos que já conhece. Uma das dificuldades das pessoas com deficiência intelectual é justamente estabelecer tais associações. Nesse sentido, o professor tem um papel fundamental no processo. Ele pode favorecer a compreensão enfatizando essas relações. É fundamental destacar que esse é um recurso importante não só para auxiliar na aprendizagem do aluno, mas também constitui um poderoso instrumento motivacional.
- Realização de associações por parte do professor: certamente, associar corresponde a um recurso muito importante no processo de ensino-aprendizagem. Mais especificamente, indivíduos portadores de deficiência intelectual podem se beneficiar consideravelmente dos contextos de intervenção quando os profissionais criam condições favoráveis para a associação entre conceitos ou fatos novos com os anteriores. Esse meio de intervenção cria um ponto de partida para auxiliar no processo de aprendizagem. Desse modo, numa situação prática, é esperado que uma criança possa apresentar maior facilidade para aprender a habilidade de rebater uma bola, quando ela puder associar, por exemplo, a execução dessa tarefa com o movimento pendular realizado pelo ponteiro do relógio. Outra forma fundamental corresponde à associação entre processo e produto da execução. Um importante facilitador para a aprendizagem é

a possibilidade que o indivíduo tem de relacionar a maneira ou a forma de execução com o resultado efetivo do movimento. Um exemplo disso é a realização do chute no futebol: é fundamental que o indivíduo associe que quando se bate sob a bola ela tende a subir. Em geral, professores de Educação Física e outros profissionais que lidam com a intervenção com indivíduos portadores de necessidades especiais utilizam pouco da associação entre processo e produto para facilitar a aquisição de habilidades motoras por parte dos aprendizes.

Aspectos socioafetivos das pessoas com deficiência intelectual e implicações para a Educação Física

Entre os domínios do comportamento apresentados neste capítulo, o socioafetivo talvez seja o mais passível de influência ambiental por parte das várias áreas envolvidas no trabalho multiprofissional junto ao indivíduo com deficiência intelectual. Tal fato ocorre também por conta da atuação de profissionais envolvidos mais diretamente sobre outros domínios, como o profissional de Educação Física e o fisioterapeuta (com o domínio motor) e o pedagogo (domínio cognitivo).

Em parte, essa afirmação pode ser feita com base nas próprias características da deficiência intelectual, as quais seriam relacionadas à carência socioafetiva.[45,58] Além disso, o contexto de vida das pessoas com deficiência intelectual é, muitas vezes, acompanhado de situações que marcam a sua esfera socioafetiva e criam condições favoráveis para o surgimento de comportamentos socialmente inadequados ou que ofereçam restrições ao aprendizado.

É fundamental destacar que frequentemente esses comportamentos são reforçados pelo próprio profissional que atua com esse indivíduo, em razão da falta de clareza sobre as possibilidades de seu trabalho e também de embasamento teórico para lidar com essas populações. Dessa maneira, em primeiro lugar, abordaremos os problemas percebidos, fundamentalmente no professor de Educação Física, que podem incitar ou reforçar a existência de comportamentos socialmente inadequados por parte do aluno para, então, discutirmos os problemas de natureza socioafetiva mais comuns nas pessoas com deficiência intelectual.

Diante do quadro da deficiência, as pessoas costumam demonstrar alguns comportamentos denominados mecanismos de defesa.[2] Esses denotam, principalmente, falta de compreensão ou de não aceitação da problemática. Esse tipo de conduta já não seria tolerável por parte das pessoas em geral. Todavia, deve ser evitado a todo custo por parte de pais e profissionais que lidam com a deficiência. Nesse sentido, é fundamental que todo profissional que lida com a deficiência intelectual tenha uma preocupação para não agir da maneira referida, pois tais comportamentos denotam rejeição e podem criar entraves para o sucesso da intervenção. Entre eles, destacam-se:

- Ataque: talvez seja a forma mais explícita de rejeição. Pode corresponder tanto a uma agressão física como verbal, e pode dificultar o processo de interação do deficiente intelectual com o seu contexto familiar ou institucional, dependendo de quem proceda ao ataque.
- Fuga: trata-se de uma forma mascarada, mas bastante frequente de rejeição em relação ao indivíduo com deficiência. Ela pode se manifestar de três formas principais: pelo abandono do indivíduo ou do problema, pela superproteção, ou mesmo pela negação do problema. O abandono pode acontecer de uma maneira bastante explícita, por exemplo, uma família que abandona a criança deficiente na porta de uma instituição, ou ainda de uma maneira camuflada, como acontece nos casos em que uma família não busca alternativas de intervenção médica e educacional para o seu filho.

Muitos profissionais de Educação Física também abandonam o problema quando negligenciam a existência do aluno diferente em uma aula. Isso acontece sobretudo diante de grupos muito heterogêneos, ou quando o indivíduo com deficiência intelectual está inserido no contexto de aula em meio a um grupo de indivíduos normais.

A superproteção do indivíduo representa uma forma de rejeição e cria condições desfavoráveis para o surgimento de comportamentos associados à autonomia do deficiente. Muitos pais e professores de crianças com deficiência intelectual, até mesmo pelo fato de não conhecerem seu potencial, acabam por superprotegê-las e, com isso, contribuem para privá-las de uma série de experiências. Desse modo, eles agem na contramão do trabalho de intervenção.

De maneira similar, a negação da existência do problema consiste em uma forma peculiar de rejeição. A negação manifesta-se principalmente na ausência da busca de meios alternativos ou especiais para a intervenção sobre o problema.

- Mecanismos de compensação: de maneira geral, quando se deparam com o problema da deficiência, as pessoas tendem a manifestar os "mecanismos de compensação", que representam atenuantes para enfrentar o problema, mas que podem obscurecer a visão real do fenômeno e dificultar a busca de uma intervenção mais adequada. Em especial, os mecanismos de compensação podem ser percebidos por meio de termos ou frases como: "é deficiente, mas é como se fosse normal", "é deficiente, mas poderia ser pior" etc.

Em linhas gerais, a sugestão não é o profissional analisar o problema friamente ou sem se sensibilizar. Pelo contrário, essas questões constituem um requisito importante para todo o processo educacional,[14] mas é necessário que se estude detalhadamente a deficiência sem ofuscar-se por comportamentos dessa natureza.

Outra preocupação relevante é evitar alguns comportamentos que venham a inibir a autonomia do indivíduo, o que abriria espaço para sentimentos como dependência e subordinação. Para tanto, recomenda-se que o profissional que atue com o deficiente esteja atento para comportamentos de transferência e contratransferência, relação invasiva ou intrusiva, e introjeção extrativa. Esses comportamentos descritos por Amiralian[3] seriam comuns na intervenção do psicanalista com o seu cliente. Contudo, em que pese algumas limitações de comparação, eles podem ser percebidos em muitos contextos familiares e de intervenção, como veremos a seguir.

a) Transferência e contratransferência

Existe uma tendência, por parte de psicanalistas, de transferir experiências pessoais ao dar orientações aos clientes. Segundo Amiralian,[3] esse comportamento, identificado por Freud, seria inadequado. Trata-se de realidades diferentes, e isso privaria o cliente de sua própria experiência, podendo resultar na escolha de um caminho inadequado para a solução de um problema.

Pensando mais especificamente no contexto familiar e de intervenção, é comum que os pais e os professores, diante da suposta dependência da deficiência, privem o aluno de suas próprias experiências por acreditarem que algumas soluções pessoais tomadas, ou mesmo experiências anteriores mal--sucedidas, possam se repetir. Essa ideia é representada pelo crédito de que "se eu tomei um tombo ao andar sobre um muro, não devo subir mais em muros, e meu filho ou meu aluno também não deve".

b) Relação invasiva/intrusiva

Esse conceito, proposto por Winnicott e discutido por Amiralian,[3] refere--se ao julgamento que um indivíduo faz das sensações alheias, com base nas suas próprias sensações. Tal comportamento é tipicamente maternal: a mãe está com fome, ouve o choro do bebê, e conclui que seu filho também tem fome. Sendo assim, exagera na alimentação do bebê, quando, na verdade, o motivo do choro pode ser outro que não a fome. Comportamentos dessa natureza privam o indivíduo, principalmente nas etapas iniciais da vida, de constituir seu *self*, identificado pela sua identidade. Nesse sentido, corre-se o risco de estimular a falta de referência ou mesmo a dependência por parte da criança.

Desconhecendo essas implicações, pais e profissionais com frequência agem desse modo. Eles negligenciam a sensação e, muitas vezes, o desejo da criança e até mesmo de adultos com deficiência intelectual. Agem de tal maneira por acreditar que esses indivíduos não são capazes de julgar situações e tomar suas próprias decisões. Na medida do possível, os profissionais devem estar atentos a esse aspecto no trabalho com indivíduos com deficiência intelectual.

c) Introjeção extrativa

Este conceito, levantado por Bollas[12] e discutido por Amiralian,[3] refere-se à consequência maléfica de uma análise inadequada do comportamento de um indivíduo, acompanhada de uma repreensão à referida conduta.

Por exemplo, um indivíduo com deficiência intelectual que, solicitado a apanhar um copo com água, procura realizar a tarefa com o máximo de cuidado, porém, deixa o copo cair e quebrar. Ao adverti-lo, a mãe faz a seguinte observação: "Você nunca presta atenção!". O resultado dessa observação pode implicar repulsa ou medo de realização dessa mesma tarefa em outra ocasião por parte do aluno. O motivo principal é que o erro existiu, mas foi atribuído a uma causa errada. Falta de atenção pode não ter sido o motivo que o teria levado a errar, e, sim, muito provavelmente, a sua principal virtude na execução.

Diante de pessoas com deficiência intelectual, nossa experiência profissional tem mostrado situações que se assemelham ao exemplo anterior. É fundamental destacar que o problema não está em repreender o aluno, ou em apontar o seu erro, mas na maneira como ocorre o *feedback*.

Essas questões são válidas para o indivíduo normal, mas seus reflexos são ainda maiores no trabalho de intervenção com o indivíduo deficiente intelectual, principalmente pelo fato de ele conviver, muitas vezes, com problemas de natureza socioafetiva.

É possível perceber ainda uma tendência ao isolamento ou mesmo à falta de envolvimento durante as aulas de Educação Física por parte de alguns alunos com deficiência intelectual. Nesse sentido, um aspecto crucial seria identificar quais os motivos que estariam levando o indivíduo a se afastar.

Genericamente, podem ser identificados cinco tipos de motivos para as ações do ser humano, seja qual for o contexto:

- Motivo de afiliação: todo ser humano tem a necessidade de sentir que faz parte de uma família, de um grupo, de uma sala de aula etc. A exclusão por parte de alguns colegas de turma ou mesmo por parte do professor pode fazer com que o aluno com deficiência intelectual não se sinta pertencente ao grupo. Isso, por sua vez, pode contribuir para seu afastamento das atividades propostas. Assim, é fundamental que o professor se empenhe em criar condições para que ele perceba que é acolhido. Tal integração pode acontecer por meio de conversa junto ao grupo ou com o próprio indivíduo.
- Motivo de poder: todo ser humano tem a necessidade de sentir que exerce poder sobre alguma coisa ou sobre alguém. Muitas pessoas com deficiência intelectual, pelo fato de serem mais apáticas ou apresentarem menor iniciativa para os seus próprios rumos, deixam de ter esse poder, sobretudo nas atividades em grupo. Desse modo, acabam não participando das decisões tomadas em grupo, podendo ser "dominados" por colegas de turma que decidem por eles. Essa condição também favorece o isolamento e, por isso, merece reflexão por parte do professor de educação física. É fundamental que as aulas ofereçam condições para que o aluno perceba que também exerce um poder ou uma liderança.
- Motivo de agressão: todo ser humano tem a necessidade de agredir algo ou alguém. É fundamental destacar que essa agressão não corresponde

somente à agressão física, mas também à verbal. De maneira similar ao que acontece com o motivo de poder, a apatia e a falta de ousadia de um aluno podem também ser indicadoras de falta de motivo de agressão. Fundamentalmente, quem não é agressivo acaba não ousando, e a ousadia é condição necessária ao aprendizado. É evidente que essa agressividade deve ser considerada dentro de alguns parâmetros socialmente aceitáveis. Trataremos desse problema com maior ênfase posteriormente. De qualquer maneira, é fundamental que o professor de Educação Física preste atenção na possível falta de agressividade do aluno com deficiência intelectual.

- Motivo de assistência: todo ser humano tem a necessidade de sentir que desempenha um papel importante, seja ajudando alguém, seja prestando auxílio a algum grupo. É possível que o problema da falta de envolvimento nas aulas de educação física tenha sua raiz no fato de o aluno não perceber o quanto sua função e seu trabalho são importantes para o grupo. Dessa maneira, ele pode vir a apresentar comportamentos diferenciados, como o afastamento do grupo, ou até mesmo a agressividade e a indisciplina. É interessante que, na medida do possível, o professor de Educação Física crie condições ou faça elogios a esse aluno. Isso pode contribuir para que ele se sinta mais motivado a participar das atividades propostas.
- Motivo de realização: fundamentalmente, quando o ser humano se depara com uma tarefa, é possível que ele apresente dois tipos de comportamento: a) expectativa de sucesso e b) medo do fracasso.

a) Expectativa de sucesso

Indivíduos ou comportamentos com expectativa de sucesso são marcados pelo anseio em relação ao aprendizado. Diante de uma situação desafiadora não hesitam demasiadamente. De maneira geral, indivíduos com expectativa de sucesso estabelecem metas muito próximas de sua capacidade para a realização das tarefas que se apresentam no cotidiano. Em situações de insucesso, eles geralmente atribuem os problemas a si mesmos e procuram melhorar. A expectativa de sucesso é requisito fundamental para o aprendizado.

b) Medo do fracasso

Indivíduos com medo de fracasso são marcados pela dificuldade em confrontar-se com situações de insucesso. Em geral, esses indivíduos estabelecem metas distantes de sua capacidade de realização e, em situações de fracasso, atribuem os problemas a algum fator ambiental ou a outra pessoa. Aqueles que apresentam comportamentos dessa natureza encontram mais dificuldades para aprender, pois temem o desafio, assustam-se com o novo.

Em razão até mesmo de uma série de frustrações ou de experiências negativas, muitas pessoas com deficiência intelectual apresentam comportamentos que denotam medo de fracasso. Em particular, isso pode ser percebido pela relutância em participar de algumas atividades e pelas metas estabelecidas, sobretudo quando as pessoas com deficiência estão diante de desconhecidos ou de colegas de turma. As pessoas com medo de fracasso frequentemente estabelecem metas não realistas durante o processo de aprendizagem. O processo de aprendizagem pressupõe incerteza, o que pode estar associado ao fracasso. Considerando sua dificuldade de lidar com situações de fracasso, elas recorrem a metas cujos resultados possam ser previsíveis, como aquelas muito fáceis, que certamente seriam alcançadas ou, então, aquelas muito difíceis, que certamente não seriam alcançadas.

Além disso, normalmente, a atribuição do erro é dirigida ao ambiente ou ao colega de turma. Neste último aspecto, é comum constatarmos situações em que os alunos alegam ter errado em razão de elementos como "a bola está murcha", "fui empurrado", "alguém puxou a corda alto demais quando eu fui passar" etc.

É fundamental destacar a necessidade de enfocar a intervenção adequada sobre os indivíduos com medo de fracasso, uma vez que vários trabalhos de pesquisa têm demonstrado que, em grande parte das vezes, eles tendem a se tornar agressivos e a se afastar dos contextos de atividade motora, bem como, potencialmente, são indivíduos causadores de problemas de indisciplina durante as aulas de Educação Física.[15]

Uma alternativa para lidar com o medo do fracasso é chamar a atenção do aluno, afirmando que o erro faz parte da aprendizagem e que, por isso, todos erramos. Além disso, é crucial que ele se envolva no processo sabendo que o motivo do erro, na grande maioria das vezes, se deve à sua execução ou escolha, e não a um fator do ambiente ou de terceiros. Outro aspecto crucial é que o professor contribua com o aluno no estabelecimento de metas para a sua aprendizagem.

É evidente que, se a falta de motivação é generalizada, muito provavelmente o problema estaria na aula e, nesse caso, seria necessário outro tipo de interferência. Entretanto, refletir sobre os tipos de motivos e identificar quais deles levam o aluno a deixar a aula podem ser iniciativas que auxiliam no envolvimento e na aprendizagem.

Reconhecidamente, um dos problemas que podem comprometer o desempenho e a aprendizagem é a ansiedade.[8,46] Davidson e Schwartz dividem a ansiedade em dois componentes: ansiedade cognitiva e ansiedade somática.[17] A ansiedade cognitiva refere-se a elementos cognitivos da experiência, como uma situação de medo em que há emergência de expectativas negativas e suas consequências, o que pode resultar em avaliações negativas, preocupações consigo mesmo e imagens de fracasso. Por outro lado, a ansiedade somática refere-se à autopercepção dos elementos fisiológicos da experiência da ansiedade, ou seja, dos parâmetros que indicam ativação autônoma e sensações desconfortáveis, como tensão e nervosismo. A ansiedade somática envolve a percepção de respostas fisiológicas, como "calafrios" no estômago, tremor, aumento de frequência cardíaca, falta de ar, suor nas mãos e tensão muscular.[30]

As pessoas com deficiência intelectual são geralmente mais ansiosas que os indivíduos normais, o que pode ser identificado até mesmo pela sua sugestionabilidade.[45] Desse modo, é fundamental que o professor de Educação Física esteja atento à ocorrência de comportamentos que denotem ansiedade e utilize recursos adequados para lidar com o problema.

Embora os recursos para a redução de quadros de ansiedade e aumento da autoconfiança tenham sido testados em indivíduos normais, a prática profissional mostra que eles também são efetivos junto às pessoas com deficiência intelectual.

Lee Manoel[30] destaca alguns recursos que podem ser usados para aumentar a autoconfiança em situações de aprendizagem de habilidades motoras:

- Realização de tarefas com sucesso: se o indivíduo está com medo ou excessivamente ansioso, é fundamental que nas primeiras execuções ou tentativas ele consiga atingir seus objetivos. Isso pode motivá-lo a continuar tentando e indica que não existe tanto perigo em participar das atividades.
- Persuasão verbal: o fato de o professor ou de o colega insistir, ou elogiar, enfim, de tentar convencê-lo a realizar a tarefa proposta pode ajudar.
- Persuasão social: a observação de colegas e do próprio professor executando a tarefa pode ser interessante. Uma das questões que ainda necessita ser testada junto a populações com deficiência intelectual é o efeito da

"excelência do modelo". Em outras palavras, é necessário investigar qual exemplo é mais efetivo para motivá-lo, se o do perito (possivelmente o professor), se o de um colega que encontre muitas dificuldades etc.
- Julgamento de estados fisiológicos: é interessante, sobretudo nos casos de ansiedade somática, que o professor conte ao aluno que as sensações como o suor frio e as dores de estômago indicam que seu organismo está preparado para a realização da tarefa.
- Estabelecimento de metas: as metas constituem um dos recursos mais importantes no sentido de motivar e guiar o comportamento do indivíduo para a realização da tarefa. Um cuidado que o professor deve ter refere--se ao tipo de meta estabelecida. Elas não podem ser muito distantes da capacidade do indivíduo. Na medida do possível, é importante que as metas sejam construídas conjuntamente com o aprendiz.

Finalmente, é necessário realizar uma avaliação detalhada acerca do tipo de ansiedade. Se for do tipo cognitiva, muito provavelmente recursos de natureza cognitiva já bastarão para resolver ou atenuar o problema. Já se for do tipo somática, meios de interferência física serão necessários, como massagem, automassagem e técnicas de relaxamento.

É pertinente também discutir a sexualidade das pessoas com deficiência intelectual. Embora os domínios cognitivo e motor do indivíduo com deficiência intelectual possam se encontrar comprometidos, muitas vezes na esfera sexual isso pode não acontecer, o que particularmente cria um problema para a intervenção profissional.

De modo geral, a relação entre a sexualidade e a deficiência intelectual, é alvo de discussões há um certo tempo.[5] Um dos problemas que podem interferir na intervenção por parte do profissional de educação física é a atração do aluno pelo professor do sexo oposto. Particularmente, um fato bastante frequente é o aluno apaixonar-se pela professora, e a aluna, pelo professor. Esse problema parece acontecer tanto em pessoas com grau de comprometimento leve, quanto nos mais comprometidos.

A dificuldade torna-se maior nos casos de grau de comprometimento cognitivo mais severo, pois, na grande maioria das vezes, esse aluno não sabe se portar adequadamente no contexto. Não raramente acontecem casos de masturbação (explícita ou camuflada) em recintos públicos, como o pátio, a sala de aula, a academia etc.

A alternativa principal para lidar com problemas dessa natureza é deixar claro, no início de qualquer trabalho, o papel de professor. Na medida do possível, pelo menos no início de qualquer trabalho, é interessante não fornecer número de telefone nem endereço. Também não se recomenda a adoção de comportamentos de muita intimidade, como beijos e abraços a todo o momento.

Ainda no tocante à sexualidade, é possível encontrar casos de homossexualidade, sobretudo entre os indivíduos do sexo masculino. Contudo, esses comportamentos devem ser analisados com muita cautela, uma vez que podem ser decorrentes do tipo de contexto familiar do indivíduo.[33] A figura muito repressora do pai e a educação completamente delegada à mãe e às irmãs podem criar condições para a ocorrência de comportamentos afeminados. Por outro lado, a presença de comportamentos desequilibrados relacionados à sexualidade pode ser derivada também da própria privação social de contato sexual.

Finalmente, outro traço comum referente à esfera socioafetiva de pessoas com deficiência intelectual é a agressividade, como já mencionamos. A agressividade dos indivíduos com deficiência intelectual tem causas como estrutura familiar inadequada, frustrações ou distúrbios emocionais associados. Se for excessiva, a agressividade torna-se um problema, o qual sempre esbarra no comprometimento cognitivo. Ou seja, ao indivíduo não é permitido que selecione o comportamento mais adequado ao contexto. Para lidar com o problema da indisciplina, que pode evoluir para quadros de agressividade, o professor deve tomar uma série de precauções, como:

a) Apresentar maior rigidez no início e proporcionar liberdade gradualmente. Não são raras as dificuldades enfrentadas por professores de Educação Física, em decorrência do fato de terem possibilitado liberdade excessiva aos alunos no início do programa. Em especial as pessoas com deficiência intelectual, sobretudo as crianças, são mais suscetíveis a comportamentos de indisciplina. Nesse sentido, conquistar o respeito do aluno no início do trabalho é fundamental.
b) Refletir de modo adequado sobre a estrutura da atividade. Reconhecidamente, atividades nas quais o aluno permanece muito tempo parado, ou então em longas fileiras, favorecem a emergência de comportamentos indisciplinados. Logo, recomenda-se que o professor pense cuidadosamente nas implicações da realização de cada tarefa para o grupo de alunos.

c) Requisitar auxílio de monitor. Diante de turmas muito numerosas, um ajudante para o professor de Educação Física pode contribuir para que se exerça o controle do grupo. Esse ajudante pode ser um outro professor, um estagiário, ou mesmo um aluno do próprio grupo.
d) Refletir sobre o papel de professor. É fundamental destacar que o professor representa um modelo para o grupo de alunos. Sendo assim, é importante que os alunos tenham no professor um modelo de disciplina, pontualidade e respeito.

Conforme foi destacado, esses são recursos que o professor deve acionar para evitar o problema da indisciplina. Todavia, nos casos em que o problema já se apresentou, ou frequentemente se apresenta, pode ser útil:

a) Afastar o aluno indisciplinado da turma por algum período. Em hipótese alguma pretende-se sugerir qualquer forma de exclusão. O afastamento do aluno de sua atividade durante certo período, sobretudo nas situações em que ele presencia os demais colegas participando, pode contribuir para o seu retorno com um comportamento mais adequado.
b) Utilizar o aluno como um ajudante na manutenção da disciplina. O problema de indisciplina pode ser gerado pelo desejo do aluno de se sentir importante. Neste caso, trata-se de um problema associado ao motivo de assistência. Assim, quando são proporcionadas oportunidades para que o aluno ajude o professor ou o grupo de colegas em aula, ele poderá apresentar comportamentos mais disciplinados.
c) Deixar claro que a punição é relacionada ao comportamento. A advertência verbal ou o afastamento do aluno perdem o sentido quando não são acompanhados de uma explicação detalhada dos motivos da punição e das consequências do ato inadequado praticado pelo aluno. Portanto, é fundamental dialogar com o aluno acerca da situação que envolveu o comportamento indisciplinado e sua respectiva punição.

No próximo tópico, serão abordadas as principais características motoras das pessoas com deficiência intelectual e apresentadas algumas considerações para a Educação Física.

Características motoras das pessoas com deficiência intelectual e suas implicações para a Educação Física

As pessoas com deficiência intelectual são caracterizadas por lentidão, pela escolha de estratégias motoras inadequadas, pela alta variabilidade de produto e processo e, finalmente, pelo atraso no alcance da sequência de desenvolvimento em comparação aos indivíduos normais. Tais características são apontadas por grande parte dos pesquisadores da área.[7,51,52,60] Não há dúvida de que o domínio motor constitui uma esfera que pode sofrer razoável influência conforme a atuação do professor de Educação Física. Contudo, é necessário que esses profissionais tenham melhor fundamentação para intervir nessa área.[20,22] Os problemas motores apresentados por esses indivíduos decorrem tanto de fatores de ordem maturacional, quanto da própria carência de experiência. Os fatores maturacionais correspondem à própria condição estrutural do organismo, bem como às mudanças nessas estruturas ao longo do tempo. Assim, a estrutura dos tecidos (nervoso, muscular, circulatório e ósseo) deve ser considerada.

Muitas pessoas com deficiência intelectual revelam uma série de problemas estruturais. A ocorrência e a gravidade desses problemas estão associadas, muitas vezes, ao grau de comprometimento motor dessa população. Desse modo, tais problemas repercutiriam no alcance de etapas na sequência do desenvolvimento motor de forma atrasada.

Christensen destaca que o desenvolvimento motor implica necessariamente mudanças de *hardware* e *software*.[15] Assim, as mudanças de *hardware* correspondem a mudanças estruturais, por exemplo, ao aumento do número de neurônios e da camada de mielina no corpo dos axônios, ao ganho de massa muscular ou óssea, ao aumento do tamanho do coração etc. Por outro lado, as mudanças de *software* correspondem às mudanças na capacidade funcional decorrentes das mudanças de *hardware*. Um exemplo de mudança de *software* seria o ganho de velocidade de processamento de informação decorrente da mielinização.

De modo geral, pessoas com deficiência intelectual, dependendo do grau e do tipo de deficiência, encontram algumas restrições estruturais ou de *hardware*, sejam elas associadas ao sistema nervoso central, ao muscular, ao circulatório, ao ósseo e, possivelmente, a outros sistemas. Isso pode representar um entrave para o desenvolvimento motor do indivíduo, pois as restrições implicam problemas de *software*.

Seaman e DePauw[51] apresentam um modelo de sequência de desenvolvimento motor que possibilita identificar a importância dos aspectos maturacionais ou estruturais para a aquisição de habilidades motoras (Figura 2).

Na base do modelo, encontram-se os sistemas de maturação inicial (vestibular, proprioceptivo e tátil). Problemas na estrutura desses sistemas podem resultar em dificuldades ou atraso na aquisição de algumas habilidades iniciais na vida da criança. Esse atraso acontece principalmente com relação a tarefas de controle postural.[44,54]

Frequentemente, são identificados problemas para a aquisição do controle postural nas crianças com deficiência intelectual.[50] Trata-se de um aspecto fundamental, sobretudo quando se leva em consideração que a melhora do controle postural, como conseguir controlar o tronco para sentar sozinho ou ficar em pé, constitui um elemento crucial para a aquisição de habilidades de locomoção e de manipulação.

De maneira similar, os sistemas de maturação tardia (visão e audição), quando apresentam problemas, tornam-se obstáculos para a organização de respostas motoras. Em especial, essas dificuldades refletem-se na aquisição de habilidades motoras fundamentais, as quais apresentam atraso.[27,35,51] E,

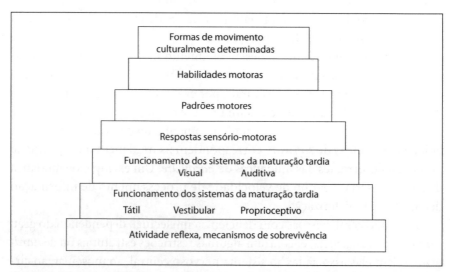

Figura 2 Sequência de desenvolvimento motor segundo o modelo de Seaman e DePauw.[51]

como consequência, é mais lento o alcance da fase de habilidades culturalmente determinadas, como as típicas dos contextos artístico e esportivo.[22]

As mudanças de *hardware* expressam-se nitidamente por meio de capacidades físicas e motoras. Essas capacidades servem de suporte para a aquisição de habilidades motoras.[32,46] As capacidades físicas dependem de uma participação menos direta do sistema nervoso central, como a flexibilidade, a resistência muscular geral, a resistência muscular localizada e a velocidade. Por outro lado, as capacidades motoras dependem mais do sistema nervoso, como o tempo de reação simples, o tempo de reação de escolha, o *timing* coincidente, o ritmo, a agilidade, o controle de força etc. É importante ressaltar que essa divisão entre as capacidades físicas e motoras baseia-se na predominância de envolvimento do sistema nervoso e não na exclusividade, pois esta não acontece.

Embora apresentem problemas em uma série de capacidades e habilidades, dependendo do contexto ambiental, ou melhor, de sua experiência, as pessoas com deficiência intelectual podem alcançar etapas relativamente avançadas do processo de desenvolvimento motor. Pois, conforme destacado anteriormente, a interação entre a maturação e a experiência é fundamental para o processo de desenvolvimento motor.

É justamente nesse aspecto que podem interferir os profissionais de Educação Física.

Entretanto, temos presenciado que muitos dos trabalhos voltados para a aquisição de habilidades motoras por parte de indivíduos normais e com deficiência carecem de fundamentação profissional. Nesse sentido, é nossa intenção proporcionar uma reflexão sobre os objetivos a serem traçados junto a essas populações, bem como sobre seus conteúdos, estratégias e avaliação.

IMPLICAÇÕES NO PROGRAMA DE ATIVIDADES FÍSICAS

Se as pessoas com deficiência intelectual apresentam problemas associados ao sistema nervoso central, espera-se que grande parte de suas dificuldades tenha a ver com suas capacidades motoras. Nesse sentido, um programa adequado para essa população deve oferecer certa prioridade com relação às referidas capacidades, sobretudo quando se considera o seu papel no processo de desenvolvimento motor.

Desse modo, é interessante que as atividades procurem estimular:

- Tempo de reação simples: presente nas tarefas que envolvam respostas rápidas a um único estímulo ambiental. O estímulo pode ser visual, auditivo, cinestésico etc. Por exemplo: "Assim que eu disser 'já', você corre!".
- Tempo de reação de escolha: presente nas tarefas que envolvem a apresentação de respostas diferentes de acordo com o tipo de estímulo apresentado. Por exemplo: "Se eu levantar a bola azul, você corre; se eu levantar a bola amarela, você senta!".
- *Timing* coincidente: presente nas tarefas que impliquem a necessidade de ajustar os movimentos do corpo ou de segmentos, tendo em vista coincidir com o movimento de um objeto ou uma pessoa. Por exemplo: chutar uma bola, tentar apanhar um objeto arremessado, tentar pegar alguém que corre em ziguezague.
- Ritmo: presente nas tarefas que necessitam de resposta a variações de estímulos sonoros externos. Por exemplo: quicar uma bola, acompanhando as batidas de um bastão de madeira no chão.
- Agilidade: presente nas tarefas que demandam ajustes manipulativos ou locomotores rápidos. Por exemplo: correr e, em seguida, passar sob uma corda pendurada e, na sequência, sentar-se.
- Controle de força: presente nas atividades que exijam ajustes diferentes na graduação de força, dependendo do momento ou do segmento envolvido. Por exemplo: lançar uma bola leve e uma pesada ao parceiro, ou levantar uma bola pesada com uma mão, e uma leve com outra.
- Equilíbrio: presente nas atividades que exijam retomada do controle postural após sua perda. Por exemplo: mantendo-se em um único pé, abaixar-se e tocar uma das mãos no chão e retornar à posição inicial.

É importante ressaltar que os trabalhos orientados para ampliar as capacidades motoras de pessoas com deficiência intelectual devem se estender a todas as idades.

Recentemente, percebe-se uma tendência por parte da literatura da área em defender que, diante do dinamismo do comportamento motor humano e, ao mesmo tempo, dos problemas presentes em algumas capacidades das pessoas com deficiência intelectual, não seria recomendado o investimento a longo prazo sobre as capacidades mais comprometidas. Nesse caso, o profissional de Educação Física realiza um trabalho terapêutico e, assim, recomenda-se que o foco do trabalho seja a identificação e a consequente ampliação daquelas capacidades com maior potencial, de maneira a compensar os problemas das demais capacidades. Ou seja, o trabalho implica necessariamente uma investigação detalhada sobre as capacidades e as limitações dos indivíduos.

Em especial junto a indivíduos adolescentes e adultos, em razão até mesmo da existência de alguns problemas de saúde decorrentes do sedentarismo, é interessante o desenvolvimento de propostas que procurem ampliar as capacidades físicas, ou melhor, que utilizem a atividade física para aprimorar a condição de saúde. Assim, são recomendáveis trabalhos relacionados à flexibilidade, à resistência muscular geral (capacidade aeróbia), e à velocidade.

Os trabalhos voltados para a aquisição de habilidades específicas ou culturalmente determinadas também podem ser interessantes, conforme abordado no Capítulo 15.

Há uma grande preocupação em relação a pessoas com grau de severidade maior. Nesses casos, a interface profissional com outras áreas deve ser ainda maior. A própria condição da deficiência certas vezes impõe restrições que afastam a atuação de áreas específicas, como a Educação Física, a Pedagogia, a Psicologia, a Fisioterapia e a Terapia Ocupacional. Uma das alternativas seria, além do trabalho voltado ao aprimoramento das capacidades motoras, a exploração de tarefas simples do cotidiano, como subir escadas, andar entre cadeiras, carregar objetos com formatos diferentes.

A Figura 3 apresenta um modelo de prioridades da educação física em razão da idade e do grau de severidade da deficiência intelectual.

De acordo com o modelo, em um programa de Educação Física destinado a crianças com deficiência intelectual com grau de comprometimento leve e moderado, seria interessante dar preferência ao trabalho voltado ao aperfeiçoamento das capacidades motoras. Essa prioridade está expressa em termos porcentuais, mas pode ser passível de interpretação. O tempo destinado a essas atividades, bem como seu espaço geral no âmbito do programa, também pode ser graduado conforme o caso.

Um tempo bem menor seria destinado às capacidades físicas, em razão de suas demandas serem menores nessa fase. As atividades voltadas para a melhoria das capacidades físicas devem ser, na medida do possível, prazerosas, e ter a finalidade, principalmente, de levar a criança a apreciar a prática da atividade física. As atividades devem envolver padrões fundamentais de movimento, pois a sua aquisição supostamente cria melhores condições para a obtenção de movimentos do esporte, da dança e do cotidiano em geral.[51,55]

Um certo espaço deve ser proporcionado para as atividades funcionais ou para as tarefas do dia a dia, para instrumentalizar a criança de modo que

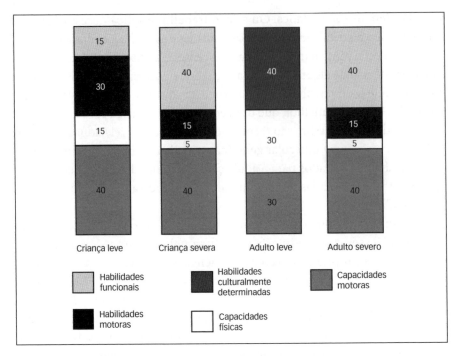

Figura 3 Prioridades para um programa de Educação Física para pessoas com deficiência intelectual (em %).

ela alcance a melhor solução dos problemas motores que eventualmente possam surgir, tais como transportar objetos ou locomover-se sobre plataformas diferentes.

Em relação aos adultos com grau de deficiência leve e moderada, conforme foi destacado, ressalta-se a prioridade em relação às capacidades físicas e a ênfase nas atividades voltadas ao esporte, à dança e à arte. Nesse caso, espera-se que já não haja necessidade de explorar as habilidades funcionais.

Finalmente, no que diz respeito tanto às crianças quanto aos adultos com grau de severidade mais acentuado, ressalta-se a necessidade das habilidades funcionais e das capacidades motoras. Outro aspecto fundamental é a necessidade maior de o profissional interagir com outras áreas, não se limitando à Educação Física.

Uma diferença crucial entre os trabalhos com as crianças e com os adultos dessa idade seria justamente a estratégia a ser empregada, ou seja, o tipo de jogo a ser usado como estratégia, o tipo de atividade de autotestagem e o tipo de atividade rítmica.

Estruturação dos conteúdos e estratégias de trabalho

Independentemente das prioridades ou dos objetivos traçados, o professor de Educação Física não pode negligenciar a estrutura do ambiente e da tarefa. A forma como o ambiente e a tarefa são estruturados tem sido a preocupação de alguns pesquisadores na área da Educação Física Adaptada.[13,28,56]

Para isso, o professor de Educação Física deve ser capaz de decompor a tarefa motora a ser executada pelo aluno em termos de capacidades físicas e motoras necessárias. Além disso, recomenda-se elencar os fatores ou as variáveis que podem interferir e, consequentemente, tornar essa tarefa motora mais simples ou mais complexa. Um dos modelos que servem para ilustrar a análise de uma tarefa motora é o proposto por Herkowitz[25] (Quadro 3).

A tarefa escolhida é a tarefa motora de rebater. Herkowitz[25] assinala quais são os fatores que podem interferir na execução da tarefa, tornando-a mais simples ou mais complexa. Tomando como exemplo o fator tamanho da bola, é possível inferir que, quando a bola é maior, a tarefa é mais simples, pelo fato de a complexidade ser menor em termos de precisão. De maneira similar, rebater uma bola em movimento é uma tarefa mais complexa do que rebater uma bola parada pelas exigências da capacidade do *timing* coincidente.

Avaliação

O tema da avaliação corresponde além do que levantar dados. Trata-se de recurso usado para a obtenção de parâmetros sobre os resultados de um trabalho, ou seja, indica a evolução de um aluno ou de um grupo de alunos, bem como auxilia a tomada de decisões sobre os rumos de um programa.

Quando se trata de deficiência intelectual, a avaliação corresponde a um problema, sobretudo porque parte razoável dos testes usada para examinar os indivíduos normais não é aplicável às pessoas com deficiência intelectual.

Mesmo tendo em vista as preocupações recentes com a validação e a divulgação de testes adaptados para pessoas com deficiência, é fato que nem sempre esses indivíduos são perfeitamente "enquadrados" nos protocolos utilizados para a avaliação de indivíduos normais.

Se tal fato ocorrer e não houver a preocupação de realizar um trabalho acadêmico para ser publicado em evento científico, uma alternativa é que o próprio professor de Educação Física estruture testes com base nos objetivos

90 Atividade Física Adaptada

Quadro 3 Modelo de análise geral da Tarefa de Rebater (adaptado de Herkowitz[25]).

Fatores níveis	Tamanho do objeto a ser rebatido	Peso do objeto a ser rebatido	Velocidade do objeto a ser rebatido	Previsibilidade da trajetória do objeto	Comprimento do implemento de rebater	Local do corpo pelo qual o objeto é arremessado	Ajustes espaciais/ locomotores e antecipatórios que necessitam ser feitos
Simples a complexo	Grande	Leve	Sem velocidade	Sem movimento no solo	Sem implemento	Lado favorável	Sem ajustes
	Médio	Moderado	Lenta/ moderada	Plano inclinado	Pequeno	Lado não favorável	Ajustes mínimos
	Pequeno	Pesado	Rápida	Pêndulo	Longo	Linha média	Grandes ajustes
				Quicando no solo			
				No ar			

de seu trabalho. Contudo, isso depende de uma avaliação cuidadosa de seus objetivos e, sobretudo, da tarefa a ser empregada na avaliação da variável almejada.

Síndrome de Down

A síndrome de Down é uma das anomalias mais estudadas pela ciência.[6,29,41,47-49] Ela é fruto de uma distribuição cromossômica inadequada que ocorre durante a meiose.[36,48,61]

Essa anormalidade na divisão cromossômica resulta numa série de caracteres peculiares. De modo geral, as pessoas com síndrome de Down apresentam dentes pequenos; língua protusa e palato elevado; prega epicantal (no canto dos olhos) e formato oblíquo da fenda palpebral; mãos grossas, curtas e dedo mínimo arqueado; cabeça e porção occipital do crânio achatadas; e genitais pouco desenvolvidos.[16]

O grupo de pessoas com essa síndrome é bastante numeroso. Por conta de suas peculiaridades estruturais, a anomalia requer cuidados especiais nos programas de Educação Física. Essas atenções dizem respeito ao que seria interessante desenvolver ou estimular nesses indivíduos, bem como ao que evitar.

Genericamente, as características físico-motoras das pessoas com síndrome de Down que proporcionam maiores implicações para a Educação Física são:

- Problemas sensoriais e perceptivos:
  a) Visuais: como nistagmo, estrabismo, miopia e percepção visual.[11,34]
  b) Auditivos: podem ser tanto de condução, quanto de percepção.[7,11,18,31]
     O professor de Educação Física deve ficar atento à existência dessas dificuldades, bem como às suas possíveis implicações para o desempenho e a aprendizagem de habilidades motoras.
  c) Táteis e proprioceptivos: supostamente associados a distúrbios em receptores articulares e táteis, oferecem limitações para a organização espacial de suas ações motoras.[4,24]
     Uma das alternativas é o professor de educação física recorrer a várias fontes de informação simultânea para o ensino de habilidades motoras.
- Problemas de equilíbrio: são associados à imaturidade do cerebelo, do aparelho vestibular e dos sistemas visual e tátil.

O professor deve ter cautela ao expor o aluno a atividades que envolvam o equilíbrio em plataformas ou traves altas. Deve, porém, procurar estimular essa capacidade motora.

- Problemas ligamentares: são relacionados à frouxidão nos ligamentos que estabilizam articulações importantes como atlanto-axial, joelho e quadril. Particularmente, em relação à articulação atlanto-axial, o problema deixa o indivíduo mais suscetível a lesões na região, com riscos de tetraplegia e até, em casos extremos, de morte. Nesse sentido, não são recomendadas as atividades que possam proporcionar muito impacto sobre a região cervical, como as cabeçadas do futebol e alguns tipos de rolamento e mergulhos. Por outro lado, no que diz respeito às outras articulações, deve-se tomar cuidado em relação a atividades que proporcionem muito impacto e analisar detalhadamente a viabilidade de exercícios que envolvam paradas e giros abruptos.

  Além disso, é fundamental trabalhar com o respaldo de um laudo médico que confirme a ausência de risco para o indivíduo participante das aulas de Educação Física.

- Problemas de hipotonia muscular: em razão de problemas nos gânglios de base e no cerebelo, esses indivíduos frequentemente apresentam problemas de hipotonia muscular. Isso pode resultar no atraso para alcançar etapas cruciais, como a aquisição do controle postural do tronco e do andar.

  O professor de Educação Física deve procurar contribuir com outros profissionais para ajudar no trabalho de fortalecimento, sobretudo dos grandes grupos musculares das pessoas com síndrome de Down.

- Problemas gerais de sistema respiratório e circulatório: esses problemas têm incidência alta nessa população e sempre estiveram associados à baixa expectativa de vida dos portadores da síndrome de Down.

  De modo geral, o professor deve estar atento a possíveis quadros de cianose de extremidades, às queixas de falta de ar e à alegação de cansaço excessivo. Recomenda-se, ainda, o desenvolvimento de atividades aeróbias e de resistência muscular localizada em detrimento de outras que envolvam potência e força máxima ou que necessitem de contração isométrica.

- Problemas de diabetes e obesidade: esses problemas contribuem para fragilizar a saúde das pessoas com síndrome de Down, principalmente das crianças. Em relação ao diabetes, o professor deve estar atento para a possível ocorrência de quadros de hipoglicemia durante as aulas, bem como deve saber se o indivíduo tem tomado medicamentos. Já o problema da obesidade está em geral associado ao sedentarismo, ao hipotireoidismo e aos hábitos alimentares inadequados.[48] De modo geral, sugere-se que as atividades que proporcionam excesso de impacto sobre as articulações do joelho e do tornozelo sejam evitadas.

CONSIDERAÇÕES FINAIS

É fundamental ressaltar que, antes de iniciar a intervenção com qualquer grupo de pessoas com deficiência intelectual, o professor de Educação Física deve definir os rumos de seu trabalho.

A prioridade pode ser atribuída para a aprendizagem do movimento por meio ou sobre o movimento. Contudo, a sua implantação implica uma análise detalhada dos objetivos institucionais e, se for o caso, do estudo de seu aluno, ou do grupo de alunos e dos recursos materiais e humanos disponíveis.

Um dos requisitos para o sucesso no trabalho com pessoas com deficiência intelectual é, na medida do possível, dar ao indivíduo a oportunidade de realizar escolhas em meio ao processo.[28] Em outras palavras, é importante que o aluno participe da seleção dos conteúdos do trabalho, se possível. Esse pode ser um bom recurso para que a Educação Física consiga desenvolver, no indivíduo, a valorização da prática da atividade física para, a seguir, incorporá-la como um meio de manutenção de sua saúde e de seu bem-estar.[21]

Por fim, é fundamental destacar a necessidade de maior interação entre a Educação Física e outras áreas que também atuam no processo de capacitação desses indivíduos. Também é importante que os profissionais de Educação Física estejam a par das descobertas recentes e das tendências vigentes.

RESUMO

O presente texto discutiu as características principais de indivíduos portadores de deficiência intelectual, ressaltando as implicações para o desenvolvimento de programas de atividade física. Cabe ressaltar que o capítulo procurou abordar temas relacionados ao processo ensino-aprendizagem de portadores de deficiência intelectual que podem servir ao propósito de contribuir para o desenvolvimento de projetos de Educação Física junto a indivíduos considerados sem deficiência.

REFERÊNCIAS BIBLIOGRÁFICAS

1. AAIDD. Intellectual disability: definition, classification, and systems of supports. 11th, 2010. 259 p.
2. Amaral LA. Conhecendo a deficiência: em companhia de Hércules. São Paulo: Robe; 1995.
3. Amiralian MLTM. O psicólogo e a pessoa com deficiência. In: Masini EAFS et al. Deficiência: alternativas de intervenção. São Paulo: Casa do Psicólogo; 1997.
4. Anwar F. Cognitive deficit and motor skill. In: Ellis NR (org.). Sensory impairments in mentally handicapped people. Londres: Croom Helm; 1986.
5. Assumpção Jr. FB. A sexualidade do deficiente mental. Revista Brasileira de Deficiência Intelectual. 1981;16(2):27-34.
6. Assumpção Jr. FB. Análise comparativa do desenvolvimento intelectual de portadores de síndrome de Down submetidos ou não a programas de estimulação. [Dissertação]. São Paulo: Pontifícia Universidade Católica de São Paulo; 1985.
7. Auxeter D, Pyfer J, Huetig C. Principles and methods of adapted physical education and recreation. Boston: Mosby; 1993.
8. Bakker FC, Wiringen PCW. The role of anxiety in learning mini-trampoline jumping. In: Malina RM. Young athletes-biological, psychological and educational perspectives. Champaign: Human Kinetics; 1988.
9. Bee H. A criança em desenvolvimento. São Paulo: Habra; 1986.
10. Blackman JA. Medical aspects of developmental disabilities in children birth to three. Rockville: Aspen; 1990.
11. Block ME. Motor development in children with Down syndrome: a review of the literature. Adapted Physical Activity Quarterly. 1991;8:179-209.
12. Bollas CA. A sombra do objeto. Rio de Janeiro: Imago; 1992.
13. Burton AW, Davis WE. Ecological task analysis utilizing intrinsic measures in research and practice. Human Movement Science. 1996;15:285-314.
14. Chalita G. Educação: a solução está no afeto. São Paulo: Gente; 2001.
15. Christensen AS. Persisting motor control problems in 11 to 12 year old boys previously diagnosed with deficits in atention, motor control and perception (Damp). Developmental Medicicine and Child Neurology. 2000;12:4-7.
16. Damasceno L. Natação, psicomotricidade e desenvolvimento. Brasília: Secretaria dos Desportos da Presidência da República; 1992.
17. Davidson RJ, Schwartz GE. The psychobiology of relation and related states: a multi-process theory. In: Mostofsky DI (org.). Behaviour control and modification of physiological activity. Englewood Cliffs: Prentice Hall; 1976.
18. Davies B. Hearing problems. In: Lane D, Stratford B (orgs.). Current approaches to Down syndrome. Londres: Cassell; 1985. p. 85-102.
19. Eckert H. Desenvolvimento motor. São Paulo: Manole; 1993.
20. Gimenez R. O profissional de educação física na equipe multidisciplinar: caminhos a serem trilhados na busca de identidade. Revista da Sociedade Brasileira de Atividade Física Adaptada. 1999;4(4):56-8.

21. Gimenez R. Trabalho multidisciplinar com portadores de deficiência intelectual: o papel do profissional de Educação Física. Revista de Educação Física da Cidade de São Paulo. 2001;1(1):51-70.
22. Gimenez R. Combinação de padrões fundamentais de movimento em indivíduos normais e portadores de síndrome de Down. [Dissertação]. São Paulo: Escola de Educação Física e Esporte da Universidade de São Paulo; 2001.
23. Haywood KM. Life span motor development. Champaig: Human Kinetics; 1993.
24. Henderson SE. Motor skill development. In: Lane D, Stratford B (orgs.). Current approaches to Down syndrome. London: Cassell; 1985.
25. Herkowitz J. Developmental task analysis: the design of movement experiences and evaluation of motor developmental status. In: Ridenour M (ed). Motor development. New Jersey: Princeton Book; 1978. p. 139-64.
26 Horgan JS. Mnemonic strategy instruction in coding, processing, and recall of movement--related cues by mentally retarded children. Perceptual and motor skills. 1983;57:547-57.
27. Junghannel V, Pellegrini AM, Nabeiro M. Evolução dos padrões fundamentais de movimento correr e arremessar (à distância e ao alvo) e correr em pessoas portadoras de deficiência intelectual. Kinesis. 1986;2(2):207-29.
28. Krebs P. Mental retardation. In: Winnick J (org.). Adapted physical education and sport. Champaign: Human Kinetics; 2000. p. 111-27.
29. Lefévre BH. Mongolismo: estudo psicológico e terapêutica multiprofissional da síndrome de Down. São Paulo: Sarvier; 1981.
30. Lee MCL. Aspectos afetivo-sociais da atividade física no meio líquido. In: Freudnheim AM (org.). O nadar: uma habilidade motora revisitada. São Paulo: Edusp; 1995. p. 41-51.
31. Limongi SCO, Carvalho RMM, Souza ER. Auditory processing and language in Down syndrome. 2000; 8(1):27-34..
32. Magill R. Aprendizagem motora: conceitos e aplicações. São Paulo: Edgard Blücher; 2000.
33. Malheiros C. Patologia social da deficiência intelectual. Boletim da Febem. São Paulo 1979; 1:34-6.
34. Millis EA. Ocular finds in children. In: Lane D, Stratford B (org.). Current approaches to Down syndrome. London Cassell; 1985. p. 103-19.
35. Molnar GE. Analysis of motor disorder in retarded infants and young children. American Journal of Mental Deficiency. 1978;83:213-22.
36. Moreira LMA, El-Hani CN, Gusmão FAF. A síndrome de Down e sua patogênese: considerações sobre o determinismo genético. Revista Brasileira de Psiquiatria – São Paulo. 2000;22(2):96-9.
37. Morris LR, Schulz L. Creative play activities for children with disa-bilities: a resource book for teachers and parents. Champaign: Human Kinetics; 1989.
38. Nabeiro M. Análise do comportamento de arremessar em diferentes tarefas realizadas por crianças portadoras de síndrome de Down. [Dissertação]. Campinas: Faculdade de Educação Física da Universidade Estadual de Campinas; 1993.
39. Nabeiro M, Duarte E, Manoel EJ. The effects of motor task variations upon motor behavior of children with Down syndrome. Brazilian International Journal of Adapted Physical Education Research. 1995;1(2):15-32.

40. Papalia DE, Olds SW. Desenvolvimento humano. Porto Alegre: Artmed; 2000.
41. Pedrinelli VJ. Formação de esquema em crianças portadoras de síndrome de Down. [Dissertação]. São Paulo: Escola de Educação Física da Universidade de São Paulo; 1989.
42. Piaget J. O nascimento da inteligência na criança. Rio de Janeiro: Zahar; 1982.
43. Reid G. The effects of memory strategy instruction in the short-term memory of the mentally retarded. Journal of Motor Behavior. 1980;12(3):221-7.
44. Roberton MA. Motor development in learning disabled children. In: Gottieb J, Strichart S (orgs.). Developmental theory and research in learning disabilities. Baltimore: University Park Press; 1981. p. 81-107.
45. Rosadas SC. Atividade física e esportiva para portadores de deficiência intelectual. In: Lazer, atividade física e esporte para portadores de deficiência. Serviço Social da Indústria. Brasília: Ministério do Esporte e Turismo; 2001.
46. Schmidt R, Wrisberg CA. Aprendizagem e performance motora: uma abordagem da aprendizagem baseada no problema. Porto Alegre: Artmed; 2001.
47. Schwartzman JS. Doença de Alzheimer e síndrome de Down. Temas sobre o Desenvolvimento. 1992;4:5-20.
48. Schwartzman JS. Desenvolvimento motor normal. Revista da Campanha de Prevenção das Deficiências. 1997;1:8-12.
49. Schwartzman JS. Síndrome de Down. São Paulo: Memon; 1999.
50. Shumway-Cook A, Woolacott MH. Dynamics of postural control in the child with Down syndrome. In: Phys Ther. 1985 Sep;65(9):1315-22.
51. Seaman J, Depauw KP. The new adapted physical education – a developemental approach. Palo Alto: Mayfield; 1982.
52. Sherrill C. Adapted physical education and recreation: a multidisciplinary approach. 3.ed. Iowa: Wm. C. Brown; 1988.
53. Spitz HH. Mental retardation as a thinking disorder: the rationalist alternative to empiricism. In: Bray NW (org.). International review of research in mental retardation. New York: Academic Press; 1988. p. 1-32.
54. Sugden DA, Keogh JF. Problems in skill development. Columbia: University of South Caroline Press; 1990.
55. Tani G et al. Educação física escolar: fundamentos para uma abordagem desenvolvimentista. São Paulo: EPU/Edusp; 1988.
56. Ulrich D. Children with special needs: assessing the quality of move-ment competence. Joperd. 1988;59:43-7.
57. Winnick J, Short FX. Testes de aptidão física para jovens com necessidades especiais. São Paulo: Manole; 2001.
58. Vieira JS. A equipe multidisciplinar no diagnóstico e orientação da deficiência intelectual. Fundação do Bem-Estar do Menor, 1988 (mimeo.).
59. Winnick J. Adapted physical education and sport. New York: Human Kinetics; 2000.
60. Wiseman DC. Physical education for exceptional students: theory to practice. New York: Delmar; 1994.
61. Zaremba J. Recent medical research. In: Lane D, Stratford B (orgs.). Current approaches to Down syndrome. London: Cassell; 1985. p. 27-33.

capítulo 4

Atividade física e transtorno do espectro autista

Profª. Drª. Marli Nabeiro
Profª. Drª. Fernanda Carolina Toledo da Silva

INTRODUÇÃO

Este capítulo foi elaborado a fim de apresentar conhecimentos sobre a atividade física e o transtorno do espectro autista (TEA). Por isso, buscamos trazer informações atuais para a compreensão dos aspectos relevantes para o desenvolvimento de atividades físicas adaptadas e inclusivas para pessoas com esse transtorno, uma vez que é fundamental se informar sobre as possibilidades para atuar com atividade física para pessoas com TEA.

Um ponto a ser esclarecido é em relação à terminologia. Em razão da mudança de nomenclatura do "autismo", usaremos aqui o termo atual Transtorno do Espectro Autista.

HISTÓRICO

O termo TEA é recente e está associado à dificuldade de comunicação e interação social, além de comportamentos restritivos e/ou repetitivos.

Inicialmente, tais características foram descritas como *autismo*, palavra originada do grego *autós*, que significa "de si mesmo".[1] O autismo foi descrito pela primeira vez na psiquiatria por Pouller, em 1906, como sinal clínico de isolamento.[2] Em 1911, o psiquiatra Bleuler associou o termo ao quadro clínico de fuga da realidade e isolamento para o mundo interior de adultos com esquizofrenia.[1]

Oficialmente, o autismo foi objeto de estudo publicado pela primeira vez por Kanner em 1943, um psiquiatra austríaco, residente nos Estados Unidos. Em sua publicação, ele relatou a observação de 11 crianças (oito meninos e três meninas) com idades entre 2 anos e 4 meses e 11 anos, e verificou que elas apresentavam os mesmos sinais clínicos de isolamento.[3]

O médico descreveu as características presentes nas crianças observadas:

> extrema dificuldade para estabelecer vínculos com pessoas ou situações; ausência de linguagem ou incapacidade no uso significativo da linguagem; boa memória mecânica; ecolalia; repetição de pronomes sem reversão; recusa de comida; reação de horror a ruídos fortes e movimentos bruscos; repetição de atitudes; manipulação de objetos, do tipo incorporação; físico normal; família normal.[2]

A partir dessas características, Rosenberg[4] destacou a conclusão de Kanner de que estas crianças possuem uma incapacidade inata, biologicamente constituída, de estabelecer contato afetivo com as pessoas, assim como outras crianças que apresentam déficits físicos ou intelectuais congênitos. Portanto, com este estudo e suas conclusões, Kanner modificou a compreensão do autismo vigente até então.

Na mesma época, em 1944, o pediatra austríaco Hans Asperger publicou o artigo "Psicopatia Autística da Infância", que demorou para ser conhecido, uma vez que o estudo foi originalmente publicado em alemão.[5] Asperger descreveu características semelhantes às relatadas por Kanner, ou seja, transtorno do desenvolvimento que afeta o relacionamento social e a linguagem, bem como a presença de comportamentos restritivos e/ou repetitivos, além do número limitado de focos de interesse. Porém, o médico apresentou algumas características diferentes, como alta funcionalidade; nível de inteligência normal ou acima da normalidade; padrão de aquisição de linguagem normal, embora com déficits semânticos; e interesse obsessivo em uma área específica.[6]

Um marco na história do TEA no Brasil foi a publicação da Lei n. 12.764/2012,[7] que instituiu a Política Nacional de Proteção dos Direitos da Pessoa com Transtorno do Espectro Autista. A lei apresenta um conceito sobre a pessoa com TEA e considera-a, para os efeitos legais, pessoa com deficiência, e determina diretrizes para a Política Nacional de Proteção dos Direitos da Pessoa com TEA.

ASPECTOS CONCEITUAIS

Acompanhando o histórico do TEA, verificamos a falta de uma delimitação conceitual, que vai se construindo baseada em documentos de referência. A Lei n. 12.764/2012 (dispõe sobre os Direitos da Pessoa com TEA);[7] a Classificação Estatística Internacional de Doenças e Problemas Relacionados à Saúde (CID-10);[8] e o Manual de Diagnóstico e Estatística dos Transtornos Mentais (Diagnostic and Statistical Manual of Mental Disorders – DSM-V)[9] serão os documentos que nos embasaremos neste capítulo.

- A Lei n. 12.764/2012[7] dispõe o seguinte:

  § 1º Para os efeitos desta Lei, é considerada pessoa com transtorno do espectro autista aquela portadora de síndrome clínica caracterizada na forma dos seguintes incisos I ou II: I – deficiência persistente e clinicamente significativa da comunicação e da interação sociais, manifestada por deficiência marcada de comunicação verbal e não verbal usada para interação social; ausência de reciprocidade social; falência em desenvolver e manter relações apropriadas ao seu nível de desenvolvimento; II – padrões restritivos e repetitivos de comportamentos, interesses e atividades, manifestados por comportamentos motores ou verbais estereotipados ou por comportamentos sensoriais incomuns; excessiva aderência a rotinas e padrões de comportamento ritualizados; interesses restritos e fixos.

- A CID-10,[8] publicada pela Organização Mundial da Saúde (OMS), encontra-se em sua décima edição revisada, publicada em 2007. Visa padronizar a codificação de doenças e outros problemas relacionados à saúde, ou seja, a cada estado de saúde é atribuído um código CID-10. Na CID-10, o TEA encontra-se no grupo F84 – Transtornos globais do desenvolvimento, no qual se encontram oito subgrupos:

  – F84.0 – Autismo infantil.
  – F84.1 – Autismo atípico.
  – F84.2 – Síndrome de Rett.

- F84.3 – Outro transtorno desintegrativo da infância.
- F84.4 – Transtorno com hipercinesia associada a retardo mental e a movimentos estereotipados.
- F84.5 – Síndrome de Asperger.
- F84.8 – Outros transtornos globais do desenvolvimento.
- F84.9 – Transtornos globais não especificados do desenvolvimento.

Essa codificação é obrigatória para garantir os benefícios legais relacionados ao quadro clínico e facilita a comunicação entre os profissionais.[10]

- O DSM-V[9] é um manual de classificação da American Psychiatric Association (Associação Americana de Psiquiatria – APA) de transtornos mentais e critérios associados, elaborado para facilitar o estabelecimento de diagnósticos mais confiáveis desses transtornos. Ele foi atualizado e traduzido para o português em 2014. No manual, o transtorno do espectro autista engloba transtornos antes chamados de autismo infantil precoce, autismo infantil, autismo de Kanner, autismo de alto funcionamento, autismo atípico, transtorno global do desenvolvimento sem outra especificação, transtorno desintegrativo da infância e transtorno de Asperger. As características essenciais do transtorno do espectro autista são: prejuízo persistente na comunicação social recíproca e na interação social, além de padrões restritos e repetitivos de comportamento, interesses ou atividades. Esses sintomas estão presentes desde o início da infância e limitam ou prejudicam o funcionamento diário. O estágio em que o prejuízo funcional fica evidente irá variar de acordo com características do indivíduo e seu ambiente.

A pessoa com TEA é primeiramente diagnosticada pelo DSM-V, em seguida é atribuído um código segundo o CID-10 e, por fim, ela terá seus direitos garantidos por lei.

A definição do conceito do TEA ainda não está estabelecida. Porém, a tentativa de defini-lo se apoia nos sintomas e características observados. Essa dificuldade se deve à necessidade de um diagnóstico, que é muito complexo, pois envolve a reunião de informações de vários profissionais, além da individualidade de cada caso investigado e, também, por não haver um exame específico para detectar a causa do transtorno.

Considerando todos os fatores mencionados e baseando-se nos documentos apresentados, o TEA caracteriza-se por meio de déficits em dois grupos de sintomas: comunicação e interação social e comportamentos restritivos e/ou repetitivos.

CLASSIFICAÇÃO

O TEA não tem uma classificação de "tudo ou nada", uma vez que os sintomas do transtorno variam muito, dependendo da gravidade, do nível de desenvolvimento e da idade cronológica, e por essa razão são distribuídos em um *continuum* do grau leve ao severo, o que justifica o uso do termo "espectro".[5,9,10]

No DSM-V, para estabelecer a gravidade do TEA, utiliza-se o nível de apoio necessário para cada um dos dois grupos de sintomas, que estão descritos no Quadro 1.

Os três níveis de apoio informados anteriormente no quadro exemplificam e auxiliam no entendimento do nível de gravidade desse espectro, sendo possível verificar a perspectiva do *continuum* da classificação do TEA.

HIPÓTESES CAUSAIS

A constatação do diagnóstico para a família é um choque, seguido de um sentimento semelhante ao luto. Esse luto representa a "morte" da criança idealizada, e somente a superação deste momento permitirá a aceitação da criança "real".

Neste sentido, Júlio-Costa e Antunes[10] afirmam que a família pode precisar de um tempo para assimilar a notícia do diagnóstico do TEA, e após esse período surgem dúvidas que os profissionais da equipe multidisciplinar especializada podem ajudar a elucidar. A família também precisará organizar aspectos psicológicos, emocionais, financeiros e até logísticos de sua nova rotina.

Em busca de respostas e diante da facilidade de acesso à informação gerada pelo uso da tecnologia, muitas pessoas se organizam em grupos e canais virtuais, como sites, *blogs* e páginas de redes sociais, com as vantagens da gratuidade e da troca dinâmica de informações entre os interessados. Exemplo disso é o *site* "Temple Grandin",* criado por uma autista, e o *blog* "Lagar-

---

* Disponível em: https://www.templegrandin.com/

Quadro 1 Níveis de gravidade para o transtorno do espectro autista

Nível de gravidade	Comunicação social	Comportamentos restritos e/ou repetitivos
Nível 3 "Exigindo apoio muito substancial"	Déficits graves nas habilidades de comunicação social verbal e não verbal causam prejuízos graves de funcionamento, grande limitação em dar início a interações sociais e resposta mínima a aberturas sociais que partem de outros. Por exemplo, uma pessoa com fala inteligível de poucas palavras que raramente inicia as interações e, quando o faz, tem abordagens incomuns apenas para satisfazer as necessidades e reage somente a abordagens sociais muito diretas	Inflexibilidade de comportamento, extrema dificuldade em lidar com a mudança ou outros comportamentos restritos/repetitivos interferem acentuadamente no funcionamento em todas as esferas. Grande sofrimento/dificuldade para mudar o foco ou as ações
Nível 2 "Exigindo apoio substancial"	Déficits graves nas habilidades de comunicação social verbal e não verbal; prejuízos sociais aparentes mesmo na presença de apoio; limitação em dar início a interações sociais e resposta reduzida ou anormal a aberturas sociais que partem de outros. Por exemplo, uma pessoa que fala frases simples, cuja interação se limita a interesses especiais reduzidos e que apresenta comunicação não verbal acentuadamente estranha	Inflexibilidade do comportamento, dificuldade de lidar com a mudança ou outros comportamentos restritos/repetitivos aparecem com frequência suficiente para serem óbvios ao observador casual e interferem no funcionamento em uma variedade de contextos. Sofrimento e/ou dificuldade de mudar o foco ou as ações

(continua)

Quadro 1 Níveis de gravidade para o transtorno do espectro autista *(continuação)*

Nível de gravidade	Comunicação social	Comportamentos restritos e/ou repetitivos
Nível 1 "Exigindo apoio"	Na ausência de apoio, déficits na comunicação social causam prejuízos notáveis. Dificuldade para iniciar interações sociais e exemplos claros de respostas atípicas ou sem sucesso a aberturas sociais dos outros. Pode parecer apresentar interesse reduzido por interações sociais. Por exemplo, uma pessoa que consegue falar frases completas e envolver-se na comunicação, embora apresente falhas na conversação	Inflexibilidade de comportamento causa interferência significativa no funcionamento em um ou mais contextos. Dificuldade em trocar de atividade. Problemas para organização e planejamento são obstáculos à independência

Fonte: APA[9].

ta vira pupa",* sob responsabilidade da mãe de um autista, que apresenta diversos assuntos para discussão entre os pais.

Um aspecto que ainda gera muitos questionamentos é a possível causa do TEA. Porém, essa necessidade de busca de uma única origem deve ser repensada, a fim de olhar para a existência de condições multifatoriais para seu diagnóstico (genético-familiares, neurobiológicos e/ou psicossociais), pois não há um "marcador biológico" determinante.[2,10,11]

Embora não conclusiva, a literatura tem apontado para a existência de anormalidades em alguma parte do cérebro, possivelmente de origem genética.[5,10] Outros fatores que podem ser considerados causadores do TEA são problemas pré-natais e perinatais e não mais o pós-natal, como era considerado pela frieza ou rejeição dos pais. Essa hipótese causal já é considerada um mito, mas ainda é lembrada em alguns estudos, mesmo após a retratação pública dos precursores dessa hipótese.[5,12]

Estudos recentes têm apontado para uma causalidade herdada, ou seja, quando a busca da causa tem como foco o histórico genético-familiar encontram-se indícios de herdabilidade. "Isso quer dizer que os sintomas são recorrentes entre familiares e, se há uma pessoa com suspeita de autismo na

---

* Disponível em: https://www.lagartavirapupa.com.br/

família, existe uma grande chance de haver outros membros com sintomas parecidos".[10] Para esta investigação, buscam-se informações sobre o histórico familiar, a fim de elaborar um heredograma da família, que apresenta ascendência, descendência e incidência de determinada característica.

DIAGNÓSTICO

É importante que o diagnóstico seja realizado o mais precocemente possível, para que se iniciem as intervenções especializadas, a fim de atenuar comprometimentos que o TEA pode gerar. No entanto, não é uma tarefa fácil, em razão da "constelação comportamental" presente nesse transtorno[6]. Prova disso é que as características podem se apresentar desde os primeiros meses de vida, mas são percebidas mais tarde (até os três anos de idade). Nos relatos dos pais, é comum a descrição de que a criança, após algum evento pontual, começou a apresentar sintomas característicos do transtorno.[5,13]

Não há exames laboratoriais cientificamente comprovados. O diagnóstico é essencialmente clínico, por meio de observações da criança e contato com os pais. Profissionais de diversas áreas reúnem informações com uso de escalas e instrumentos de avaliação e rastreamento/triagem para que o diagnóstico seja o mais abrangente possível. Alguns instrumentos são utilizados para diagnosticar o TEA (DSM-V) e outros para identificá-lo (CID-10). No entanto, eles detectam sintomas, mas nem sempre concluem o diagnóstico.

Júlio-Costa e Antunes[10] apresentam alguns instrumentos disponíveis para esse fim, tais como Escala de Avaliação dos Traços Autísticos (ATA); *Childhood Autism Rating Scale* (CARS – versão em português); *Modified Checklist for Autism in Toddlers* (M-CHAT – versão em português); *Autism Screening Questionnaire* (ASQ – versão em português); Inventário de Comportamentos Autísticos (*Autism Behavior Checklist* – ABC); e Questionário para o Rastreamento Precoce de Traços Autísticos (ESAT).

Além disso, pode ser necessário realizar avaliações complementares para descartar comorbidades e/ou mensurar a funcionalidade, como avaliação cognitiva, psicopedagógica, fonoaudiológica, motora, social, bem como exames médicos, auditivos e visuais.[2,10,13]

INCIDÊNCIA

O TEA era considerado raro e passou a ser um fenômeno muito mais comum do que se pensava. Atualmente, o número de diagnósticos vem aumentando, sendo inclusive concluídos mais precocemente.[5]

A incidência do TEA na população mundial não traz dados conclusivos em função da variação dos critérios metodológicos utilizados nas pesquisas de prevalência. Destacamos um órgão norte-americano muito referenciado pelos estudiosos da área, o Centro de Controle e Prevenção de Doenças (Centers for Disease Control and Prevention – CDC*), o qual estima que cerca de 1 a 2% da população mundial possui TEA em todas as raças, etnias e grupos socioeconômicos.

Em virtude da falta de dados sobre a incidência do TEA no Brasil, a Lei n. 12.764/2012[7] aponta para a necessidade de estímulo à pesquisa epidemiológica sobre o TEA a fim de dimensionar sua magnitude e suas características.

Outro aspecto importante é a incidência em relação ao gênero. Conforme o DSM-V,[9] o TEA é diagnosticado quatro vezes mais no sexo masculino do que no feminino, podendo este último apresentar deficiência intelectual concomitante.

Uma pesquisa realizada no interior do estado de São Paulo, publicada no *Journal of Autism and Developmental Disorders*, investigou a prevalência de transtornos invasivos do desenvolvimento baseado no DSM-IV, que foi de 27,2 a cada 10 mil crianças com idade entre 7 e 12 anos. Quanto ao gênero, foi encontrada prevalência de quatro meninos para cada menina.[14]

No Brasil, a Associação de Amigos do Autista – AMA-SP**, em parceria com o Governo Federal, realizou uma pesquisa com o objetivo de retratar o atendimento para as pessoas com TEA e estimou cerca de 1,2 milhão de pessoas com o transtorno, o que indicaria a necessidade de quase 40 mil instituições para o atendimento dessas pessoas.[15]

---

*   Disponível em: https://www.cdc.gov/ncbddd/autism/data.html.
** Associação de Amigos do Autista – AMA-SP: primeira associação de autismo no país fundada por pais de crianças autistas em 1983.

Características principais

As pessoas com TEA possuem dificuldade de comunicação e interação social e comportamentos restritivos e/ou repetitivos, porém as características apresentam níveis de gravidade diferentes. Tais características são importantes tanto para o diagnóstico como para a determinação de um tratamento adequado.

No Quadro 2 estão indicadas algumas características, mas nem todas estarão presentes nas pessoas com TEA.

A partir das características apresentadas, é possível verificar que cada pessoa com TEA é diferente, e é necessário entender o que ela quer e precisa para conseguir lidar com as demandas do ambiente.[17]

INTERVENÇÕES

Em função da heterogeneidade de características do espectro, as intervenções são diversificadas, havendo vários métodos que necessitarão do empenho de diferentes profissionais para oferecer um tratamento adequado à pessoa com TEA. A AMA considera que, em razão dos diferentes níveis de gravidade do TEA, as instituições especializadas conseguem realizar intervenções específicas para cada grau de comprometimento.[5]

No intuito de atingir resultados positivos, tais intervenções devem ser oferecidas com apoio da família, que receberá instruções sobre o tratamento a fim de possibilitar sua continuidade nos momentos em que a pessoa com TEA não estiver em terapia.

Tal importância é verificada na Lei n. 12.764/2012, que dispõe sobre os direitos da pessoa com TEA em seu art. 2º, VII, que incentiva a formação e a capacitação de profissionais especializados no atendimento à pessoa com transtorno do espectro autista, bem como a pais e responsáveis.[7]

Outro aspecto a ser considerado é que a própria família poderá receber atendimento de outros profissionais para compreender e conviver com a situação. Além disso, é necessário realizar uma avaliação periódica da eficácia do tratamento, que será possível apenas com equipe e família em conjunto (corresponsabilidade).

A intervenção deve ser iniciada o quanto antes, assim que o diagnóstico for estabelecido, com a intenção de reduzir os possíveis comprometimentos do TEA. Nesse sentido, para planejar, selecionar os objetivos e a intervenção,

Quadro 2 Características relacionadas às pessoas com TEA

Capacidades	Características
Linguagem	Atraso ou ausência da fala
	Compreensão da linguagem aquém da produção
	Ecolalia
	Não adequa o uso dos pronomes
Comunicação	O bebê não acena com as mãos para cumprimentar ou despedir-se
	Padrões incomuns de comunicação (conhecer o alfabeto, mas não responder ao próprio nome)
	Dificuldade de compreender o que é dito ou de se fazer compreender
	Se expressa usando gestos no lugar da fala
Social	Ausência/déficit de interesse social ou interações sociais incomuns (puxar as pessoas pela mão sem nenhuma tentativa de olhar para elas), padrões estranhos de brincadeiras (carregar brinquedos, mas nunca brincar com eles)
	Pode utilizar as pessoas como ferramenta para conseguir o que quer
	Não gosta do colo, e evita o aconchego e outros contatos físicos
	Não demonstra envolvimento afetivo com outras pessoas. Não brinca com outras crianças
	Pouco contato visual ou ausente
	Age como se não escutasse (não responde ao chamado do próprio nome)
	Parece preferir ficar sozinho (isolamento)
	Pode preferir brincar em um canto sozinho
	Não procura consolo quando se machuca
Aprendizagem	Impacto negativo no sucesso acadêmico gerado por dificuldades extremas para planejar, organizar e enfrentar a mudança
	Hiperatividade e/ou problemas de atenção e concentração
	Falta de interesse por materiais ou atividades da sala de aula
	Pode aprender a ler sozinha

(continua)

Quadro 2 Características relacionadas às pessoas com TEA *(continuação)*

Capacidades	Características
	Melhor uso de materiais concretos do que ideias abstratas (comunicação por meio de cartões melhor do que pela linguagem verbal)
	Facilidade de memorizar sequência de objetos, mas não sequência de ideias
	Não aprende a agradar pais e professores em razão da ausência de reações e demonstrações de afeto ou elogios por eles
Psicológico	Comportamentos disruptivos/desafiadores, propensão a ansiedade e depressão
	Mudanças de humor sem causa aparente
Motor	Alteração nos padrões de movimento, marcha atípica, falta de coordenação, déficit de coordenação motora fina e sensorial, sinais motores anormais (caminhar na ponta dos pés), catatonia (lentidão e "congelamento" durante a ação)
	Maior movimentação dos membros de um lado do corpo
	Dificuldades de rolamento na idade esperada
	Movimentos corporais em bloco
Estereotipia/ autolesão	Movimentos restritos e/ou repetitivos (*flapping* de mãos, giros, saltitos, correr de um lado para o outro sem um motivo aparente, fixar os olhos nas mãos)
	Apega-se a determinados objetos
	Interesse obsessivo por objeto específico (cordões de sapatos, palitos de dentes, tampinhas de refrigerantes)
	Obsessão por objetos que emitem luz ou piscam e/ou que emitem sons e/ou em movimento (ventilador, máquina de lavar roupas, roda de bicicleta)
	Insistência tátil (permanência por longo tempo em determinada textura)
	Empilhar/alinhar brinquedos
	Observar objetos de maneira muito próxima
	Hábito de cheirar e/ou lamber objetos
	Sensibilidade a determinados sons (liquidificador, secador de cabelos), reagindo de forma exagerada a esses ruídos
	Crises de agressividade/autoagressividade: morder suas roupas, bater a cabeça, morder o punho, puxar os cabelos

(continua)

Quadro 2 Características relacionadas às pessoas com TEA *(continuação)*

Capacidades	Características
Comportamento	O bebê não imita
	Têm fortes preferências e gostam de repetição, com frequência e intensidade muito elevadas (uma criança que diariamente alinha os objetos durante horas e sofre bastante quando algum deles é movimentado)
	Insistência em rotinas ritualizadas/rígidas e aversão à mudança, podendo levar a reações intensas quando modificadas (ingerir líquidos sempre utilizando o mesmo copo, consumir alimentos dispostos sempre da mesma maneira no prato, assistir apenas a um mesmo DVD)
	Sensibilidade sensorial auditiva, visual, olfativa, tátil, gustativa, apresentando dificuldade na alimentação (rejeitada ou restrita a poucos alimentos), no sono e nos cuidados pessoais (cortar o cabelo e cuidados dentários)
	Reação adversa ao toque, barulho ou luzes muito diferentes (chorar por um leve toque, cobrir os olhos por uma luz difusa, procurar pressão profunda ou textura sobre sua pele, procurar por luz brilhante para estimular-se)
Cognição	Deficiência intelectual, inteligência acima da média. Fixação em determinados assuntos (calendários, animais pré-históricos)

Fonte: Brasil,[2] Mello,[5] DSM-V,[9] Júlio-Costa, Antunes,[10] MEC/SEESP,[16] Lieberman, Houston-Wilson,[17] Mauerberg-deCastro.[18]

alguns critérios devem ser considerados: preferências individuais; desempenho individual; tolerância e resistência à demanda da atividade proposta; e riscos ao próprio indivíduo ou aos outros.[2]

Desse modo, foi criado o *Psychoeducational Profile Revised* (Perfil Psicoeducacional Revisado – PEP-R) para identificar padrões irregulares de aprendizagem de crianças (1 a 12 anos) com TEA, e posteriormente planejar a intervenção psicoeducacional, baseada no *Treatment and Education of Autistic and related Communication Handicapped Children* – TEACCH ou, em português, Tratamento e Ensino de Crianças Autistas e Outras Dificuldades de Comunicação Relacionadas.[19]

O PEP-R é um instrumento traduzido para o português do Brasil que avalia a idade de desenvolvimento dessas crianças nas seguintes áreas: imitação; percepção; coordenação motora fina; coordenação motora ampla; coordenação olho-mão; desempenho cognitivo; e cognição verbal. O instrumento também avalia níveis de anormalidades comportamentais: relacionamento e afeto (cooperação e interesse por pessoas); brincar e interesse por materiais; respostas sensoriais; e linguagem.[20,21]

Entre os métodos existentes para a intervenção com as pessoas com TEA, nos reportaremos aos mais utilizados: TEACCH, ABA (*Applied Behavior Analysis* – Análise do Comportamento Aplicado) e PECS (*Picture Exchange Communication System* – Sistema de Comunicação através da Troca de Figuras).

- TEACCH: método criado na Universidade da Carolina do Norte (EUA) por Eric Shopler.* Baseia-se no ensino estruturado para facilitar a compreensão das atividades a serem realizadas de forma independente pela criança com TEA. O ambiente deve ser organizado em rotinas com quadros, painéis, agendas e sistemas de trabalho, e as estratégias são apresentadas visualmente, ou seja, a sequência das atividades é mostrada com figuras/objetos e/ou escritas. Mesmo que esta estruturação aparentemente possa levar a criança a se tornar mais rígida, ela ajuda na facilitação do entendimento dos aspectos da vida diária.
- ABA: método comportamental analítico que visa ensinar, em etapas, as habilidades que a criança não possui, a fim de modificar o comportamento por meio de princípios de aprendizagem. A cada habilidade ensinada, é apresentada uma indicação ou instrução individualmente e, se necessário, é oferecido um apoio, que deve ser retirado o quanto antes para não gerar dependência. Esta intervenção está baseada na inserção e retirada de reforços às respostas da criança com intuito de: redução de comportamentos inadequados; aumento de comportamento apropriado; manutenção do comportamento apropriado; generalização de comportamento; ensino de novas habilidades e/ou manutenção das habilidades aprendidas. A dinâmica do método consiste na repetição e no registro detalhado e constante do comportamento apresentado, a fim de avaliar a mudança ou a manutenção deste. Vale destacar que tal registro deve descrever claramente o antecedente e a consequência do comportamento. Para compreender os antecedentes e as consequências dos maus comportamentos, os pais têm o papel fundamental de identificá-los e registrá-los.[5,10,22] Nesta perspectiva,

---

* Eric Shopler, criador do TEACCH, esteve presente no Brasil em 1991, para apresentar seu método no IV Congresso Mundial da Criança Autista, II Simpósio Internacional de Instituições para Deficientes Mentais e II Congresso Nacional de Autismo.

Júlio-Costa e Antunes[10] apresentam a importância do Treinamento de Pais (TP), que busca preparar a família para atuar como "coterapeuta". O TP visa "aprimorar as habilidades dos pais para lidar com os problemas de comportamento dos filhos e desenvolver estratégias para treinar habilidades específicas da criança, aumentando seu repertório comportamental".[10]
- PECS: método bastante utilizado para crianças com dificuldade de comunicação verbal. Consiste no uso de figuras para expressar suas vontades e solicitações. O uso das figuras facilita a comunicação, assim a criança exterioriza o que deseja e é compreendida mais rapidamente.[5,10]

As intervenções podem ser utilizadas de maneira concomitante. Embora não haja cura para o TEA, é possível tratar os sintomas associados, tais como agressividade, hiperatividade/desatenção, ansiedade e comportamentos repetitivos. Uma maneira de reduzir esses sintomas é a intervenção farmacológica, que deve ser analisada com rigor, avaliando os riscos e benefícios para cada indivíduo.[5,6,10]

Além das intervenções específicas para a criança com TEA, é possível potencializar o desenvolvimento das capacidades e habilidades com intervenções de diversas especialidades, como psicologia, fonoaudiologia, fisioterapia, terapia ocupacional, musicoterapia, terapia assistida por animais, equoterapia, atividade física.

INCLUSÃO

A realidade no Brasil é a de que a educação é um direito estabelecido por leis, tais como a Lei n. 9.394/96 (LDBEN),[23] a Lei n. 12.764/2012 (dispõe sobre os direitos da pessoa com TEA)[7] e a Lei n. 13.146/2015 (Lei Brasileira de Inclusão),[24] as quais asseguram direitos e buscam oferecer condições adequadas à sua escolarização.

No entanto, a inclusão dos alunos com TEA não depende somente da capacitação dos profissionais do sistema escolar, mas também dos próprios alunos, ou seja, é necessário atuar para que eles tenham consciência de suas potencialidades.[5,10] Júlio-Costa e Antunes discutem a ideia de que ainda não há sistematização do ensino de qualidade e políticas públicas que promovam melhorias e, por conta disso, ainda há muito a ser trabalhado para atingir a inclusão adequada e eficiente.[10]

Sabe-se que toda criança tem direito à educação, e que a inserção no ambiente escolar exige um processo gradual, mas nem todas conseguem acompanhar o sistema regular de ensino. Assim, apesar de os alunos com TEA possuírem garantia de atendimento educacional especializado preferencialmente na rede regular de ensino, nem todos esses alunos a aproveitam em salas de aula comuns. Embora alguns consigam acompanhar o ensino em escolas regulares, mesmo que em salas com menor número de alunos e/ou com suporte, outros, com deficiências associadas, podem se adaptar melhor em instituições especializadas. Mas as características individuais de cada aluno devem ser analisadas pela equipe pedagógica e de saúde, que indicarão a opção mais adequada para cada aluno.[13]

IMPLICAÇÕES NO PROGRAMA DE ATIVIDADES FÍSICAS

A atividade física é benéfica para o ser humano. Não seria menos importante às pessoas com TEA. Essas pessoas apresentam atrasos no seu desenvolvimento e comportamentos atípicos. Nem sempre todas as características específicas do TEA estão presentes, pois variam de indivíduo para indivíduo, além disso, não se apresentam na mesma intensidade. Por isso é importante que sejam desenvolvidos programas com atividades físicas adequadas às suas características, a fim de desenvolver suas habilidades e reduzir os déficits que o transtorno pode causar.

Para desenvolver um programa específico de acordo com a individualidade do aluno com TEA, um ponto fundamental é que o professor conheça e se informe, com a família e a equipe terapêutica, sobre suas características. Além disso, é importante conversar com os demais alunos do programa e informá-los sobre esse aluno, para que a turma tenha um bom relacionamento, realize as atividades em grupo e saiba lidar com as características dele, além de evitar *bullying* (agressões verbais e até mesmo físicas).

Outro aspecto fundamental para o trabalho com os alunos com TEA, que deve ser realizado durante o desenvolvimento do programa de atividade física, é fazer registros diários sobre as evoluções do aluno. Esses registros têm por objetivo acompanhar os acontecimentos (progressos e regressos), assinalando os antecedentes e as consequências dos comportamentos do aluno e verificando os reforçadores que estão sendo efetivos. Com esses registros, é possível refletir sobre o planejamento e, assim, constatar as ações que tiveram êxito e que podem ser repetidas/reforçadas, bem como as ações que não deram certo e que podem ser modificadas ou retiradas do planejamento.

Ainda sobre o programa, é possível contar com agentes facilitadores que podem prestar auxílio durante a execução das atividades físicas, tais como professor auxiliar, acompanhante especializado e colega tutor. Este último consiste em um aluno voluntário que ajuda o aluno com TEA a receber o maior número de instruções, informações e *feedbacks*, com o objetivo de facilitar o processo de ensino-aprendizagem.[25] É importante que haja empatia entre o aluno com TEA e o colega tutor, e que o tutor seja mantido no maior número de atividades, embora essa estratégia, normalmente, utilize rodízio de colegas tutores.

Dicas e sugestões para o programa de atividades físicas

Levando em consideração as características e peculiaridades das pessoas com TEA, foram elencadas dicas e sugestões que podem ser utilizadas durante o planejamento e a realização dos programas de atividades físicas.

- Planejar o programa: o professor deve planejar o programa considerando o que o aluno é capaz de realizar e quais são suas limitações para traçar os objetivos a serem atingidos com ele. Assim, deve organizar as atividades em uma sequência e manter essa estrutura. Dessa maneira, é necessário que o professor organize e realize as aulas com a mesma sequência, sem modificações repentinas, padronizando-as.
- Estimular o desenvolvimento motor: a fim de diminuir os comprometimentos que o TEA pode ocasionar, é essencial propor atividades desenvolvimentistas pensando nas etapas do processo de desenvolvimento motor.
- Apresentar a rotina da aula: comunicar o aluno sobre a sequência de atividades que serão realizadas na aula, informar antecipadamente os exercícios a serem realizados e manter o aluno no mesmo grupo ao oferecer as atividades, a fim de dar segurança ao aluno com TEA. Na Figura 1, verifica-se a rotina de uma aula.
- Proporcionar previsibilidade da atividade: para reduzir a ansiedade e a insegurança do aluno com TEA, dar instruções conhecidas por ele, *feedbacks* repetitivos, informar antecipadamente os exercícios que serão

realizados durante a aula (Figura 2), usar contagem da quantidade de repetições do exercício e manter o aluno no mesmo grupo.
- Usar figuras: para mostrar os materiais que serão utilizados, demonstrar os exercícios que serão realizados, indicar a sequência da atividade (Figura 3), estabelecer início e fim da atividade e/ou da aula, iniciar e parar uma atividade, se comunicar com o aluno e estabelecer regras.
- Adequar a instrução da atividade: dar instrução verbal clara, objetiva, curta e repetida quantas vezes forem necessárias, como nos jogos motores simples. Fazer a demonstração da atividade, estimulando o aluno com TEA, que pode imitar o professor ou seus pares. Se necessário, oferecer assistência física, que pode ser feita pelo professor ou colega tutor.
- Introduzir novas atividades/exercícios: oportunizar atividades novas dentro da rotina das atividades já conhecidas no seu repertório, fazendo mudança gradual ao inserir novas atividades.
- Utilizar reforçador: o reforçador é usado quando o aluno apresenta um comportamento adequado/desejado e quando se deseja mantê-lo. Ele deve ser oferecido de acordo com a idade, e pode ser uma música ou atividade física da preferência do aluno, um *feedback* positivo (elogio) e/ou habilidades motoras que ele realiza com sucesso. Os reforçadores são utilizados, inicialmente, para atingir o objetivo, e gradualmente são retirados para não gerar dependência. O uso de um reforçador pode se dar da seguinte maneira: após realizar as repetições da atividade física solicitada pelo professor, o aluno pode realizar sua atividade preferida. Para exemplificar, essa atividade seria arremessar uma bola ao chão, tornando-a a atividade mais adequada às suas necessidades, pois ele conseguirá realizá-la com melhor desempenho em razão da motivação em fazer sua atividade favorita.[26] Além disso, é importante variar o reforçador para não se tornar neutro ou deixar de ser preferido.
- Atenção do aluno: chamá-lo pelo nome, mostrar materiais ou figuras atrativas, fazer contagem dos exercícios e/ou usar música para obter e manter sua atenção. Posicionar o aluno durante a atividade de maneira que ele consiga receber instruções/sinais/chamamentos do professor, por exemplo, em círculo. Caso o aluno apresente comportamentos agressivos em grupo, atentar-se ao posicionamento dele, a fim de garantir segurança a ele e aos demais alunos da turma.
- Tempo de tolerância do aluno: para evitar o surgimento de irritabilidade e comportamentos agressivos, é necessário conhecer o tempo de tolerância

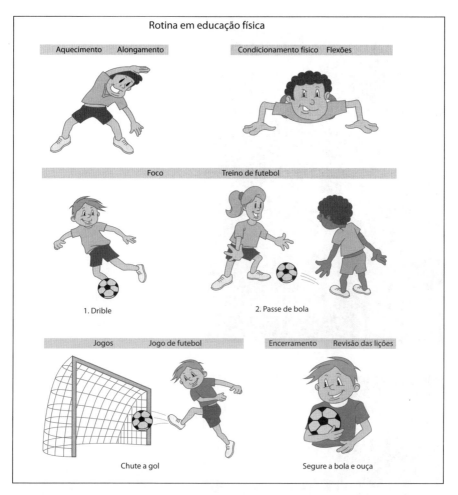

Figura 1 Rotina da aula.
Fonte: Houston-Wilson.[22] Ilustração Sírio José Braz Cançado.

de permanência na atividade. Sabendo disso, o professor pode chamar a atenção do aluno, introduzir um reforçador, mudar de atividade ou até mesmo fazer pausas de descanso. Na Figura 4 são exemplificadas atividades que podem ser realizadas de acordo com a tolerância do aluno durante a sua execução, podendo ser repetidas quantas vezes o professor julgar necessário. No painel estão delimitadas as atividades que o aluno deve fazer e, ao lado, um exemplo de uma delas.

- Restringir comportamentos restritivos e/ou repetitivos: o tempo ocioso pode gerar esses comportamentos, portanto, para restringi-los durante a

116   Atividade Física Adaptada

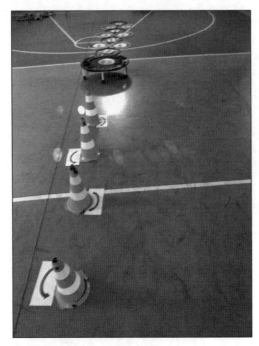

Figura 2   Atividade informada antecipadamente.
Fonte: Arquivo da professora de Educação Física da APAE-Bauru.

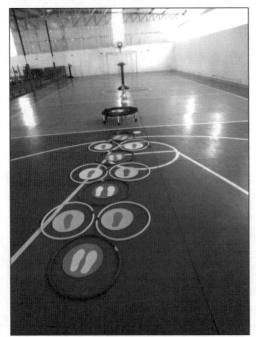

Figura 3   Uso de figuras para indicar a sequência da atividade.
Fonte: Arquivo da professora de Educação Física da APAE-Bauru.

atividade física é necessário diminuir o tempo de espera do aluno, mudar o seu foco de atenção, inserindo um atrativo e/ou oferecer as atividades em circuito de estações – realizadas com diferentes estações de atividades que são executadas simultaneamente, ou seja, a todo momento os alunos realizam uma atividade e após certo tempo fazem rodízio para outra estação (Figura 5).

- Estabelecer regras de comportamento: firmar regras de comportamentos aceitáveis, oferecendo reforço positivo quando cumpridas, e consequências para o não cumprimento delas. Como exemplo, pode-se delimitar o espaço a ser utilizado para realizar a atividade com fita zebrada (ambiente controlado), apresentar um cartaz com as regras combinadas, conforme a Figura 6.
- Hipersensibilidade sensorial: atentar-se ao tipo de estímulo que está sendo usado. Som alto, texturas diferentes, estímulo visual por meio de luzes intensas ou piscantes podem gerar aversão no aluno, provocando estresse em razão de sua hipersensibilidade, e isso pode levá-lo à irritabilidade.
- Estimular o relaxamento: o aluno com TEA pode apresentar dificuldades para relaxar, por isso, é importante propiciar atividades de relaxamento, que podem ser oferecidas com uso de música, que facilitará que a criança se acalme e então consiga relaxar.

O trabalho com alunos com TEA requer muitos detalhes e planejamento, exigindo empenho do profissional, que deve ser compromissado com o aluno, persistente em garantir a sua aprendizagem e disposto a buscar novos conhecimentos.

Uma maneira de construir novos conhecimentos é por meio das pesquisas publicadas. Existem diversas pesquisas em diferentes áreas de atuação na atividade física adaptada e inclusiva. Barbosa[29] desenvolveu um programa de equoterapia para crianças autistas buscando analisar a efetividade dos níveis de auxílio no processo de aprendizagem de posturas em equoterapia por crianças com TEA. Foi verificado que todos os participantes conseguiram evoluir na realização das posturas com diferentes auxílios, sendo predominante o físico-verbal. E concluiu que "não há um método universalmente mais eficiente, pois cada criança tem uma maneira peculiar de relacionar-se com o mundo e, consequentemente, com os processos de aprendizagem". Chicon, Sá e Fontes[30] realizaram atividades lúdicas no meio aquático a fim de analisar a ação mediadora do professor e a interação de uma criança autista na aula com seus colegas sem deficiência, e concluíram que as atividades foram benéficas para a criança autista tanto no aspecto motor, com a ampliação de seus movimentos e vivências de brincar, como no aspecto de interação social das suas relações com os professores e as demais crianças. Quedas-Catelli, Blascovi-Assis e D'Antino[31] encontraram a dificuldade dos profissionais em relação ao trabalho com o aluno com TEA, em razão da falta de informação, formação, falta de apoio da gestão escolar e discussão multidisciplinar. Eles apontam a necessidade de oferta de formação continuada para esses profissionais pela relevância dos benefícios que a prática da educação física pode proporcionar ao aluno com TEA.

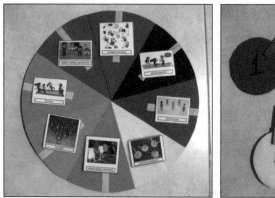
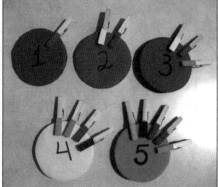

Figura 4 Exemplos de atividades planejadas de acordo com o tempo de tolerância do aluno com TEA em um programa de atividade física adaptada.
Fonte: Arquivo pessoal da autora.

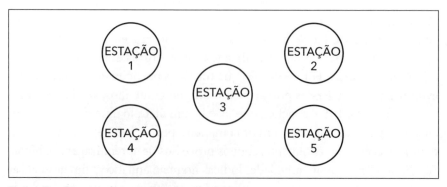

Figura 5 Circuito de estações de atividades.

Atividade física e transtorno do espectro autista 119

CONSIDERAÇÕES FINAIS

Trabalhar com pessoas com TEA não é tarefa fácil, pois é necessário compreender os aspectos que envolvem a complexidade deste universo. No momento atual, todos os conhecimentos que estão sendo encontrados sobre o TEA muitas vezes geram confusão, pois na tentativa de trazer uma atualização e consenso sobre o assunto modifica-se o entendimento sobre o conhecimento até então estabelecido. Porém, a partir da percepção e compreensão das características presentes em cada pessoa, é possível realizar programas de atividades físicas específicas, desenvolvendo suas capacidades e potencialidades.

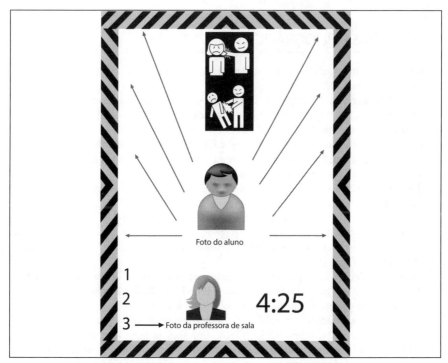

Figura 6 Regras de comportamento – a figura simboliza uma folha sulfite A4 com as ilustrações das regras: o aluno não poderia sair do espaço delimitado pela fita zebrada, nem puxar o cabelo ou empurrar os colegas, além de ter marcado o horário que a aula acabaria; caso o aluno com TEA descumprisse as regras três vezes, na terceira vez ele voltaria para a sala de aula (que era ao lado da quadra) para descansar por cinco minutos com a professora de sala, e depois retornaria para a aula.[27]
Fonte: Fiorini.[28] Ilustração Sírio José Braz Cançado.

RESUMO

O texto aborda informações sobre o transtorno do espectro autista, tais como o processo histórico da compreensão do seu conceito, suas características, suas causas e seu diagnóstico. Apesar de não haver uma definição demarcada do TEA, é importante pensar nas principais características do transtorno, que consistem em déficits na comunicação e interação social, e comportamentos restritivos e/ou repetitivos. Compreender os aspectos que envolvem o TEA auxilia na construção de conhecimentos para a intervenção e atuação com essas pessoas. Nesse sentido, além de trazermos informações específicas sobre o transtorno, reunimos algumas dicas e sugestões para planejar e desenvolver programas de atividades físicas para pessoas com TEA.

REFERÊNCIAS BIBLIOGRÁFICAS

1. Ferrari P. Autismo infantil: o que é como trata. [tradução Marcelo Dias Almada.] São Paulo: Paulinas; 2007.
2. Brasil. Ministério da Saúde (BR). Secretaria de Atenção à Saúde. Departamento de Ações Programáticas Estratégicas. Diretrizes de Atenção à Reabilitação da Pessoa com Transtornos do Espectro do Autismo. Brasília: Ministério da Saúde; 2013.
3. Kanner L. Autistic disturbances of affective contact. Nervous Child [internet]. 1943;2:217-250. Disponível em: http://researchautism.net/autism-publications/publications-database/291/display.Acessado em:18 ago. 2017.
4. Rosenberg R. História do autismo no mundo. In: Schwartzman JS, Araújo CA. Transtornos do espectro do autismo. São Paulo: Memnon; 2011. p.19-26.
5. Mello AMSR. Autismo: guia Prático. 8.ed. São Paulo: AMA; 2016.
6. Assumpção Junior FB, Kuczynski E. Diagnóstico diferencial psiquiátrico no autismo infantil. In: Schwartzman JS, Araújo CA. Transtornos do espectro do autismo. São Paulo: Memnon; 2011. p.43-54.
7. Brasil. Presidência da República, Subchefia para Assuntos Jurídicos. Lei n.12.764 de dezembro de 2012. Institui a Política Nacional de Proteção dos Direitos da Pessoa com Transtorno do Espectro Autista, e altera o § 3º do art. 98 da Lei n. 8.112, de 11 de dezembro de 1990 [Internet]. Brasília, DF; 2012. Disponível em: http://www.planalto.gov.br/ccivil_03/_ato2011-2014/2012/lei/l12764.htm. Acessado em: 4 set. 2017.
8. CID-10. Classificação estatística internacional de doenças e problemas relacionados à saúde. [Internet]. Disponível em: http://www.medicinanet.com.br/cid10.htm. Acessado em: 4 set. 2017.
9. American Psychiatric Association (EUA). Manual de Diagnóstico e Estatística dos Transtornos Mentais (DSM-5). [tradução Maria Inês Corrêa Nascimento et al.] 5.ed. Porto Alegre: Artmed; 2014.
10. Júlio-Costa A, Antunes AM. Transtorno do espectro autista: na prática clínica. São Paulo: Pearson Clinical Brasil; 2017.

11. Schwartzman JS. Transtornos do espectro do autismo: conceito e generalidades. In: Schwartzman JS, Araújo CA. Transtornos do espectro do autismo. São Paulo: Memnon; 2011. p.37-42.
12. Miranda HC. Autismo: uma leitura espiritual. Niterói: Lachâtre; 2005.
13. São Paulo. Defensoria Pública do Estado de São Paulo. Cartilha Direitos das pessoas com autismo. São Paulo: Defensoria Pública do Estado de São Paulo; 2011.
14. Paula CS, Ribeiro SH, Fombonne E, Mercadante MT. Brief report: prevalence of pervasive developmental disorder in Brazil: a pilot study. J Autism Dev Disord [Internet]. 2011;41(12):1738-42. Disponível em: https://www.ncbi.nlm.nih.gov/pubmed/21337063. Acessado em: 21 set. 2017.
15. Mello AMSR, Andrade MA, Chen Ho H, Souza Dias I. Retratos do autismo no Brasil. São Paulo: AMA; 2013.
16. MEC/SEESP. Saberes e práticas da inclusão: dificuldades acentuadas de aprendizagem: autismo. 2.ed. rev. Brasília: MEC/SEESP; 2003.
17. Lieberman LJ, Houston-Wilson C. Strategies for inclusion: a handbook for physical educators. 2.ed. Champaign: Human Kinetics; 2009.
18. Mauerberg-deCastro E. Atividade física adaptada. 2.ed. Ribeirão Preto: Novo Conceito; 2011.
19. Schopler E, Reichler RJ, Bashford A, Marcus LM. Perfil Psicoeducacional Revisado (PEP-R). Avaliação e tratamento individualizado para crianças autistas e com transtornos do desenvolvimento [tradução Marialice de Castro Vatavuk] São Paulo: AMA; 1990.
20. Mota ACW. Avaliação da maturação percepto-cognitiva e do comportamento motor em crianças com transtorno autista: indicações ao trabalho do educador. Rev Electrón Investig Docencia (REID) [Internet]. 2008;1:71-98. Disponível em: http://www.ujaen.es/revista/reid/revista/n1/REID1art4.pdf. Acessado em: 21 set. 2017.
21. Santos EO, Zengo LM, Seabra Junior MO, Moreira JCC. Aplicação do perfil psicoeducacional revisado (PEP-R) em crianças com autismo como requisito para intervenção e estabelecimento do vínculo em atividades físicas, lúdicas e recreativas. Rev Sobama [Internet]. 2013;14(2):35-40. Disponível em: http://www2.marilia.unesp.br/revistas/index.php/sobama/article/view/3613. Acessado em: 21 set. 2017.
22. Houston-Wilson C. Autism spectrum disorders. In: Winnick JP. Adapted physical education and sport. 5.ed. Champaign: Human Kinetics; 2011. p.195-213.
23. Brasil. Presidência da República, Subchefia para Assuntos Jurídicos. Lei n.9.394 de dezembro de 1996. Estabelece as diretrizes e bases da educação nacional [Internet]. Brasília, DF; 1996. Disponível em: http://www.planalto.gov.br/ccivil_03/leis/L9394.htm. Acessado em: 4 set. 2017.
24. Brasil. Presidência da República, Subchefia para Assuntos Jurídicos. Lei n.13.146, de julho de 2015. Institui a Lei Brasileira de Inclusão da Pessoa com Deficiência (Estatuto da Pessoa com Deficiência) [Internet]. Brasília, DF; 2015. Disponível em: http://www.planalto.gov.br/ccivil_03/_ato2015-2018/2015/lei/l13146.htm. Acessado em: 4 set. 2017.
25. Nabeiro M, Lieberman LJ, Wiskochil B. O colega tutor (peer tutor) na educação física inclusiva. In: Anais do I Congresso de Atividade Motora Adaptada do Mercosul [CD/ROM]. Porto Alegre: PUCRS; 2002, p.1-4.
26. Toloi GG. Formação de professores de educação física para inclusão educacional usando tecnologia assistiva [Tese de doutorado] [Internet] Marília: Universidade Estadual Paulista – Unesp; 2015. Disponível em: http://www.marilia.unesp.br/Home/Pos-Graduacao/Educacao/Dissertacoes/toloi_gg_do_mar.pdf. Acessado em: 21 set. 2017.

27. Fiorini MLS, Manzini EJ. Formação continuada para professores de Educação Física: a tecnologia assistiva favorecendo a inclusão escolar. Práxis Educativa [Internet]. 2017;12(2):334-355. Disponível em: http://www.revistas2.uepg.br/index.php/praxiseducativa/article/view/8866. Acessado em: 21 set. 2017.
28. Fiorini MLS. Formação continuada do professor de educação física em tecnologia assistiva visando a inclusão [Tese de doutorado] [Internet] Marília: Universidade Estadual Paulista – Unesp; 2015. Disponível em: http://www.marilia.unesp.br/Home/Pos-Graduacao/Educacao/Dissertacoes/fiorini_mls_do_mar.pdf. Acessado em: 21 set. 2017.
29. Barbosa GO. Aprendizagem de posturas em equoterapia por crianças com transtorno do espectro autista (TEA) [Tese de doutorado] [Internet]. São Carlos: Universidade Federal de São Carlos – UFSCar; 2016. Disponível em: https://repositorio.ufscar.br/handle/ufscar/8649. Acessado em: 4 set. 2017.
30. Chicon JF, Sá MGCS, Fontes AS. Natação, ludicidade e mediação: a inclusão da criança autista na aula. Rev Sobama [Internet]. 2014;15(1):15-20. Disponível em: http://www2.marilia.unesp.br/revistas/index.php/sobama/article/view/3797. Acessado em: 21 set. 2017.
31. Quedas-Catelli C, Blascovi-Assis S, D'Antino ME. O transtorno do espectro autista e a educação física escolar: a prática do profissional da rede estadual de São Paulo. In: Atas – Investigação Qualitativa em Educação – CIAIQ2016. Porto – Portugal; 2016;1:88-97. Disponível em: http://proceedings.ciaiq.org/index.php/ciaiq2016/article/view/592. Acessado em: 21 set. 2017.

capítulo
5
Atividade física e deficiência auditiva

Prof. Ms. Antônio Carlos Pinheiro Gama de Almeida

INTRODUÇÃO

De acordo com dados do IBGE de 2000, 2,42% dos brasileiros apresentam algum grau de deficiência auditiva. Apesar desse elevado número de pessoas, apenas uma parcela delas consegue ter acesso à educação, ainda que a legislação atual preconize a inclusão dos alunos com deficiência nas escolas regulares.

A história da educação de pessoas com deficiência auditiva teve início no século XIX, graças a Eduard Huet, professor francês que chegou ao Rio de Janeiro em 1855. Recomendado por Droyn Louis, então ministro de Instrução Pública na França, e *Monsieur* Saint George, embaixador francês junto à Corte do Rio de Janeiro, Huet foi apresentado ao marquês de Abrantes como hábil educador de surdos. O marquês o apresentou ao imperador D. Pedro II, que concedeu facilidades para a fundação do primeiro educandário brasileiro para pessoas com deficiência auditiva, o embrião do atual Instituto Nacional de Educação de Surdos.

Alguns anos depois, em 1862, chegava ao Brasil Manoel de Magalhães Couto, professor habilitado pelo Instituto de Paris, convidado pelo marquês de Olinda para dirigir o instituto no Rio de Janeiro. Em 1867, foi promulgado o Decreto n. 4.046, que deu ao instituto um novo regulamento. O marquês de Olinda deu como finda a sua tarefa e remeteu o arquivo do instituto à Secretaria dos Negócios do Império.

No dia 23 de julho de 1913, foi lançada a pedra fundamental para a construção de um novo edifício na rua das Laranjeiras, onde o instituto foi definitivamente instalado em 1915. Trata-se hoje do único estabelecimento público mantido pelo Governo Federal no país.

Em São Paulo, apenas em 1956 foram criadas classes especiais para alunos com deficiência auditiva, dirigidas por professores especializados no já tradicional Instituto Nacional de Educação de Surdos (INES). Na capital paulista, o atendimento educacional àqueles com deficiência auditiva era realizado, desde 1955, no Instituto Educacional São Paulo (IESP), reconhecido oficialmente em 1958.

Em 1969, a administração e a manutenção do IESP passaram a ser responsabilidade da Fundação São Paulo, entidade mantenedora da Pontifícia Universidade Católica de São Paulo. Até hoje, tanto o INES, no Rio de Janeiro, quanto o IESP, em São Paulo, são centros de excelência na prestação de serviços aos indivíduos com deficiência auditiva.

ASPECTOS CONCEITUAIS

A deficiência auditiva caracteriza-se como a perda total ou parcial da capacidade de ouvir ou perceber sinais sonoros.

A deficiência auditiva é um problema desafiante para a educação especial. Interfere tanto na recepção quanto na produção da linguagem. Por conta da importância da linguagem em todas as dimensões do desenvolvimento, ser incapaz de ouvir e de falar é uma deficiência crítica que pode dificultar o ajuste social e acadêmico.

O nível de audição pode ser medido em decibéis (dB), unidade de avaliação de intensidade dos sons. A audição normal situa-se em 0 dB e são consideradas significativas as perdas acima de 30 dB. A partir daí é recomendado o uso de aparelhos de amplificação sonora. Quanto maior o número de decibéis necessários para que uma pessoa possa responder aos sons, maior a perda auditiva. A adaptação do ouvido ao aparelho e a resposta aos estímulos sonoros poderão caracterizar a criança como deficiente auditiva (a que discrimina os sons de uma fala graças ao uso do aparelho) ou como surda (a que não compreende os sons de uma fala, apesar do uso do aparelho). A Figura 1 ilustra o símbolo internacional da surdez.

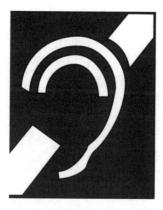

Figura 1   Símbolo internacional da surdez.

O ouvido e suas estruturas

O ouvido externo, como o próprio nome sugere, é uma parte visível do ouvido e constitui-se basicamente de três estruturas fundamentais: pavilhão auricular (funciona como um captador de sons), meato acústico externo (com a função de produzir cera e, dessa maneira, proteger o ouvido contra as sujeiras do ar) e o tímpano (que conduz as vibrações sonoras do ouvido externo para o médio).

O ouvido médio, constituído basicamente por três pequenos ossos – martelo, bigorna e estribo –, tem a função primordial de amplificar as informações sonoras trazidas pelo tímpano. Essas vibrações amplificadas são então conduzidas para o ouvido interno. Este, por sua vez, apresenta duas estruturas fundamentais: a cóclea, responsável pela transformação das vibrações em estímulos elétricos para o cérebro, e o aparelho vestibular, responsável pela detecção da posição da cabeça em todos os momentos. Quando o aparelho vestibular apresenta algum tipo de distúrbio, o equilíbrio da pessoa pode ser afetado. As principais estruturas componentes do ouvido humano são apresentadas na Figura 2.

Funções da audição para o ser humano

A audição, além da função básica de proporcionar aos indivíduos a possibilidade de receber e de interpretar sons externos, representa para o ser humano algo muito mais importante. A maioria das pessoas usa a visão para

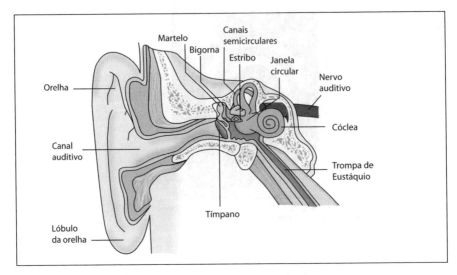

Figura 2   O ouvido humano e suas estruturas principais.

realizar a maior parte de sua comunicação com o mundo exterior. Entretanto, enquanto a visão possibilita um campo de apenas 180° de abrangência, a audição proporciona para o indivíduo um campo de 360°. Um exemplo claro que ilustra essa característica é a seguinte situação: se uma pessoa acena atrás de mim, sem emitir um único som, certamente eu não saberei que estou sendo chamado. No entanto, basta um único chamado audível para que eu possa identificar a informação, independentemente do lugar que essa pessoa estiver ocupando em relação ao meu posicionamento. Este fato nos leva a concluir que uma pessoa surda perde de certo modo uma gama de informações importantes, que podem inclusive colocá-la em alguma situação de risco. Se um carro buzina atrás de mim, eu posso ser alertado de que estou em uma situação de perigo, o que não seria possível para uma pessoa surda.

Outra função a ser destacada pela audição é a da avaliação de distâncias, embora a visão seja muito mais utilizada para este fim. Ao ouvir um estímulo sonoro, é possível, de certa maneira, estimar a qual distância ele foi emitido e de qual direção aproximada. As pessoas privadas da visão encontram na audição a grande ferramenta para auxiliá-las na estimativa de distâncias e na orientação de direções. Assim, os indivíduos com deficiência auditiva são, de certo modo, prejudicados nesse tipo de julgamento.

O desenvolvimento da audição no bebê

Estudos demonstram que a cóclea humana tem função adulta normal após a 20ª semana de gestação. Com efeito, a partir deste período o feto já pode ouvir e passa a construir sua memória auditiva. O feto escuta os sons internos da mãe durante pelo menos quatro meses. Alguns pesquisadores demonstraram recentemente que crianças com surdez congênita podem apresentar audição fetal normal. Porém, algumas horas antes ou depois do nascimento, a audição se degenera.

Após o nascimento, com quatro semanas, a criança já pode distinguir contrastes fonéticos em sinais sonoros, sendo que isso é medido por meio de mudanças no batimento cardíaco. Com três meses, os bebês atendem melhor a voz da mãe do que a voz estranha, até mesmo quando a voz da mãe está modificada por qualquer razão (p.ex., rouquidão). Aos seis meses, a criança já consegue diferenciar com mais facilidade a origem e a direção do som e evolui nesse sentido durante o primeiro ano de vida.

O primeiro uso de sons realizado pela criança ocorre de uma forma repetitiva e indica a época em que o sistema de *feedback* está efetivo. Aos dois meses, a criança começa a emitir alguns sons com maior frequência do que outros. Dos dois aos quatro meses, predominam as vogais. Aos cinco meses, inicia-se a sequência de consoante-vogal. O balbucio encerra-se aos seis meses de idade, aproximadamente, e, nos meses seguintes, tem-se um progresso indiferenciado na vocalização dos sons da fala. Especialmente nos casos de surdez congênita, é preciso que a criança sofra um processo de estimulação precoce no sentido do desenvolvimento da linguagem, a fim de que os prejuízos sejam minimizados.

CLASSIFICAÇÃO

Em virtude da complexa estrutura do ouvido, podem ser várias as razões da perda auditiva. Basicamente, são classificadas como condutivas ou sensório-neurais. A surdez condutiva é aquela em que se reduz a intensidade do som alcançado pelo ouvido interno. O distúrbio causador da surdez condutiva localiza-se no ouvido externo ou médio e interfere na capacidade de condução do som. Uma perda sensório-neural ou da percepção é causada por problemas do ouvido interno ou do nervo auditivo, que transmite o impulso ao cérebro; nesse caso, as implicações são mais complexas e podem afetar outras funções, como o equilíbrio, o que será detalhado mais adiante.

A perda auditiva é identificada pela mudança de limiar medida em dB, a partir da intensidade do som. A menos que o ouvido e a frequência sejam especificados, a magnitude de uma perda auditiva é definida por meio da média proporcional do limiar de tom puro em 500, 1.000 e 2.000 Hz, no melhor ouvido.

Boothroyd distingue quatro categorias de perda: leve, moderada, severa e profunda. A perda situada nos limiares entre 15 e 30 dB é considerada leve.[7] Uma perda auditiva leve e estável não terá necessariamente um efeito no desenvolvimento do indivíduo e o uso de aparelho auditivo raramente será necessário.

A perda auditiva moderada refere-se a limiares entre 31 e 60 dB. Sem intervenção, ela afeta e atrasa, mas não impede o desenvolvimento da fala e da linguagem. Com aparelho auditivo e modesta intervenção, a criança com perda auditiva moderada pode quase sempre se desenvolver normalmente.

Quando a perda auditiva tem limiares entre 61 e 90 dB, é considerada severa. Sem intervenção, ela pode impedir o desenvolvimento da fala e da linguagem. Com o uso de aparelho auditivo, uma intervenção maciça e precoce, além de um treinamento contínuo, a audição pode começar a ser a principal via para o desenvolvimento da fala e da linguagem, e algumas crianças poderão ter um desenvolvimento excepcional, quase normal.

A perda auditiva profunda está situada em limiares maiores que 90 dB. Com intensa intervenção, a fala e a linguagem poderão ocorrer, mas lentamente e com dificuldade. O papel da audição raramente será o de principal via para tal desenvolvimento.

Uma terceira classificação possível da deficiência auditiva diz respeito à época em que esta se manifestou. Caso esse fato tenha ocorrido antes do início do aprendizado da linguagem, a surdez é chamada de pré-lingual; caso tenha ocorrido depois, é conhecida como pós-lingual.

CAUSAS

Nem sempre é possível a identificação precisa da origem da perda auditiva. A ingestão de medicamentos inadequados tanto pela criança quanto pela gestante e a ocorrência de acidentes são algumas das causas.

Alterações da função auditiva presentes na fase de gestação são denominadas pré-natais. Podem ter origem genética ou serem adquiridas durante a via gestacional. As de procedência genética compreendem as aplasias, as síndromes e as anormalidades cromossômicas. As outras, adquiridas durante a gestação, devem-se a vários fatores, como infecção viral (rubéola materna), infecção bacteriana (sífilis adquirida por via transplacentária) ou distúrbios metabólicos.

As chamadas perinatais são adquiridas no momento do nascimento. Podem ser resultado de traumatismo no parto, anoxia neonatal ou doenças adquiridas através do canal vaginal, como sífilis e herpes.

As alterações auditivas pós-natais podem ou não decorrer de problemas genéticos e manifestar-se de maneira isolada ou associada a outras anormalidades. As de origem genética podem estar associadas a algumas síndromes, constituindo uma manifestação tardia. As de origem não genética devem-se a distúrbios inflamatórios de origem bacteriana ou viral, como sarampo, caxumba, herpes-zóster e meningite, entre as doenças mais comuns. Perdas auditivas induzidas por ruído ou por distúrbios metabólicos (como hipotireoidismo e diabetes) também podem ocorrer.

CARACTERÍSTICAS PRINCIPAIS

É importante diferenciar as crianças com perdas leves das que apresentam perdas severas ou profundas. As características de uma criança com perda auditiva leve são muito próximas das de uma criança normal. Já aquelas com perdas severas apresentam condições que geram problemas ligados à incapacidade de receber e expressar mensagens a partir do som. Tais problemas acarretam limitações da comunicação verbal com outras pessoas, bem como limitações progressivas no desenvolvimento normal da linguagem. Consequentemente, podem ocorrer problemas de ajuste pessoal nas áreas acadêmica, social e ocupacional.

O indivíduo com deficiência auditiva encontra dificuldades para se adaptar ao ambiente que o cerca e, muitas vezes, em decorrência disso, torna-se um pouco ansioso e impaciente, em especial quando não consegue se fazer entender. Algumas pessoas preferem certo isolamento social, evitando o contato com pessoas estranhas, demonstrando, às vezes, um grau de imaturidade. Alguns indivíduos que utilizam o aparelho auditivo, especialmente os modelos mais visíveis, revelam certo constrangimento em mostrá-lo.

Principalmente no caso da surdez pré-lingual, ou seja, aqueles indivíduos que adquiriram a deficiência antes do aprendizado da linguagem, existe uma dificuldade na formação e na abstração de conceitos, principalmente porque muitos desses conceitos em geral se formam de maneira verbal no inconsciente humano. Nesse caso, a informação visual é muito importante, e os conceitos devem ser absorvidos e memorizados dessa forma.

Muitas pessoas com surdez pré-lingual utilizam a Língua Brasileira de Sinais (Libras) para sua comunicação habitual. A Libras foi criada com o Instituto Nacional de Educação de Surdos, a partir de uma mistura entre a Língua Francesa de Sinais e a de gestos, já utilizada pelos surdos brasileiros. Porém, em 1880 em um congresso sobre surdez em Milão, foi proibido o uso da língua de sinais em todo o mundo, a partir da premissa de que a leitura labial seria mais adequada para a comunicação do surdo.

Em 1993 criou-se um projeto de lei que buscava regulamentar o idioma no país, mas apenas dez anos depois, em 2002, a Libras foi finalmente reconhecida como uma língua oficial do Brasil. A Libras, desde então, é reconhecida por lei como "meio legal de comunicação e expressão" (Lei n. 10.436/2002).

Essa conquista se somou a outras mais atuais, que sempre passaram pelo campo da legislação. Nos últimos anos não foram poucas as leis e recomendações que buscaram regulamentar aspectos da língua de sinais e da comunidade surda:

- 2004: lei que determina o uso de recursos visuais e legendas nas propagandas oficiais do governo;
- 2008: instituído o Dia Nacional do Surdos (26 de setembro);
- 2010: foi regulamentada a profissão de tradutor e intérprete de Libras;
- 2015: publicação da Lei Brasileira de Inclusão (Lei n. 13.146/2015), que trata da acessibilidade em áreas como educação, saúde, atendimento, cultura, trabalho etc.;
- 2016: a Anatel publicou resolução com as regras para o atendimento das pessoas com deficiência por parte das empresas de telecomunicações.

Embora fique claro que essa língua não possa substituir a portuguesa, a lei garante que todos os professores deverão ter acesso à Libras, a fim de facilitar o processo de inclusão de alunos com deficiência auditiva no sistema regular de ensino.

As implicações motoras e o equilíbrio

O ouvido interno aloja os órgãos sensoriais da audição e do equilíbrio que informam ao cérebro a posição da cabeça (se está se mexendo, em qual direção e com que intensidade). O cérebro recebe também informações vindas de receptáculos chamados proprioceptores, embutidos em vários músculos, articulações e tendões. Por exemplo, se estamos em pé movimentando a cabeça, além das informações recebidas pelo ouvido interno, o cérebro também decodifica que o restante do nosso corpo não está inclinado para a frente, pois os proprioceptores dos músculos e das juntas do pescoço informam que apenas o pescoço se mobilizou. Os olhos também têm papel importante na aquisição e manutenção do equilíbrio. O cérebro combina a imagem visual com a sensação emitida pelo ouvido interno. Em geral, os olhos confirmam o que os ouvidos detectam. Por exemplo, se os ouvidos internos sentem que o corpo está de cabeça para baixo, os olhos verão tudo de cabeça para baixo.

A dinâmica corporal do indivíduo com deficiência auditiva se adequa às informações emitidas pelos órgãos dos sentidos e, se bem exploradas, elas permitem ajustar o equilíbrio aos padrões de normalidade. Isso se torna mais visível a partir de estudos que nos dão conta de que os desníveis motores no indivíduo com deficiência auditiva podem vir a ser agravados caso haja uma conduta de isolamento da criança.

"Os sentidos subsistem e, em consequência, as funções que correspondem aos sentidos afetados são compensadas, ganhando-se um desenvolvimento parecido ao dos sujeitos normais. É a teoria da compensação" (Colin, 1980, p. 31).

Devemos considerar o conjunto de fatores que afetam o equilíbrio do portador de deficiência auditiva e, ainda na pré-escola, destinar especial atenção ao seu desenvolvimento, buscando melhoria constante, especialmente se levarmos em conta que, na ausência de comprometimentos de outra natureza, nada há que impeça definitivamente o desenvolvimento motor do indivíduo com deficiência auditiva. Importante ressaltar que a defasagem no equilíbrio ocorrerá sobretudo nos casos da surdez sensório-neural, em que o aparelho vestibular pode ser afetado.

Entretanto, além do equilíbrio, caso a criança com deficiência auditiva não seja precocemente estimulada, podem ocorrer outros prejuízos motores que devem ser levados em conta pelo professor. Alguns autores encontraram em suas pesquisas que as crianças surdas possuem uma velocidade de movimento inferior a de crianças normais, além de problemas de coordenação motora, ritmo e noção espaço-temporal. O que todos concordam, porém, é que essas sequelas podem ser amenizadas ou até eliminadas com a estimulação motora desde os primeiros meses de vida e com a introdução posterior de atividades físicas orientadas na fase escolar.

Schmidt,[28] comparando crianças surdas que estudavam em escolas especializadas no ensino para alunos com deficiência auditiva e crianças surdas da rede regular de ensino, encontrou que as primeiras demonstravam uma superioridade na sua aptidão física, tanto no que se refere à velocidade, quanto à força, à resistência e à flexibilidade. Esses resultados podem ser explicados pelo fato de que nas escolas regulares muitas vezes o professor dispensa o aluno com deficiência auditiva das aulas de educação física, ou então não sabe direito como lidar com esse aluno especial e o deixa abandonado durante as aulas. Já nas escolas especializadas os professores são treinados para lidar com esse tipo de aluno especial e podem, dessa maneira, potencializá-lo.

IMPLICAÇÕES NO PROGRAMA DE ATIVIDADES FÍSICAS

Não existem limitações ou adaptações maiores a serem feitas no que diz respeito a alunos com deficiência auditiva. As grandes prioridades do professor de educação física devem se ater às maiores defasagens dos alunos, que, nesse caso, são: o equilíbrio (estático e dinâmico), a coordenação motora geral, a noção espaço-temporal, a ansiedade, a sociabilização, o ritmo e a propriocepção.

Em decorrência dos problemas de equilíbrio dos indivíduos que apresentam distúrbios nos canais semicirculares, estes devem realizar algumas atividades, como subir em alturas elevadas, pular em trampolins acrobáticos e mergulhar em uma piscina, apenas se houver a supervisão de um responsável. O aluno com deficiência auditiva pode perfeitamente trabalhar o equilíbrio estático e dinâmico juntamente com as outras atividades de suas aulas de educação física regular, não sendo necessário realizar algum tipo de trabalho isolado mais específico.

A dica fundamental para se trabalhar com alunos com deficiência auditiva é potencializar a comunicação, utilizando para isso vários tipos de estratégias. Em primeiro lugar, é preciso que o ambiente no qual a aula será desenvolvida seja protegido do excesso de ruídos, a fim de que os alunos que possuem resíduos de audição possam potencializá-los. O professor deve também estimular a leitura labial, precisando para isto falar de frente para os alunos, de forma clara e tranquila.

Embora não seja necessário que o professor conheça todos os sinais utilizados na comunicação de indivíduos com deficiência auditiva, é interessante que saiba pelo menos o alfabeto e alguns sinais fundamentais. O uso destes sinais por parte do professor facilita a comunicação e agiliza os procedimentos durante a aula.

Ao se comunicar com pessoas com deficiência auditiva, o professor deve fazê-lo atentando para utilizar expressões faciais e corporais adequadas. Para aqueles que não escutam, essas expressões oferecem dicas de qual entonação se quer dar à frase, como alegria, espanto, raiva, comoção.

Caso a comunicação ainda esteja dificultada, o professor deve substituir as informações auditivas por outras visuais e/ou cinestésicas. O professor pode adaptar as pistas fornecidas, utilizando bandeiras ou cartões coloridos, desde que seu significado seja previamente combinado com os alunos. Caso o aluno não perceba a informação visual, o professor pode tocá-lo de uma forma que lhe passe algum tipo de instrução. Em último caso, principalmente para aqueles alunos pouco estimulados e no começo do processo das aulas de educação física, o professor pode escrever as instruções e utilizar esse procedimento até que consiga passar as informações para o aluno de uma forma mais independente. Após combinar as regras de uma determinada atividade proposta com os alunos, o professor deve evitar modificações constantes, a fim de que não se confundam as informações.

É importante o professor confirmar se os alunos entenderam a atividade proposta, pois muitos ficam inibidos de expor suas dúvidas. Caso não tenham compreendido todas as instruções, não se deve demonstrar impaciência, e sim buscar novos meios de passar a informação. Como o processo de comunicação com os alunos com deficiência auditiva pode ser mais demorado do que com alunos ouvintes, as turmas para as aulas de educação física devem ser reduzidas, a fim de que o professor possa atender dúvidas individualizadas.

Por causa de algumas complicações que certos tipos de lesões auditivas podem ocasionar, é importante o professor conhecer a causa, a época de manifestação e o grau da surdez de seus alunos. Para tanto, o ideal é obter informações com os pais, os responsáveis, os médicos e outros profissionais que lidam com o indivíduo. Sabendo das limitações e potencialidades do aluno, o professor certamente poderá implementar seu programa.

Além das possíveis adaptações no que diz respeito à comunicação, o professor de educação física deve estar atento às relações e interações dos alunos com deficiência auditiva. É muito benéfico aproveitar o espaço das aulas para estimular atividades em grupos, ainda que pequenos, a fim de propiciar a interação entre todos, inclusive entre indivíduos com deficiência auditiva e ouvintes. Se o professor mostrar para os alunos especiais o quanto eles são bem-vindos e conseguir manter sua motivação elevada, essa interação ocorrerá naturalmente. A educação física, de modo geral, pode ser uma ferramenta poderosa no processo de inclusão social daqueles com deficiência auditiva.

Com relação às habilidades motoras propriamente ditas, o professor pode incluir em suas rotinas de aula exercícios que estimulem o equilíbrio, trabalhando de forma estática, dinâmica ou invertida (p. ex., parada de mão). Todo o trabalho, no entanto, deve ser feito sob supervisão mais atenciosa quando se tratar de alunos com danos no aparelho vestibular. O uso da dança e de movimentos rítmicos é especialmente importante para o desenvolvimento motor do aluno com deficiência auditiva, como será analisado posteriormente neste capítulo. Por fim, podemos dizer que este aluno, assim como qualquer outro, tem anseios e merece atenção especial. Portanto, desde que o professor se sinta preparado, não existe qualquer barreira maior que o impeça de frequentar aulas de educação física comuns. E essa prática, inclusive, pode ser muito recomendável, principalmente se lembrarmos que o isolamento social costuma ser um traço muito característico desses indivíduos.

A dança aplicada ao indivíduo com deficiência auditiva

A relação entre dançar e perceber os sons de uma música é fundamental. É comum que as pessoas não familiarizadas com a deficiência auditiva julguem que os indivíduos nessa condição sejam incapazes de se aproveitar dessa relação, o que pode levar a distorções no trabalho, que passa a dar ênfase quase exclusiva à movimentação corporal, relegando à música o papel de coadjuvante. Temos montagens coreográficas que espelham apenas a possibilidade de o indivíduo com deficiência auditiva movimentar-se dentro de solicitações corporais, desconsiderando-se o que mais deveria ser evidenciado: sua real possibilidade de relacionar-se com a dança a partir de sua percepção pessoal dos sons em uma música.

A visão de dança aplicada à pessoa com deficiência auditiva defendida neste capítulo deve ter início na formação do profissional. É preciso que ele tenha conhecimento mínimo das potencialidades corporais diretamente relacionadas aos fundamentos básicos da dança. Requer-se também um grande compromisso entre aluno e professor: ambos devem ser sujeitos e agentes da mesma ação.

Outro fator crucial para o sucesso dessa atividade é sua articulação com os diferentes segmentos profissionais que atuam direta ou indiretamente com pessoas com deficiência. Um bom entrosamento interdisciplinar beneficia o desenvolvimento global dos portadores, considerando-se que a dança pode servir de estímulo e apoio para outras áreas.

Não devemos iniciar o trabalho considerando as limitações que se apresentam. Nossa tarefa é explorar o potencial corporal ilimitado da pessoa com deficiência auditiva, apoiado em suas possibilidades auditivas, que podem dar ao praticante uma boa condição de aproveitamento e percepção dos sons de uma música.

CONSIDERAÇÕES FINAIS

A importância da prática de atividades físicas por pessoas com deficiência auditiva vem crescendo muito nos últimos anos. Infelizmente, ainda são poucos os profissionais da área da atividade física que buscam desenvolver trabalhos com esta população.

Desenvolver a capacidade sensorial e motora da pessoa com deficiência auditiva irá ajudá-la na adaptação social, pois, ao se demonstrar habilidade, adquire-se respeito e, por consequência, ganha-se autoconfiança. Assim, ela poderá interagir com seu meio social de maneira segura e independente. Esses aspectos serão de grande valia para a pessoa com deficiência auditiva durante toda a vida. Afinal, sentir-se importante e capaz é fundamental para qualquer pessoa.

RESUMO

Embora a deficiência auditiva atinja elevado número de brasileiros, ainda são poucos os estabelecimentos de ensino e os profissionais devidamente preparados para recebê-los. Caracterizada como a perda parcial ou total da capacidade de conduzir ou perceber sinais sonoros, a surdez pode ser classificada de acordo com a gravidade da perda auditiva, o local da lesão ou a época em que surgiu.

Para os profissionais de educação física, cabe lembrar que a surdez pode afetar de forma negativa a percepção espaço-temporal, a noção de ritmo e o equilíbrio, especialmente nos casos de lesões no ouvido interno. Ainda há de se ressaltar a necessidade de explorar vias diferenciadas para garantir a eficiência da comunicação, como estímulos visuais e cinestésicos, além da expressão facial e corporal. Por fim, as atividades em grupo devem ser estimuladas, uma vez que as pessoas com deficiência auditiva, especialmente pela sua dificuldade na comunicação, veem-se normalmente em uma situação de isolamento social.

REFERÊNCIAS BIBLIOGRÁFICAS

1. Aberastury A, Knobel M. Adolescência normal. Porto Alegre: Artes Médicas; 1984.
2. Alexander G. Eutonia. São Paulo: Martins Fontes; 1983.
3. Baliero CR. O deficiente auditivo e a escola: relatos de algumas experiências. [Dissertação]. São Paulo: PUC; 1989.
4. Berge Y. Viver o seu corpo. Por uma pedagogia do movimento. São Paulo: Martins Fontes; 1986.
5. Bertherat T, Berstein C. O corpo tem suas razões – antiginástica e consciência de si. São Paulo: Martins Fontes; 1987.
6. Bevilacqua MC. Audiologia educacional: considerações sobre audição em crianças da 1a série do 1o grau escolar de escolas públicas. [Dissertação]. São Paulo; 1978.
7. Boothroyd A. Hearing aids, cochlear implants and profoundly deaf children. In: Owens E, Kessler DK. Cochlear implants in young deaf children. Boston: College Hill; 1989.
8. Boothroyd A. Profound deafness. In: Tyler RS. Cochlear implants: audiological foundations. Califórnia: Singular Publishing Group; 1993.
9. Bozzini ACA. Catálogo de entidades para atendimento de pessoas portadoras de deficiência do Estado de São Paulo.
10. Cervellini NGH. A criança deficiente auditiva e suas reações à música. São Paulo: Moraes; 1986.
11. Claro E. Método dança-educação física. Uma reflexão sobre consciência corporal e profissional. São Paulo: Cetec; 1988.
12. Colin D. Psicología del niño sordo. Barcelona: Toray Masson; 1980.
13. Ehrenfried L. Da educação do corpo ao equilíbrio do espírito. São Paulo: Summus; 1991.
14. Feldenkrais M. Consciência do corpo: como usar a mente no desempenho aeróbico. São Paulo: Gaia; 1990.
15. Fonseca V. Educação especial. Porto Alegre: Artes Médicas; 1987.
16. Gaiarsa JA. Couraça muscular do caráter (Wilhelm Reich). São Paulo: Ágora; 1984.
17. Gaiarsa JA. Futebol 2001. São Paulo: Summus; 1979.
18. Ken D. Corpomente. São Paulo: Summus; 1984.
19. Lemos E. Educação de excepcionais: evolução histórica e desenvolvimento no Brasil. [Livre-docência]. Rio de Janeiro: Universidade Federal Fluminense; 1981.
20. Maldonado MT. Comunicação entre pais e filhos: a linguagem do sentir. Petrópolis: Vozes; 1986.

21. Montagu A. Tocar: o significado humano da pele. São Paulo: Summus; 1988.
22. Nidelcoff T. A escola e a compreensão da realidade. São Paulo: Brasiliense; 1979.
23. Parker S. O ouvido e a audição. São Paulo: Scipione; 1989.
24. Perelló J, Tortosa F. Surdomudez. Barcelona: Editorial Científico Médica; 1972.
25. Quirós JB, Gueler FS. La comunicación humana y su patología. Córdoba/Buenos Aires: Casa Ares; 1966.
26. Samples B. Mente aberta mente integral: uma visão holonômica. São Paulo: Gaia; 1987.
27. Schilder PA. A imagem do corpo: as energias construtivas da psique. São Paulo: Martins Fontes; 1981.
28. Schmidt S. Hearing-impaired students in physical education. Adapted Physical Activity Quarterly. 1985;2:300-6.
29. Shinyashiki R. A carícia essencial: uma psicologia do afeto. São Paulo: Gente; 1989.
30. Silveira Bueno JG. Educação especial brasileira: a integração/segregação do aluno diferente. [Doutorado]. São Paulo: PUC; 1991.
31. Stokoe P. Expression corporal – guia didáctica para el docente. Buenos Aires: Ricord; 1978.
32. Telford CW, Sawrey JM. O indivíduo excepcional. Rio de Janeiro: Zahar; 1976.
33. Valverde RL. Relatos de professores sobre as mudanças metodológicas em uma escola para deficientes auditivos. [Dissertação]. São Paulo: PUC; 1992.
34. Viscott D. A linguagem dos sentimentos. São Paulo: Summus; 1982.
35. Weil P. O corpo fala: a linguagem silenciosa da comunicação não verbal. Petrópolis: Vozes; 1986.
36. Zecker I (org.). Adolescente também é gente. São Paulo: Summus; 1984.

capítulo
6

Atividade física e a lesão da medula espinhal

Profª. Drª. Márcia Greguol
Profª. Drª. Maria Tereza Silveira Böhme

INTRODUÇÃO

Até algumas décadas atrás, as pessoas que adquiriam uma lesão da medula espinhal estavam destinadas ao abandono e a uma vida praticamente vegetativa. A expectativa de vida dos indivíduos era baixa, e muitos morriam em decorrência de infecções diversas ou por outros problemas advindos do sedentarismo.

Após a Segunda Guerra Mundial, com o advento dos antibióticos e dos tratamentos de reabilitação, o quadro de óbitos precoces de indivíduos com lesão da medula espinhal mudou. Quando tratados, esses indivíduos não morrem mais na fase aguda. Por meio de uma reabilitação bem planejada e assistida, as sequelas da lesão tendem a ser reduzidas, proporcionando ao indivíduo a possibilidade de uma vida mais autônoma e com mais qualidade.

Uma lesão na medula afeta o indivíduo em vários níveis, incluindo seus sistemas corporais e suas atividades sociais. Muitos exibem comportamento sedentário, o que acaba por agravar algumas sequelas e levá-los a quadros de debilidade física e psíquica. Assim, reverter este comportamento sedentário é fundamental para a melhora do quadro, além de proporcionar diversos benefícios para a saúde de modo geral.[1]

Atualmente é possível encontrar diversas opções de programas de atividades físicas e esportivas para pessoas com lesão da medula espinhal. Seja com o foco na reabilitação, melhora da condição física ou rendimento competitivo, o fato é que cada vez mais pessoas com lesão medular aprimoram sua qualidade de vida e autonomia por meio da prática da atividade física.[2]

Neste capítulo, analisaremos inicialmente algumas condições gerais impostas por uma lesão da medula espinhal. Em seguida, serão levantados aspectos da atividade física adaptada para indivíduos nessas condições, bem como os possíveis benefícios advindos dessa prática.

ASPECTOS CONCEITUAIS

A coluna vertebral é uma estrutura de sustentação composta por corpos ósseos divididos em cinco regiões, a saber: cervical, composta por sete vértebras; torácica, doze vértebras; lombar, cinco vértebras; sacral, cinco vértebras; e coccígena, formada pela fusão de quatro a cinco vértebras. Protegida pela estrutura da coluna, encontra-se a medula espinhal, ao longo de seu eixo crânio-caudal. Dessa forma, a medula espinhal, parte integrante do sistema nervoso central, é uma coluna canelada de cerca de 45 cm de comprimento e 1 cm de diâmetro (apesar de o diâmetro ser consideravelmente reduzido nos níveis inferiores); é constituída por 31 pares de nervos espinhais (oito cervicais, doze torácicos, cinco lombares, cinco sacros e um coccígeno), que provêm da medula espinhal e saem do canal vertebral por meio de forames (Figura 1).

As principais funções da medula espinhal são prover um centro para ações reflexas e atuar como um canal por onde os impulsos transitam, indo ou vindo do cérebro. A medula não se regenera após ter sofrido uma lesão, e as funções motoras e sensitivas permanecem comprometidas.[4]

Lesões da medula espinhal podem ser definidas como condições adquiridas, resultantes de uma lesão da vértebra e/ou dos nervos da coluna vertebral. Essas condições quase sempre estão associadas a algum grau de paralisia por causa dos danos à medula espinhal. Em alguns casos traumáticos, podem ocorrer apenas lesões ósseas na coluna, nas quais acontece uma fratura no corpo vertebral. Se o canal medular não for atingido, esse tipo de lesão não acarretará maiores sequelas para o indivíduo. Caso a medula seja afetada, a lesão é denominada neurológica e, nesse caso, as funções dos sistemas motor (movimentos), sensorial (sensibilidade) e autônomo são atingidas. Entre os

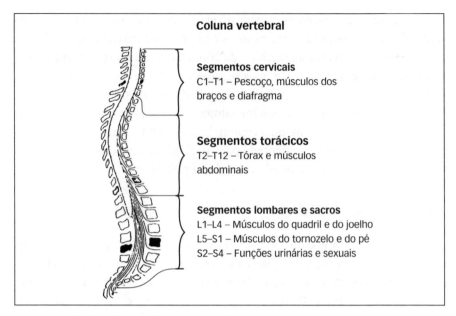

Figura 1   Anatomia da coluna vertebral (adaptada de Winnick).[3]

eventos controlados pelo sistema autônomo encontram-se os batimentos cardíacos, a pressão arterial, a regulação da temperatura, a circulação, a digestão e as funções intestinais, urinárias e sexuais. Assim, o grau de paralisia será determinado em função do local da lesão na coluna e do número de fibras que são subsequentemente destruídas.[5]

As lesões da medula espinhal causam danos em uma região em particular; o tamanho da lesão varia dependendo de sua causa e severidade. A função é perdida tanto por causa da morte das células na região quanto pela interrupção das fibras nervosas que carregam as informações aferentes e eferentes.

Somente a partir de uma análise aprofundada do tipo específico de lesão é que podemos traçar metas relacionadas ao processo de reabilitação e às sessões de atividades físicas adequadas. O impacto real da lesão da medula espinhal é mais bem compreendido quanto:

- Aos músculos que ainda podem ser usados.
- À quantidade de força desses músculos.
- Ao que pode ser feito por esses músculos, funcionalmente, em termos de movimentos e de habilidades motoras.

Para a prática de atividades físicas e esportivas, é determinante que se conheça muito bem o nível de lesão do indivíduo, a fim de que seja possível inferir se ele foi ou não bem reabilitado. Apenas devem praticar esportes de rendimento aqueles indivíduos que já se encontram no estágio final do processo de reabilitação após a lesão.

CLASSIFICAÇÃO

Quanto à severidade da paralisia, a lesão da medula espinhal pode ser classificada como completa, quando ocorre secção completa da medula e não existe nenhuma função sensitiva ou motora abaixo do nível da lesão, e incompleta, quando a secção da medula é parcial e existem as funções residuais de motricidade e de sensibilidade, e a possibilidade de retorno progressivo da função muscular. As lesões completas acarretariam perdas totais da contração muscular voluntária (paralisias ou plegias), enquanto as incompletas resultam em perdas parciais dessas capacidades (paresias).

Dependendo do nível da lesão da medula espinhal, as perdas de função serão mais ou menos limitantes. De modo geral, as lesões com acometimento nos níveis nerológicos cervicais são denominadas tetra (tetraplegias, para as completas, e tetraparesias, para as incompletas) e levam à perda funcional, parcial ou total, dos membros inferiores e superiores. Já as lesões a partir da 1ª vértebra torácica são denominadas para (paraplegias, para as completas, e paraparesias, para as incompletas) e levam a restrições dos membros inferiores e possivelmente de parte tronco. Sua descrição é definida pelo segmento medular e nervos envolvidos das regiões cervical, torácica, lombar ou sacral, e pelo grau do agravo neurológico, completo ou incompleto, por meio de normas internacionais de classificação neurológica para LM redigidas pela Associação Americana de Lesão Medular – American Spinal Injury Association – ASIA (Jacobs; Nash, 2004).[6]

A área mais comum de lesão situa-se entre as vértebras T12 (a 12ª torácica) e L1 (a 1ª lombar), sendo que esta é a região mais móvel da coluna vertebral. Uma lesão completa entre as referidas vértebras resulta em paralisia bilateral dos membros inferiores, porém resta a boa manutenção do equilíbrio e a força de tronco.[7] A Figura 2 ilustra os níveis neurológicos das lesões e a respectiva função motora e sensitiva. Observa-se que, quanto mais alto o nível da lesão na medula espinhal, maiores os comprometimentos de função.

As lesões completas da medula no nível das duas primeiras vértebras cervicais (atlas e axis) têm, em geral, como consequência a morte do indivíduo por paralisia do nervo frênico, já que ocorre parada respiratória. As lesões na 3ª vértebra cervical permitem a sobrevida do indivíduo, entretanto causam graves restrições respiratórias e, em geral, é possível sobreviver apenas com o uso de respiradores artificiais. Nesses casos, a atividade física torna-se extremamente limitada, e restringe-se principalmente a atividades passivas para a manutenção da amplitude articular e da boa circulação sanguínea.[8]

As lesões ocorridas no nível C4, embora provoquem sequelas muito limitantes, permitem que o indivíduo pratique algum tipo de atividade física de forma ativa. O indivíduo com lesão nesse nível possui controle dos músculos do pescoço e do diafragma e não precisa de aparelhos para auxiliar na respiração. No caso de lesões completas, são indicadas cadeiras motorizadas, a fim de oferecer mais autonomia para a pessoa. Já nas lesões em C5, além dos músculos do pescoço, parte da musculatura do ombro e o bíceps apresentam função, o que permite que o indivíduo impulsione uma cadeira de rodas convencional. Além disso, é possível realizar flexão do cotovelo e atividades que exijam maior vigor respiratório, como a natação.

No nível C6, toda a musculatura do ombro mantém sua função, assim como os extensores do punho. O indivíduo nesse nível de lesão consegue realizar a abdução e a flexão dos ombros e a extensão dos punhos, com possibilidade de segurar objetos, ainda que de forma fraca. No nível C7, além da musculatura anteriormente citada, apresentam-se funcionais o tríceps e os extensores e flexores dos dedos, o que permite ao indivíduo acometido segurar objetos com mais força, além de estabilizar melhor os braços. Já no nível C8, o indivíduo passa a ter flexão também das falanges distais.

No primeiro nível de paraplegia (T1), todos os músculos dos membros superiores apresentam-se funcionais, além de alguns da parte superior do tronco, e o indivíduo já apresenta força de preensão manual normal. Apesar disso, ainda nesse nível de lesão ocorre falta de estabilidade no tronco e de resistência respiratória, já que parte da musculatura envolvida no processo de respiração não é funcional.

Tratando-se de paraplegias, as lesões no nível T6 preservam toda a mobilidade e a sensibilidade da parte superior do tronco, fornecendo maior estabilidade e resistência respiratória. O indivíduo com lesão nesse nível consegue erguer objetos mais pesados e de forma mais independente; também é possível impulsionar a cadeira de rodas por grandes distâncias de modo independente. As lesões ocorridas em T12 possibilitam o funcionamento parcial dos músculos abdominais e dos músculos da parte inferior das costas. Nesse nível, o indivíduo apresenta grande estabilidade do tronco e boa resistência respiratória, porém locomove-se principalmente em cadeira de rodas. Já os indivíduos com lesão em L4 conseguem caminhar independentemente com o auxílio de bengalas ou muletas, pois apresentam o quadríceps e o iliopsoas funcionais, bem como a musculatura lombar. Por fim, os indivíduos com lesões sacrais caminham de forma independente e podem fazê-lo sem o uso de muletas, porém, é necessário muitas vezes que utilizem órteses nos tornozelos ou nos pés. Nesse nível, já apresentam os músculos isquiotibiais funcionais.

CAUSAS

A principal causa de lesões medulares nas diversas regiões do Brasil eram, até há alguns anos, os acidentes automobilísticos. Hoje no entanto, o triste avançar da violência faz com que em algumas cidades brasileiras as principais causas das lesões medulares sejam acidentes com armas de fogo ou armas brancas. Os acidentes automobilísticos e os mergulhos vêm em seguida, juntamente com as quedas, as lesões em esportes e alguns tipos de doenças (tumores, infecções e distúrbios vasculares). Alguns dados estatísticos revelam que grande parte dos traumas que causam a lesão medular acontece com homens jovens, na faixa dos 18 aos 25 anos.[9] Para esse grupo, as principais causas são acidentes com armas de fogo, acidentes automobilísticos e mergulhos em locais rasos.

No caso das lesões provocadas por traumas, muitas vezes, as sequelas mais severas poderiam ser evitadas se os cuidados necessários fossem tomados. Por exemplo, em muitos casos, ao deparar com uma pessoa acidentada na rua, nosso primeiro impulso é querer socorrê-la e transportá-la ao hospital mais próximo. Entretanto, caso tenha ocorrido fratura em alguma vértebra da coluna e a pessoa seja transportada de forma inadequada, isso poderá acarretar danos irreversíveis à medula espinhal. O procedimento correto, ao encontrar uma pessoa acidentada, é chamar o resgate competente, cujos profissionais treinados saberão imobilizar e transportar o indivíduo de forma mais apropriada. Se a pessoa correr risco eminente de morte e o resgate for difícil, devemos saber que quaisquer movimentos da cabeça, tanto para a frente como para trás, ou para os lados, podem desencadear uma lesão medular no caso de fratura de vértebra. O ideal é que pessoas treinadas imobilizem a vítima, evitando assim sequelas mais severas.

CARACTERÍSTICAS PRINCIPAIS

Como as funções neurovegetativas são regidas por centros medulares e encefálicos, nas lesões da medula espinhal são comuns distúrbios de diversas funções do organismo.[5,7] O conhecimento de certas sequelas funcionais das lesões e de suas implicações na prática de atividades físicas e esportivas torna-se imprescindível em face das alterações de ordem neurofisiológica. No caso de desconhecimento, o risco seria muito grande, pois os praticantes ficariam expostos a fraturas ou mesmo a sérias sobrecargas cardiovasculares. Todos esses efeitos devem ser cuidadosamente analisados, para que interfiram o mínimo possível na vida diária e atlética do indivíduo com lesão da medula espinhal. Algumas das sequelas mais comuns que devem ser levadas em conta pelo profissional de educação física são:

a) Espasticidade: indivíduos em cadeira de rodas, em especial aqueles com lesões acima de T6, geralmente apresentam um tônus muscular elevado, denominado espasticidade, no tronco e nas pernas. Os indivíduos podem também experimentar espasmos ou respostas da massa muscular flexora ou extensora, geradas por mudanças de posição, por movimentos repentinos ou por estímulos externos. A espasticidade, quando severa, pode ser tratada com medicamentos ou até mesmo procedimentos cirúrgicos. A espasticidade pode interferir no desempenho de atividades físicas, porém as pessoas com lesão da medula espinhal podem encontrar posições e técnicas que minimizam esses efeitos. Muitos realizam alongamentos ou mesmo mantêm-se em repouso e logo o espasmo cessa e torna-se possível iniciar a atividade.
b) Redução da ventilação pulmonar e infecções respiratórias: indivíduos com lesão da medula espinhal cervical ou torácica alta (até T2) são especialmente suscetíveis a infecções respiratórias, como a pneumonia, geralmente por causa do déficit da função da musculatura respiratória e abdominal, o que dificulta a inspiração completa. Fumar aumenta ainda mais os riscos dessas enfermidades. As lesões até a altura da segunda vértebra torácica (T2) provocam redução na ventilação pulmonar. É importante observar

que indivíduos com lesões da medula espinhal em diferentes níveis conseguem, mediante treinamento físico regular, obter resultados de elevada excelência esportiva. Apesar disso, é fundamental o profissional de educação física e esporte ter em mente que os indivíduos tetraplégicos, em especial, terão dificuldades com a resistência respiratória no início da prática de atividades físicas, o que pode ser aprimorado com o treinamento constante.

c) Termorregulação: é uma das funções do sistema neurovegetativo (sistema nervoso autônomo), o qual compreende a porção simpática e a parassimpática. Em consequência disso, as lesões da medula espinhal provocam a disfunção do sistema de regulação térmica. Por exemplo, o indivíduo com lesão da medula espinhal pode apresentar dificuldades em responder a situações de temperaturas elevadas por não conseguir uma sudorese ou uma vasodilatação suficiente; essa situação poderia levá-lo rapidamente a um estado de hipertermia. O contrário também é verdadeiro, já que o indivíduo com lesão da medula espinhal tem dificuldades em responder com tremores ou com vasoconstrição à situação de temperaturas baixas, podendo entrar em um estado de hipotermia. Por essa razão, recomenda-se evitar ambientes muito quentes ou frios para a realização das atividades físicas. Também é importante verificar a hidratação constante dos atletas e o uso de vestimentas adequadas, que permitam uma boa evaporação do suor produzido.

d) Úlceras (escaras) de decúbito: as escaras de decúbito são regiões necrosadas de pele e tecido subcutâneo, provocadas por pressão prolongada. Se não tratadas, essas úlceras podem infeccionar gravemente, atingindo inclusive os ossos. Quando o indivíduo fica por longos períodos deitado ou sentado na mesma posição, determinadas áreas do corpo acabam sofrendo pressão constante, o que pode levar à formação desses sérios ferimentos. Por isso, é de grande importância que o indivíduo com lesão da medula espinhal desenvolva um nível de força nos membros superiores tal que lhe permita mudar constantemente de posição na cadeira de rodas, erguendo-se durante cerca de cinco segundos, pelo menos, a cada trinta minutos. Almofadas à base de gel também podem colaborar para a prevenção das úlceras.

e) Incontinência urinária e distúrbios esfincterianos: com a lesão da medula espinhal, o indivíduo pode perder o controle voluntário sobre a bexiga, de modo que esta passa a se esvaziar automaticamente toda vez que seu enchimento atingir certo volume. A bexiga neurogênica pode levar por outro lado o indivíduo a ter problemas em esvaziá-la, tornando-o mais vulnerável a infecções urinárias. Outro distúrbio que também pode ocorrer é a retenção das fezes ou, ainda, sua eliminação involuntária. O ideal é conversar com o aluno com tais problemas e orientá-lo para esvaziar a bexiga antes da prática da atividade física, especialmente quando esta for realizada em piscina. Também é importante que o indivíduo se acostume a evacuar em um horário regular todos os dias, a fim de que não ocorra nenhuma situação constrangedora durante a prática de atividades físicas ou esportivas.

f) Disreflexia autonômica: é um processo reflexo de hiperativação do sistema nervoso simpático, verificado sobretudo em indivíduos com lesões na medula espinhal no 6° nível torácico ou acima. A ocorrência da disreflexia geralmente está associada ao esvaziamento inadequado da bexiga ou dos intestinos e pode provocar cefaleia e automento abrupto da pressão arterial. Para evitá-la, é importante verificar se existe qualquer fator que esteja provocando desconforto ao indivíduo e buscar eliminá-lo ou ao menos amenizá-lo.

g) Distúrbios no retorno venoso e osteoporose: a ausência de contração muscular voluntária abaixo do nível da lesão da medula espinhal pode provocar uma perda de massa óssea progressiva, por dificuldade na absorção de cálcio. Além disso, essa falta de contração muscular nos membros inferiores dificulta em parte o retorno do sangue para o coração, prejudicando de um modo geral a circulação sanguínea, podendo afetar a pressão arterial do indivíduo. É comum a ocorrência de fraturas nos membros inferiores de indivíduos com lesão da medula espinhal sem contração muscular voluntária nessa região, sobretudo em decorrência de quedas da cadeira de rodas. É preciso que o profissional de educação física e esporte atente para esse fato, já que os indivíduos não possuem sensibilidade nessa parte do corpo. Quanto à circulação sanguínea, é necessário orientar o aluno para que realize movimentos passivos com os pés e as pernas, como a circundução dos pés e a flexão e extensão dos joelhos, a fim de que o retorno venoso seja facilitado. Outras estratégias que colaboram com o processo de retorno venoso são realizar atividades na água e o ato de colocar os membros inferiores em uma posição mais elevada quando possível, como em cima de uma almofada ao deitar-se, por exemplo.

h) Prejuízos à sensibilidade: a lesão da medula espinhal acarreta déficits na sensibilidade por possíveis danos à via aferente. Essa perda da sensibilidade requer que o profissional de educação física e esporte esteja atento a quaisquer condições que exponham seus alunos ou atletas a riscos de lesões nos membros afetados, uma vez que os indivíduos em muitas situações não terão a percepção imediata de que se lesionaram.

i) Problemas de ajustes psicossociais: talvez maiores do que a limitação evidente na locomoção, as mudanças no âmbito psicológico e social impostas pela lesão da medula espinhal costumam restringir de forma mais contundente a readaptação do indivíduo. As dificuldades mais comuns são os problemas com a autoestima, as mudanças negativas na autoimagem e o sentimento de menos valia. Essa situação em muito inibe a reinserção social do indivíduo após a lesão da medula espinhal. Aceitar a nova condição do corpo é sempre um processo longo e difícil, mas que certamente é facilitado pelo acesso às informações apropriadas e à noção de que, com treinamento adequado, é possível restabelecer uma vida plena, saudável e com ampla oportunidade de novas experiências. À sociedade, de um modo geral, também são necessárias maiores informações sobre as reais limitações e, especialmente, sobre as grandes possibilidades dos indivíduos nessa condição.

Poliomielite

Também conhecida como paralisia infantil, é provocada por uma infecção de origem viral, a qual afeta as células do corno anterior da medula espinhal, responsáveis pela motricidade. A sensibilidade nesse caso não é prejudicada. A doença, em geral, manifesta-se nos primeiros anos de vida, e as sequelas variam em cada caso, podendo muitas vezes inexistir. Caso as células motoras da medula sejam destruídas, a sequela será irreversível e acarretará uma paralisia flácida em um ou mais membros. A poliomielite é uma doença erradicada na maioria dos países, pois existe vacina disponível para evitá-la.

Apenas a minoria dos casos de poliomielite obriga o indivíduo a se locomover em cadeira de rodas. Quando a sequela existe, é possível quase sempre caminhar de forma independente. Se apenas uma perna é acometida, no entanto, o uso de órteses compensatórias se faz necessário, caso contrário o indivíduo pode adquirir uma escoliose grave. Também nesse caso é possível que o membro afetado apresente perda de massa óssea e certo grau de fraqueza muscular. Dessa forma, o professor deve estar atento às atividades que acarretem quedas ou choques.

Espinha bífida

Em alguns casos, os danos à medula espinhal podem ter origem congênita. A espinha bífida é uma condição congênita, provocada pelo não fechamento de dois ou mais arcos vertebrais durante a formação da coluna vertebral na gestação. Quando a malformação ocorre na coluna vertebral, o material interno pode extravasar e causar danos neurológicos. Existem três classificações para os casos de espinha bífida, como ilustra a Figura 2.

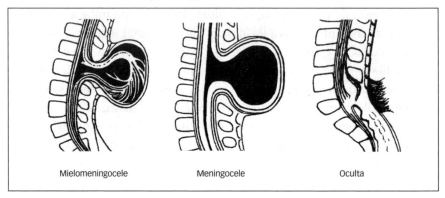

Figura 2 Os três tipos de espinha bífida (adaptada de Winnick).[3]

a) Mielomeningocele: é o caso mais comum e também o mais grave de espinha bífida, em que ocorre extravasamento do canal medular e, consequentemente, uma perda parcial ou total das funções motoras e sensitivas abaixo do nível da lesão.
b) Meningocele: é semelhante à mielomeningocele, porém menos grave, já que ocorre o extravasamento apenas da membrana que cobre o canal medular.
c) Oculta: é o tipo mais raro e também o menos grave. Nesse caso, apesar do defeito na formação dos corpos vertebrais, não ocorre extravasamento de material do canal medular.

Nos dois últimos casos de espinha bífida é possível, por meio de procedimento cirúrgico, impedir que o indivíduo desenvolva quaisquer sequelas durante sua vida. A incidência dessa malformação é de cerca de duas crianças para cada mil nascidas vivas. Infelizmente, 80% dos casos são de mielomeningocele, ou seja, do tipo mais grave. Alguns casos de mielomeningocele também podem ser agravados pela presença de hidrocefalia, ocorrendo um aumento na pressão intracraniana, sendo necessário um constante processo de drenagem do excesso de líquido cefalorraquidiano.

No caso particular da mielomeningocele, é comum a presença de algumas sequelas na criança, como desvios posturais, fraqueza dos ossos, obesidade, distúrbios urinários, escaras de decúbito, entre outros. Por se manifestar desde o momento do nascimento, a mielomeningocele interfere diretamente no crescimento da criança, provocando deformidades ósseas e atrofias musculares. Emocionalmente, as crianças nessa condição tendem a aceitar melhor sua restrição motora, sobretudo pelo fato de o problema ser congênito. As principais modificações que devem ser feitas nas aulas de educação física para crianças com mielomeningocele são a ênfase maior nos membros superiores e a adaptação das atividades à cadeira de rodas. No mais, os objetivos dessas crianças devem ser os mesmos das outras sem restrições motoras.

Aspectos morfológicos e neuromusculares dos indivíduos com lesão da medula espinhal

Entre as sequelas causadas pelas lesões da medula espinhal estão incluídas as modificações em relação à composição corporal e a algumas variáveis neuromusculares dos indivíduos. Apenas recentemente buscou-se pesquisar os aspectos morfológicos de indivíduos com lesão da medula espinhal e, ainda hoje, existe uma grande dificuldade em se desenvolver métodos próprios para essa população. Outro problema quanto à composição corporal são os valores padronizados para classificar os indivíduos como eutróficos ou obesos. Tais indicativos são elaborados com base nos resultados obtidos por pessoas sem restrições motoras e sua utilização se torna muitas vezes inadequada para aquelas com lesão da medula espinhal.

A imobilização gerada pela lesão da medula espinhal nos membros afetados conduz a uma série de mudanças na composição corporal, como redução do conteúdo mineral ósseo, da massa muscular e da água corporal, além do aumento concomitante na concentração de gordura. Essas mudanças na composição corporal normalmente são associadas com anormalidades no metabolismo, por exemplo, maior predisposição a dislipidemias e resistência à insulina.[10]

Após adquirir uma lesão na medula espinhal, o indivíduo experimenta uma rápida atrofia de sua massa muscular não funcional abaixo do nível da lesão. A impossibilidade de mobilizar as fibras musculares causa sua atrofia e também um maior acúmulo de gordura na região paralisada. Além disso, a ausência de contração muscular voluntária na região também acarreta a diminuição da absorção de cálcio e a possível perda de massa óssea. Essas condições somadas levam a uma modificação na composição corporal dos indivíduos com lesão medular.

Quanto mais elevado o nível de lesão, maiores serão as mudanças morfológicas nos indivíduos. Por não apresentar mobilidade em uma grande parte do corpo, essas pessoas com lesão consequentemente terão tendência a maior acúmulo de gordura e menor proporção de massa magra (muscular e óssea). As medidas antropométricas de dobras cutâneas e perímetros são úteis a fim de se inferir sobre a possível distribuição de gordura corporal. Técnicas como bioimpedância, pletismografia, pesagem hidrostática, soma de dobras, entre outras, são utilizadas como meios para a determinação da composição corporal de pessoas com lesão da medula espinhal. Contudo, a simples adaptação desses métodos não elimina o erro natural em que se incorre quando não se leva em consideração a elevada porcentagem de gordura que tais indivíduos certamente apresentarão nos membros inferiores e na região do tronco abaixo do seu nível de lesão. Por essa razão, a tendência atual dos pesquisadores na área de atividade física e esportes adaptados é a de buscar validar métodos que possam predizer com maior realidade a composição corporal de pessoas com lesão da medula espinhal, bem como elaborar parâmetros de referência de porcentagem de gordura e de massa magra específicos para essa população.

Na tentativa de propor uma equação que determinasse a densidade corporal de pessoas com lesão da medula espinhal, Bulbulian et al.[11] realizaram a pesagem hidrostática de 22 jogadores de basquetebol em cadeira de rodas com níveis de lesão entre T1 e L2. Após tentar estabelecer correlações com diversas outras equações, os autores encontraram um coeficiente de correlação 0,95 para a seguinte equação antropométrica:

Densidade corporal = 1,09092 + 0,00296 (diâmetro torácico, em centímetros) – 0,00072 (dobra subescapular, em milímetros) – 0,00182 (circunferência abdominal, em centímetros) + 0,00124 (circunferência da panturrilha medial, em centímetros).
(Erro padrão de estimativa = 0,0064).

Importante observar que esta equação vale apenas para os atletas paraplégicos do sexo masculino e que sua extrapolação para outras populações depende de mais estudos. Costa, Greguol e Böhme[12] procuraram validar essa mesma equação em atletas de basquetebol paraplégicos brasileiros e não obtiveram resultados expressivos. A correlação encontrada entre os valores da pesagem hidrostática e os da equação foi baixa (r = 0,35), e o erro padrão de estimativa foi muito elevado (epe = 0,0099).

No entanto, os estudos atualmente têm priorizado a utilização de técnicas de determinação da composição corporal segmentares, com destaque para a densitometria por dupla emissão de raios-X (DEXA).[10,13] A grande vantagem do método, além da precisão, é a possibilidade de se obter dados relativos à porcentagem de gordura no tronco, membros superiores e membros inferiores. Dessa maneira, torna-se possível compreender com mais facilidade as modificações na composição corporal que possivelmente podem ser atribuídas à lesão da medula espinhal e aquelas que são decorrentes de outros fatores, como dieta ou prática de atividade física.

Com relação a outros aspectos da aptidão física, a lesão da medula espinhal também pode acarretar prejuízos, em especial na resistência respiratória. Realizando testes de VO_2máx na cadeira de rodas ou em cicloergômetro para os membros superiores, pessoas com lesão na maioria das vezes obtêm resultados inferiores aos das sem lesão. Especialmente nos casos de tetraplegia, os indivíduos certamente apresentarão resultados inferiores aos daqueles sem limitações motoras. Esse fato justifica ainda mais a importância de se propor padrões específicos para classificar essa população especial.[10]

Outro ponto que pode ser observado é o possível déficit de força em indivíduos com lesão da medula espinhal. No entanto, é fundamental compreender se a perda de força em determinado grupo muscular ocorre em função de lesão neurológica ou da falta de atividade física. Estudos utilizando dinamômetros isocinéticos, *handgrip* ou outros testes de campo demonstraram que indivíduos com lesão da medula espinhal, quando avaliados os grupos musculares não afetados pela lesão, apresentam níveis de força máxima, potência e resistência muscular localizada semelhantes aos de indivíduos sem deficiência.[14] Os resultados apontam ainda a importância da prática regular de atividade física, uma vez que sujeitos fisicamente ativos exibiram níveis mais elevados de força, o que provocou repercussões positivas diretamente sobre a autonomia funcional e a qualidade de vida.[15]

Dessa maneira, podemos concluir que a lesão da medula espinhal traz ao indivíduo uma série de sequelas, que podem ser amenizadas ou até superadas totalmente com a inclusão da atividade física como hábito frequente de vida. Tanto a composição corporal quanto as capacidades motoras melhoram com o treinamento constante e podem, em muitas situações, superar vários limites impostos pela deficiência. É importante que alunos e atletas nessa condição sejam constantemente avaliados, a fim de que não subestimemos suas potencialidades.

IMPLICAÇÕES NO PROGRAMA DE ATIVIDADES FÍSICAS

Foi apenas nas últimas décadas que alguns profissionais apostaram na ideia de ajudar pessoas com lesão da medula espinhal por meio de atividade física. Antes disso, essas pessoas eram condenadas a uma vida praticamente vegetativa, com pouco ou nenhum estímulo para a melhora de sua aptidão física. Atualmente, é sabido que a atividade física para essa população pode acarretar enormes ganhos, tanto no aspecto motor quanto no social e no psicológico.[15,16] No entanto, infelizmente ainda existe elevada prevalência de sedentarismo entre essa população, o que pode gerar ou agravar quadros de debilidade física e psíquica.[17]

Para as pessoas com lesão que buscam uma atividade física, os objetivos principais devem ser a manutenção da boa saúde e a melhora da aptidão física. O professor deve inicialmente avaliar seu aluno, a fim de detectar possíveis problemas, como a falta de flexibilidade; a incapacidade de sustentar atividade aeróbia; a falta de força e resistência para erguer o corpo, para transferi-lo de forma independente ou para erguê-lo para prevenir úlceras de decúbito e impulsionar a cadeira de rodas; e a porcentagem de gordura excessiva incompatível com uma boa saúde.

Os objetivos principais que devem ter ênfase nos programas de atividade física para pessoas com lesão da medula espinhal são, entre outros, a melhora da flexibilidade em todas as articulações, buscando a redução da espasticidade nos músculos não mais inervados; o incremento da força, em especial nos membros superiores e nos músculos do tronco; e o desenvolvimento da resistência respiratória. A atividade física para essa população deve ter como objetivos mais amplos proporcionar maior independência e capacidade de iniciativa para a realização das atividades diárias, reduzir o tempo de fisioterapia, contribuir para a aquisição de hábitos de vida saudáveis, e controlar a porcentagem de gordura, evitando o ganho anormal de peso. Também é importante preparar o indivíduo para reassumir seu papel na família e na sociedade, com maior confiança e autoestima, favorecendo a superação do trauma psicológico provocado pela lesão e pela privação repentina de movimentos.

De modo geral, o programa de atividades físicas deve ser compatível com as principais necessidades e com os anseios do aluno (condicionamento físico, estética, bem-estar psíquico, controle ponderal, sociabilização etc.). É preciso que o professor tenha pleno conhecimento das funções perdidas ou prejudicadas em cada aluno, a fim de que possa traçar objetivos de realização específicos. Também é de grande relevância a análise da possível presença de distúrbios relacionados à lesão, como dificuldades no controle da temperatura corporal, da eliminação de urina e fezes, ou limitações respiratórias.

A atividade física ou esportiva para pessoas com lesão da medula espinhal ajuda a conscientizá-las de que não são doentes e que possuem várias possibilidades de sucesso e de superação. Ao iniciar uma prática desse tipo, o indivíduo tem a oportunidade de vivenciar momentos de lazer e diversão, melhorar sua aptidão física em geral, vivenciar experiências de vitórias e fracassos, sempre com tolerância e mantendo a motivação. Além disso, a prática regular da atividade física evita a tendência ao ócio e à apatia, comum em algumas pessoas nessas condições.

Como principais ganhos no aspecto psicológico, pode-se destacar que a prática física ou esportiva melhora a autoimagem e a autoestima, dando às pessoas comprometidas motivação e estímulo para as atividades da vida diária. Após sofrer uma lesão na medula espinhal e se tornar limitado no aspecto motor, é comum que o indivíduo se torne inseguro em relação a si próprio e que comece a achar seu corpo feio e deformado. Com atividades direcionadas, entretanto, o professor é capaz de colaborar na mudança desse tipo de atitude negativa, fazendo com que o indivíduo comece a gostar mais de seu corpo e a sentir segurança para realizar tarefas antes consideradas corriqueiras (Figura 3).

Após analisar quais movimentos o indivíduo ainda consegue executar, o professor deve iniciar o programa de atividades, progredindo conforme a evolução do aluno. Embora o professor tenha a obrigação de corrigir possíveis execuções erradas, deve estar atento ao fato de que o nível de motivação de seu aluno pode não ser muito elevado. É preciso que sempre se elogie as pequenas melhoras no desempenho, ainda que quase imperceptíveis. O reforço

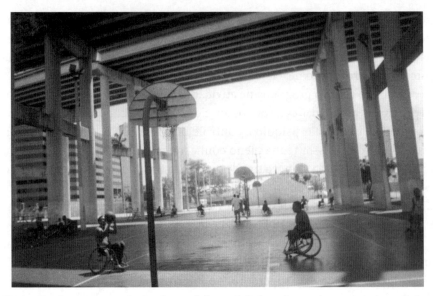

Figura 3 Pessoas com lesão da medula espinhal podem e devem praticar atividades físicas.

positivo é fundamental para a aderência das pessoas com deficiência em programas de atividades físicas e esportivas.

Para participar de um programa de atividades físicas é importante que o indivíduo se submeta a uma avaliação médica e funcional, a fim de que sejam descartados fatores que contraindiquem a prática, como restrições cardíacas e respiratórias graves. Outros fatores que podem tornar alguém inapto a participar de programas de atividades físicas ou esportivas são infecções, febre, dor sem causa conhecida, escaras, dermatites, alterações muito acentuadas da temperatura corporal, rupturas ligamentares, período de recuperação após cirurgias, fraturas ou doença graves.

Há grande variedade de atividades pelas quais a pessoa com lesão da medula espinhal pode optar a fim de iniciar uma prática física ou esportiva. As modalidades esportivas serão abordadas em um capítulo oportuno. Trataremos aqui de atividades de condicionamento físico geral e atividades aquáticas. Cabe ressaltar que existem possibilidades de atividades passivas, que buscam estimular a musculatura que perdeu sua funcionalidade após a lesão da medula espinhal, utilizando técnicas como a eletroestimulação funcional.[14] No entanto, as sessões a seguir focarão apenas em atividades físicas voluntárias, ou seja, aquelas que são realizadas de maneira ativa pelo indivíduo após a lesão, utilizando sua musculatura com funcionalidade remanescente.

Atividades desenvolvidas na cadeira de rodas

Ao iniciar uma atividade física em cadeira de rodas, o indivíduo pode ter dificuldade de se adaptar ao equipamento. As cadeiras de rodas utilizadas para a prática de esportes são diferentes daquelas usadas no dia a dia. A maioria delas não apresenta freios, as rodas são cambadas para proporcionar maior agilidade de movimentos e o material de que são feitas é bem mais leve do que o uma cadeira convencional. Dessa maneira, o primeiro passo deve ser a adaptação do indivíduo a esse novo instrumento. Devemos facilitar a adaptação propondo atividades específicas a serem desenvolvidas na cadeira de rodas.

O treinamento específico deve englobar a propulsão da cadeira de rodas esportiva em situações variadas: para frente, para trás, em curvas, com obstáculos, em terrenos acidentados, com possíveis inclinações e com superfícies diferentes. O professor pode alternar os exercícios, solicitando que o aluno execute-os de forma mais acelerada ou mais lenta.

É fundamental também que o aluno seja estimulado a se transferir de forma independente da cadeira de rodas para outros locais, como cadeiras comuns, sanitários, colchões, assento do carro, entre outros. Tal treinamento propicia ao indivíduo um ganho enorme de autonomia para a realização de suas atividades diárias. Para conseguir executar essas transferências, no entanto, o aluno deve obter um ganho de força nos grupos musculares dos membros superiores e do tronco envolvidos nessa ação.

Outras habilidades que podem ser desenvolvidas com a cadeira de rodas são as técnicas de frenagem, as quais podem ser executadas com o uso de uma ou duas mãos. Os giros também podem ser realizados com uma mão ou ambas. Neste último caso, cada uma deve impulsionar a cadeira em um sentido para que o giro aconteça. Quando pretender girar com apenas uma das mãos, o aluno pode ser ensinado a fazê-lo de duas formas: com a cadeira em movimento, frear uma das rodas com a mão do lado correspondente; ou, com a cadeira em movimento, frear uma das rodas com a mão do lado oposto.

Por fim, o aluno deve aprender técnicas de equilíbrio com a cadeira, como empinar para trás, movendo-se apenas com as rodas traseiras. Essa técnica é de grande importância por possibilitar ao indivíduo a transposição de eventuais barreiras, como o desnível das guias nas ruas ou as irregularidades no calçamento. Todas as habilidades anteriormente citadas devem ser praticadas pelo aluno, objetivando o aumento de seu repertório motor sobre a cadeira de rodas para que ele possa se tornar apto, mais tarde, a praticar alguma modalidade esportiva adaptada. O professor pode avaliar o domínio das habilidades motoras do aluno iniciando-o na prática de algumas modalidades esportivas sobre cadeira de rodas, como basquetebol, tênis e corrida, entre outras.

No ensino das técnicas de manejo da cadeira, o professor pode incluir elementos lúdicos, como jogos e brincadeiras, os quais, ao mesmo tempo em que condicionam o aluno no aspecto motor, estimulam o convívio e a integração social, desvinculando a cadeira de rodas de uma imagem triste, aprisionadora. Os jogos e as brincadeiras podem ser aqueles aplicados a populações sem restrições motoras, adaptados apenas à posição sentada.

Atividades de condicionamento físico

As atividades de condicionamento físico para pessoas com lesão da medula espinhal devem privilegiar o desenvolvimento das variáveis da aptidão física relacionadas à saúde: força, resistência cardiorrespiratória e flexibilidade. Além disso, outra meta do programa é a manutenção da porcentagem de gordura dentro de níveis considerados compatíveis com a boa saúde.[18]

Algumas evidências científicas têm apontado que a prática regular de atividades físicas pode melhorar a independência funcional e facilitar a realização de atividades diárias por pessoas com lesão da medula espinhal.[1] As recomendações para a prescrição de atividades físicas voltadas à saúde de pessoas com lesão medular incluem pelo menos 30 minutos de exercícios aeróbios de intensidade moderada em pelo menos 5 dias da semana ou pelo menos 20 minutos de atividade aeróbia vigorosa em pelo menos 3 dias na semana. Além disso, é recomendado treinamento de força muscular pelo menos duas vezes por semana, incluindo exercícios para os músculos estabilizadores da escápula (trapézio inferior, serrátil anterior, romboides) e da cintura escapular posterior, e também treinamento de flexibilidade pelo menos duas vezes por semana, incluindo os rotadores internos e externos do ombro. Essas recomendações podem ser superestimadas para indivíduos que sejam profundamente inativos e talvez seja necessário que o professor estratifique as recomendações em níveis iniciais, intermediários e avançados, de acordo com o tempo de lesão e o estágio de condicionamento físico atual de seus alunos. Para indivíduos com tetraplegia, a utilização de escalas de percepção de esforço (como a de Borg) pode fornecer indicações mais válidas sobre a intensidade do exercício que a frequência cardíaca. Ainda, o professor deve se atentar, especialmente no início do programa de atividades físicas, para a ocorrência de disreflexia autonômica, hipotensão ortostática, disfunção na termorregulação, úlceras de pressão, espasticidade excessiva e dores, condições essas que podem comprometer a segurança da prática e, em algumas situações, contraindicar algumas atividades.[1]

No que se refere à força, o professor deve proporcionar ao aluno exercícios que visem ao fortalecimento da musculatura não atingida pela lesão. Antes de qualquer coisa, é conveniente que se faça uma avaliação funcional da musculatura remanescente, a fim de se determinar qual o grau de força que ela consegue exercer. Essa avaliação pode ser refeita de tempos em tempos, com uma periodicidade trimestral ou semestral, objetivando a possibilidade de análise do programa de treinamento. É importante, em um programa de fortalecimento, que o professor atente para o equilíbrio muscular. Em alguns níveis de lesão, a inervação agonista/antagonista pode não estar em harmonia e, dessa maneira, alguns grupos musculares tendem a obter um resultado melhor do que outros. Esse fato pode gerar desequilíbrios musculares e expor o praticante a lesões ou distúrbios posturais.

A postura também é outro aspecto a ser levado em conta no trabalho de aprimoramento de força em pessoas com lesão medular. Especialmente os indivíduos com lesões mais altas demonstram uma tendência a desenvolver uma postura inadequada na cadeira de rodas. O professor deve estimular a postura correta a ser adotada por seus alunos e propor exercícios de fortalecimento da musculatura do tronco, a fim de que tais tendências possam ser minimizadas. Além disso, é importante destacar a necessidade de uma boa estabilização do sujeito na cadeira de rodas, com o uso, quando necessário, de amarras para melhor estabilização.

Uma pessoa com lesão da medula espinhal precisa desenvolver níveis razoáveis de força nos membros superiores, para que possa se erguer da cadeira durante alguns segundos e, assim, possa evitar a pressão excessiva que provoca as úlceras de decúbito. Para tanto, o professor pode utilizar trabalhos com exercícios convencionais com pesos, com algumas adaptações para a execução sobre cadeira de rodas. Nas lesões com tetraplegia, muitas vezes os indivíduos não apresentam força de preensão manual e não conseguem segurar os halteres ou os aparelhos. O professor pode contornar essa situação fixando a mão do aluno ao aparelho com amarras confortáveis ou luvas com gancho. Esse procedimento também garante a segurança do aluno, já que algum aparelho poderia se soltar de sua mão e machucá-lo.

A carga, o número de repetições e de séries de cada exercício devem ser dosados e evoluir de acordo com as características do aluno, pois cada um tem características próprias e, assim sendo, o trabalho evolui com mais segurança quando realizado de forma individualizada. É interessante que o professor fique atento aos exercícios isométricos. Em razão da possível dificuldade de retorno venoso, gerada pela lesão na medula espinhal, os exercícios isométricos podem provocar alterações na pressão arterial. Dessa maneira, a ênfase maior deve ser dada aos exercícios isotônicos, dentro de uma amplitude de movimento confortável e segura para o aluno.

Uma possível dificuldade a ser superada pelos indivíduos com lesão da medula espinhal que procuram a prática da musculação diz respeito à escassez de equipamentos adaptados para a realização dos exercícios na cadeira de rodas. Ainda são raros os equipamentos de musculação que permitem que o indivíduo execute os exercícios na sua própria cadeira de rodas. Atualmente, algumas marcas nacionais de equipamentos já começam a criar alternativas para que o indivíduo, sentado na sua própria cadeira de rodas, tenha acesso a uma ampla variedade de exercícios. Caso tais equipamentos não estejam disponíveis, o professor pode optar pelo uso de pesos livres para a prática dos exercícios de fortalecimento muscular. Outra opção é sentar o aluno devidamente estabilizado com amarras em um banco com encosto, de modo que ele possa executar os exercícios com uma postura adequada.

Como as pessoas com lesão da medula espinhal dependem primordialmente da cadeira de rodas para sua locomoção, é possível que algumas lesões por excesso de uso ocorram nas regiões do ombro e do cotovelo. Esse fato reforça ainda mais a importância dos programas de fortalecimento muscular, já que uma musculatura fortalecida pode, em muitos casos, proteger os tecidos articulares das lesões.

A resistência aeróbia, apesar da limitação motora, pode ser desenvolvida em pessoas com lesão da medula espinhal. Como a maioria apresenta perda total ou parcial da função da musculatura dos membros inferiores, o professor deve adaptar os trabalhos de resistência para que sejam desenvolvidos com os grupos musculares dos membros superiores e do tronco.[15]

Uma boa opção é o professor usar a própria cadeira de rodas para a realização do treinamento. Impulsionar a cadeira, durante um determinado tempo e a uma intensidade preestabelecida, pode provocar adaptações semelhantes às ocorridas em outros programas de condicionamento de resistência. Para tanto, é preciso que se disponha de um espaço físico razoável, como uma quadra poliesportiva; se o espaço for muito pequeno, torna-se muito incômodo e monótono ficar impulsionando a cadeira durante muito tempo. Além disso, a cadeira de rodas pode ser impulsionada sobre um ergômetro estacionário, específico para essa atividade.

Outra possibilidade para o treinamento da resistência cardiorrespiratória é o uso dos cicloergômetros de membros superiores (Figura 4), cuja carga também pode ser dosada de acordo com o estágio de aptidão do aluno. É importante lembrar que o trabalho exemplificado, embora vise ao incremento da resistência geral, é realizado com grupos musculares muito menores dos que os do membro inferior. Dessa maneira, convém que o professor observe quaisquer alterações maiores da pressão arterial e da frequência cardíaca dos alunos, em especial no início do programa de condicionamento. Caso as alterações sejam muito acentuadas, é preciso que a carga e o tempo de execução do exercício sejam revistos.

No que diz respeito à flexibilidade, como foi mencionado, esta deve ser desenvolvida em todas as articulações do corpo, porém devem ser enfatizados

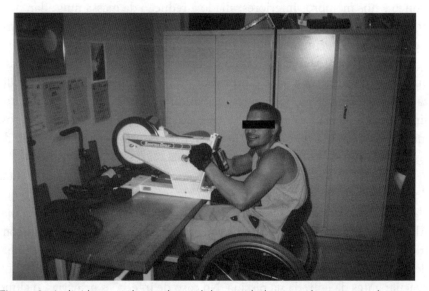

Figura 4 Indivíduo com lesão da medula espinhal treinando em um cicloergômetro para membros superiores.

exercícios envolvendo os músculos rotadores internos e externos dos ombros, sobretudo como forma de evitar lesões decorrentes do excesso de uso. O treinamento da flexibilidade, caso seja necessário, pode evoluir dos exercícios passivos para os passivo-assistidos e, finalmente, para os ativos. As pessoas com lesões mais altas podem ter dificuldades em manter uma posição de alongamento, dada a pouca funcionalidade da musculatura de preensão manual. Nesses casos, o professor deve intervir e ajudar o aluno, garantindo que o alongamento seja executado da forma correta. O treinamento da flexibilidade pode melhorar a postura, evitar lesões por esforços repetitivos na cadeira de rodas e colaborar com a diminuição da espasticidade.

Atividades aquáticas na lesão da medula espinhal

De todas as atividades praticadas por pessoas com lesão da medula espinhal, a natação é uma das mais procuradas, em especial por proporcionar enorme sensação de independência e liberdade ao praticante. Para aqueles que já nadavam antes da lesão, é preciso adaptar o corpo à nova condição de movimento.

Para pessoas com lesão da medula espinhal, em especial nos casos de paralisia flácida, a flutuação pode ser facilitada. O acúmulo de gordura no tronco e nos membros inferiores, aliado à redução da massa muscular, proporciona aos alunos uma maior capacidade de flutuação. Alguns, por outro lado, podem experimentar episódios de grande espasticidade ao entrar na água, especialmente se a temperatura desta for baixa. É conveniente neste caso que, antes de começar a aula, o professor procure relaxar o indivíduo, realizando exercícios de alongamento passivo ou puxando-o com movimentos sinuosos pela piscina, segurando na base de sua cabeça ou nos seus ombros, mantendo-o em decúbito dorsal. Também é necessário que a temperatura da água esteja agradável para a realização da aula ou sessão de treinamento.[19]

Para estar apto a realizar exercícios aquáticos, o aluno não pode apresentar dermatites ou processos de úlceras. Caso alguma úlcera exista, é preciso que ela se cicatrize por completo antes de o aluno entrar novamente na piscina. Além disso, é importante o professor ter conhecimento de um possível descontrole urinário e vesical de seus alunos. As pessoas com lesão da medula espinhal devem evitar a ingestão de líquidos antes da prática da natação e urinar ou evacuar antes da entrada na piscina. No caso de infecções urinárias, o aluno também será considerado inapto para a prática de atividades na piscina.

Outro ponto a ser considerado é a possível dificuldade de regulação térmica do aluno. A temperatura da água da piscina deve girar em torno dos 30°C no caso de alunos tetraplégicos, a fim de não oferecer riscos de hipotermia. Quanto mais baixo o nível de lesão e maior o grau de treinamento, esses valores podem ser diminuídos. Pessoas com lesões cervicais, decorrentes de restrições respiratórias, podem experimentar certo desconforto durante as primeiras aulas na piscina. Esse incômodo é, em geral, provocado pela pressão aumentada que a água exerce na caixa torácica, dando ao aluno uma sensação inicial de falta de ar. Entretanto, com o passar do tempo, é comum que a sensação passe e o aluno não sinta mais a respiração dificultada.

De modo geral, qualquer piscina pode ser utilizada nas aulas de natação para pessoas com lesão da medula espinhal, no entanto algumas observações devem ser feitas a fim de que a segurança do aluno seja preservada. As bordas da piscina não devem ser muito altas em relação ao nível da água, pois, dessa forma, muitos alunos não conseguirão entrar e sair de forma independente. As bordas não devem ter pontas cortantes. A entrada e a saída dos alunos mais comprometidos devem ser feitas com auxílio de um ou mais assistentes. Para que o aluno se sente na borda da piscina, o professor pode utilizar um tapete emborrachado ou, se for preciso, um colchonete comum.

Nas aulas de natação para pessoas com lesão da medula espinhal, assim como em uma aula convencional, o professor deve ensinar os alunos a realizar flutuações em ambos os decúbitos, com mudança de decúbito, respiração subaquática pelo nariz e/ou pela boca, propulsões básicas coordenadas com a respiração e técnicas de salvamento. Em muitos casos, os professores optam por iniciar o processo de aprendizagem pelo estilo costas, por causa da facilidade na respiração e da elevada flutuabilidade de muitos alunos. Especialmente no caso dos tetraplégicos, essa pode ser uma boa opção, pois em alguns casos eles não apresentam força o suficiente para elevar o corpo em decúbito ventral para respirar.

No caso de lesões mais altas, os alunos podem apresentar grandes dificuldades em erguer a cabeça da água durante a respiração nos nados borboleta e peito. Dessa forma, o professor deve ensinar ao aluno o rolamento para o decúbito dorsal, caso a respiração não seja possível. Como na maioria dos casos os movimentos de perna serão praticamente inexistentes, é preciso que o aluno aprenda a equilibrar seu corpo apenas com o auxílio das braçadas e do tronco. Para os estilos *crawl* e costas, pode ser interessante iniciar a aprendizagem com a técnica de "pegada dupla", a qual proporciona ao praticante uma maior estabilidade.

A técnica do mergulho também pode ser executada com sucesso pelos alunos. O professor deve verificar com o próprio praticante qual estratégia será mais confortável. Os mergulhos podem ser realizados com o aluno sentado na borda da piscina ou no bloco de saída. Nos casos das lesões mais baixas e incompletas, que possibilitam a ambulação dos indivíduos, estes podem executar os mergulhos em pé, sempre com a observação próxima do professor, a fim de que não ocorram desequilíbrios.

As atividades na água, além das vantagens comuns a outras práticas físicas, podem proporcionar vários benefícios.[20] Entre eles, pode-se destacar a permanência temporária fora da cadeira de rodas, o que previne úlceras de decúbito. Além disso, a água estimula a circulação sanguínea de modo geral e é uma ferramenta poderosa para o condicionamento cardiorrespiratório. Por fim, as atividades na piscina podem ser utilizadas com o intuito de relaxar o indivíduo e proporcionar-lhe experiências de lazer e superação do medo, constituindo excelente estratégia para a melhora do autoconceito e da autoestima.

CONSIDERAÇÕES FINAIS

Como foi amplamente mencionado, as atividades físicas para pessoas com lesão da medula espinhal podem trazer vários benefícios nos aspectos motores, fisiológicos e psicossociais. Entretanto, ainda é preciso que proprietários de academias e centros de atividades físicas conscientizem-se da importância de adaptar suas instalações para receber esses alunos especiais. A construção de rampas, vestiários apropriados, corredores mais largos, entre outros, possibilitará que uma gama cada vez maior de pessoas tenha acesso aos programas de atividades em clubes, academias e outros centros.

No entanto, não bastam mudanças no âmbito arquitetônico. É preciso que se invista na formação inicial e continuada de profissionais de educação física e esporte para que esses sejam mais bem informados sobre as possibilidades da prática de atividade física para pessoas com deficiência. Essa prática, quando bem orientada, pode gerar um ganho muito grande de independência, expectativa de vida e motivação para pessoas com lesão da medula espinhal, contribuindo para sua reinserção social e bem-estar.

RESUMO

Em decorrência do aumento da violência e do número de acidentes, cada vez mais pessoas tornam-se vítimas de lesões na medula espinhal. Além das sequelas nos aspectos motor e sensorial, estas pessoas enfrentam ainda outras possíveis consequências, como perda do controle urinário e esfincteriano, distúrbios respiratórios e no controle térmico, suscetibilidade a úlceras de pressão, espasmos, modificações na composição corporal, entre outras. Entretanto, embora algumas dessas sequelas possam impor eventuais restrições, sabe-se que a prática regular de atividade física é um forte aliado para a manutenção de um estilo de vida saudável e pleno. As atividades podem incluir desde exercícios de condicionamento físico, como a musculação, até a prática de modalidades esportivas adaptadas para indivíduos em cadeira de rodas, como o basquetebol, o atletismo, o tênis etc. Para aqueles com maiores restrições motoras ou que prefiram uma modalidade fora da cadeira de rodas, a prática da natação pode ser uma ótima opção, especialmente por colaborar para a melhora do processo circulatório, aprimorar a função respiratória e aumentar a sensação de autonomia.

REFERÊNCIAS BIBLIOGRÁFICAS

1. Tweedy SM, Beckman EM, Geraghty TJ et al. Exercise and sports science Australia (ESSA) position statement on exercise and spinal cord injury. J Sci Med Sport. 2017;20:108-15.
2. Anneken V, Hanssen-Doose A, Hirschfeld S, Scheuer T, Thietje R. Influence of physical exercise on quality of life in individuals with spinal cord injury. Spinal Cord. 2010;48:393-9.
3. Winnick JP. Adapted physical education and sport. Champaign: Human Kinetics; 2011.
4. Amaral DG. Organização anatômica do sistema nervoso central. In: Kandel ER, Schwartz JH, Thomas M. Princípios da neurociência. 4.ed. Barueri: Manole; 2003.
5. Greve JMDA, Casalis MEP, Barros Filho TEP. Diagnóstico e tratamento da lesão da medula espinal. São Paulo: Roca; 2001.
6. Jacobs PL, Nash MS. Exercise recommendations for individuals with spinal cord injury. Sports Med. 2004;34(11):727-51.
7. Andrade MJ, Gonçalves S. Lesão medular traumática recuperação neurológica e funcional. Acta Med Port. 2007;20:401-6.
8. Dumont RJ, Okonkwo DO, Verman S, et al. Acute spinal cord injury. Part I: Pathophysiologic mechanisms. Clin Neuropharmacol. 2001;24:254-64.
9. IBGE. Instituto Brasileiro de Geografia e Estatística, 2010. Disponível em: <http://www.ibge.gov.br>. Acesso em 01 jun 2017.
10. Hicks AL, Ginis KA, Pelletier CA, Ditor DS, Wolfe DL. The effects of exercise training on physical capacity, strength, body composition and functional performance among adults with spinal cord injury: a systematic review. Spinal Cord. 2011;49:1103-27.

11. Bulbulian R, Johnson RE, Gruber JJ, Darabos B. Body composition in paraplegic male athletes. In: Med Sci Sports Exercise. 1987;9:195-201.
12. Costa RF; Greguol M, Böhme MTS. Validity of Bulbulian's equation for the prediction of the body density of spinal injured Brazilian's wheelchair basketball players. Atas do Congresso Mundial de Atividade Física Adaptada. Barcelona, 12, 1999. Catalunya, inefc, 1999. p. 196.
13. Spungen AM, Adkin, RH, Stewart CA, Wang J, Pierson RN, Waters RL, Bauman WA. Factors influencing body composition in persons with spinal cord injury: a cross-sectional study. J Applied Physiol. 2003;9:2398-407.
14. Credeur DP, Stoner L, Dolbow DR. Increasing physical activity in spinal cord injury: upper-body exercise alone not enough? Arch Phys Med Rehabil. 2016;97(1):171.
15. Lannem AM, Sorensen M, Froslie KF, Hjeltnes N. Incomplete spinal cord injury, exercise and life satisfaction. Spinal Cord. 2009;47(4):295-300.
16. Kroll T, Kratz A, Matthew MPP, Jensen MP, Groah SMD, Ljungberg IH, et al. Perceived exercise self-efficacy as a predictor of exercise behavior in individuals aging with spinal cord injury. Am J Phys Med Rehabil. 2012;91(8):640-51.
17. Rauch A, Hinrichs T, Oberhauser C et al. Do people with spinal cord injury meet the WHO recommendations on physical activity? Int J Public Health. 2016;61:17-27.
18. Winnick JP, Short FX. Testes de aptidão física para jovens com necessidades especiais. Barueri: Manole; 2001.
19. Greguol M. Natação adaptada – em busca do movimento com autonomia. Barueri: Manole; 2010.
20. Li CH, Khoo S, Adnan A. Effects of aquatic exercise on physical function and fitness among people with spinal cord injury – A systematic review. Med. 2017;96(11):1-6.
21. Koch A, Graells XS, Zaninelli EM. Epidemiologia de fraturas da coluna de acordo com o mecanismo de trauma: análise de 502 casos. Columna. 2007;6(1):18-23.
22. Norrbrink C, Lindberg T, Wahman K, Bjerkefors A. Effects of an exercise programme on musculoskeletal and neuropathic pain after spinal cord injury – results from a seated double-poling ergometer study. Spinal Cord. 2012;50:457-61.
23. WHO – World Health Organization). International Classification of Functioning, Disability and Health (ICF). Fifty-fourth World Health Assembly.

capítulo
7
Atividade física nas amputações e nas anomalias congênitas

Dr. André Pedrinelli
Dr. William Jacobsen Teixeira
Dr. Rafael Barban Sposeto

INTRODUÇÃO

A amputação é um dos procedimentos cirúrgicos mais antigos descritos. Há relatos de 1200 a.C. no Rig-Veda e no Templo de Ramses II.[1,2] Foram cirurgias muito realizadas na história da humanidade durante as guerras, de forma rápida, em decorrência da falta de anestesia e antissepsia e por causa da infraestrutura muitas vezes precária.[3]

Com o advento de técnicas assépticas por Lord Lister, em 1867, do torniquete em 1674, por Morel, e da anestesia, no século XIX, a cirurgia de amputação pôde ser realizada com planejamento e com mais tranquilidade, usando instrumentos e técnicas mais adequadas,[3,4] o que gerou uma mudança no conceito empregado no procedimento, buscando-se cotos cada vez mais funcionais, assim como a melhoria da qualidade das próteses.[3]

As amputações sempre estiveram associadas às guerras na história do homem. Foi a cirurgia mais realizada durante a Guerra Civil Americana.[5] Até a Primeira Guerra Mundial, o conceito de um bom coto de amputação era o de um coto cônico, sem preocupação com a musculatura. As desarticulações eram pouco indicadas por não haver solução protética naquela época. Nos Estados Unidos, após a Segunda Guerra Mundial, iniciou-se um movimento por soluções médicas e técnicas mais adequadas para melhorar a funcionalidade das amputações. Os trabalhos de Weiss et al.,[6] de Murdoch[7,8] e de Burgess et al.[9,10] iniciaram a mudança da mentalidade dos cirurgiões. Além do mais, novos métodos, como o uso dos fixadores externos e técnicas microcirúrgicas, modificaram substancialmente o tratamento das lesões traumáticas e das malformações congênitas.

Pacientes que antes seriam amputados e ficariam restritos à cadeira de rodas, hoje conseguem ser reabilitados e reintroduzidos às atividades laborais, de lazer e esportivas.

Juntamente com todas as mudanças técnicas descritas, a mentalidade dos cirurgiões se alterou. A cirurgia de amputação deve ser realizada por um médico que compreenda que esse procedimento é o primeiro passo para a reabilitação e retorno às atividades diárias, e não uma falha dos tratamentos prévios.

Para alcançarmos essa meta é importante o acompanhamento do paciente por uma equipe multidisciplinar, composta de ortopedista, cirurgião vascular, psicólogo, fisioterapeuta e técnico em próteses e órteses.

CAUSAS

As amputações nos períodos de guerra eram realizadas em pacientes jovens, por etiologia traumática. Atualmente, as indicações mudaram.[11] Cerca de 80% das amputações são indicadas por problemas vasculares,[1,12] não traumáticas e ocorrem entre 50 e 75 anos de idade.[13] Atualmente, 50% das causas de amputação da extremidade inferior são decorrentes das complicações do diabetes.[13] A incidência anual de amputações da extremidade inferior é dez vezes maior nos diabéticos do que nos não diabéticos. Cerca de 50% desses pacientes amputados terão a outra perna amputada em aproximadamente cinco anos.[14]

Nas crianças, as causas mais frequentes das amputações são as malformações congênitas. Outras causas importantes são infecção, trauma e neoplasias. As amputações decorrentes de problemas vasculares são raras.

Com o advento da quimioterapia e da radioterapia adjuvante e neoadjuvante e técnicas cirúrgicas de salvamento de membros, as indicações de amputação por tumor diminuíram. Entretanto, em muitos países em desenvolvimento, a indicação de amputação por tumor ainda é expressiva, por causa da dificuldade na obtenção de diagnóstico adequado em tempo hábil para o tratamento.

Foram realizadas 532 amputações no Instituto de Ortopedia e Traumatologia do Hospital das Clínicas da Faculdade de Medicina da Universidade de São Paulo (IOT-HC-FMUSP)[24] em um período de sete anos. A maioria dos pacientes amputados era do sexo masculino (Tabela 1) com idade variando entre 11 e 30 anos (Tabela 2).

As principais indicações de amputação no IOT-HC-FMUSP, em ordem decrescente de frequência, são traumática (Figura 1), tumoral (Figura 2), infecciosa (Figura 3), congênita (Figura 4) e vascular (Figura 5). As causas vasculares são arterites, tromboangeítes, aterosclerose, diabetes etc. As indicações figuram na Tabela 3.

Essa diferença observada é explicada pelo fato do IOT-HC-FMUSP se tratar de um serviço especializado em Ortopedia e Traumatologia e, dessa maneira, os casos de etiologia vascular são encaminhados para outro setor. Nos pacientes que fazem seguimento ambulatorial na mesma instituição, a frequência das amputações é semelhante à da literatura.[15,16]

Tabela 1 Distribuição dos pacientes amputados segundo o sexo no IOT-HC-FMUSP

Sexo	Pacientes amputados (%)
Masculino	77,44
Feminino	22,56

Tabela 2 Distribuição dos pacientes amputados segundo a idade no IOT-HC-FMUSP

Idade (anos)	Pacientes amputados (%)
0 a 10	9,53
11 a 20	23,02
21 a 30	23,25
31 a 40	15,81
41 a 50	11,16
51 a 60	7,67
61 a 70	4,58
Acima de 71	3,25

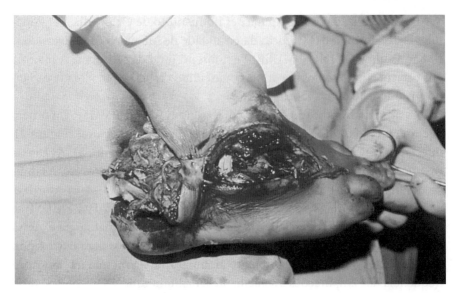

Figura 1   Amputação por causa traumática.

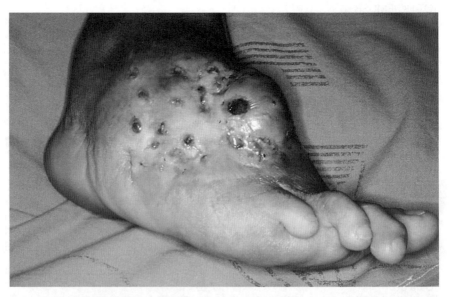

Figura 2   Amputação por causa tumoral.

Atividade física nas amputações e nas anomalias congênitas 169

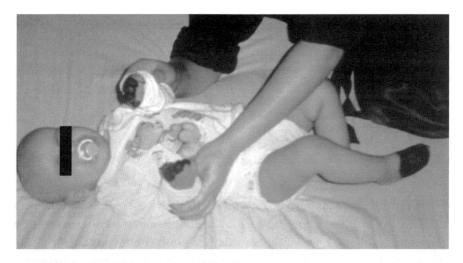

Figura 3   Amputação por causa infecciosa.

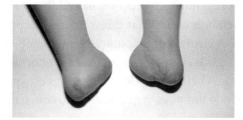

Figura 4   Amputação por causa congênita.

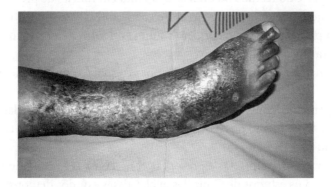

Figura 5   Amputação por causa vascular.

Tabela 3 Distribuição dos pacientes amputados segundo a causa no IOT-HC-
-FMUSP

Traumática	67,90
Tumoral	17,67
Infecciosa	6,27
Congênita	5,58
Vascular	2,32

A cirurgia para amputação, mesmo eletiva, é vista como frustrante pela maioria dos cirurgiões, pois indica incapacidade para resolver o problema do paciente. A solução chega a ser considerada pouco nobre por alguns cirurgiões. Nos serviços que dispõem de residentes, em geral os menos treinados são os escalados para essa operação. Essa atitude pode complicar o resultado de todo o tratamento do paciente, pois a amputação bem feita configura apenas o primeiro passo no longo processo da reabilitação plena do indivíduo.

É importante lembrar que apenas salvar um membro não é o mesmo que manter sua função. A cirurgia de amputação tem dois objetivos: a retirada do membro lesado e o ganho de perspectivas para o retorno da funcionalidade da região amputada. O cirurgião deve ter em mente que, ao amputar um segmento, está criando um novo órgão de contato com o meio exterior, o coto de amputação.

É impossível ao ortopedista que trata de pacientes amputados fazê-lo de maneira isolada. O trabalho é sempre em equipe. Algumas vezes, a indicação cirúrgica parte do técnico ou do fisioterapeuta em função de problemas apresentados pelo paciente no decorrer de sua reabilitação. Em outros casos, o cirurgião planeja a tática cirúrgica já antevendo um determinado processo de reabilitação.[17]

A primeira pergunta que surge sempre é: qual é o nível ideal para a amputação?

Antigamente, consideravam-se apenas três níveis: desarticulações, terço proximal e terço médio dos ossos longos. Aqui estão excluídas as amputações parciais do pé e da mão.

O dilema entre amputar e preservar começou a ser resolvido na década de 1970, com os estudos de Gonzáles et al.[18] Esses estudos demonstraram que as amputações transtibiais curtas necessitavam de maior energia no andar do que as transtibiais longas. Em 1991, Bowker et al.[19] definiram como nível ideal para amputação o mais distal possível com potencial de cicatrização, assegurando assim a melhor distribuição das forças no coto, diminuindo as áreas de hiperpressão e tornando as deformidades articulares menos frequentes. Cada articulação preservada é um ônus mecânico a menos para o paciente. Pinzur et al.,[20] ao comprovarem com estudos de consumo de oxigênio em esteira que as amputações mais longas consumiam menos energia, determinaram o nível mais distal com possibilidade de cicatrização como sendo o nível biológico. A qualidade da prótese e o suporte técnico disponível também influenciam a decisão quanto ao nível adequado para a amputação. É importante evitar práticas que necessitem de alto grau de sofisticação tecnológica, as quais impossibilitam o paciente menos favorecido de obtê-las.

Como identificar o nível ideal ou biológico para a amputação?

O exame clínico realizado por cirurgião experiente sempre foi, e permanece sendo, o método de maior confiabilidade na prática diária.[21,22] Existem cerca de 44 tipos de medidas laboratoriais diferentes desenvolvidas e descritas na literatura para determinar esse nível.[23] Há desde simples índices obtidos mediante diferenciais pressóricos entre os membros superiores (MMSS) e os inferiores (MMII), até medidas transcutâneas de pressão de oxigênio, ultrassom Doppler e termometria.[24-26]

No IOT-HC-FMUSP é usado o exame clínico, no qual constam: a medida da temperatura e da avaliação da cor da pele; a distribuição dos pelos; a presença ou ausência de pulso periférico; a presença ou ausência de perfusão distal (sinal de compressão); a medida da extensão da necrose superficial em áreas ulcerosas; a presença de áreas com alterações sensitivas; a medição do índice isquêmico MMSS/MMII e o índice laboratorial de Pinzur.[27,28]

O índice isquêmico é obtido por meio da divisão do valor da medida de pressão arterial sistólica no membro superior contralateral ao da provável amputação pela medida da pressão arterial sistólica no membro inferior a ser amputado, no nível da amputação planejada, com um manguito comum. O índice é de 0,45 para não diabéticos e de 0,5 para diabéticos. Atualmente pode-se utilizar o Doppler associado ou não à ultrassonografia para a avaliação da perfusão tecidual.[29]

As lesões térmicas podem destruir quantidade suficiente de tecido para indicar uma amputação. Em geral, devem ser tratadas conservadoramente até que a extensão da lesão possa ser delimitada e a amputação feita no nível mais distal condizente com uma boa cicatrização, seguindo os mesmos preceitos de Bowker e Pinzur.

Muitas queimaduras elétricas também necessitam de amputação. Nessas lesões, é extremamente difícil determinar o nível para a amputação por causa da necrose dos tecidos moles, que pode se estender mais proximalmente do que aparenta pelo aspecto externo do membro.

Tratando-se de crianças, deve-se tentar, sempre que possível, preservar as placas de crescimento, pois sua contribuição para o comprimento da extremidade ou do coto de amputação é muito importante. As desarticulações (Figura 6) são, então, sempre preferíveis às amputações transósseas, pois preservam as alavancas mecânicas e dificultam a formação de espículas ósseas durante o estirão de crescimento.[30] Porém, retomando os princípios de Bowker e Pinzur, deve-se sempre pensar na função do coto, preservando um comprimento maior, mesmo que isso signifique realizar uma amputação transdiafisária e revisões cirúrgicas durante o crescimento para ressecção de espículas ósseas.[30-32]

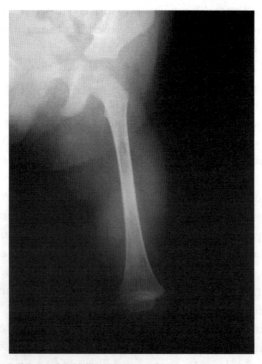

Figura 6 Desarticulação do joelho (radiografia).

CARACTERÍSTICAS PRINCIPAIS

Níveis de amputação

Os níveis clássicos de amputação para os membros inferiores são:

- Amputações falângicas.
- Transmetatarsianas.
- Desarticulações interfalângicas, falângicas/metartasianas, Lisfranc/Chopart/Syme.
- Amputações transtibiais.
- Desarticulação do joelho.
- Amputações transfemorais.
- Desarticulação do quadril e hemipelvectomias.[24]

Nos membros superiores, são:

- Amputações falângicas, transcárpicas.
- Desarticulações do punho.
- Amputações do terço proximal do antebraço.
- Desarticulações do cotovelo.
- Amputações na área supracondiliana proximal.
- Amputações no colo cirúrgico do úmero.
- Desarticulações do ombro.

A distribuição dos pacientes segundo o nível de amputação no IOT-HC-FMUSP figura na Tabela 4.

Aspectos cirúrgicos

O cirurgião, ao realizar uma amputação, defronta-se com todas as estruturas anatômicas do nível no qual está operando. A maneira como serão tratadas determinará a capacidade funcional do novo órgão gerado, o coto de amputação. Em quase todos os casos, o coto será adaptado a um aparelho protético que deverá reproduzir a função da extremidade comprometida da melhor maneira possível.

Tabela 4 Distribuição dos pacientes segundo o nível de amputação no IOT-HC-FMUSP

Nível de amputação	Pacientes amputados (%)	Nível de amputação	Pacientes amputados (%)
MMSS	46	MMII	54
Parcial mão	29,30	Parcial pé	7,90
Mão	3,95	Pé	4,18
Transradial	4,88	Transtibial	25,81
Desarticulação cotovelo	0,69	Desarticulação joelho	1,39
T. umeral	7,20	T. femoral	14,18
D. ombro	0,23	D. quadril	0,23

Com base no conhecimento de como uma prótese é adaptada e das resultantes das forças geradas sobre o coto durante a função, as estruturas anatômicas devem ser tratadas e esculpidas pelo cirurgião para otimizar a interação entre essas duas estruturas, ou seja, a relação estática e dinâmica entre o coto e a prótese.

Há vários tipos clássicos de incisão descritos para a pele. Diferentes tipos de incisão não prejudicarão o uso da prótese, desde que a cicatriz formada não seja irregular, hipertrófica ou aderida a planos profundos. Nos casos das amputações transtibiais, sobretudo nos vasculopatas, os retalhos longos posteriores resultam em um melhor potencial de irrigação. Nas amputações parciais dos pés, a maior parte possível de pele plantar deve ser preservada, para recobrir a superfície de apoio do coto até sua porção dorsal.[28]

Em vez das marcações que todos fazem previamente à cirurgia, preferimos a incisão da pele no nível mais distal possível no momento da operação e, somente ao final desta, decidimos o nível correto do retalho (Figuras 7A e 7B). As suturas sempre devem ser feitas sem tensão e um maior cuidado é necessário nos pacientes com vasculopatias ou diabetes.

Os enxertos de pele têm sido empregados na tentativa da preservação de cotos mais longos, em especial nos casos das amputações traumáticas. A recomendação é que sejam utilizados nas áreas sem atrito com o encaixe e que não deem descarga de peso da prótese (Figura 8). O trabalho de protetização

Atividade física nas amputações e nas anomalias congênitas 175

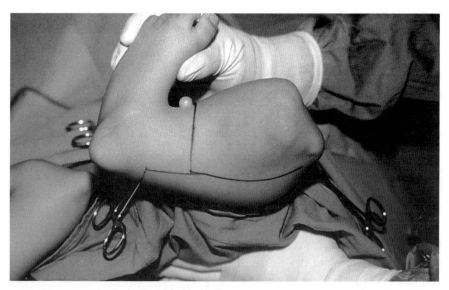

Figura 7A Planejamento da incisão.

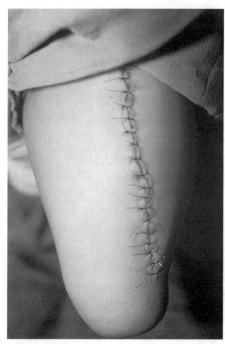

Figura 7B Resultado após cirurgia.

é retardado em aproximadamente 6 meses, com o uso de um enxerto de pele simples, em função da necessidade da sua maturação – embora os cartuchos internos, moldados em silicone, tenham resolvido parcialmente esse problema. Temos tido boa experiência com o uso de retalhos microcirúrgicos, na cobertura miocutânea dos cotos de amputação (Figura 9).

As fáscias musculares são incisadas com exposição de pequena porção distal, facilitando o fechamento por planos e evitando a formação de aderências que dificultam a mobilidade da cicatriz do coto e aumentam a incidência de ferimentos por atrito com a prótese. Dissecções muito extensas da fáscia lesam as artérias perfurantes que irrigam o subcutâneo e a pele, aumentando o potencial de necrose do *flap*.

Os grandes vasos são tratados com uma dissecção individual e amarras duplas com fios inabsorvíveis. Os pequenos vasos são tratados com eletrocauterização. Os vasos devem ser ligados numa distância mais curta – em geral 1 cm – que a secção dos ossos.

Todos os ramos nervosos devem ser dissecados individualmente e seccionados após a utilização de uma tração leve para evitar a presença de neuromas dolorosos. Todos os cotos dos nervos devem ser sepultados em planos profundos. Os neuromas secundários à cirurgia de amputação sempre se

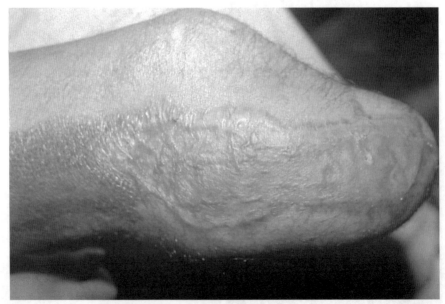

Figura 8 Enxerto de pele para a preservação de cotos mais longos.

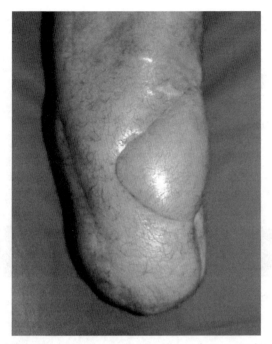

Figura 9 Uso de retalho microcirúrgico paraescapular para cobertura miocutânea do coto de amputação.

formam, porém se não estiverem em área de atrito, dificilmente causarão problemas ou sintomas (Figura 10).[29] Alguns autores indicam, nos membros superiores, o sepultamento intraósseo dos cotos nervosos.

Os músculos são muito importantes no tratamento funcional dos cotos de amputação. São o coxim natural para a proteção das partes ósseas e, se bem tratados, desenvolvem função ativa no controle e na suspensão da prótese, bem como melhoram a propriocepção e estimulam a circulação local distal. Utilizamos um procedimento, a mioplastia, no qual são fixados os músculos agonistas a antagonistas. A evolução dessa técnica é a miodese (Figura 11), quando, além de unir os antagonistas e os agonistas, estes são fixados ao tecido ósseo, o que dá uma área de inserção à musculatura e a torna útil e menos sujeita ao processo de atrofia e degeneração, tão comum nos pacientes amputados.[26] Às vezes, são necessários alongamentos e reinserções musculotendíneas para restabelecer o equilíbrio funcional das amputações, evitando, assim, deformidades secundárias a tensões musculares inadequadas.

178 Atividade Física Adaptada

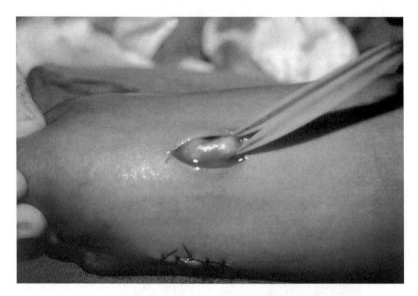

Figura 10 Neuroma de amputação.

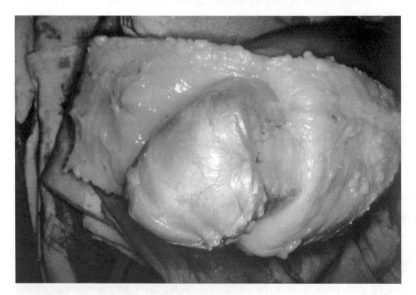

Figura 11 Técnica de miodese.

O tratamento dado ao tecido ósseo é bastante simples, mas não menos importante.[33] Arestas ou saliências ósseas não devem ser deixadas, utilizando-se grosas, limas ou serras para retirá-las (Figura 12). Nas amputações do antebraço, os dois ossos devem ser seccionados no mesmo nível. Quanto aos ossos da perna, a fíbula deve ser seccionada preferencialmente 1 cm proximal ao nível da tíbia, embora alguns autores aceitem o comprimento da fíbula no mesmo tamanho da tíbia.[34] Quando o coto tibial é muito curto, a ressecção da cabeça da fíbula, associada à reinserção do ligamento colateral e das estruturas anexas na tíbia, pode ser necessária para dar melhor forma ao coto e impedir instabilidades articulares.

Nas amputações eletivas tibiais pode-se utilizar a técnica da osteoperiosteoplastia, que consiste na confecção de um túnel periosteal que une a tíbia à fíbula (Figura 13). Tal técnica foi desenvolvida na Hungria por Ertl, no final da década de 1940, e tem a vantagem de permitir o apoio distal completo, melhorando a distribuição de carga no coto, facilitando a propriocepção, impedindo a migração da fíbula para trás da tíbia e também melhorando a circulação local.[35]

Pinzur, em seu estudo de 2011, compara as duas técnicas de amputação transtibial no adulto, com a fíbula mais curta que a tíbia e a ponte óssea entre

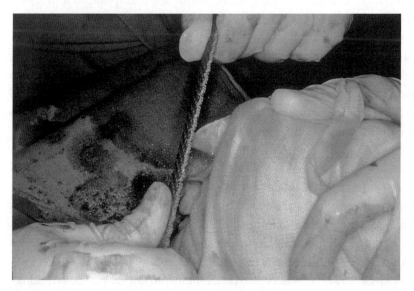

Figura 12 Tratamento de arestas e saliências ósseas.

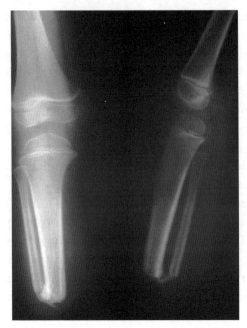

Figura 13 Osteoperiosteoplastia em amputação tibial eletiva.

os dois ossos, mostrando evolução funcional semelhante. Conclui que o cuidado com o coto, utilizando mioplastia, miodese e manipulação minuciosa do feixe vasculonervoso, é mais importante que o tipo de técnica em si.[36]

Nas crianças, como apresentam periósteo mais espesso, a sutura entre os periósteos da fíbula e da tíbia criando uma ponte óssea é tecnicamente mais simples e agrega o potencial benefício de diminuir a formação de espículas ósseas distais nos cotos, evitando algumas revisões cirúrgicas. Existem dúvidas na literatura em relação a isso, com autores mostrando menos espículas ósseas com a técnica e outros não mostrando alterações na evolução.[31,32]

Exemplo importante dessa integração de conceitos referentes à técnica cirúrgica das amputações é a desarticulação do joelho. Ao preservar a patela e reinserir o ligamento patelar no intercôndilo femoral, o mecanismo de funcionamento do músculo quadríceps mantém-se praticamente intacto (Figura 14), assim como a manutenção do comprimento femoral preserva o mecanismo de funcionamento dos músculos adutores íntegro. Esses pequenos cuidados mantêm a musculatura remanescente do coto funcional, propiciando uma suspensão ativa e a conservação do alinhamento em varo do coto residual,

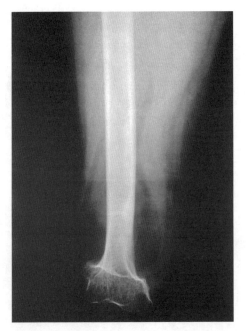

Figura 14 Desarticulação do joelho.

evoluindo para uma propriocepção mais equilibrada, com menor consumo de oxigênio na deambulação.

O curativo empregado no período pós-operatório pode ser rígido (Figura 15), utilizando malha dupla, algodão ortopédico, atadura de crepe, finalizando com uma camada de gesso, para dar função compressiva ao curativo, ou flexível com utilizando malha dupla, algodão ortopédico, atadura de crepe.[37,38] O curativo rígido confere maior segurança contra traumas e controle do edema, diferente do flexível, que protege menos contra trauma, porém permite uma avaliação mais simples da ferida operatória.

Este tipo de curativo estende-se à articulação proximal e deve ser deixado fechado por alguns dias.[39] Tem se mostrado muito útil no controle das deformidades articulares, da dor e do edema pós-operatório.[40] O controle do edema pós-operatório possibilita a diminuição do tempo de enfaixamento e a maturação mais rápida do coto, tornando mais precoce a protetização.[41] Em alguns casos, como nas desarticulações, por exemplo, mantemos o aparelho engessado por 3 a 6 semanas, permitindo apoio distal completo, o que confere ao paciente maior independência.

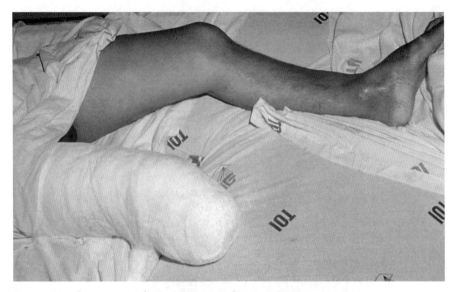

Figura 15   Curativo rígido após cirurgia de amputação.

ANOMALIAS CONGÊNITAS

O tratamento ortopédico das anomalias congênitas é apenas uma parte de um tratamento multidisciplinar, necessário para a reabilitação e integração social do paciente em questão.

A classificação mais tradicionalmente empregada até o momento é a desenvolvida por Frantz e O'Rahilly, que se baseia na diferenciação entre deficiência transversa (em que a extremidade proximal está relativamente preservada) e deficiência longitudinal (que afeta o membro de maneira assimétrica). As deficiências longitudinais são classificadas de acordo com o segmento envolvido do membro: preaxial (o lado tibial está envolvido), postaxial (o lado fibular está envolvido) e central (deformidade em garra de lagosta). Essas deficiências também são classificadas de acordo com o osso envolvido, bem como divididas entre as parciais e totais com relação ao grau de comprometimento.[42]

A Sociedade Internacional de Próteses e Órteses (ISPO) desenvolveu uma outra classificação baseada na anterior, porém seguindo uma nomenclatura de proximal para distal, citando em que porção ocorre a deformidade e se é total ou parcial.[43] Qualquer outro segmento não mencionado é tido como normal. Por exemplo, uma hemimelia tibial com um primeiro raio hipoplásico seria classificada como deficiência total tibial com primeiro raio parcial. A classificação de uma deformidade é muito importante para o planejamento terapêutico, sobretudo quando se cogita a amputação total ou parcial, com a finalidade de obter um membro mais funcional ao término do tratamento.

Tradicionalmente, os tipos de deformidades congênitas são divididos em:

- Ausência parcial ou total de um membro causada por falhas de formação.
- Presença dos membros com desenvolvimento incompleto por deficiência de diferenciação.
- Duplicação de estruturas causada por erros de segmentação.
- Hipertrofia segmentar.
- Hipotrofia segmentar.
- Bandas de constrição.
- Síndromes complexas.

As deficiências transversas (Figura 16) geralmente se comportam como amputação convencional, sendo necessária a utilização o quanto antes de órteses ou próteses para que a criança desenvolva esquemas adaptativos durante o seu desenvolvimento normal cognitivo.

As deficiências longitudinais (Figura 17) são o verdadeiro tema a ser discutido neste capítulo, visto que são essas deformidades que necessitam, em grande parte, de procedimentos cirúrgicos para seu tratamento, incluindo aqui as amputações completas ou parciais.

O grande objetivo do tratamento cirúrgico é restaurar de maneira precoce a funcionalidade do membro em questão. As diferenças de comprimento dos membros e a presença de resquícios de membro não viáveis são os maiores entraves à obtenção do pleno sucesso terapêutico. As deficiências longitudinais da fíbula e da tíbia e a deficiência proximal femoral, que são as mais frequentes na prática clínica, em geral estão associadas a outras deformidades em joelhos, pés e quadris. Somadas à diferença de comprimento entre os membros remanescentes, elas tornam inviável a deambulação normal.[44]

Nas deficiências fibulares, o problema maior é a possibilidade de utilização do pé remanescente de maneira funcional. Muitas vezes, é indicada a desarticulação do tornozelo. Nas deficiências tibiais, quando não é possível a colocação da fíbula para ser utilizada como a tíbia (técnica descrita como

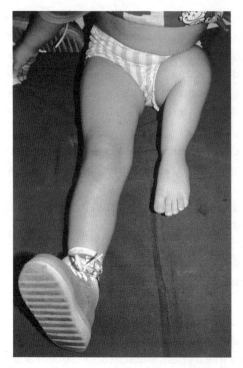

Figura 16 Deficiência transversa (deficiência femoral proximal).

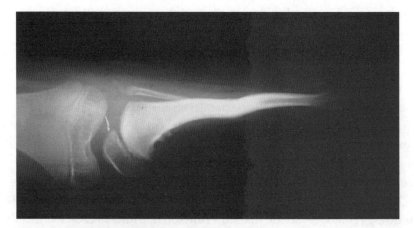

Figura 17 Deficiência longitudinal (hemimelia fibular).

tibialização), associada a uma estabilização do pé, uma desarticulação do joelho está indicada.

É muito difícil na primeira avaliação estabelecer todo o cronograma de tratamento dessas deformidades, principalmente quando a criança chega ao ortopedista com seu desenvolvimento neuropsicomotor incompleto. O tratamento é sempre de longo prazo, geralmente prolongado até a adolescência, o que pode funcionar como fator a mais de complicação. As metas devem ser sempre estabelecidas em conjunto com os pais. Normalmente, inicia-se o tratamento pela articulação mais distal a ser manipulada.[25]

Quanto às deficiências femorais proximais, a utilização dos fixadores externos, como alternativa cirúrgica para o alongamento do membro acometido, tem se mostrado bastante promissora nas diferenças menores que 17 cm. Utilizamos tabelas de projeção do crescimento longitudinal (Dror Payley) para o planejamento dos tempos de alongamento. No entanto, como nas outras deformidades, a presença de lesões de outras articulações é muito frequente. Nesse caso, a ausência do ligamento cruzado anterior e a instabilidade acetabular devem ser sempre pesquisados.[44]

Quando o encurtamento é superior aos limites referidos e o quadril é estável, pode-se proceder à estabilização do joelho e à desarticulação do tornozelo, visando à equalização do membro residual no nível do joelho contralateral.

Como já frisado, o tratamento das deformidades é longo e requer compreensão e colaboração tanto dos pais quanto da criança. Em geral, utiliza-se próteses não convencionais durante as várias fases do tratamento, para aguardar a evolução de um processo de reconstrução ou para simplesmente esperar pela melhor oportunidade de intervenção cirúrgica.

Os princípios que norteiam as amputações como tratamento das deformidades congênitas são:

1. A preservação do comprimento ósseo: a manutenção do maior comprimento possível deve sempre ser buscada, mesmo com uma cobertura cutânea pobre. Enxertos de pele, retalhos microcirúrgicos ou transferências devem ser utilizados com tal finalidade. Manter o maior comprimento do coto possível, na criança, significa melhora ou manutenção da função residual do coto.[30,45]
2. A preservação das placas de crescimento: nas crianças, a manutenção das placas de crescimento garante um crescimento ósseo mais próximo do

normal, mantém a conformidade do coto, evitando a formação de espículas ósseas que podem levar a novos procedimentos cirúrgicos para sua retirada (Figura 18).[46] Isso é mais percebido nas amputações que envolvem a região do joelho, responsável por 60 a 70% do crescimento do membro inferior.[25] As espículas ósseas formam-se por crescimento aposicional do osso, sendo mais frequentes no úmero, na fíbula, na tíbia e no fêmur. Pode ocorrer em até 80% dos casos. Sua simples retirada, sem o tratamento do periósteo local, implica recidiva de 50% dos casos.[46] Por isso, preferem-se as desarticulações às amputações transósseas nas crianças, principalmente nas menores de doze anos de idade, desde que não comprometa a função. Vários procedimentos foram desenvolvidos para o tratamento local do periósteo em cirurgia de amputação. Marquardt utilizou enxerto osteocartilaginoso para a obliteração do canal medular ósseo (Figura 19).[10] No IOT-HC-FMUSP, temos maior experiência com o uso do procedimento de osteoperiosteoplastia, que consiste na confecção de um retalho com o periósteo do osso amputado fechando-o sobre o próprio osso ou sobre o osso adjacente, no caso de uma amputação transtibial osteocartilaginosa.[35]

3. Processo de cicatrização: nas crianças há tolerância maior à sutura sob tensão e à utilização dos enxertos de pele, diferentemente do adulto, no qual esses procedimentos geram muitas complicações. A incidência de dor fantasma ou de neuromas dolorosos no coto são muito menos frequentes nas crianças que nos adultos.[47,48]

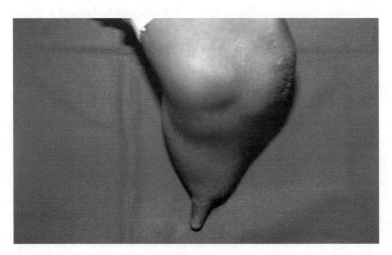

Figura 18 Espícula óssea.

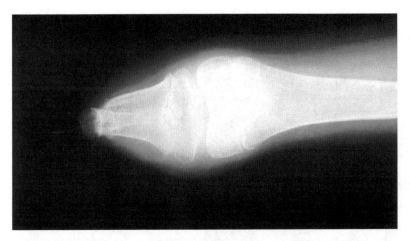

Figura 19 Obliteração do canal ósseo.

4. Protetização: o início da protetização obedece ao desenvolvimento motor da criança. Deverá ser iniciada sua utilização assim que a criança começar a deambulação. Geralmente há necessidade de troca de um ou mais componentes a cada ano, ou a cada um ano e meio, por causa do crescimento. Os retornos para controle das próteses devem ser mais frequentes do que nos adultos, variando entre 3 e 4 meses, pois há necessidade de ajustes para correção e adaptação às modificações do alinhamento dos membros inferiores que ocorrem normalmente durante o crescimento. Em geral, as próteses infantis são confeccionadas com material mais leve e com menor sofisticação dos componentes articulares, porém com maior resistência para suportar o dia a dia mais ativo desses pacientes (Figura 20).

O tratamento das deficiências e das deformidades congênitas é complexo, demorado e com resultados de difícil previsão a curto prazo, pois as variáveis a serem consideradas são numerosas. Por isso, é fundamental a interação com relação aos objetivos e aos métodos de tratamento empregados, entre a equipe multidisciplinar de acompanhamento, a família e o paciente, para que se consiga maior sucesso ao final do tratamento.

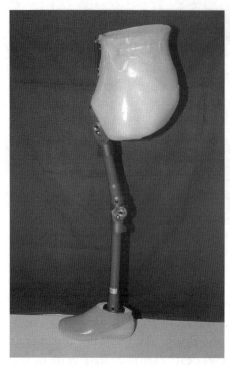

Figura 20 Prótese modular infantil.

IMPLICAÇÕES NO PROGRAMA DE ATIVIDADES FÍSICAS

A atividade física, seja com fins recreativos ou esportivos, pode colaborar decisivamente no processo de reabilitação ao modificar a maneira pela qual as pessoas com amputações percebem a si mesmas, e a maneira pela qual a sociedade as percebe. Além disso, os exercícios físicos melhoram as condições de controle da prótese pelo indivíduo porque diminuem a atrofia muscular e aprimoram a propriocepção.[49]

Os avanços nos conceitos e técnicas cirúrgicas, na qualidade e função das próteses e na forma de reabilitação física e psicológica, possibilitaram a muitos pacientes amputados dar continuidade ou iniciar uma atividade física recreacional e até profissional. É comum, no contexto atual, observar cada vez mais atletas paraolímpicos realizarem feitos antes exclusivos da elite olímpica.

As próteses desenhadas para a prática de esportes podem ser uma boa opção para aquelas pessoas que pretendem dar prosseguimento ou iniciar um programa de condicionamento físico. Especificamente nas amputações do membro inferior, atualmente é muito difundido o uso dos componentes hidráulicos, computadorizados e mioelétricos de controle articular, que permitem a adequação do apoio e da oscilação articular em diferentes velocidades de movimento, fornecendo estabilidade durante o uso do membro. Joelhos e tornozelos hidráulicos são os mais utilizados. Sistemas de amortecedores, também hidráulicos, podem reduzir o impacto em exercícios como corrida e saltos.

Sistemas de controle computadorizado também estão disponíveis no mercado, embora ainda com preço elevado, tornando possível uma pré-regulagem dos componentes entre si. Entretanto, ajustes são sempre necessários, de forma individualizada e de acordo com a atividade, pois a biomecânica dos equipamentos deve ser adaptada para que a pessoa que usa a prótese obtenha um melhor rendimento. O cartucho da prótese, tanto o interno quanto o externo, deve ser muito bem adaptado a fim de que as atividades físicas possam ser realizadas com o máximo de conforto e segurança. Para tanto, hoje temos à disposição diversos sistemas de suspensão, inclusive a vácuo contínuo e encaixes de silicone, que auxiliam muito nessa função.[50]

Nas amputações parciais, a estimulação do coto residual, sempre que possível, é de grande importância para a preservação de suas funções remanescentes. Exercícios de alongamento e fortalecimento localizados, com adaptação das cargas e da mecânica do movimento, evitam que a musculatura remanescente no coto atrofie e perca sua funcionalidade, bem como permitem que o coto se mantenha em condições de movimentar uma prótese com conforto. Além disso, nas amputações unilaterais, a estimulação do coto pode proporcionar melhor adequação postural, atenuando dessa maneira desequilíbrios laterais.[49,51]

Quanto às atividades aquáticas, em geral são fortemente recomendadas para pessoas com amputação, já que não traumatizam o membro residual. Embora existam próteses que podem ser usadas na água, na maioria das vezes, opta-se pela prática do esporte sem o uso da prótese ou com alguma adaptação. Nos casos de amputações unilaterais, podem ocorrer distúrbios no equilíbrio na água, em especial nas flutuações dorsais e ventrais. A adaptação ao desequilíbrio, nesse caso, só é possível com o treinamento, em que cada indivíduo descobrirá formas diferentes de ajustar seu corpo na água. Também é possível o uso de nadadeiras ou de palmares nos cotos para aumentar a força e a velocidade dos movimentos.[49,52,53]

De modo geral, as atividades físicas contribuem de forma positiva no processo de reabilitação dos indivíduos com amputação. Essa reabilitação não diz apenas respeito às adaptações físicas, na atividade circulatória e na função muscular remanescente, mas também aos benefícios psicossociais advindos de tal prática.

CONSIDERAÇÕES FINAIS

Os objetivos deste capítulo foram: apresentar uma visão geral das indicações para a cirurgia de amputação no contexto médico atual; mostrar quais são os princípios básicos da técnica operatória e suas implicações para a reabilitação; apresentar de maneira sistemática a frequência e a classificação das deformidades congênitas mais comuns; identificar como a amputação está inserida no tratamento dessas deformidades e posicionar a atividade física como elemento fundamental no processo de reabilitação.

RESUMO

A prática regular de atividades físicas e esportivas é uma alternativa interessante que pode trazer grandes benefícios físicos e psicológicos para os indivíduos amputados. Essa prática pode melhorar a funcionalidade da região amputada, evitar a atrofia muscular e melhorar o equilíbrio corporal. Além disso, pode trazer ainda ganhos positivos na maneira como o indivíduo percebe e aceita seu próprio corpo.

Graças aos avanços tecnológicos recentes, a grande diversidade de próteses permite que os indivíduos amputados pratiquem diversas modalidades esportivas, com rendimentos cada vez mais elevados. De fato, o mais importante é que se pratique alguma atividade, não necessariamente com finalidade competitiva, mas para prevenir doenças hipocinéticas e se obter ganhos na qualidade de vida, buscando uma integração biopsicossocial.

REFERÊNCIAS BIBLIOGRÁFICAS

1. Vicent YNG, Berlet GC. Evolving techniques in foot and ankle amputation. J Am Acad Orthop Surg. 2010;18:223-35.
2. Tang PC, Ravji K, Key JJ, Mahler DB, Blume PA, Sumpio B. Let them walk! Current prosthesis options for leg and foot amputees. J Am Coll Surg. 2008;206:548-60.

3. Pedrinelli A, Teixeira WGJ. Princípios gerais na cirurgia de amputação. In: Pedrinelli A. Tratamento do paciente com amputação. São Paulo: Roca; 2004. p. 5-15.
4. Heck RK Jr, Carnesale PG. General principles of amputations. In: Canale ST (ed.). Campbell's Operative Orthopaedics. v. 1. 10. ed. Philadelphia: Mosby; 2003. p. 537-54.
5. Orthopaedic Alliances Atlas. Historical development of artificial limbs. Aaos, 1960.
6. Weiss M, Gielzynski A, Wirski J. Myoplasty-immediate fitting-ambulation. Res Rehabil, atas do 10th Annual, World Congress of the International Society. Wiesbaden, 1966.
7. Murdoch G. Levels of amputation and limiting factors. Ann R Coll Surg Engl. 1967;40(4):204-16.
8. Immediate post surgical fitting: an editorial. Pros Int. 1969;3(8):2-7.
9. Burgess EM, Romano RL. The management of lower extremity amputees using immediate postsurgical prostheses. Clin Orthop Relat Res. 1968;57:137-46.
10. Burgess EM, Traub JE, Wilson Jr. AB. Immediate postsurgical prosthetics in the management of lower extremity amputees. Washington: Veterans Administration; 1967.
11. Loro A, Franceschi F. Prevalence and causal conditions for amputation surgery in the third world: ten years experience at Dodoma Regional Hospital. Prosthet Orthot Int. 1999;23:217-24.
12. Zielger-Graham K, Mackenzie EJ, Ephraim PL, Travison TG, Brookmeyer R. Estimating the prevalence of the limb loss in United States: 2005 to 2050. Arch Phys Med Rehabil. 2008;89:422-9.
13. Datasus in: http://bvsms.saude.gov.br/bvs/publicacoes/diretrizes_atencao_pessoa_amputada.pdf.
14. Atkins DJ, Heard DCY, Donovan WH. Epidemiologic overview of individuals with upper-limb loss and their reported research priorities. J Prosthet Orthot. 1996;8(1):2-11.
15. Abraham E et al. Stump overgrowth in juvenile amputees. J Pediatr Orthop. 1986;6:66-71.
16. The Global Lower Extremity Amputation Study Group. Epidemiology of lower extremity amputation in centres in Europe, North America and East Asia. Br J Surg. 2000;87(3):328-37.
17. Pinto MAGS. Amputações nos membros inferiores.Acta Ortop Bras. 1984;2(1):3-8.
18. Gonzales EG, Corcoran PJ, Greyes RL. Energy expenditure in below-knee amputees: correlation with stump-length. Arch Phys Med Rehabil. 1974;55:111-9.
19. Bowker JH et al. Surgical techniques for conserving tissue and function in lower-limb amputation for trauma, infection, and vascular disease. Instructional Course Lectures. St. Louis: American Academy of Orthopaedic Surgeons; 1991. p. 4-10.
20. Pinzur MS et al. Energy demands for walking in dysvascular amputees as related to the level of amputation. Orthopedics. 1992;15:1033-7.
21. Johansen K et al. Objective criteria accurately predict amputation following lower extremity trauma. J Trauma. 1990;30(5):568-73.
22. Pozo JL et al. The timing of amputation for lower limb trauma. J Bone Joint Surg. 1990;72-B(2):288-92.
23. Malone JM et al. Prospective comparison of noninvasive techniques for amputation level selection. Am J Surg. 1987;154.
24. Barnes RW, Shanik GD, Slaymaker EE. An index of healing in below-knee amputation: leg blood pressure by Doppler ultrasound. Surgery. 1976:79(1):13-20.
25. Bowker JH et al. New concepts in lower limb amputation and prosthetic management i. Instructional course lectures. St. Louis: American Academy of Orthopaedic Surgeons; 1994. p. 10-6.

26. Bowker JH et al. New concepts in lower limb amputation and prosthetic management ii. Instructional course lectures. St. Louis: American Academy of Orthopaedic Surgeons; 1994. p. 17-24.
27. Krajbich JI. Lower-limb deficiencies and amputations in children. J Am Acad Orthop Surg. 1998;6:358-67.
28. Pedrinelli A. Princípios gerais na cirurgia de amputação. Ata da Ortop Bras. 1998;6(3);123-6.
29. Beaman et al. The diabetic foot: instructional course lectures. In: Anais do 67th American Academy Of Orthopaedic Surgeons Annual Meeting; 1999.
30. Bowker JH et al. New concepts in lower limb amputation and prosthetic management i. Instructional course lectures. St. Louis: American Academy of Orthopaedic Surgeons; 1996. p. 12-8.
31. Drvaric DM, Kruger LM. Modified ERTL osteomyoplasty for terminal overgrowth in childhood limb deficiencies. J Pediatr Orthop. 2001;21:392-4.
32. Firth GB, Masquijo JJ, Kontio K. Transtibial ERTL amputation for children and adolescents: A case series and literature review. J Child Orthop. 2011;5:357-62.
33. Geraghty TJ, Jones LE. Painful neuroma following upper limb amputation. Prosthet Orthot Int. 1996;20:176-81.
34. Gottschalk F. Transfemoral amputations: biomechanics and surgery. Clin Orthop Relat Res. 1999;361:15-22.
35. Mohler DG, Kessler JI, Eara BE. Augmented amputations of the lower extremity. Clin Orthop Relat Res. 2000;371:183-97
36. Pinzur MS, Beck J, Himes R, Callaci J. Distal tibiofibular bone-bridging in transtibial amputation. J Bone Joint Surg Am. 2008;90:2682-7.
37. Thompson RG. Amputation in the lower extremity. J Bone Joint Surg. 1963;45-A(8):1723-34.
38. Okamoto AM et al. The use of bone bridges in transtibial amputations. Rev Hosp Clin Fac Med S. Paulo. 55(4):121-8.
39. Mooney V et al. Comparison of postoperative stump management: plater vs. soft dressings. J Bone Joint Surg. 1971;53-A(2):241-9.
40. Myerson M. et al. The total-contact cast for management of neuropathic plantar ulceration of the foot. J Bone Joint Surg. 1992;74-A(2):261-9.
41. Redhead RG, Snowdon C. A new approach to the management of wounds of the extremities – controlled environment treatment and its derivatives. Prosthet Orthot Internat. 1978;2:148-56.
42. Laing PW, Cogley DI, Klenerman L. Neuropathic foot ulceration treated by total contact casts. J Bone Joint Surg. 1991;74-B9(1):133-6.
43. Twu Y et al. An innovative removable rigid dressing technique for below-the-knee amputation. J Bone Joint Surg. 1979;61-A(5):724-9.
44. Frantz CH, O'Rahilly R. Congenital skeletal limb deficiencies. J Bone Joint Surg Am. 1961;43:1202-24.
45. Day HJB. The ISO/ISPO classification of congenital limb deficiency. Bowker JH, Michael JW. American academy of orthopaedic surgeons atlas of limb prosthetics: surgical, prosthetic, and rehabilitation principles. St. Louis: Mosby; 1992. p. 743-8.
46. Herring JA, Birch JG. The child with a limb deficiency. Rosemont: aaos; 1998, 480p.
47. Fulp T et al. Longitudinal deficiency of the fibula: operative treatment. J Bone Joint Surg Am. 1996;78(5):674-82.

48. Speer D. The pathogenesis of amputation stump overgrowth. Clin Orthop Rel Res. 1981;159:294-307.
49. Neff G. Amputation in the growth period including deficiencies present at birth. Murdoch G, Wilson Jr AB. Surgical practice and patient management. Oxford: Butterworth Heinemann; 1996. 391p.
50. Winnick JP. Adapted physical education and sport. Human Kinetics; 1995.
51. O'Young B, O'Young MA, Stiens SA. Segredos em medicina física e de reabilitação. São Paulo: Artmed; 2000.
52. Frontera WR, Dawson DM, Slovik DM. Exercício físico e reabilitação. São Paulo: Artmed; 2001.
53. Ministério do Esporte e Turismo. Educação física e esporte para deficientes: coletânea. Indesp; 2000.

capítulo

8

Atividade física nos distúrbios neurológicos e musculares

Profª. Drª. Elisabeth Mattos

INTRODUÇÃO

Deficiência física (ou motora) refere-se aos problemas osteomusculares ou neurológicos que afetam a estrutura ou a função do corpo, interferindo na motricidade. Ela é caracterizada por um distúrbio da estrutura ou da função do corpo, que interfere na movimentação e/ou na locomoção do indivíduo.[1] As pessoas que usam próteses, muletas, cadeiras de rodas ou necessitam do auxílio de órteses carregam muitos rótulos: aleijado, deficiente, impedido, inábil. Cada um tem sua preferência pelo modo como deseja ser chamado, e isso deve ser perguntado à pessoa com deficiência física. Alguns autores descrevem sutis diferenças de significado, mas deficiência física é a designação genérica. Ficaria mais claro se fosse utilizada a designação *motora* em vez de *física*, indicando que existe um distúrbio nessa área especificamente.[1]

É possível apontar subclassificações relacionadas à natureza do sistema afetado ou quanto ao tempo de aquisição e duração do acometimento. Quanto à natureza, podemos dividir as deficiências em:

1. Distúrbios ortopédicos: referem-se a problemas originados nos músculos, ossos e/ou articulações.
2. Distúrbios neurológicos: referem-se à deterioração ou lesão do sistema nervoso.

Quanto ao tempo ou à duração da lesão, podemos citar:[2]

1. *Congênita* (já presente ao tempo do nascimento) ou *adquirida* (instalada após o nascimento).
2. *Aguda* (manifestação intensa) ou *crônica* (manifestação de longa duração, sem quadro intenso).
3. *Permanente* (não vai desaparecer ou ser curada) ou *temporária* (presente por certo período, depois do qual pode desaparecer ou ser curada).
4. *Progressiva* (que evolui) ou *não progressiva* (que não progride).

Serão descritas a seguir algumas condições que levam à deficiência motora, como: paralisia cerebral (PC); acidente vascular cerebral (AVC) – mais recentemente denominado acidente vascular encefálico (AVE); traumatismo cranioencefálico (TCE); distrofia muscular; amiotrofia; esclerose múltipla e epilepsia, tecendo algumas considerações sobre estas condições que afetam o sistema neurológico e levam à deficiência motora.

PARALISIA CEREBRAL (ENCEFALOPATIA CRÔNICA DA INFÂNCIA)

Aspectos conceituais

A paralisia cerebral (PC) é um distúrbio não progressivo da motricidade que se evidencia na movimentação e na postura.[2] Esse distúrbio é causado por lesão ou por mau funcionamento do cérebro, que ocorre antes dos três anos de idade. Uma lesão no cérebro conduz a uma perturbação do controle da postura e do movimento, como consequência de uma lesão que atinge o cérebro no período de desenvolvimento. O termo PC é utilizado para designar um grupo de afecções do sistema nervoso central que ocorrem na infância e que não apresentam caráter progressivo, que se traduzem clinicamente por distúrbios da motricidade como: alterações do movimento, da postura, do equilíbrio, da coordenação, do tônus muscular e/ou dos movimentos voluntários. A expressão *paralisia cerebral* é utilizada para descrever uma condição clínica que afeta o controle dos músculos. *Cerebral* significa que o problema tem origem no cérebro, e *paralisia* refere-se à dificuldade em controlar os músculos ou articulações.

O cirurgião inglês William John Little definiu o quadro pela primeira vez em 1891, e o ortopedista Winthrop Morgan Phelps descreveu os vários tipos de PC em 1937. Hoje se prefere o uso do termo *encefalopatia crônica da infância*, embora neste capítulo continuemos a utilizar a designinação PC por ser ainda a mais tradicional.[7]

Atualmente, PC é um termo que cobre um grupo de condições, caracterizada por uma desordem do movimento e da postura. Trata-se de uma condição que coloca desafios consideráveis quanto ao diagnóstico e ao tratamento. A PC varia no grau de acometimento de leve para severo, além de apresentar outras condições associadas. É uma ocorrência muito comum. No Brasil, a incidência desses casos é estimada em 7 para cada 1.000 crianças que nascem.[3] Nos países em desenvolvimento (como o Brasil), essa condição costuma estar relacionada a problemas gestacionais, más condições de nutrição materna e infantil e atendimento médico e hospitalar (muitas vezes inadequado), dada a demanda das condições clínicas apresentadas, principalmente por crianças nascidas antes da maturação neurológica. Essa condição traz diversos desafios e modificações na vida das famílias acometidas.

A lesão na região cerebral que rege a motricidade leva a uma síndrome limitadora na área motora, secundária às lesões e anormalidades que aparecem nos estágios iniciais do desenvolvimento. Embora a lesão no cérebro seja estática, o padrão clínico de apresentação dos distúrbios pode mudar com o tempo em razão do crescimento, da plasticidade do desenvolvimento e da maturação do sistema nervoso central (SNC). A pessoa que tem PC sofreu uma lesão no cérebro e não é capaz de utilizar alguns músculos do seu corpo de forma normal (paralisia). As crianças que têm paralisia cerebral podem ter dificuldades para andar, falar, comer ou brincar em relação às crianças sem este distúrbio.[2]

A PC foi relatada em 1843 por Little, que descreveu 47 crianças portadoras de rigidez espástica, dando seu nome à patologia mais tarde descrita como síndrome de Little. Freud, ao estudar a síndrome de Little, introduziu a sigla PC, termo que foi disseminado por William Phelps, com o objetivo de diferenciar a PC da paralisia infantil (PI – poliomielite). Em 1964, Bax definiu PC como "uma desordem do movimento e da postura devido a um defeito ou lesão no cérebro imaturo", conceito que tem sido adotado por diversos especialistas. Atualmente, a definição mais aceita foi introduzida por Nelson et al.:[9]

PC é um grupo não progressivo, mas frequentemente mutável, de distúrbio motor (tônus e postura), secundário à lesão do cérebro em desenvolvimento. O evento lesivo pode ocorrer no período pré, peri ou pós-natal.

Classificação

Não há dois casos semelhantes. Algumas pessoas apresentam perturbações leves, quase imperceptíveis, que as tornam desajeitadas para andar, falar ou usar as mãos. Outras são gravemente afetadas, apresentando incapacidade motora severa, impossibilidade de andar e falar, e são dependentes nas atividades da vida diária (AVDs). Entre esses dois extremos existe uma variedade de casos. De acordo com a localização das lesões e áreas do cérebro afetadas, as manifestações podem ser diferentes. Cada distúrbio é classificado de acordo com alguns fatores que são citados no diagnóstico:[3-5]

Classificação fisiológica (ou quanto ao tônus muscular):

a. Rigidez.
b. Espasticidade.
c. Atetose ou discinesia.
d. Ataxia.
e. Tremor.
f. Hipotonia.
g. Mista.

Classificação topográfica:

a. Monoplegia/monoparesia.
b. Hemiplegia/hemiparesia.
c. Paraplegia/paraparesia.
d. Diplegia/diparesia.
e. Quadriplegia/quadriparesia.
f. Dupla hemiplegia/dupla hemiparesia.

Classificação quanto ao grau de acometimento:

a. Leve.

b. Moderada.
c. Grave.

Classificação neuroanatômica:[5]

a. Piramidal (espástica): lesão das fibras eferentes que vão do córtex aos membros. Resulta em paralisia espástica.
b. Extrapiramidal (atetose): lesão de outra área que não a das fibras eferentes. Geralmente assume-se que ocorre nos gânglios da base. Resulta em movimentos discinéticos.
c. Cerebelar (ataxia): lesão no cerebelo. Chamado de "pequeno cérebro", sua função é coordenar os movimentos, dar sensação de posição no espaço e manter o equilíbrio.

A seguir são detalhadas as classificações fisiológicas e topográficas da PC:

- Rigidez: os músculos dos membros são tensos e se contraem fortemente quando se tenta movimentá-los ou alongá-los, até os reflexos exacerbados são inibidos. É uma forma severa de espasticidade. Geralmente resulta numa quadriplegia.
- Espasticidade: caracterizada por aumento do tônus muscular resultante de lesões no córtex ou nas vias daí provenientes. Pode haver um lado do corpo afetado (hemiparesia ou hemiplegia), os quatro membros (tetraparesia ou tetraplegia), ou um grau de afetação maior para os membros inferiores (diplegia). Os músculos dos membros são tensos e apresentam reflexo de estiramento. Pode haver presença de clônus. Há hiper-reflexia dos tendões profundos dos músculos dos membros envolvidos. Os indivíduos ficam sujeitos a contraturas e deformidades que se desenvolvem durante o crescimento.

O termo *espástico* é usado para descrever o tipo de PC em que o tônus muscular é muito alto (tenso). As pessoas com PC espástica têm movimentos desajeitados e rígidos porque seus músculos são muito tensos e apresentam dificuldades ao modificar sua posição ou ao tentar pegar algo com as mãos. Esse é o tipo mais comum de PC. Os autores apontam que cerca de 50 a 75% das pessoas com PC têm o tipo espástico.[4]

- Atetose: caracterizada por movimentos involuntários e variações do tônus muscular resultantes de lesões dos núcleos situados no interior dos hemisférios cerebrais (sistema extrapiramidal). O tônus muscular flutua gerando movimentos involuntários, e os movimentos voluntários se deformam, ficando retorcidos. O termo *atetoide* é empregado para descrever o tipo de PC na qual o tônus muscular se apresenta de modo flutuante – às vezes muito alto e às vezes muito baixo. As pessoas com PC atetoide têm dificuldade para se manter nas posições vertical e sentada ou caminhar com segurança e ritmo adequado. Frequentemente, podem ser observados movimentos involuntários e normalmente amplos na região facial e nos membros superiores.

Pessoas com esse tipo de PC têm muito trabalho e precisam de concentração para executar tarefas manuais simples, como levar a mão a um determinado ponto, em razão da flutuação do tônus muscular. A flutuação acarreta dificuldade de manter uma posição, tornando complexo o ato de segurar objetos (como uma escova de dentes, garfo, lápis etc.). Estima-se que 25% dos portadores de PC possuem o tipo atetoide. Podemos encontrar dois subtipos:

1. *Atetose sem tensão*: os movimentos contorcidos sem tensão muscular são a principal característica (rotação, giro dos membros, posições distorcidas), acometendo sobretudo os membros, o pescoço ou o tronco (quando aparecem nas mãos, nos pés ou no rosto recebem o nome de coreia).
2. *Atetose de tensão*: os movimentos contorcidos são bloqueados. Pode ser distinguida da espasticidade movimentando-se uma articulação rapidamente e repetindo o movimento, relaxando a musculatura. Na espasticidade não ocorre este relaxamento. Também é chamada de distonia.[4]
- Ataxia: caracterizada por diminuição do tônus muscular, incoordenação dos movimentos e equilíbrio deficiente em razão de lesões no cerebelo (Figura 1) ou a lesões das vias cerebelares. O indivíduo com esse tipo de PC apresenta tônus muscular baixo e dificuldade de coordenação dos movimentos. As pessoas com PC atáxica parecem muito instáveis e trêmulas, têm grande instabilidade postural e apresentam um tremor semelhante ao observado em pessoas muito idosas. Tal tremor ocorre especialmente durante a execução de uma atividade manual simples, como escrever, virar uma página ou cortar com tesoura.

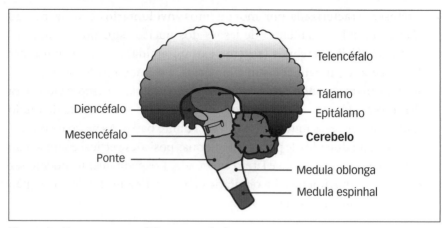

Figura 1   Estruturas encefálicas – cerebelo.

Verifica-se também equilíbrio precário em razão da falta da sensação de equilíbrio. A posição do corpo no espaço revela a presença de movimentos incoordenados e a marcha é instável. As pessoas com PC atáxica têm prejuízos na forma como sentem seu corpo no espaço. Por causa dos movimentos trêmulos e dos problemas de coordenação muscular, as pessoas com PC atáxica podem levar mais tempo para terminar tarefas escritas ou que dependam do uso da motricidade fina, e não conseguem executar a prova *index-nariz*.[5,6]

- Tremor: aparece apenas na movimentação involuntária. Chamado também de tremor intencional.
- Hipotonia: o tônus muscular é baixo. Também chamada de atonia, flacidez ou frouxidão. Geralmente evolui para uma atetose.
- Mista: em certos casos observa-se variação do tônus de acordo com o grupo muscular envolvido. Em alguns casos, o tônus é muito baixo e, em outros, muito alto. A combinação mais comum é a PC espática-atetoide. Estima-se que 25% das pessoas acometidas apresentam quadro misto.

Além de diferenças no tônus muscular, as pessoas com PC também apresentam diferentes partes do corpo afetadas pela paralisia, dependendo da parte do cérebro que foi lesada e da extensão da lesão. Pode-se citar:

- Monoplegia/monoparesia: acometimento de um único membro.

- Hemiplegia: significa que um lado do corpo sofre danos, assim, um braço e uma perna do mesmo lado são afetados. O outro lado do corpo geralmente está em condições normais, mas sofre interferência de reações associadas e reflexos. Há possibilidade de desenvolver habilidades, como andar e correr, embora esses padrões possam estar alterados, conferindo ao indivíduo aparência de desajeitado. A pessoa pode, ainda, apresentar marcha com arrastamento da perna do lado afetado.
- Paraplegia/paraparesia: acometimento do tronco e dos membros inferiores.
- Diplegia: os quatro membros são afetados, sendo que os inferiores ficam mais comprometidos que os superiores.
- Quadriplegia/quadriparesia: quando os quatro membros são afetados. Normalmente as crianças com quadriplegia têm dificuldade em mover todas as partes do corpo: a face, o tronco e os membros, precisando de uma cadeira de rodas para se locomover. Em razão dos problemas que afetam os músculos da face e da parte superior do corpo, há também dificuldades de fala e alimentação.
- Dupla hemiplegia/dupla hemiparesia: quatro membros afetados, sendo um hemicorpo mais afetado.

Os sufixos *plegia* e *paresia* geralmente indicam o nível de funcionalidade. *Plegia* é a não funcionalidade nos movimentos, e *paresia* é a possibilidade de realizar movimentos funcionais. A classificação por grau de acometimento motor é geralmente usada em combinação com a classificação fisiológica e neuroanatômica (p. ex., hemiparesia espástica grave).

A pessoa com PC tem inteligência dentro ou acima da média populacional, mas também pode apresentar atraso intelectual, não só em razão das lesões cerebrais, como pela falta de experiência resultante das suas deficiências. Os espasmos faciais e a deficiência na fala, relacionada ao descontrole dos movimentos, podem conferir uma aparência de atraso mental que na realidade não existe. Podem surgir formas mistas, com diferentes sintomas, o que torna difícil a avaliação. Além da perturbação motora, pode existir déficit sensorial, deficiência de visão e de audição, dificuldades perceptivas, deficiência na fala e epilepsia, o que torna o quadro mais complexo.

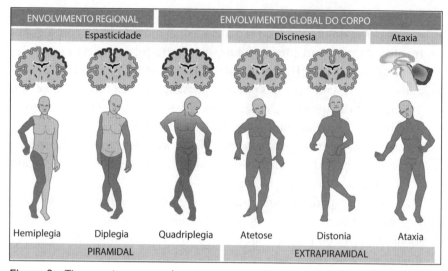

Figura 2 Tipos mais comuns descritos nos quadros de paralisia cerebral.
Adaptado de: http://iosifgagnidze.com/cerebral_palsy.html. Acessado em: 22.07.2017. Ilustração: Sírio José Braz Cançado.

Causas

A PC é causada por uma lesão no cérebro ocorrida antes, durante ou logo após o nascimento. Em muitos casos, ninguém sabe o que causou a lesão ou o que poderia ter sido feito para evitá-la. Às vezes, ocorrem lesões no cérebro de um bebê enquanto ele ainda está no ventre materno. A cada mil bebês nascidos, dois podem ser afetados pela PC. Entre os afetados, 86% dos casos são provenientes de fatores pré e perinatais, e 14% são causados por fatores pós-natais. A incidência diminui à medida que melhoram o conhecimento e o desenvolvimento dos serviços de saúde. Em geral, não há relação com uma eventual deficiência dos pais ou doença hereditária.[6] A lesão pode ser causada por hemorragias, deficiência na circulação cerebral, falta de oxigenação cerebral, traumatismo, infecções, nascimento prematuro e icterícia grave neonatal. Em um grande número de casos, não se sabe exatamente como e por que ocorreu a lesão, mas é sabido que é a responsável pela deficiência resultante. Frequentemente, ocorre antes do nascimento ou no período perinatal, mas ainda pode surgir após o nascimento (pós-natal). A lesão poderia ser causada por uma infecção ou por um acidente ocorrido com a mãe. Se esta tiver um problema clínico, como pressão alta ou diabetes, tais condições também podem causar problemas ao bebê.

Se houver problemas durante o parto, como falta ou dificuldade de oxigenação, o cérebro do bebê fica comprometido. Os problemas pós-parto podem ocorrer quando o bebê nasce muito prematuro e o corpo não está pronto para viver fora do ventre materno. Até mesmo os bebês nascidos no momento certo (a termo) podem ter infecções ou sangramentos no cérebro que causem lesões. Isso acontece porque o cérebro do bebê ainda está em desenvolvimento, mesmo após o nascimento.

Características principais

Prognóstico

A PC é uma deficiência que afeta o desenvolvimento da criança. Deficiência é um termo discutível, mas, realmente, significa que uma pequena porção dos milhões de células que existem no cérebro foi destruída e, portanto, não poderá se desenvolver. Não há possibilidade de regeneração dessas células, não havendo cura da lesão. No entanto, as células restantes podem ser estimuladas a funcionar de modo a compensar a deficiência e a desenvolver ao máximo as potencialidades da criança.[2]

Não existem medicamentos nem operações que possam curar a PC. No entanto, há possibilidade de melhoria. Esse aprimoramento, porém, não se manifesta subitamente, mas de modo progressivo, graças ao trabalho persistente e constante no qual a colaboração dos pais e terapeutas é imprescindível. Sem o auxílio dos pais, nem o melhor especialista pode obter resultados satisfatórios.[6]

O prognóstico nem sempre é fácil de ser estabelecido. Os médicos, enfermeiros, psicólogos, assistentes sociais e outros terapeutas podem auxiliar na sua definição. O cérebro da criança desenvolve-se de acordo com o seu potencial e, por outro lado, com o estímulo que recebe. A criança cognitivamente preservada colabora melhor nos exercícios e desenvolve mais facilmente diversas funções. Aquela com desenvolvimento intelectual deficiente apresenta dificuldade na aprendizagem e sua possibilidade de recuperação poderá ser mais lenta e mais limitada.

As crianças com PC costumam frequentar tipos diferentes de terapia, as quais visam o auxílio no desenvolvimento e a melhoria das habilidades motoras. Algumas fazem terapia na escola (quando frequentam estabelecimentos especiais) e outras frequentam clínicas especializadas para que o trabalho seja realizado com os terapeutas mais indicados para cada caso (fisioterapeutas,

terapeutas ocupacionais, psicopedagogos, psicólogos, psicomotricistas, musicoterapeutas etc.).

Motricidade

O controle da cabeça, do tronco e dos membros pode requerer auxílio do fisioterapeuta para ser desenvolvido. A aquisição e a manutenção da posição sentada e o andar podem ocorrer tardiamente ou mesmo não ocorrer, dependendo da gravidade do caso. A movimentação ocorre de maneira descontrolada e insegura. Ao manejar e posicionar a criança com PC, é importante fazê-lo devagar, dando-lhe oportunidade de se ajustar às mudanças de posição. Os padrões básicos de movimento são adquiridos de forma e em tempos diferentes. Geralmente, a criança com PC apresenta permanência de padrões primitivos de postura e movimentação, e desenvolve padrões anormais de movimentação não observados no desenvolvimento de outras crianças da mesma faixa etária sem a paralisia. Trata-se do atraso no desenvolvimento neuropsicomotor.

É importante saber que PC não é uma doença. Não é contagiosa e não evolui, nem mesmo é algo que cresce com o indivíduo que a possui. As pessoas com PC terão o distúrbio ao longo de suas vidas. Não se contrai PC de outra pessoa e é impossível desenvolvê-la com o tempo. A condição é causada por uma lesão no cérebro ocorrida durante a gestação, durante ou logo após o nascimento. A lesão referida localiza-se na área do cérebro que controla o tônus muscular (Figura 3). Dependendo de onde a lesão ocorre e de

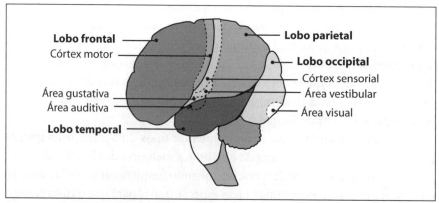

Figura 3 Áreas de controle do tônus muscular.

sua extensão, o tônus muscular pode se tornar muito alto ou muito baixo, ou pode haver uma combinação entre as intensidades. O tônus muscular é o que nos mantém em certa posição (sentados, com a cabeça ereta, procurando com o olhar alguém se movimentar). São as mudanças no tônus muscular que permitem a movimentação. As pessoas com PC não podem mudar o tônus muscular de um modo coordenado, assim, seus movimentos parecem ser desajeitados (bruscos ou flácidos).

Os portadores de PC podem apresentar outros problemas além daqueles relacionados ao controle do movimento, também causados pela mesma lesão no cérebro que gerou a deficiência. Entre esses distúrbios estão: dificuldade para engolir, sialorreia (ato de babar), permanência de reflexos primitivos, distúrbios da fala, distúrbios sensoriais (visão, audição e outros), convulsões, deficiência mental e distúrbios perceptomotores.

Implicações no programa de atividades físicas

As experiências de movimento são fundamentais para os portadores de PC. Já nos primeiros meses de vida, o bebê deve frequentar sessões de terapia motora visando ao desenvolvimento das capacidades e habilidades motoras, dos padrões básicos de movimento e de coordenação. Essas habilidades, que são desenvolvidas naturalmente pelas crianças, devem ser facilitadas e ensinadas para as pessoas com PC, pois nem sempre elas têm uma curiosidade natural para experimentar e vivenciar certas situações motoras em razão do grau de sua limitação.

Indivíduos com esse distúrbio necessitam de estímulos para brincar com o próprio corpo e com seus pares. Um programa de educação física adaptada deve conter atividades que envolvam jogos e estímulos sensório-motores. Os jogos com bola devem ser estruturados passo a passo, desenvolvendo as habilidades de arremessar, lançar e receber, inicialmente, em posição estática e, depois, se possível, em movimento. O chutar é importante para os que têm possibilidade de deambular. É interessante utilizar o critério de progressão individualizada estática, seguida pela dinâmica, para então introduzir jogos coletivos para aqueles que tiverem esta possibilidade.

A qualidade de vida das pessoas com PC pode ser melhorada com a possibilidade de participação em atividades esportivas e competitivas que atendam às suas necessidades e respeitem suas limitações. Existe uma classificação esportiva criada pela *Cerebral Palsy – International Sports and Recreation*

Association (CP-ISRA) (Quadro 1), que regulamenta o esporte competitivo para portadores de PC em nível internacional. Essa classificação procura comparar o grau de severidade e a distribuição topográfica do acometimento em função das capacidades para a prática esportiva. Por exemplo, os participantes das classes VII e VIII são candidatos a participar de atividades regulares com fins recreativos e sociais. Nas aulas de educação física, eles podem participar com relativo sucesso entre seus pares.

Quadro 1   Classificação funcional de atletas com PC (CP-ISRA – Manual CP-ISRA, 1997-2000)

Classes	Perfil funcional dos atletas com paralisia cerebral (CP-ISRA Manual CP-ISRA, 2009-2012)
CP 1	Quadriplégico – utiliza cadeira de rodas elétrica para locomoção ou é dependente para movê-la. Há severo comprometimento dos quatro membros, apresentando controle de tronco ruim e pouca ou quase nenhuma força nos membros superiores
CP 2	Quadriplégico – envolvimento de severo a moderado dos quatro membros e do tronco. Pouca força funcional e controle da parte superior do corpo. Consegue mover a cadeira de rodas manualmente, porém com lentidão. Pode impulsionar a cadeira de rodas com os pés
CP 3	Quadriplegia leve – boa força funcional e controle moderado dos membros superiores. Possui quase toda força no lado dominante. Pode impulsionar a cadeira de rodas com um ou os dois braços, mas ainda com certa lentidão
CP 4	Diplegia – envolvimento de moderado a severo dos membros inferiores. Membros superiores com mínimos problemas de controle e força funcional. Utiliza cadeira de rodas na vida diária e nas atividades esportivas de forma independente
CP 5	Diplegia moderada ou hemiplegia grave – anda com ou sem muletas. Tem boa força funcional e problemas mínimos de controle nos membros superiores. Compete em pé
CP 6	Quadriplegia atetoide – envolvimento de severo a moderado do tronco e dos quatro membros. Anda com auxílio de muletas e andador. Pode utilizar adaptações nas provas de pista do atletismo
CP 7	Quadriplegia leve e hemiplegia de moderada a mínima – boa capacidade funcional no lado não afetado. Deambula sem auxílio
CP 8	Deficiência mínima ou hemiplegia leve ou monoplegia – problemas de coordenação mínimos. Bom equilíbrio e é capaz de correr e saltar

Aptidão física e desempenho

A aptidão física e o desempenho podem ser limitados pelos espasmos musculares, movimentos atetoides, rigidez, falta de coordenação (ataxia), tremores e alterações do tônus muscular. Entre as pessoas com PC, 50% têm espasmos que podem levar a limitações na força e na resistência musculares; 25% têm atetose, que causa dificuldades na execução de habilidades motoras finas (Figura 4) e, entretanto, afeta menos a força e a resistência musculares.

O desempenho no trabalho submáximo é seriamente afetado pelas características citadas anteriormente. Parte do consumo de oxigênio é gasto nos espasmos e nos movimentos atetoides e, quando o esforço aumenta, pode haver influência da atividade reflexa, que está alterada nesta população. Como consequência, os níveis de frequência cardíaca são altos, dando a impressão de limitação da potência aeróbia, quando feita a predição segundo esses parâmetros. As medidas de potência aeróbia de pico e máximas são de 10 a 30% abaixo dos padrões normais. A interpretação desses dados é complicada pela

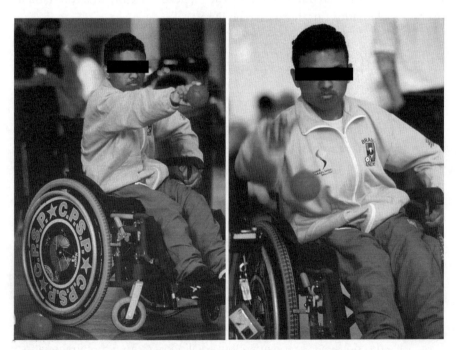

Figura 4 Prática da bocha por um atleta com PC.

falha no detalhamento do tipo e da extensão da influência da PC, associada às anormalidades da composição corporal, as quais geralmente são menores em relação a seus pares da mesma faixa etária e do mesmo sexo, mas não portadores de PC. Os portadores desta paralisia apresentam também aumento da porcentagem de água corporal e redução da massa dos corpos celulares.[7,8]

Damiano et al. observaram os níveis de co-contração (fenômeno caracterizado pela contração simultânea de um ou mais músculos em torno de uma articulação, agonistas e antagonistas).[9,10] Sabe-se que a medida de co-contração tem sido bastante utilizada para medir a qualidade de coordenação motora. Além disso, a presença excessiva de co-contração tem sido associada a patologias neuromusculares como uma possível causa de movimentos anormais e ineficientes. Caracterizada pela ativação simultânea dos músculos agonistas e antagonistas, esse fenômeno tem importante papel na rigidez muscular dinâmica. Pelo que se sabe, a co-contração atua na estabilidade, por meio de ajustes antecipatórios e reativos evidenciados pelo comportamento da atividade mioelétrica dos músculos que cruzam uma articulação, proporcionando maior estabilidade articular (Gardner-Morse, Stokes, 2001).[13] Os níveis de co-contração durante os testes de força correlacionam-se diretamente com os efetuados durante a marcha livre.

ACIDENTE VASCULAR ENCEFÁLICO

Aspectos conceituais

O acidente vascular encefálico (AVE), antigamente conhecido como acidente vascular cerebral (AVC), refere-se à lesão de uma área cerebral causada pela interrupção da circulação sanguínea. As lesões podem atingir qualquer área do cérebro, inclusive as vitais, causando uma espécie de ataque. Geralmente, o AVE afeta a capacidade e o controle motor; a sensação e a percepção; a comunicação, as emoções e o estado de consciência. Nos primeiros momentos após o AVE, o indivíduo precisa de socorro médico de emergência para recuperar a oxigenação e receber os primeiros socorros. A partir daí, o quadro de sequelas se define ou há recuperação completa.[3,8]

A interrupção do suprimento sanguíneo, que cessa o fornecimento de oxigênio ao sistema nervoso central (SNC), pode ser causada por trombose cerebral, hemorragia ou embolia. Assim, podemos dividir as causas em isquêmica (originada por tumor, má-formação, trauma, trombo ou êmbolo, aterosclerose etc.) e hemorrágica (originada por hipertensão, má-formação, aneurisma, geralmente levando a quadros mais graves).

A trombose é um coágulo que se forma em um grande vaso sanguíneo e que diminui gradualmente o aporte de sangue para a área irrigada. Já a hemorragia cerebral é a ruptura de um vaso, geralmente uma artéria, resultando no derramamento do sangue para fora do vaso e no aumento da pressão das estruturas adjacentes. A embolia é o resultado da entrada de um coágulo ou gordura na corrente sanguínea arterial, interrompendo o suprimento sanguíneo e, consequentemente, o fornecimento de oxigênio para a área irrigada pelo vaso por onde o coágulo entrou.

O AVE pode ocorrer em qualquer faixa etária, sendo mais frequente em pessoas acima dos 60 anos. A hipertensão é um fator de risco para a ocorrência do AVE. Portanto, a prevenção e o controle dos sinais indicativos e predisponentes à incidência de doenças cardiovasculares tornam-se fundamentais para prevenir a incidência do problema.

Características principais

Motricidade

Uma vez ocorrido o AVE, os quadros motores se assemelham ao da PC na classificação topográfica. O quadro mais comum é a hemiplegia em graus variados. Porém, outras situações secundárias podem aparecer, como incontinência urinária e intestinal; perda parcial da memória; problemas psicológicos, geralmente depressão e instabilidade emocional; hemianopsia, perda de campos visuais e problemas perceptivos e proprioceptivos do lado afetado.

Prognóstico e tratamento

O tratamento depende da causa do AVE. A reabilitação deve ser iniciada o mais cedo possível. Os profissionais envolvidos em um primeiro momento são: médico, enfermeiro, fisioterapeuta, terapeuta ocupacional, fonoaudiólogo, assistente social e psicólogo. Tão logo seja possível, deve-se trazer o indivíduo para a posição sentada, para depois tentar a posição ereta e, finalmente, deambular novamente.

Em geral, os membros inferiores podem se recuperar mais prontamente que os superiores. Se os membros permanecerem flácidos por muito tempo após o AVE, o prognóstico de retorno à função será pior. Se nenhum retorno de motricidade voluntária ocorrer depois de 4 semanas, deve-se tentar outras formas de intervenção.

Implicações no programa de atividades físicas

O tratamento de recuperação das sequelas motoras é baseado na cinesioterapia (terapia pelo movimento). Se o indivíduo teve uma vida ativa em termos de atividade física, ele terá mais prontidão e tolerância aos exercícios da reabilitação. Entretanto, a participação em atividades físicas pode ser um complemento para tornar a vida mais ativa e movimentar-se de forma mais lúdica. A participação em atividades físicas, quando possível, pode minimizar os sintomas secundários, como a depressão, e estimular a recuperação e manutenção da atividade. Deve-se manter contato constante com o fisioterapeuta, que auxiliará o indivíduo na organização do programa de atividades físicas.

Atividades esportivas individualizadas podem ser mais indicadas no início, como natação, bocha, boliche adaptado, lançamentos e arremessos. A participação nessas atividades pode trazer um novo alento em termos de possibilidades de movimento, e dar nova motivação para a prática de atividades necessárias ao indivíduo.

TRAUMATISMO CRANIOENCEFÁLICO (TCE)

Aspectos conceituais

Trata-se de um problema cerebral causado por traumatismo ocorrido na cabeça (crânio). Pode produzir diminuição ou alteração do estado de consciência e resulta em limitações do funcionamento motor, cognitivo, social, comportamental e emocional. Em relação às limitações motoras, verifica-se falta de coordenação, de planejamento e de sequenciamento dos movimentos, espasticidade muscular, problemas de fala, paralisias, convulsões e uma série de alterações perceptivas e sensoriais.

O TCE é chamado de epidemia silenciosa em razão de acidentes e outros eventos que não podem ser previstos. Geralmente ocorre como resultado de acidentes automotivos, esportivos, quedas, violência etc.

Classificação

Pode-se classificar os TCE em dois tipos: abertos e fechados. As lesões abertas podem resultar de acidente, tiro ou de uma pancada feita com objeto que cause a lesão. A lesão fechada ocorre no cérebro de forma difusa. Pode variar de leve a severa e atinge áreas do cérebro que controlam as funções corporais. Os quadros motores podem ser descritos conforme a classificação topográfica da PC. As mesmas indicações terapêuticas fornecidas para os indivíduos que têm sequelas de AVE e PC são indicadas para quem as tem em razão de um TCE.

DOENÇAS NEUROMUSCULARES

Classificação

As doenças neuromusculares podem ser divididas em miopatias, neuropatias e mielopatias. O termo *miopatia* designa todos os estados patológicos que atuam primariamente na musculatura estriada. Como a atividade dessa musculatura depende do neurônio motor periférico, ou seja, da fibra nervosa motora que conduz o estímulo nervoso do corno anterior da medula ou dos núcleos motores dos nervos cranianos até a fibra muscular, tanto a lesão desta como a do neurônio motor periférico podem resultar em déficit motor, hipotonia e alteração dos reflexos. Os avanços das técnicas de diagnóstico, como biópsia muscular, auxiliaram na diferenciação entre doença muscular e do neurônio motor periférico, sendo especialmente útil para o diagnóstico diferencial entre as várias miopatias. Entre estas, figuram as distrofias musculares, que têm vários tipos de manifestações. São afecções de caráter hereditário que apresentam um comprometimento grave, progressivo e simétrico da musculatura estriada, afetando especialmente os músculos proximais.[4] O tipo Duchene, que ocorre ainda na infância, é um dos mais comuns.

A distrofia muscular de Duchene é também chamada de distrofia muscular pseudo-hipertrófica, na qual as células musculares se degeneram e são substituídas por tecido conjuntivo e adiposo. A transmissão é dada por um gene anormal no cromossomo X. É uma herança autossômica recessiva, geralmente transmitida da mãe para o filho, mas pode eventualmente ocorrer em meninas.

Seus sintomas começam a se manifestar entre 2 e 5 anos de idade, quando a criança passa a apresentar quedas frequentes, tendo, também, dificuldade para subir escadas. Essa doença não é fatal, mas suas complicações secundárias, resultantes da fraqueza muscular, predispõem o indivíduo a distúrbios respiratórios e cardíacos. A aparência pseudo-hipertrófica ocorre em razão do acúmulo de tecido conjuntivo e adiposo no espaço intersticial entre as células degeneradas da musculatura, mais visível na perna e no antebraço. Ligada ao gene anormal do cromossomo X existe uma proteína chamada distrofina, que permite que as células musculares funcionem de forma adequada. Na sua ausência, as células musculares morrem como ocorre na distrofia muscular de Duchene. As principais manifestações da doença são: atrofia e fraqueza progressiva dos músculos da coxa, dos quadris, das costas, da cintura escapular e dos músculos responsáveis pela respiração. É comum observar fraqueza intensa do músculo tibial anterior, o que provoca marcha com o pé caído, induzindo às quedas.

Cerca de dez anos após as primeiras manifestações da doença, o indivíduo já se apresenta sem capacidade para deambular, ficando dependente de cadeira de rodas. Os primeiros sintomas podem ser observados pelos seguintes sinais: marcha alargada, dificuldade para subir escadas, tendência a quedas frequentes e dificuldade para se levantar da posição inclinada, com as pernas flexionadas, necessitando apoiar as mãos nas coxas para efetuar o movimento.

Nos exames laboratoriais há presença de altos níveis de creatino fosfoquinase (CPK) no sangue.

Lordose e obesidade são desenvolvidas em virtude da fraqueza da musculatura e acúmulo de tecido adiposo. Além disso, podem aparecer também contraturas nas articulações do tornozelo, joelho e quadril.

Quem possui a distrofia muscular de Duchene geralmente não chega à terceira década de vida, pois morre em decorrência das complicações respiratórias.

Implicações no programa de atividades físicas

A educação física exerce papel importante na manutenção da qualidade de vida, especialmente quando as atividades se iniciam nos primeiros estágios da doença, visando à preservação da marcha e à prevenção de contraturas e atrofias musculares. Um programa com atividades que visem à promoção da força e da resistência muscular tem influência positiva no desenvolvimento muscular, podendo retardar o surgimento de atrofias e contraturas. Atenção particular deve ser dada à musculatura dos membros inferiores, abdome e quadril, responsáveis pela locomoção. Para aqueles que já se encontram dependentes de cadeira de rodas, os exercícios respiratórios devem ser priorizados e executados diariamente, com destaque para as atividades aquáticas. extremamente benéficas. A preservação da flexibilidade articular também deve ser incluída em atividades de todos os programas. A distrofia diminui a força e a resistência muscular e, consequentemente, também a potência aeróbia. As atividades aeróbias de baixa intensidade auxiliam a prevenir e a combater a obesidade. A dança e as atividades rítmicas podem ser motivadoras para desenvolver essas capacidades.

ESCLEROSE MÚLTIPLA

Entre as mielopatias, é possível citar a esclerose múltipla, doença neurológica progressiva dismielinizante. Cerca de 2/3 dos indivíduos que apresentam essa doença relatam o aparecimento de suas primeiras manifestações entre o 20º e o 40º ano de vida, embora possa se manifestar também em crianças e idosos. As mulheres são em geral mais acometidas por esta doença, havendo predominância nos indivíduos da raça branca. As alterações na bainha de mielina das células do SNC podem ser observadas no cérebro e na medula. Sua causa é desconhecida, mas sabe-se que seu início é decorrente de processo inflamatório que pode ser causado por vírus, por reação imune ou por ambos. As imagens de ressonância magnética apresentam as lesões no SNC, bem como os testes neurológicos e sanguíneos. No local onde foi destruída a bainha de mielina, há substituição por tecido conjuntivo.

Os indivíduos acometidos por esta doença costumam apresentar sintomas diversos, dependendo da região afetada. Os mais comuns são fraqueza generalizada, visão dupla, fala com pronúncia alterada, murmúrios, marcha cambaleante e paralisia (parcial ou completa).

Nos estágios iniciais, as manifestações ocorrem em períodos alternados de exacerbação (surtos) e remissão. O surto se expressa por sintomas neurológicos transitórios, dependentes das lesões focais aleatoriamente distribuídas na substância branca do SNC. Clinicamente, é reconhecido como um estado de súbita perda de função sensitiva ou motora. Essa perda é transitória e pode cessar em questão de dias ou semanas. Posteriormente, os surtos vão deixando sequelas e, finalmente, desaparecem, havendo evolução da doença com novos incrementos das sequelas já existentes.

Implicações no programa de atividades físicas

A esclerose múltipla acarreta fraqueza muscular e, conforme evolui, o indivíduo torna-se pouco tolerante a esforços extenuantes. A prática de atividades físicas de baixa intensidade pode colaborar para a promoção da capacidade aeróbia, oferecendo condições para o indivíduo suportar, com maior segurança, as atividades mais extenuantes. A natação e outras atividades aquáticas são indicadas, sobretudo se não forem realizadas em água muito quente, pois o calor lhes dá a sensação de fadiga mais precoce e pode exacerbar alguns sintomas da doença.Uma piscina com temperatura variável entre 27 e 29ºC pode ser considerada ideal.

A prática esportiva pode ser motivadora para adolescentes e jovens adultos. Há uma classificação esportiva para facilitar a competição das pessoas com doenças neurológicas baseada no quadro motor apresentado. Trata-se da classificação dos *Les Autres* (os outros) (Quadro 2), composta por pessoas que possuem distúrbios motores não resultantes de lesão medular, de amputações ou de sequelas de poliomielite e PC. Todos os outros distúrbios ortopédicos ou neurológicos podem encontrar uma classe nesse sistema para competir em modalidades esportivas adaptadas. Essa classificação foi criada por Biorg-Sorensen em 1981.[4,8,10,15] Os esportistas competiam pela International Sports Organization for the Disabled (ISOD). A ISOD foi fundida com a International Stoke Mandeville Wheelchair Sports Federation (ISMWSF), hoje denominada International Wheelchair and Amputees Sports Association (IWAS).

EPILEPSIA

É uma alteração temporária e reversível do funcionamento do cérebro, que não tenha sido causada por febre, drogas ou distúrbios metabólicos. Durante alguns segundos ou minutos, uma parte do cérebro emite sinais incorretos, que podem ficar restritos a esse local ou espalhar-se.

A epilepsia pode causar condições físicas singulares que ocorrem inesperadamente. As mudanças são breves e repentinas no funcionamento bioelétrico do cérebro. Se ficarem restritas a um hemisfério, a crise será chamada

Quadro 2 Classificação funcional - *Les Autres* - ISOD/IPC - 1995.

Classes	Perfis funcionais dos atletas *Les Autres* pelo sistema das provas de atletismo
LA 1	Utiliza cadeira de rodas. Há redução da força muscular ou da mobilidade. Pode haver presença de espasticidade no braço de arremesso. O equilíbrio sentado está prejudicado
LA 2	Utiliza cadeira de rodas. O braço de arremesso tem função normal, o equilíbrio sentado está prejudicado ou há certo prejuízo no braço de arremesso, mas o equilíbrio sentado é bom
LA 3	Utiliza cadeira de rodas. Função do braço de arremesso normal com bom equilíbrio sentado
LA 4	Andante. Usa muletas ou outro auxílio. O braço de arremesso tem função prejudicada e problemas de equilíbrio. É permitida a utilização de órteses
LA 5	Andante. O braço de arremesso tem função normal, mas os membros inferiores têm função diminuída ou apresentam problemas de equilíbrio em pé
LA 6	Andante. O braço de arremesso tem função normal com déficit mínimo no tronco ou nos membros inferiores, o suficiente para dar desvantagem em relação a seus pares sem deficiência

parcial. Se envolverem os dois hemisférios cerebrais, será chamada de crise generalizada. Por isso, algumas pessoas podem ter sintomas mais ou menos evidentes de epilepsia, não significando que o problema tenha menos importância se a crise for menos aparente. Pode ocorrer perda de consciência momentânea, acompanhada de outros distúrbios, como abalos musculares, movimentos bruscos, perda do equilíbrio corporal, alterações dos movimentos e das ações do indivíduo. As principais causas de epilepsias são, em quase 70% dos casos, de "causa desconhecida", sendo que os restantes 30% são ligados às seguintes condições ou situações: traumas na cabeça, especialmente por acidentes (automóveis, quedas etc.) ou mesmo lesões causadas por atos violentos, inclusive em práticas esportivas em que, quanto mais severos os golpes ou traumatismos no crânio, maiores as chances de um quadro epiléptico aparecer. Também os tumores cerebrais, traumas neurológicos, meningites, encefalites virais, lúpus eritematoso, doenças neurológicas crônicas e infecções que afetem o SNC, como no caso da síndrome de imunodeficiência adquirida (Sida – ou Aids, em inglês), podem levar a uma crise. As lesões ocorridas no período gestacional, pré, peri e pós-natais podem afetar o desenvolvimento do cérebro do feto durante a gravidez.

As crises epilépticas em seres humanos são geralmente desencadeadas por alguns eventos: febre, exaustão física, privação de sono, suspensão abrupta de medicação anticonvulsiva, respiração forçada (hiperventilação), ingestão de bebidas alcoólicas ou estimulantes, uso de drogas euforizantes, uso de medicamentos com ação convulsivante, emoções fortes, distúrbios psíquicos intensos, distúrbios hormonais, luz, sons e outros ruídos em epilepsias reflexas (p.ex., televisão, luz de boate ou estroboscópica).

MICROCEFALIA

A microcefalia é uma doença neurológica que se caracteriza pelo tamanho da cabeça menor do que o esperado para a idade, tanto fetal como após o nascimento. A criança com microcefalia nasce com a cabeça e o cérebro (perímetro cefálico) em tamanhos abaixo da média, de acordo com a idade e o sexo (Figura 5).[17,19] Em condições normais, no momento do nascimento, o crânio tem um perímetro de aproximadamente 33 a 36 cm, aumentando de tamanho nos primeiros anos de vida e acompanhando o crescimento do encéfalo. Este crescimento é bastante pronunciado nos primeiros seis meses (em média 8 cm), até alcançar os 46 a 48 cm no final do primeiro ano de vida.[24] No caso da microcefalia, a dimensão dos ossos do crânio é menor e raramente tem mais que 45 cm de circunferência quando a criança estiver com um ano e três meses. Em razão das pequenas proporções do crânio, o cérebro não desenvolve adequadamente todas as suas funções. Associada a um crescimento insuficiente do cérebro, os bebês com microcefalia podem ter problemas de desenvolvimento.[5] A incidência de microcefalia ao nascimento varia de 1/6.250 a 1/8.500 casos e é mais frequente no sexo masculino.[15,18]

Causas da microcefalia

Existem muitas causas possíveis para ocorrência de um quadro de microcefalia, nem sempre definidas, e podem incluir doenças genéticas ou infecciosas, exposição a substâncias tóxicas ou desnutrição. As causas mais comuns são apresentadas a seguir:[19]

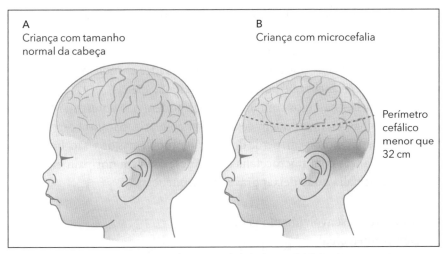

Figura 5 A. Criança com tamanho normal da cabeça. B. Criança com microcefalia, perímetro cefálico menor que 32 cm.
Fonte: Tratado de Pediatria, 4.ed., 2017, Manole.

- Infecções do útero: toxoplasmose (causada por um parasita encontrado em carne mal cozida), rubéola, herpes, sífilis, citomegalovírus e sequelas do vírus da imunodeficiência humana (VIH).
- Exposição da mãe a metais pesados, como arsênico, cobre e mercúrio.
- Radiação.
- Anomalias genéticas, tais como a síndrome de Down.
- Malnutrição grave durante a vida do feto.
- Zika durante a gravidez, especialmente no primeiro trimestre de gestação.
- Consumo de cigarro, álcool ou drogas como cocaína e heroína durante a gravidez.
- Meningite.
- Desnutrição.
- Doenças metabólicas na mãe como fenilcetonúria.
- Exposição à radiação durante a gestação.
- Uso de medicamentos contra epilepsia, hepatite ou câncer, nos primeiros três meses de gravidez.

Acredita-se que infecções como dengue e febre chikungunya durante a gestação também estejam ligadas à microcefalia, doenças transmitidas pelo mosquito *Aedes aegypti*.

A microcefalia também pode ser genética e ocorre em crianças que possuem outras doenças, como síndrome de West, síndrome de Down, síndrome de Rett e síndrome de Edwards. Por isso, a criança com microcefalia que possui outra síndrome pode ter outras incapacidades e ainda mais complicações do que as crianças que possuem microcefalia apenas.

Muitos bebês nascidos com microcefalia podem não apresentar todos os sintomas ao nascer, mas podem desenvolver epilepsia, paralisia cerebral, dificuldades de aprendizagem, perda de audição e problemas de visão. Em alguns casos, há crianças com microcefalia que se desenvolvem normalmente.[20]

A microcefalia pode deixar graves consequências:

- Atraso do desenvolvimento geral.
- Déficit intelectual.
- Paralisia em algumas partes do corpo.
- Convulsões.
- Epilepsia.
- Rigidez dos músculos (espasticidade).

O diagnóstico da microcefalia pode ser feito durante a gestação com os exames regulares do pré-natal, como o ultrassom, e pode ser confirmado logo após o parto por meio da medição do tamanho da cabeça do bebê. Além disso, exames como tomografia computadorizada ou ressonância magnética cerebral também ajudam a medir a gravidade da microcefalia e as possíveis consequências para o desenvolvimento do bebê. O diagnóstico precoce da microcefalia pode, por vezes, ser feito por ecografia do feto. A probabilidade de um bom diagnóstico será maior se a ecografia for feita no final do segundo trimestre, por volta das 28 semanas, ou no terceiro trimestre da gravidez.[19] Muitas vezes, o diagnóstico é feito à nascença ou mais tarde.

A identificação da microcefalia se dá principalmente pela medição do perímetro cefálico (PC), procedimento comum no acompanhamento clínico do recém-nascido, visando à identificação de doenças neurológicas.[18] Segundo a Organização Mundial da Saúde (OMS), a microcefalia é caracterizada pela medida do crânio realizada, pelo menos, 24 horas após o nascimento e dentro da primeira semana de vida (até 6 dias e 23 horas), por meio de técnica e equipamentos padronizados, em que o PC apresente medida menor que -2 desvios-padrão abaixo da média específica para o sexo e a idade gestacional. Além disso, a OMS considera que a medida menor que -3 desvios-

-padrão é definida como microcefalia grave. A medida do PC é um dado clínico fundamental no atendimento pediátrico, pois pode constituir-se na base do diagnóstico de um grande número de doenças neurológicas e, para isso, os médicos e outros profissionais de saúde devem estar familiarizados com as doenças mais frequentes que produzem a microcefalia, bem como devem conhecer os padrões de normalidade para o crescimento do crânio.[19]

A medição do PC deve ser feita com fita métrica não extensível, na altura das arcadas supraorbitárias, anteriormente, e da maior proeminência do osso occipital, posteriormente. Os valores obtidos devem ser registrados em gráficos de crescimento craniano, o que permite a construção da curva de cada criança e a comparação com os valores de referência.

Mudanças súbitas no padrão de crescimento e valores anormalmente inferiores para a idade e o peso (-2 desvios-padrão) devem ser investigados. A medida do PC é importante nos primeiros dois anos de vida, refletindo, até certo ponto, o crescimento cerebral. Quando o tamanho da cabeça da criança com um ano e três meses é menor que 42 cm, o diagnóstico já está fechado.

Classificação da microcefalia

A gravidade da microcefalia oscila de ligeira à severa.[17] A microcefalia pode ser classificada como primária quando os ossos do crânio se fecham durante a gestação, até os sete meses de gravidez, o que ocasiona mais complicações durante a vida. Podem ocorrer também complicações secundárias, quando os ossos se fecham na fase final da gravidez ou após o nascimento do bebê.

A microcefalia possui diferentes formas de classificação, sendo uma delas o início do desenvolvimento da anormalidade. Quando a microcefalia é observada logo no nascimento, recebe o nome de *congênita*. Quando se observa o problema no decorrer do primeiro ano de vida, diz-se que a microcefalia é *pós-natal*.[20,21]

Também é possível classificar a microcefalia de acordo com a sua causa. Quando apresenta fatores genéticos, é chamada de *microcefalia genética*; quando possui outros fatores desencadeantes, é chamada de microcefalia ambiental ou externa.

O tamanho do perímetro cefálico também é usado como uma forma de classificação. Quando apenas o crânio apresenta tamanho inferior à média, diz-se que a microcefalia é *desproporcional*. Quando todo o corpo está menor que a média, a microcefalia é chamada de *proporcional*.

As consequências da microcefalia são dependentes do desenvolvimento insuficiente do cérebro e são diretamente provocadas por um defeito no desenvolvimento embrionário ou como consequência da sua impossibilidade em se expandir, como normalmente ocorre durante a primeira infância. Estas são divididas em primárias e secundárias.[20,21] A microcefalia primária costuma provocar hipertonia muscular generalizada, paralisia, crises convulsivas e atraso mental. As consequências da microcefalia secundária dependem do tipo e da gravidade da malformação. Como as funções cerebrais estão, na grande maioria dos casos, pouco desenvolvidas, esta situação provoca um atraso intelectual profundo. Por vezes, caso apenas um hemisfério cerebral tenha o seu desenvolvimento afetado, o atraso mental ainda é verificado, apesar de as perturbações motoras serem unilaterais.

O tratamento da microcefalia depende da causa primária, mas não há cura. A intervenção precoce com terapias de suporte, tais como fonoaudiologia, fisioterapia, terapia ocupacional e equoterapia podem auxiliar o desenvolvimento infantil e melhorar a qualidade de vida.[22]

A microcefalia não tem cura porque o fator que impede o desenvolvimento cerebral é a união precoce dos ossos que formam o crânio, o que não pode ser removido. Se esta união precoce dos ossos ocorrer ainda durante a gestação, as consequências podem ser mais graves porque o cérebro se desenvolve pouco, embora existam casos em que a união destes ossos ocorre no final da gestação ou após o nascimento, e nesse caso a criança pode ter consequências menos severas.

O tratamento não traz a cura da doença, porém ajuda a reduzir as consequências no desenvolvimento da criança. Uma das possibilidades de tratamento é fazer uma cirurgia para separar ligeiramente os ossos do crânio, nos dois primeiros meses de vida, para evitar a compressão do cérebro que impede seu crescimento. Quando a criança possui hidrocefalia, que é a presença de líquido dentro do cérebro, também existe a possibilidade de colocar um dreno para escoar o excesso desse líquido. Além disso, pode ser necessário usar medicamentos que ajudam o dia a dia da criança, que atuam diminuindo os espasmos musculares e melhoram a tensão dos músculos. A fisioterapia é indicada e pode ajudar no desenvolvimento geral, pois quanto mais estímulo dentro da fisioterapia a criança tiver, melhores serão os resultados. Além disso, as injeções de botox em determinados músculos dos braços ou pernas podem ser úteis para diminuir a contração muscular involuntária e facilitar o cuidado diário com o bebê e até mesmo nas sessões de fisioterapia.

Os médicos que acompanham as crianças com microcefalia geralmente são o pediatra e o neurologista, mas outros profissionais da saúde também são necessários, como psicólogo, dentista, terapeuta ocupacional, fonoaudiólogo, entre outros, conforme a faixa etária.

Apesar de não haver tratamento específico para a microcefalia, algumas medidas podem ser tomadas para reduzir os sintomas dessa condição. Normalmente essas crianças precisam de fisioterapia por toda a vida, visando o desenvolvimento motor, prevenindo complicações respiratórias e até mesmo úlceras de decúbito que podem surgir por permanecerem muito tempo acamadas ou em uma cadeira de rodas.

Todas essas alterações podem ocorrer porque o cérebro precisa de espaço para que possa atingir o seu desenvolvimento máximo, mas como o crânio não permite o crescimento do cérebro, suas funções ficam comprometidas, afetando todo o corpo.

Relações do vírus da Zika com a microcefalia no Brasil

No início de 2015 foi detectado pela primeira vez, no nordeste brasileiro, um surto da infecção pelo vírus da Zika, transmitido pelo mosquito *Aedes aegypti*. Em setembro do mesmo ano, registrou-se um grande aumento na quantidade de casos de microcefalia nas áreas afetadas pelo surto.[20-23] O Ministério da Saúde brasileiro elaborou uma definição de microcefalia relacionada com o vírus da Zika:[20] foi criado um grupo de trabalho e um cadastro para investigar os casos de microcefalia relacionados ao vírus, além de descrever as características clínicas dos casos. Nos primeiros 35 diagnósticos informados ao cadastro, 74% das mães informaram ter havido uma erupção durante a gestação e, assim, 71% dos bebês apresentaram microcefalia grave (-3 desvios-padrão abaixo da média). Aproximadamente a metade sofria de pelo menos uma anomalia neurológica e, em 27 dos quais se obteve as ecografias cerebrais, todos os resultados foram alterados. Neste aumento de casos de microcefalia associados a lesões cerebrais, observa-se que as infecções congênitas nas áreas afetadas pelo vírus da Zika sugerem a possibilidade da existência de um vínculo.

Como prevenção nas zonas de reprodução do mosquito *Aedes aegypti*, sugere-se que as gestantes usem medidas de proteção, como a aplicação de repelentes de insetos aprovados pela Agência de Proteção Ambiental e a utilização de telas nas portas e janelas, bem como mosquiteiros nos quartos.[8]

Numa publicação de 25 de fevereiro de 2016 pelo jornal *O Estado de S. Paulo*, a médica Adriana Melo, responsável pela identificação do vírus Zika em dois embriões com microcefalia, defendeu a mudança na classificação da doença. Ela afirma haver casos de crianças que nascem com perímetro cefálico igual ou superior a 32 cm (equivalente -2 desvios-padrão de bebês nascidos a termo), mas com problemas sérios na estrutura do cérebro. Esses bebês apresentam também edemas, o que acaba impedindo a identificação da malformação. Diante desse problema, afirma, há casos que passam despercebidos por autoridades de saúde e essas crianças, sem diagnóstico, acabam ficando sem tratamento. Por isso, a médica entrevistada defende associar outros critérios para se fazer o diagnóstico.

As ferramentas consideradas essenciais são exames realizados ainda durante a gestação, com destaque para o ultrassom, que pode dar resultados tão importantes quanto outros exames de imagem feitos após o nascimento. O Departamento de Vigilância de Doenças Transmissíveis do Ministério da Saúde admitiu que existem casos em que o perímetro cefálico era normal e a criança apresentava a microcefalia. O diálogo com especialistas do setor cogitou a possibilidade de se alterar o nome da doença para síndrome da Zika congênita, o que não ocorreu. No início da epidemia, optou-se por adotar um critério mais amplo, a medida de 33 cm. Isso permitia identificar um número maior de crianças, mas trazia um problema: grande parte não apresentava a doença, algo que acabava superdimensionando os primeiros indicadores.

A OMS tem trabalhado de perto com os países afetados nas Américas sobre a investigação e a resposta ao surto, desde meados de 2015, montando um Quadro Estratégico de Resposta e um Plano de Operações Conjunto. Assim, vem trabalhando de perto com os países afetados na resposta ao surto de Zika e na investigação sobre o aumento invulgar dos casos de microcefalia. Vem também informando as comunidades sobre os riscos associados à doença do vírus Zika e as medidas de proteção. A OMS fornece orientações visando minimizar o potencial impacto sobre as mulheres em idade fértil e as gestantes, assim como as famílias afetadas pelo vírus, e ainda ajuda os países afetados a reforçarem os cuidados prestados às gestantes e às famílias das crianças nascidas com microcefalia. Dessa forma, está investigando o aumento notificado de casos de microcefalia e a sua possível associação à infecção pelo vírus Zika, reunindo peritos e parceiros num grupo de trabalho.[15,16,22,23]

Atividade física e microcefalia

Vale a pena destacar que as crianças com esta condição se adequam em atividades individualizadas e em grupo, com e sem supervisão. Isso depende do grau de acometimento motor e intelectual que a criança apresenta.[24] As escolas brasileiras hoje devem incluir todas as crianças com deficiências, adequando suas atividades e instalações conforme as necessidades de seus alunos (Lei n. 13.146/2015, *DOU* 07.07.2015). Desta forma, as atividades desenvolvidas com crianças com PC são geralmente adequadas para as crianças com microcefalia. Várias técnicas podem ser usadas para a estimulação precoce dos bebês com microcefalia, como o conceito neuroevolutivo Bobath, a integração sensorial, a estimulação sensorial de Rood e o Método Phelps, exemplos utilizados pela fisioterapia e terapia ocupacional. Os profissionais de educação física podem colaborar com esses profissionais e o conhecimento dessas técnicas pode facilitar o desenvolvimento de atividades motoras para esse grupo. É necessário buscar o que melhor se adapta às condições motoras do indivíduo.[25] O tratamento neuroevolutivo Bobath é o mais utilizado há décadas no meio terapêutico, utilizando o manuseio para proporcionar experiências sensoriais e motoras normais, que darão base para o desenvolvimento motor. A intenção com toda e qualquer técnica que possa ser usada para estimulação precoce é atingir o desenvolvimento neuro-sensório-motor na sua integralidade.[26,27] Quanto mais tarde a criança iniciar o tratamento, mais defasado estará o seu desenvolvimento motor. A perda sensorial poderá refletir na falta de noção espacial e no esquema corporal e, assim, contribuir com a falta de atenção ou dificuldades cognitivas futuras. É possível melhorar o desenvolvimento e a qualidade de vida das crianças com acompanhamento multiprofissional (médico, fisioterapeuta, fonoaudiólogo, terapeuta ocupacional, psicólogo e profissional de educação física e do esporte). Na maioria dos casos, o acompanhamento se dá durante toda a vida. As atividades desenvolvidas nas Olimpíadas Especiais podem auxiliar no desenvolvimento de atividades esportivas.[25] Existem manuais que facilitam a avaliação das capacidades e habilidades motoras, e oferecem sugestões de atividades e orientações para os instrutores.[27] Conforme estes indivíduos crescem, é imprescindível permanecer ativo, prevenindo os efeitos deletérios da obesidade e do sedentarismo.[26]

A obesidade é um problema de saúde na juventude com deficiência, assim como entre os jovens sem deficiência.[26] Em certos grupos de pessoas com deficiência, este é um problema de saúde significativamente maior. Jovens obesos com deficiência intelectual tem um número elevado de condições secundárias relacionadas com a obesidade, predispondo-os a maiores problemas de saúde na transição para a idade adulta. Iniciativas para reduzir a obesidade entre os jovens na população em geral devem levar em conta a necessidade de intervenções acessíveis e eficazes para esse grupo também.

Também é de extrema importância que os profissionais de educação física e do esporte discutam com os seus pares não só os currículos que devem lecionar, mas também a análise conjunta de novas estratégias de ensino que permitam desenvolver, nos alunos, para além das competências cognitivas, competências atitudinais que os complementem e preparem para a vida ativa em todas as áreas de desenvolvimento.[18]

Existem diversos estudos realizados durante os últimos anos na busca de estratégias e mesmo de capacitação de profissionais para o trabalho com as pessoas com deficiências, o que será útil na elaboração de programas e atividades.[26-28] Como sugestão, destacamos a introdução de atividades que enfoquem a aquisição ou o aprimoramento do esquema corporal, atividades que estimulem o controle dos movimentos, a comunicação, a percepção visual e a memória auditiva, além de incorporar, gradativamente, uma variedade de experiências táteis no brincar. Geralmente será mais fácil se a criança iniciar a brincadeira de sua preferência e, a partir dessa atividade conhecida, experimentar sensações novas. O instrutor pode demonstrar a utilização do objeto/textura utilizando o seu próprio corpo. A coordenação motora pode ser aprimorada por meio do manuseio de bolas, bexigas, bambolês e sucatas, estimulando a criança a manipular esses objetos com ações simples, como segurar, puxar, jogar, apertar, além de promover a estimulação dos movimentos corporais, como rastejar, sentar, deitar, engatinhar, rolar e arrastar.

Além dos objetos citados anteriormente, outros materiais simples podem ser utilizados, como colchonetes, minhocão de tecido, bolas grandes, corda, macarrão de piscina, barbante, plásticos, caixas etc.

O que desenvolve a força para a criança correr, pular, dançar, caminhar ou qualquer outra atividade responsável pelo impulso físico/motor encontra na coordenação motora grossa a razão para essas tarefas.[26] Esta última abrange todos os músculos que possibilitam essas brincadeiras. Assim como a coordenação motora fina, a coordenação motora grossa também precisa ser estimulada desde a primeira infância. Vale lembrar que também podemos concebê-la como coordenação motora ampla.

A tecnologia assistiva (TA) objetiva funcionalidade, independência, autonomia e qualidade de vida das pessoas com deficiência, por meio de recursos, estratégias, serviços e equipamentos. Seus possíveis usos na educação física e no esporte adaptado são: as adaptações nas regras, nas atividades, no ambiente ou nos materiais, sendo desconhecido o contato efetivo com esse conteúdo na formação profissional.[27] Existe também uma vasta literatura nesta área, o que pode auxiliar bastante no desenvolvimento de materiais e equipamentos de suporte para crianças com microcefalia a participarem de atividades motoras, esportivas e recreativas.

Incluir não significa evidenciar o aluno com deficiência, e sim promover igualdade de possibilidades junto aos demais. Com isso, o uso de (TA) traz autonomia ao aluno, uma vez que promove a realização das atividades de acordo com seus interesses. Seus objetivos consistem em dar suporte às pessoas com deficiência por meio de instrumentos ou quaisquer aparatos, ampliando suas capacidades e habilidades, prevenindo disfunções, bem como promover maior independência e qualidade de vida, além de inclusão e integração sociais. Sugere-se que as instituições de ensino superior que formam profissionais da área de educação física e esporte incluam em suas disciplinas maiores possibilidades de aproximação com a realidade escolar e esportiva, e igualmente com a realidade da pessoa com deficiência nesses contextos. Para os profissionais já formados, a sugestão é estar em constante atualização por meio do estudo de publicações e vivências em locais voltados a estas práticas.

A incorporação de uma abordagem científica na educação física tem contribuído para seu processo de modernização, trazendo uma nova perspectiva para as aulas nas escolas. Por meio dessa nova perspectiva, a disciplina de educação física, seus conteúdos e temas podem apresentar diferentes sentidos e significados para os diferentes grupos sociais que compõem a escola.[20] Neste sentido, a educação física deve proporcionar o desenvolvimento de comportamentos e pré-requisitos necessários para a construção de conhecimentos e habilidades mais complexos e que dependerão, basicamente, das oportunidades vivenciadas pelos educandos, inclusive aqueles com deficiência intelectual, e que devem ser oportunizadas pelos professores. As práticas corporais são criações humanas e não seguem leis naturais e universais, podendo ser modificadas quando estiverem gerando algum tipo de discriminação, descontentamento ou exclusão.[21]

As adaptações para o indivíduo com deficiência física, acompanhando os avanços advindos da evolução tecnológica dos videogames e seus desdobramentos para um ambiente que integre a realidade virtual ao sistema, são muito comentadas atualmente, praticando-se uma versão diferenciada, em que jogos eletrônicos virtuais são utilizados como estratégia para o desenvolvimento de capacidades coordenativas, com diversos níveis de dificuldade e respeitando as possibilidades motoras de cada criança. Entre os jogos disponíveis, o Nintendo Wii, provavelmente, é o mais citado. Essa perspectiva também pode ser explorada com as crianças com sequelas da microcefalia.

CONSIDERAÇÕES FINAIS

Os distúrbios apresentados neste capítulo visam orientar o leitor em relação aos problemas que afetam a motricidade. Na avaliação da aptidão física e na elaboração de programas, alguns cuidados podem ser tomados visando à segurança e à adequação para obtenção dos objetivos. Compreendendo-se as dificuldades e alterações motoras que afetam os portadores de tais distúrbios, o profissional de educação física e esporte poderá eleger procedimentos e adaptações necessárias. Além disso, terá maior segurança para identificar problemas relativos à deficiência, separando-os das dificuldades enfrentadas na execução e no desempenho das atividades motoras.[10,14]

RESUMO

Este capítulo descreve os problemas que ocorrem no cérebro ou no sistema locomotor, levando ao mau funcionamento ou à paralisia dos membros (inferiores e/ou superiores), podendo interferir também no controle do tronco. Sua etiologia pode ter diversas origens. Dentre as principais, podemos destacar os fatores genéticos, virais, bacterianos, neonatais e traumáticos.[14] A descrição é feita de acordo com a natureza do sistema afetado, destacando-se os principais problemas em relação à área motora. Outras subdivisões (quanto ao tempo e à topografia) também são descritas para facilitar a terminologia utilizada para descrever os problemas motores. As condições que levam à deficiência motora aqui descritas são: PC, AVE, TCE, distrofia muscular, amiotrofia, esclerose múltipla, epilepsia e microcefalia.

REFERÊNCIAS BIBLIOGRÁFICAS

1. Depaw KP. Disability sport. Champaign: Human Kinetics; 1995.

2. Mattos E. Pessoa portadora de deficiência física (motora) e as atividades físicas, esportivas, recreativas e de lazer. In: Pedrinelli VJ et al. Educação física e desporto para pessoas portadoras de deficiência. Brasília: Sedes-Sesi; 1994.
3. Adams RC, Daniel AN, MC Cubbin JA, Rullman L. Jogos, esportes e exercícios para o deficiente físico. 3.ed. Trad. Ângela G. Marx. São Paulo: Manole; 1985.
4. Bleck EE. Physically handicapped children: a medical atlas for teachers. 2.ed. New York: Grune & Stratton; 1982.
5. Bobath K. Uma base neurofisiológica para o tratamento da paralisia cerebral. Trad. Ana Fátima Rodrigues Alves. São Paulo: Manole; 1984.
6. Piovesana AMS. "Paralisia cerebral: contribuição do estudo por imagem". In: Souza AMC, Ferraretto I. Paralisia cerebral: conceitos práticos. São Paulo: Associação Brasileira de Paralisia Cerebral, Memnon; 1998.
7. Seaman JA, Depawn KP. The new adapted physical education. São Francisco: Mayfield; 1982.
8. Vanlandewijck YC, Thompson WR. The paralympic athlete. International Olympic Committee/Wiley-Blackwell, 2011.
9. Nelson K, Swaiman K, Russman B. "Cerebral palsy". In: Swaiman K. Pediatric neurology: principles and practices. v.1. St. Louis: Mosby; 1994.
10. Reed UC. Encefalopatia não progressiva da infância ou paralisia cerebral (PC). In: Nitrini R, Bacheschi LA. A neurologia que todo médico deve saber. São Paulo: Maltese; 1991.
11. Shephard R. Fitness in special populations. Champaign: Human Kinetics; 1990.
12. Souza AMC. Prognóstico funcional da paralisia cerebral. In: Souza AM, Ferraretto I. Paralisia cerebral: aspectos práticos. São Paulo: Memnon; 1998.
13. Gardner-Morse MG, Stokes IAF. Trunk stiffness increases with steady-state effort. J Biomech. 2001;34(4):457-63, 2001..
14. Williams GN, Chmielewski T, Rudolph KS, Buchanan TS, Snyder ML. Dynamic knee stability: current theory and implications for clinicians and scientists. J Orthop Sports Phys Ther. 2001;31:546-66.
15. Winnick JP. Adapted physical education and sport. Champaign: Human Kinetics; 1995.
16. Marinho F, Araújo VEM, Porto DL, Ferreira HL, Coelho MRS, Lecca CRR et al. Microcefalia no Brasil: prevalência e caracterização dos casos a partir do Sistema de Informações sobre Nascidos Vivos (Sinasc), 2000-2015. Epidemiol Serv Saúde. Brasília, 2016;25(4):701-12.
17. Sousa SM, Seixas R. Microcefalia na intervenção precoce: estratégias eficazes de intervenção. Rev UIIPS. 2017;5(1):46-61.
18. Seti TCE, Araújo TME, Oscko GN. Intervenção da fisioterapia na microcefalia. Anais do 2º Congresso de Iniciação Científica Interuniesp. Monte Alto; 2016. p. 71-86.
19. Brasil. Ministério da Saúde. Secretaria de Vigilância em Saúde. Departamento de Vigilância das Doenças Transmissíveis. Protocolo de vigilância e resposta à ocorrência de microcefalia e/ou alterações do sistema nervoso central (SNC)/Ministério da Saúde, Secretaria de Vigilância em Saúde, Departamento de Vigilância das Doenças Transmissíveis. Brasília: Ministério da Saúde; 2015.
20. Reis RP. Aumento de casos de microcefalia no Brasil. Rev Méd Minas Gerais, 2015;(25) supl. 6.
21. Reis ISC. Médica defende mudança na classificação da microcefalia. O Estado de S.Paulo. Disponível em: http://saude.estadao.com.br/noticias/geral,medica-defende-mudanca-na-classificacao-de-microcefalia,10000018336. Acessado em: 15 jul. 2017.

22. Organização Mundial da Saúde. Disponível em: http://www.who.int/mediacentre/factsheets/microcephaly/pt/. Acessado em: 16 jul. 2017.
23. Duncan BB, Schmidt MI, Giugliani ERJ, Duncan MS, Giugliani C. Medicina Ambulatorial. 4.ed. Condutas de Atenção Primária Baseadas em Evidências. 2014. Disponível em: https://books.google.com/books?hl=pt-BR&lr=&id=4HZQBAAAQBAJ&pgis=1. Acessado em: 15 jul. 2017.
24. Ashwal S, Michelson D, Plawner L, Dobyns WB. Practice parameter: Evaluation of the child with microcephaly (an evidence-based review): report of the Quality Standards Subcommittee of the American Academy of Neurology and the Practice Committee of the Child Neurology Society. Neurology. 2009;73(11):887-97. Disponível em: http://www.pubmedcentral.nih.gov/articlerender.fcgi?artid=2744281&tool=pmcentrez&rendertype=abstract. Acessado em: 15 jul. 2017.
25. Pan American Health Organization. Epidemiological alert. Increase in microcephaly in the Northeast of Brazil –epidemiological alert. Washington DC: World Health Organization, Pan American Health Organization; 2015. Disponível em: http://www.paho.org/hq/index.php?option=com_docman&task=doc_view&Itemid=270&gid=32636&lang=en. Acessado em: 20 jul. 2017.
26. Pan American Health Organization. Neurological syndrome, congenital malformations, and Zika virus infection. Implications for public health in the Americas – epidemiological alert. Washington DC: World Health Organization, Pan American Health Organization, 2015. Disponível em: http://www.paho.org/hq/index.php?option=com_docman&task=doc_view&Itemid=270&gid=32405&lang=en. Acessado em: 20 jul. 2017.
27. Hennessey MJ, Fischer M, Staples JE. Zika virus spreads to new areas – region of the Americas. May 2015 – January 2016. MMWR – Morb Mortal Wkly. 2016;65(3).
28. Portal da Saúde do Ministério da Saúde (Brasil). Disponível em: http://portalsaude.saude.gov.br/index.php/cidadao/principal/agencia-saude/20805-ministerio-da-saudedivulga-boletim-epidemiologico. Acessado em: 20 jul. 2017.

capítulo 9

Atividade física e sua influência sobre a osteoporose

Prof. Dr. Roberto Bianco
Profª. Drª. Carina Helena Wasem Fraga

INTRODUÇÃO

O tecido ósseo, como qualquer outro tecido biológico, sofre grandes alterações ao longo da vida. Essas alterações são influenciadas por diversos fatores, como fase de desenvolvimento, alterações hormonais, características nutricionais, estilo de vida que a pessoa apresenta, entre outros.

O tecido ósseo apresenta alterações específicas durante a vida. Isso significa que, dependendo da fase de vida da pessoa, a massa óssea aumenta ou diminui. A perda de massa óssea, quando ocorre em excesso, representa uma situação de risco para a pessoa, pois o osso se torna frágil e quebradiço.

É necessário que o tecido ósseo seja capaz de suportar cargas. A fratura ocorre quando as cargas aplicadas sobre o osso excedem sua capacidade de suportá-las, portanto, ossos enfraquecidos podem ser considerados frágeis, pois passam a suportar cargas menores até a fratura.[22] Por exemplo, enquanto um osso normal de uma pessoa adulta é amplamente capaz de suportar cargas correspondentes às aplicadas durante as atividades cotidianas, um osso com osteoporose pode sofrer fratura durante a realização dessas mesmas atividades, pois se encontra tão frágil que as cargas aplicadas tornaram-se altas o suficiente para ultrapassar a capacidade de tolerância do tecido.

Essa situação de perda de massa óssea que faz com que o tecido ósseo se encontre em risco chama-se osteoporose. De acordo com Nordström et al.,[17] a osteoporose – doença sistêmica caracterizada por redução da massa óssea com subsequente aumento de fraturas por fragilidade – não apresenta um tratamento estabelecido e, por isso, é importante a ênfase em sua prevenção.

Destaca-se que a prevenção e o tratamento da osteoporose exigem um trabalho multidisciplinar no qual profissionais de várias áreas trabalham em conjunto. Cada profissional em sua especialidade deve buscar os meios para poder controlar ou minimizar os efeitos da osteoporose.

Para Vainionpää et al.,[23] a prática regular de atividades físicas representa uma estratégia viável na prevenção da fragilidade óssea, na medida em que ela melhora a capacidade de o osso suportar cargas externas.

O osso é um tecido que requer estimulação regular para manter sua massa e sua organização. A realização do movimento humano faz com que sejam transmitidas forças de diferentes naturezas ao tecido ósseo, sendo que tais forças vão gerar certa sobrecarga a qual o tecido ósseo deve estar apto a suportar. Dessa maneira, essa sobrecarga não pode ser excessiva, pois isso danificaria a integridade estrutural do osso. Diante disso, a função mecânica dos componentes trabeculares é normalmente mantida por estímulos de estresse e tensão, resultantes de interações complexas entre cargas musculares e articulares sofridas durante as atividades de vida diária. Estresses ou tensões acima ou abaixo dos níveis críticos (frequentemente resultantes de forças musculo-articulares desequilibradas) podem causar danos agudos ou cumulativos. As causas desses desequilíbrios podem ser intrínsecas (idade, lesão, doença e fadiga) ou extrínsecas (quando o sistema é exposto à sobrecarga excessiva ou quando ocorrem alterações gravitacionais, no caso de uma viagem espacial).[8]

Levando isso em consideração, o exercício físico atua na prevenção da osteoporose, pois promove o espessamento do tecido ósseo na inserção dos músculos mais ativos, o aumento da densidade óssea na região de maior estresse, ou até mesmo a mudança no formato do osso.[9,11]

Embora se saiba que o exercício tenha influência na prevenção da osteoporose, ainda existe muita dúvida sobre como deve ser aplicado para que a estimulação óssea seja ideal. As dúvidas sobre as características do exercício físico vão desde a modalidade que deveria ser praticada até o volume e a intensidade mais adequada.

Os benefícios dos exercícios que envolvem sustentação do peso corporal na densidade mineral óssea são dependentes do tipo de atividade desenvolvida, uma vez que a sensibilidade do processo osteogênico é dependente do tipo, da direção, da frequência e da magnitude do estresse imposto sobre a estrutura óssea. Além disso, as características antropométricas podem explicar, em parte, a grande variação na densidade óssea entre participantes de diferentes modalidades esportivas.[5]

Considerando o apresentado, o objetivo deste capítulo consiste em investigar a influência do exercício físico no ganho ou na manutenção da massa óssea e na subsequente prevenção ou tratamento da osteoporose.

ASPECTOS CONCEITUAIS

Antes de começar a investigar a influência do exercício sobre o tecido ósseo, torna-se necessário que as características mecânicas de resposta desse tecido sejam analisadas.

O tecido ósseo é composto por matriz óssea e água. A matriz óssea, por sua vez, é composta por matriz orgânica e inorgânica. A orgânica é constituída por fibras de colágeno (fibras de proteína), substâncias de base (proteoglicanos) e células do tecido ósseo (osteoblastos, osteoclastos e osteócitos). Já a inorgânica é, predominantemente, composta por íons de cálcio e fosfato, que se conjugam formando os cristais de hidroxiapatita.[7]

As células ósseas são responsáveis pela síntese e pela degradação dos compostos orgânicos do tecido, sendo que cada uma delas apresenta uma dessas funções. Os osteoblastos são responsáveis pela síntese de tecido, e é a ação deles que faz com que ocorra aumento de massa óssea, aumento do diâmetro ósseo, crescimento ósseo e regeneração tecidual. Os osteoclastos são células responsáveis pela degeneração do osso, as quais reabsorvem o tecido, diminuindo a massa óssea. A atividade osteoclástica reabsorve o tecido que foi lesionado, mas se for muito intensa, diminui a massa óssea. Ao longo da vida essas duas células permanecerão em atividade, porém o ganho ou perda de massa óssea será regulado pela relação de atividade das duas células.[7]

Os osteoblastos secretam moléculas de colágeno e proteoglicanos, durante a formação das fibras de colágeno, e podem ficar aprisionados dentro das estruturas que eles mesmos estão sintetizando. Quando isso ocorre, os osteoblastos deixam de ser chamados dessa maneira e passam a ser conhecidos como osteócitos.[3]

Curiosamente, os osteócitos, que por muito tempo foram considerados apenas responsáveis pelo metabolismo ósseo, apresentam-se, atualmente, como células envolvidas na dinâmica de síntese e reabsorção óssea. Aparentemente, os osteócitos transformam estresse mecânico em sinais bioquímicos, servindo como comunicação entre as células e influenciando a remodelação óssea.[2]

As células ósseas garantem que os diferentes tipos de ossos sejam mantidos. Todos eles são compostos, em maior ou menor quantidade, por dois tipos de ossos: os compactos ou corticais, e os esponjosos ou trabeculares. O osso cortical é composto por várias lamelas (camadas de fibras de colágeno) de tecido ósseo compondo os osteônios (tubos formados por várias lamelas dispostas em camadas). Já o osso trabecular contém uma rede de trabéculas interconectadas. Em todos os ossos, a porção trabecular é recoberta por uma camada de osso cortical. Essa configuração óssea existe com o intuito de conferir à estrutura óssea rigidez e elasticidade.[7]

O osso do tipo cortical encontra-se predominantemente em ossos longos e desempenha um papel importante na sustentação de cargas mecânicas impostas sobre o sistema esquelético. Nesse sentido, a diáfise da tíbia é uma região de osso cortical submetida a forte estresse por forças compressivas.[20]

Para compreender de que forma o tecido ósseo responde à aplicação de força, primeiro deve-se esclarecer quais as forças podem ser aplicadas sobre o tecido ósseo, conhecidas como solicitações mecânicas.

Há alguns tipos de solicitações mecânicas: de compressão, de tração ou tensão, de envergamento ou flexão, de torção, de cisalhamento ou uma combinação de duas ou mais forças aplicadas simultaneamente.[10]

Para analisar as respostas mecânicas do tecido ósseo aos diferentes tipos e solicitações mecânicas, torna-se necessário o uso de equipamentos que vão aumentar progressivamente a força até que a fratura completa se instale no tecido analisado. Esses testes que analisam as respostas dos tecidos são conhecidos como testes mecânicos e permitem verificar a resposta dos tecidos às diferentes solicitações mecânicas, investigar de que maneira o tecido reponde sob a ação de uma força e, ainda, analisar a influência de diferentes condições, como a osteoporose sobre o tecido ósseo.[7]

O resultado obtido a partir de um teste mecânico chama-se curva de estresse-deformação e ilustra de que maneira o tecido se deforma sob a ação de uma força[7] (Figura 1).

Quando o osso é submetido a uma determinada força, como a de compressão, a resposta pode ser de dois tipos: elástica ou plástica. O que determina que tipo de resposta o tecido apresentará é a magnitude da força em

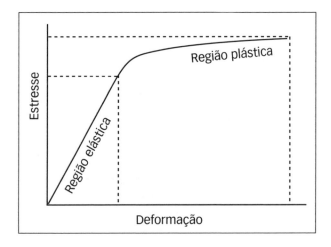

Figura 1 Curva de estresse-deformação obtida a partir de um teste mecânico. Adaptada de Frankel e Nordin.[7]

relação à resistência do tecido. Inicialmente, o tecido apresentará uma resposta elástica, mas com o aumento da força, em dado momento, ele passará a apresentar uma resposta plástica. Essa resposta é caracterizada por uma pequena deformação a uma força crescente. Quando a força apresenta uma magnitude tal que suscita uma resposta elástica, não há lesão tecidual, o que significa que, uma vez que a aplicação de força é interrompida, o tecido volta praticamente ao seu estado original. Já quando a magnitude de força é alta o suficiente para gerar uma resposta plástica, observa-se uma grande deformação como resposta a pequenos aumentos de força. Nesta última fase de resposta ocorre lesão tecidual, o que significa que mesmo cessando a aplicação da força o tecido não mais voltará ao seu estado original, pois uma lesão foi instalada.[7]

Para investigar se o tecido ósseo apresenta alguma fragilidade, diferentes variáveis biomecânicas são usadas para a comparação entre tecidos saudáveis com ossos acometidos pela osteoporose, por exemplo. Segundo Turner,[22] a definição biomecânica de fragilidade óssea leva em consideração quatro fatores: sua força máxima, sua deformação máxima, o trabalho até a fratura e sua rigidez. Para determinar essas variáveis no tecido ósseo, este deve ser submetido a testes mecânicos a partir dos quais essas variáveis são analisadas na curva de estresse-deformação do tecido (Figura 2).

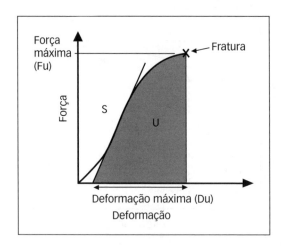

Figura 2 Ilustração das variáveis biomecânicas analisadas para determinar a fragilidade do tecido: força máxima (Fu), deformação máxima (Du), trabalho até a fratura (U) e rigidez (S). Adaptada de Turner.[22]

A força máxima (Fu) representa a maior força que o osso é capaz de suportar até a fratura; o trabalho até a fratura (U) é determinado calculando-se a área abaixo da curva de estresse-deformação; a deformação máxima (Du) é medida pela maior deformação que o tecido é capaz de apresentar antes da fratura; e a rigidez (S) é calculada por meio da maior inclinação que a curva de estresse-deformação apresenta (Figura 2).

Ao interpretar essas variáveis, observa-se que, quanto menor a força máxima do osso, menor o trabalho até a fratura, maior a rigidez e maior a fragilidade do osso à fratura.

Diversas doenças podem aumentar a fragilidade do osso ao afetar sua estrutura de diferentes maneiras. Por exemplo, a influência da osteopetrose e da osteomalacia sobre a estrutura do tecido ósseo é bastante distinta. Ambas aumentam o risco de fratura, mas em decorrência de alterações biomecânicas diferentes.[22] A osteopetrose aumenta a rigidez, diminui a deformação máxima que o osso suporta e diminui a quantidade de energia que o osso é capaz de absorver antes de fraturar, ou seja, diminui o trabalho até a fratura. A osteomalacia também apresenta diminuição na quantidade de trabalho até a fratura, contudo, ossos com osteomalacia deformam-se consideravelmente mais que os ossos normais antes de fraturarem. Os ossos normais apresentam um maior trabalho até a fratura, proveniente de uma relação ideal de força e deformação suportada (Figura 3).

De que maneira é possível diminuir a fragilidade óssea? Segundo Turner,[22] há três formas de tornar o tecido ósseo mais resistente: aumentando a massa óssea, já que ossos maiores podem suportar mais carga; distribuindo eficientemente a massa óssea, depositando tecido ósseo onde as demandas mecânicas são maiores; e melhorando as propriedades do material do tecido ósseo, ou seja, tornando a estrutura mais resistente.

Uma forma de melhorar as propriedades do material é aumentando a mineralização do tecido ósseo.[4,7] O aumento da mineralização afeta as propriedades biomecânicas do osso, pois aumenta sua rigidez e diminui a deformação máxima (Figura 4).

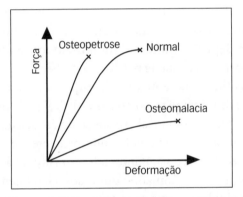

Figura 3 Ilustração das respostas de ossos normais, com osteopetrose e osteomalacia. Adaptada de Turner.[22]

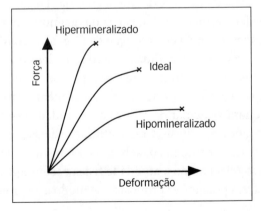

Figura 4 Influência de diferentes níveis de mineralização sobre as respostas mecânicas do tecido ósseo. Adaptada de Turner.[22]

Portanto, aumentar a mineralização do osso eleva sua rigidez, mas diminui sua deformação máxima.[4] Um osso pouco mineralizado é mais fraco, pois não é rígido o suficiente e é excessivamente deformável. Por outro lado, um osso excessivamente mineralizado é muito rígido, mas muito pouco deformável, o que também o torna frágil. Um osso adequadamente mineralizado apresenta uma relação ideal de rigidez e deformação, significando que a energia absorvida até a fratura é maior do que nas duas situações anteriores.[22] Aparentemente, existe um nível ideal de mineralização óssea: a baixa mineralização diminui a resistência óssea, mas o excesso de mineralização também aumenta a fragilidade do osso.

O processo de mineralização do osso é composto por duas etapas: um depósito primário de substâncias minerais, caracterizado por uma mineralização rápida, e um depósito secundário, que consiste em um lento e progressivo aumento no depósito mineral. Em indivíduos saudáveis, o grau de mineralização é bastante constante para o osso trabecular, independentemente das diferenças étnicas, do tamanho do esqueleto, da idade e do gênero. Entretanto, o grau de mineralização no osso cortical pode demonstrar variações até mesmo dentro de um local específico do esqueleto.[20]

A partir do que já foi mencionado anteriormente, nota-se que algumas características do tecido ósseo são importantes para averiguar a sua resistência, como o teor de minerais e o tamanho dos ossos. Geralmente, essas características ósseas são obtidas a partir de instrumentos que realizam escaneamentos por meio de raio-X, entre os quais o mais conhecido é o *dual energy x-ray* (Dexa).

A absorciometria de raios-X de dupla energia (Dexa) é um método de medida da densidade mineral óssea, capaz de diagnosticar a osteopenia e a osteoporose, de acordo com a classificação da Organização Mundial da Saúde (OMS). Além de fornecer medidas acuradas da densidade mineral óssea nos locais mais suscetíveis à fratura por osteoporose (como quadril, coluna lombar e cotovelo), avanços no sistema Dexa permitem tanto avaliar o corpo como um todo quanto calcular os valores de densidade óssea referentes aos segmentos e às regiões específicas. Com a utilização dessa metodologia, pode-se alcançar um entendimento maior sobre os mecanismos que desempenham papel osteogênico relacionado à atividade física e, consequentemente, programas mais efetivos podem ser propostos de modo a atuar na prevenção da osteoporose.[5]

As variáveis comumente analisadas por meio desse método são:

- *Bone mineral content* (BMC): é o teor mineral do osso que pode ser medido em diversas regiões do corpo, como em uma vértebra lombar, na cabeça do fêmur, entre outras (unidade: g).
- *Areal bone mineral density* (ABMD): é a densidade mineral por área óssea. Essa é uma variável que indica o conteúdo mineral em relação à área, portanto, a densidade mineral. Ela é importante, pois uma área óssea maior certamente apresentaria um conteúdo mineral maior, mas essa variável elimina o efeito da área óssea (unidade: g/cm^2).
- *Volumetric bone mineral density* (VBMC): é a densidade mineral por volume ósseo. Da mesma maneira que a ABMD, torna o conteúdo relativo a um determinado volume (unidade: g/cm^3).
- *Bone windth*: é a largura do osso em questão analisado. Essa variável serve de indicador da relação de síntese e degradação do tecido ósseo. Como nas outras variáveis, pode ser medida em qualquer osso. Quanto maior a largura óssea, maior a distribuição das cargas e menor o estresse sobre o tecido (unidade: cm).

Apesar de algumas variáveis apresentarem valores de mineralização relacionados à área ou ao volume, é necessário que os valores sejam ainda normalizados em função do comprimento ósseo ou da estatura da pessoa, pois existe uma relação entre essas variáveis e o tamanho do osso. Por exemplo, se duas pessoas praticantes de basquete apresentarem condições genéticas e ambientais idênticas e a única diferença entre elas for a estatura, o praticante que apresentar maior estatura terá maior teor mineral nos ossos. Por isso, em pesquisa, é comum parear sujeitos de acordo com estaturas semelhantes ou normalizar as variáveis em relação ao comprimento ósseo.

Uma vez conhecidas as variáveis mais usadas para analisar o desenvolvimento da massa óssea, torna-se possível agora investigar de que forma a dinâmica de formação e a degeneração óssea ocorre para, posteriormente, analisar a influência do exercício físico e de suas variáveis sobre a massa óssea.

IMPLICAÇÕES NO PROGRAMA DE ATIVIDADES FÍSICAS

Conforme comentado anteriormente, o tecido ósseo está continuamente se remodelando, o que significa que as células ósseas responsáveis pela gênese e pela reabsorção do tecido estão continuamente sob atividade ao longo da vida. Portanto, nessa dinâmica, haverá diminuição de massa óssea quando a atividade osteoclástica for maior do que a osteoblástica, e haverá aumento de massa óssea quando ocorrer o inverso.[7]

Esta relação de atividade celular irá interferir nas características morfológicas e no formato do osso, conforme descrito na lei de Wolff, a qual diz que cada mudança na forma e na função de um osso é seguida por certas alterações definitivas em sua arquitetura interna e alterações secundárias igualmente definitivas em sua conformação interna. Isso significa que o osso ganha ou perde tecido em resposta ao nível de estresse sustentado.[11]

O estresse mecânico pode ser aplicado sobre o tecido ósseo por meio do exercício físico. Em geral, acredita-se que esse tipo de atividade, independentemente da modalidade praticada, gera aumento de massa óssea. Infelizmente, não há consenso na literatura sobre essa temática, mas parece que não são todas as modalidades que promovem esse aumento. O que significa que algumas delas não promovem o estímulo necessário para o aumento da massa óssea.

De acordo com Egan et al.,[5] esportes de alto impacto parecem ter um efeito positivo promovendo a mineralização óssea, enquanto esportes com baixo impacto podem ter efeitos negativos ou nenhum efeito sobre a massa óssea.

Por outro lado, por meio da utilização de acelerômetros, o estudo de Vainionpää et al.[23] evidenciou que mesmo as menores acelerações de movimento foram positivamente associadas com a melhora da estrutura óssea. Dessa maneira, os resultados encontrados sugerem que até mesmo exercícios de baixo impacto podem iniciar a redistribuição de massa óssea. Entretanto, um maior limiar se faz necessário para efetivamente aumentar a massa óssea, o que pode ser observado, por exemplo, como o aumento do osso cortical.

Vainionpää et al.[23] realizaram um estudo por um período de doze meses envolvendo a prática de exercícios de alto impacto em uma frequência de três vezes por semana, no intuito de avaliar os efeitos do exercício na geometria do osso em diferentes níveis de carga. A geometria do osso foi avaliada por tomografia na região média do fêmur e proximal e distal da tíbia. Os resultados desse estudo apontaram que o aumento no número e na intensidade de impactos foi associado a alterações na geometria do osso ao longo do tempo, especialmente na região média do fêmur. Essas mudanças na geometria do osso e nos índices de resistência observados durante o período de um ano de intervenção foram geralmente pequenas. Entretanto, se tal exercício for continuado por vários anos, a influência cumulativa no osso pode tornar-se relevante, de modo que até mesmo pequenas mudanças na geometria do osso podem aumentar muito o limiar de ruptura e resistência à fadiga. Além disso, o programa de exercícios proposto levou a um aumento significativo do volume muscular, e essas mudanças também servem como bons preditores das alterações na geometria óssea.

Diversos estudos investigaram as respostas de modalidades esportivas sobre o tecido ósseo e em todas elas foi possível notar características distintas de deposição mineral e de aumento de largura óssea, sendo que essas características variaram em magnitude nas diferentes partes do corpo.

Fehling et al.[6] investigaram a densidade óssea de diferentes partes do corpo de atletas do sexo feminino de ginástica, voleibol e natação, em comparação com um grupo-controle (Figura 5).

Em comparação com o grupo-controle, observa-se que as ginastas e as jogadoras de voleibol apresentam uma densidade mineral óssea maior em todas as regiões do corpo analisadas, enquanto as nadadoras apresentaram densidade maior apenas em algumas regiões (tórax, pelve e braço esquerdo). Já em outras regiões, nenhuma diferença foi observada em comparação com o grupo-controle (Figura 5).

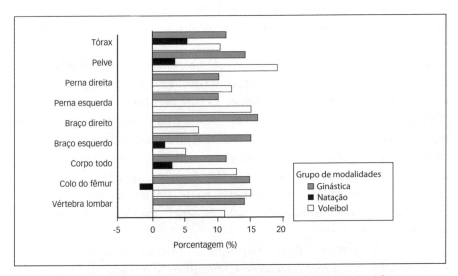

Figura 5 Densidade mineral óssea de atletas do sexo feminino de diferentes modalidades, em diferentes regiões do corpo, expressa em valores percentuais em relação ao grupo-controle. Adaptada de Fehling et al.[6]

Aparentemente, a ginástica, o voleibol e a natação apresentam solicitações mecânicas que suscitam respostas diferentes no tecido ósseo. Nas diferentes modalidades, o osso está sujeito a diversos tipos de forças, por exemplo, de compressão, por causa da ação da gravidade sobre o corpo; de tração, gerada pela contração muscular, entre outros. Portanto, para entender de que maneira a mineralização óssea pode ser estimulada, torna-se necessário analisar as características específicas das modalidades. A ginástica e o voleibol são modalidades que apresentam forças de impacto, que, por sua vez, geram compressão sobre os ossos. Na natação, existe compressão óssea, mas ela é de menor magnitude, em decorrência da força de empuxo e do seu efeito sobre o corpo. Portanto, a maior diferença entre essas modalidades está na menor compressão gerada na natação em relação à ginástica e ao voleibol.

Em outro estudo, Egan et al.[5] objetivaram determinar a densidade mineral óssea em locais, regiões e segmentos específicos por meio do sistema Dexa, comparando praticantes de diferentes modalidades esportivas (rúgbi, basquete e corrida) e indivíduos sedentários. Foram encontrados maiores valores de densidade mineral óssea no colo femoral e na região entre os trocânteres para os indivíduos ativos (independente do tipo de atividade realizada) quando comparados aos indivíduos sedentários. Rúgbi é um esporte que apresenta benefícios, a longo prazo, relacionados à prevenção da osteoporose, uma vez que se caracteriza como esporte de alto impacto – associado ao elevado número de contatos a que os atletas são expostos, o que lhes confere os maiores valores de densidade mineral óssea encontrados nesse estudo. Por ser caracterizado como atividade de contato, o sistema esquelético precisa adaptar-se como resposta ao estresse aplicado e, com isso, acaba por proteger a estrutura óssea do desenvolvimento de lesões. O basquete também parece ter um efeito positivo sobre a densidade mineral óssea, com efeitos pronunciados em regiões do osso trabecular (coluna lombar, região proximal do fêmur), relacionados a várias situações de impacto vivenciadas nessa modalidade (saltos, corridas, mudanças de direção e desacelerações). Já a modalidade de corrida parece apresentar efeitos menos aparentes na densidade mineral óssea, sendo que, para corredores de longa distância, os benefícios são restritos somente aos membros inferiores.

De acordo com as análises anteriormente descritas, parece que o tecido ósseo aumenta sua mineralização preferencialmente sob ação de forças compressivas. O que acontece durante uma força de compressão para levar o osso a se mineralizar mais?

Segundo alguns autores, o tecido ósseo apresenta um comportamento conhecido como piezoelétrico, que se caracteriza por uma resposta elétrica quando sob ação de um estímulo mecânico. Por exemplo, quando o osso se encontra sob a ação de uma força compressiva, esta faz surgir um potencial negativo nas estruturas internas do tecido, que, por sua vez, aumenta a reação osteoblástica no local e promove deposição de minerais.[3,9]

Um estudo realizado por Noris-Suarez et al.[18] analisou o processo de mineralização de fibras de colágeno sob o efeito piezoelétrico. Para tanto, uma amostra de tecido ósseo foi desmineralizada, separada de suas células e submetida a uma força de flexão. Toda força de flexão pode ser dividida em uma força de compressão, de um lado do tecido, e em uma de tração, do outro. Em virtude do comportamento piezoelétrico, do lado da força de tração, cargas positivas serão geradas, e do lado da compressão, cargas negativas (Figura 6).

Após certo tempo, maior mineralização de cálcio (Ca^{2+}) e fosfato (PO_4^{3-}) foi observada do lado onde a força de compressão foi aplicada (cargas negativas), do que do lado da força de tensão (cargas positivas). A deposição de íons do lado da força de tensão foi praticamente igual à amostra sem estresse. A deposição preferencial na região da força de compressão foi atribuída ao efeito piezoelétrico resultado pela deformação mecânica do colágeno que gerou cargas negativas na região submetida à compressão. As cargas negativas atraem os íons de cálcio que, posteriormente, conectam-se com os íons de potássio para a cristalização da hidroxiapatita. Segundo esses resultados, a mineralização e desmineralização podem ocorrer independentemente da atividade celular, embora também possam estar relacionadas a ela.[18]

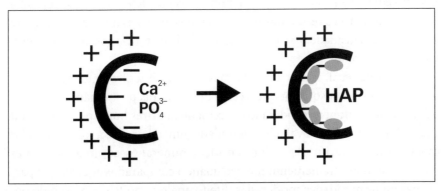

Figura 6 Modelo esquemático representando a deposição de hidroxiapatita (HAP) sob o efeito piezoelétrico. Adaptado de Noris-Suarez et al.[18]

Esses resultados também indicam que a compressão óssea – e não as forças e a tração – é responsável pela mineralização do osso. Isso suscita uma discussão bastante grande na comunidade científica. Se a adaptação ocorrer preferencialmente pelas forças de compressão, então atividades como a natação, nas quais a compressão é diminuída e, predominantemente, ocorrem apenas forças ativas geradas pela contração muscular, não seriam indicadas para o desenvolvimento de massa óssea.

Os resultados de Fehling et al.[6] podem servir como indicador de que nas atividades em que a compressão óssea está presente, as adaptações ósseas são mais significativas (Figura 5), pois, em poucas regiões do corpo e, basicamente, no esqueleto axial, a densidade óssea dos nadadores foi maior que a dos sedentários.

Quando comparado com outras pesquisas que investigam o efeito de atividades aquáticas sobre o tecido ósseo, os resultados nem sempre são semelhantes. Em outro estudo comparando praticantes de judô, de karatê, de polo aquático e sedentários, os resultados foram um pouco diferentes. As duas atividades terrestres apresentaram resultados significativamente maiores de densidade óssea em quase todas as regiões do corpo, com exceção dos membros superiores, nos quais os praticantes de polo aquático apresentaram densidades mais altas que os sedentários e os lutadores de karatê. Os praticantes de polo aquático apresentaram valores maiores de densidade óssea em todas as regiões quando comparados com os sedentários, mas apenas nos membros superiores a diferença foi significativa.[1]

Esses resultados levam a crer que outro fator, como a contração muscular, pode também levar ao aumento de densidade óssea. Na verdade, isso ainda é muito controverso na literatura científica. Os que defendem essa ideia afirmam que as tensões resultadas pela massa muscular seriam capazes de gerar aumento na densidade óssea sem a necessidade de forças compressivas aplicadas sobre o osso.

Nordström et al.[17] compararam a massa óssea de adolescentes submetidos a treinamento intenso de hóquei (cerca de dez horas por semana) com a de adolescentes com nível moderado de treinamento (três horas por semana ou menos). Para tanto, foi avaliada a densidade mineral óssea e a força muscular isocinética. Foi verificada maior densidade mineral óssea em adolescentes submetidos a um treinamento intenso quando comparados àqueles que participaram de atividades moderadas. Efeito análogo pode ser percebido em relação à força isocinética para o grupo muscular do quadríceps e dos isquiotibiais, a qual foi maior para o grupo submetido a exercícios de alta intensidade, quando comparado ao grupo submetido a intensidade moderada. Embora não haja respostas conclusivas sobre o assunto, considera-se que o aumento da massa muscular está associado ao desenvolvimento ósseo, pois a maior massa muscular permite que atletas exerçam mais força contra resistências externas, saltem mais alto e, consequentemente, sofram maiores forças externas durante a aterrisagem. Esse aumento da massa muscular e das forças externas intensifica o estímulo osteogênico.[25]

Contudo, a relação nem sempre é tão direta, pois, no estudo de Andreoli et al.,[1] os praticantes de polo aquático apresentaram um percentual de massa muscular e massa corporal total superior aos outros grupos e nem por isso a densidade óssea deles apresentou-se maior.

Uma outra vertente analisa que a ação muscular pode realmente levar ao aumento de densidade óssea, mas porque a contração muscular seria capaz de transformar forças de flexão em forças puramente compressivas.[7,11] Por exemplo, quando o colo e a cabeça do fêmur formam um ângulo com a diáfise do fêmur, toda vez que uma pessoa permanece em pé ou realiza um movimento qualquer, este osso estará sujeito a forças de flexão, que não é o tipo de força à qual o osso é mais resistente. Para prevenir fraturas e proteger o osso, a musculatura abdutora do quadril contrai-se, gerando uma força de flexão em sentido contrário e, assim, o resultado será uma força puramente compressiva que, por sua vez, estimula a mineralização óssea. Portanto, especula-se que não seja a contração muscular em si, mas, sim, a capacidade de o músculo transformar forças de flexão em forças puramente compressivas que geram a adaptação.

Algumas pesquisas contradizem o argumento de que as modalidades aquáticas não trariam aumento de mineralização óssea. São em geral pesquisas feitas com animais e algumas realizadas com seres humanos. Um exemplo é o estudo realizado por Warner,[24] no qual os autores investigaram os efeitos diferentes do exercício com ou sem o suporte da massa corporal, em condições semelhantes de frequência e número de ciclos, sobre os ossos de ratos submetidos à caminhada e à natação. No grupo de animais submetidos à natação, foi observada uma melhora em alguns aspectos dos ossos trabeculares e corticais, como a morfologia e a densidade dos ossos.[24]

Embora o protocolo ajuste o volume de aplicação de cargas nas duas modalidades analisadas, a situação é bastante diferente, limitando a comparação entre as duas condições, pois para os ratos a natação é uma situação não natural e que envolve um estresse alto em busca da sobrevivência, o que leva os animais a uma condição extrema. Dificilmente seres humanos apresentam um comportamento semelhante no meio líquido durante a natação. Portanto, a característica de execução de movimento é bem distinta, o que pode comprometer a extrapolação dos resultados. Tanto isso é verdade, que em nenhuma pesquisa feita com seres humanos esse mesmo padrão de resposta foi observado.[24]

É possível que a contração muscular gere um estímulo que possa levar à mineralização óssea, mas tal estímulo deve estar vinculado à intensidade de contração e/ou à velocidade de execução do movimento, que em situação de treinamento de natação não reflete a mesma realidade vivenciada pelos animais experimentais. Portanto, deve-se ter muita cautela ao analisar resultados dessa natureza e tentar extrapolá-los a situações de pessoas em academias que nadam 3 ou 4 vezes por semana para melhorar a qualidade de vida.[24]

Por sua vez, os estudos com seres humanos, como o de Lima et al.,[13] compararam grupos de atividades que apresentam impacto (ginástica, tênis, atletismo e basquete) com atividades que apresentam apenas cargas ativas, ou seja, contração muscular (natação e polo aquático), apresentaram resultados que levam a crer que a contração muscular pode trazer adaptações significativas na mineralização óssea. Nos resultados de Lima et al.,[13] tanto as atividades com impacto quanto as atividades ativas apresentaram densidade óssea total significativamente maior que o grupo-controle. Na comparação entre os grupos de atividades com impacto e de atividades ativas, o primeiro grupo apresentou valores significativamente maiores de densidade mineral óssea para todas as regiões analisadas.

Entretanto, deve-se ter cautela para que as diversas atividades aquáticas não sejam agrupadas e classificadas da mesma forma ou pertencentes a uma única categoria. As características das diferentes modalidades aquáticas podem ser bem diferentes, o que torna difícil categorizar estas modalidades em um único grupo.

Por exemplo, embora polo aquático e natação sejam atividades aquáticas, o efeito que cada um apresenta sobre o tecido ósseo pode ser diferente. Entretanto, ambos apresentam um ambiente de diminuição de compressão sobre o osso e em ambos a sobrecarga é ativa (principalmente) por causa da contração muscular.

Em estudo realizado por Magkos et al.[15] com nadadores, jogadores de polo aquático e sedentários, os grupos ativos fisicamente apresentaram diferentes densidades nas diferentes regiões do corpo. Não houve diferença na densidade óssea entre nadadoras e atletas de polo aquático feminino, mas ambas foram maiores que os valores do grupo-controle. Já nos atletas do sexo masculino, a densidade óssea do braço foi significativamente maior nos jogadores de polo do que no controle ou em atletas de natação; e a densidade óssea da perna, significativamente menor em membros inferiores nos dois grupos em comparação ao grupo-controle.[15]

Uma vez que as respostas foram distintas nos praticantes de polo aquático e de natação, não há como prever o quanto a hidroginástica pode influenciar na densidade óssea dos membros inferiores. Essa atividade apresenta uma estimulação diferenciada das demais modalidades aquáticas, pois gera estimulação passiva, de menor magnitude do que no meio terrestre, mas superior às modalidades como natação e polo aquático, nas quais o pé dificilmente se apoia no chão.

Além disso, sabe-se que os resultados de praticantes de modalidades aquáticas podem estar influenciados por um percentual do treinamento de base realizado em ambiente terrestre.[6] Embora pareça que isso possa invalidar os resultados dessas pesquisas, torna-se pertinente voltar o foco para outra perspectiva. Não é necessário parar de praticar modalidades aquáticas, pois não são prejudiciais ao tecido ósseo. O importante é que, com base nos pressupostos acima mencionados, as modalidades aquáticas sejam complementadas por modalidades terrestres, nas quais forças compressivas sobre o tecido ósseo estejam presentes.

Como evidência, surge o trabalho de Morel et al.,[16] no qual praticantes de diversas modalidades foram avaliados. Comparando praticantes de natação com triatletas, percebe-se que os triatletas apresentam densidades ósseas semelhantes à dos nadadores nos membros superiores, e maiores em membros inferiores e na coluna. Aparentemente, o fato de os triatletas apresentarem a natação como uma das práticas foi compensada pela prática do ciclismo e da corrida, fazendo com que a densidade de membros inferiores fosse maior do que nos nadadores.

Portanto, atividades terrestres parecem ser melhores do que as realizadas em meio líquido, mas mesmo entre aquelas percebe-se diferença entre as modalidades. Essas diferenças estão associadas a dois aspectos: característica da força de compressão e efeito localizado.

Em relação ao efeito localizado, a partir da prática de diferentes modalidades, Sone et al.[20] realizaram um estudo que analisou as alterações na densidade mineral óssea do osso cortical comparando os dois lados do corpo. Esses autores verificaram que a perna não dominante demonstrou maiores valores de conteúdo mineral ósseo, largura cortical, momento de inércia relacionado à secção transversa e densidade mineral óssea na diáfise da tíbia. Além disso, atletas jovens do sexo masculino mostraram maior conteúdo mineral ósseo e tamanho da tíbia quando comparados a indivíduos sedentários.

Quando os valores de densidade mineral óssea de atletas são comparados entre lados distintos do corpo, as pernas apresentam diferenças bem menos consistentes do que aquelas encontradas para a região dos braços. Consequentemente, a densidade mineral óssea na região das pernas pode ser maior tanto em membros dominantes quanto não dominantes, enquanto na região dos braços parece ser sempre maior em membros dominantes.[20]

Dessa maneira, diferenças na densidade mineral óssea parecem ser específicas de acordo com sua localização e podem estar associadas com a magnitude de sustentação de peso corporal. Nordström et al.[17] verificaram uma maior densidade mineral óssea nas regiões do úmero e do fêmur comparando diferentes regiões corporais em adolescentes submetidos a treinamento intenso de hóquei. Entretanto, o mesmo não foi verificado para a região da coluna e da cabeça. Esses resultados indicam que a prática específica do hóquei estimula predominantemente a formação de massa óssea do úmero quando comparado à coluna. Isso pode estar relacionado ao fato de que praticantes dessa modalidade são submetidos a esforços de alta magnitude de impacto na região do úmero, enquanto a coluna é submetida a forças compressivas mais uniformes. Esses resultados estão de acordo com a teoria de que os efeitos positivos da mecânica da aplicação das cargas sobre o osso são específicos para determinadas regiões.

A partir das inferências mencionadas anteriormente, a magnitude de sustentação de peso corporal parece ser um fator preponderante na formação e na manutenção da massa óssea.

Evidências experimentais demonstram que a privação prolongada de estresse sobre a estrutura óssea induz a perda cortical e, principalmente, trabecular. Nesse sentido, a condição de microgravidade pode reduzir cronicamente as cargas articulares que atuam sobre o fêmur e a tíbia, gerando risco potencial de osteoporose e deteriorização da massa óssea.[8]

Segundo Zwart et al.,[26] pessoas acamadas possuem efeitos fisiológicos análogos àqueles sofridos por astronautas expostos à microgravidade, especialmente mudanças no sistema musculoesquelético. Nesse sentido, exercícios realizados em esteira poderiam promover forças de reação desenvolvidas por meio de um sistema de sobrecarga mais confortável, quando o objetivo for manter maior densidade mineral óssea.

Em um estudo que investigou os efeitos dos exercícios realizados em esteira sobre a pressão negativa nos membros inferiores de mulheres acamadas, verificou-se a minimização de perda de massa óssea com exercícios realizados seis dias por semana, por um período de quarenta minutos.[26] Entretanto, esses efeitos positivos na reabsorção óssea foram menores para mulheres do que aqueles previamente publicados para homens. Isso pode estar relacionado ao maior condicionamento físico dos homens, o que lhes garantiu maior velocidade de treinamento e, consequentemente, maior distância percorrida no teste. Isso assegurou que homens vivenciassem maiores forças de reação do solo, tanto em termos absolutos como também quando essas forças foram normalizadas pela massa corporal.

Similarmente à imobilização, a perda da gravidade tem impacto na regulação e no metabolismo do osso, o que causa a chamada osteoporose espacial. Há evidências de que entre 4 e 6 meses ocorre a redução da densidade mineral óssea da maioria dos astronautas no colo do fêmur, na coluna e na pelve. Dependendo da missão espacial, a perda trabecular pode chegar a 14%.[8]

Com o aumento das missões espaciais, a osteoporose tem sido classificada como principal fator de risco à saúde dos astronautas. Dessa maneira, modelos de elementos finitos (modelos matemáticos) têm sido utilizados como uma ferramenta essencial à medicina espacial, na medida em que eles são aplicáveis na estimativa e na identificação de desequilíbrios no sistema musculoarticular. Gefen[8] verificou, por meio da utilização de modelos finitos, que o estresse sobre as trabéculas ósseas na região do colo do fêmur reduz substancialmente com a diminuição da carga imposta na articulação do quadril; mas a região cortical foi menos afetada, exceto nas proximidades da área de contato articular. Foi verificado que o estresse aumenta inclusive em algumas regiões do osso cortical – particularmente na região do trocânter maior; enquanto nas regiões trabeculares houve redução consistente por toda secção transversal do osso.

Outro aspecto fundamental a ser considerado é a influência do exercício nas diferentes faixas etárias. Isso se torna imprescindível na medida em que o aumento da massa óssea na infância e na adolescência parece ter uma grande importância na prevenção da osteoporose. Contudo, os benefícios da atividade física no aumento da massa óssea somente irão trazer proteção ao tecido ósseo se houver retenção dessa massa óssea acumulada. Para isso, torna-se necessário o conhecimento da forma como o tecido ósseo responde à inatividade.

Em um estudo envolvendo ginastas que passaram por um período de 3 a 12 anos de inatividade (pós-envolvimento com a modalidade), a densidade mineral óssea para todas as regiões investigadas destas ex-ginastas foi maior comparada a um grupo de sedentários (sem nenhum histórico de prática regular de exercícios físicos). As diferenças entre as ex-ginastas e as sedentárias variaram entre 6 e 11%. Esses resultados denotam que a massa óssea adquirida durante o período de prática é mantida, pelo menos até certo ponto.[25]

Evidentemente, não há como definir o quanto de massa óssea foi efetivamente obtido pela prática da ginástica. Entretanto, o fato de mesmo após o período de inatividade a densidade óssea ainda permanecer maior sugere que pelo menos parte do ganho obtido pelo período de prática foi mantido. Isso leva a crer que a prática de atividade física durante a infância e a adolescência pode ser uma forma válida de prevenção de maiores perdas de massa óssea ao longo da vida.

Uma vez que as atividades que envolvem a sustentação do peso corporal são associadas com maior massa óssea em crianças e com um maior pico dessa massa na idade adulta, incrementos na massa óssea durante a infância e a adolescência são potencializados pela prática regular de exercícios físicos, os quais constituem uma importante estratégia de prevenção da osteoporose.[17]

Para crianças, além das diferentes faixas etárias, o volume tem sido descrito como fator crítico na melhora da densidade mineral óssea. Em um estudo analisando escolares de 7 a 9 anos do sexo feminino, submetidas a atividades físicas do currículo escolar, procurou-se investigar se o ganho na mineralização, na densidade óssea e no desenvolvimento ósseo ocorria em comparação com outros escolares – grupo-controle.[14] Foram aplicadas atividades físicas que compõem o básico que cada programa de educação física escolar apresenta em seu currículo – nenhuma alteração foi feita para tornar as atividades mais osteogênicas. Apenas o volume de atividade foi aumentado para duzentos minutos semanais, ou seja, quarenta minutos por dia. Para o grupo-controle, o currículo escolar de educação física permaneceu inalterado, com exceção à duração semanal, a qual foi significativamente menor (trinta minutos, duas vezes por semana). O conteúdo mineral do osso, a densidade óssea e a espessura dos ossos das crianças que realizaram um volume superior de exercícios físicos foram maiores para quase todas as regiões analisadas. Os resultados sugerem que o simples aumento do volume semanal de atividades cotidianas de exercícios físicos realizados em ambiente escolar já seria suficiente para desenvolver a massa óssea de crianças pré-púberes do sexo feminino.[14]

De modo semelhante a esses resultados, Sundberg et al.[21] analisaram escolares suecos de 9 a 11 anos, por meio de questionário, e classificaram-nos pelos seus níveis de atividade física segundo critérios que analisavam o volume praticado. O objetivo era acompanhar estas crianças dos 13 aos 16 anos e averiguar quanto o nível de atividade física influenciava nas adaptações ósseas. Curiosamente, aos treze anos tanto os meninos quanto as meninas apresentaram massa óssea mais bem desenvolvida. Contudo, nessa faixa etária, poucas diferenças foram observadas entre o grupo de grande e o de baixo nível de atividade física. Isto não significa que a massa óssea não se desenvolveu, mas que os níveis diferentes de atividade física não foram suficientes para aumentar as diferenças anteriormente vistas. Os autores comentam que isso pode indicar que os ganhos de massa óssea mais significativos são adquiridos na fase pré-púbere. Portanto, vale a pena, como forma de prevenir futuras perdas de massa óssea, estimular o ganho desta desde a infância.

Contudo, de quanto deve ser o volume para que os ganhos de massa óssea sejam suscitados? Alguns estudos evidenciam que o volume não é a variável mais importante para a adaptação óssea ideal. Um exemplo é o estudo de Karlsson et al.,[12] no qual foram avaliados jogadores de futebol da primeira, terceira e sexta divisão da Austrália. Obviamente, o nível técnico era diferente, mas também era diferente o volume de treino semanal de cada grupo: a primeira divisão treinava cerca de 12 horas/semana; a terceira, 8 horas/semana; e a sexta, 6 horas/semana. A característica de treinamento dos três grupos era semelhante e todos os praticantes treinavam com regularidade desde antes da puberdade. Portanto, pode-se afirmar que a diferença entre os grupos residia no volume semanal de treino, basicamente. A Figura 7 ilustra os resultados de densidade óssea de diferentes regiões do corpo.

A densidade óssea de membros inferiores e da coluna apresentou-se maior nos jogadores de futebol do que no grupo-controle. Na comparação da densidade entre as categorias, observou-se uma tendência de maior densidade óssea no grupo composto pelos jogadores de categorias mais altas, contudo essa diferença apresentou-se significativa em poucos casos, denotando que o importante é estimular o tecido ósseo, mas o volume de aplicação e carga não é uma variável que suscita respostas sucessivamente maiores quanto maior forem a aplicação e a carga (Figura 7).

Segundo os resultados de Karlsson et al.,[12] o volume de aplicação de carga é importante até um determinado ponto, a partir do qual, não importa quantas vezes mais a carga seja aplicada, o aumento na adaptação óssea não será mais significativo (Figura 8).

Ainda com relação ao volume de treinamento ou estimulação do tecido ósseo, o estudo de Robling et al.[19] comenta que o tecido ósseo apresenta um certo limite de estimulação a partir do qual estímulos adicionais não levam a ganhos maiores. Para ilustrar este argumento, Robling et al.[19] submeteram a ulna de ratos a 360 ciclos de compressão por meio de máquinas, alternando apenas a frequência diária de aplicação de cargas. Um grupo de ratos sofreu 360 compressões em uma única sessão, enquanto um segundo grupo sofreu quatro séries diárias de noventa ciclos cada, por dezesseis semanas de treinamento em ambos os grupos. O objetivo do estudo foi analisar se seria melhor aplicar um volume maior uma única vez ou aplicar volumes menores mais

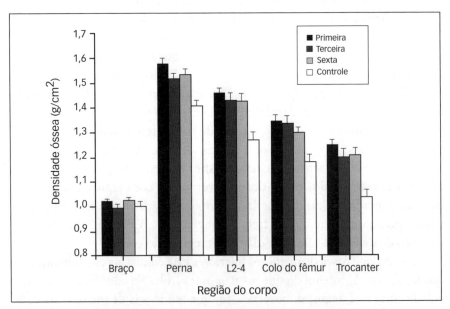

Figura 7 Resultados de densidade óssea de diferentes regiões do corpo (braço, perna, vértebras lombares, colo do fêmur e trocanter do fêmur), dos jogadores de futebol das diferentes categorias em relação ao controle. Adaptada de Karlsson et al.[12]

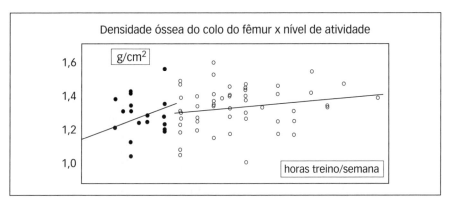

Figura 8 Coeficiente de correlação entre a densidade óssea do colo do fêmur e as horas de treinamento por semana. Em bolas pretas, praticantes de futebol com volume de treino inferior a seis horas semanais e, em bolas brancas, praticantes de futebol com volume de treino superior a seis horas por semana. Adaptada de Karlsson et al.[12]

vezes ao dia. Entre os resultados, destacam-se as adaptações maiores na mineralização óssea e no desenvolvimento ósseo referentes ao aumento de área de secção transversa do osso (Figuras 9 e 10).

Os resultados foram expressos em relação ao membro dos ratos que não foi submetido às compressões. Tanto no BMC, na densidade mineral óssea relativa à ABMD, e na CSA, as maiores mineralizações foram observadas nos ratos submetidos a volumes menores de carga aplicados mais vezes ao dia. Uma possível explicação para esses resultados é o já discutido anteriormente limite de carga que o osso é capaz de assimilar para promover adaptações. Aparentemente, em 360 ciclos o limite de aplicação de carga é alcançado rapidamente, significando que as demais cargas aplicadas não vão gerar estímulo adaptativo, por sua vez, a cada ciclo de noventa cargas aplicadas, uma estimulação é produzida gerando, assim, na soma dos efeitos das adaptações, resultados mais significativos do que na outra forma de aplicação de carga única (1 × 360).[19]

Portanto, do ponto de vista do volume, ele deve ser alto o suficiente para estimular o osso adequadamente, mas não deve ser excessivamente alto, pois não trará resultado adicional significativo.

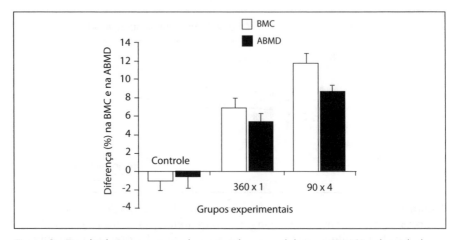

Figura 9 Resultados percentuais de conteúdo mineral do osso (BMC) e densidade mineral óssea relativa à área de secção transversa do osso (ABMD) em relação ao membro não estimulado, nos três grupos analisados: grupo-controle, grupo com sessão de 360 ciclos e grupo com quatro sessões de noventa ciclos de carga. Adaptada de Robling et al.[19]

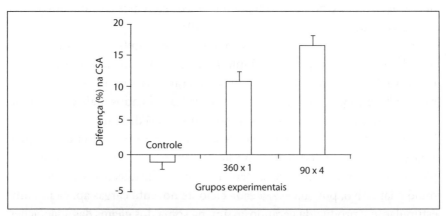

Figura 10 Resultados percentuais de área de secção transversa do osso (CSA), em relação ao membro não estimulado, nos três grupos analisados: grupo-controle, grupo com sessão de 360 ciclos e grupo com quatro sessões de 90 ciclos de carga. Adaptada de Robling et al.[19]

CONSIDERAÇÕES FINAIS

Embora faltem informações conclusivas acerca dos efeitos específicos do exercício físico sobre o tecido ósseo, algumas diretrizes podem ser traçadas para o desenvolvimento da massa óssea que, por sua vez, servirão como forma de prevenção da osteoporose:

- O desenvolvimento ósseo é regulado pelo exercício físico.
- Diferentes modalidades de exercício geram resultados distintos sobre o tecido ósseo.
- Atividades que envolvem a sustentação do peso corporal são associadas ao maior desenvolvimento da massa óssea.
- Por causa da característica piezoelétrica do tecido ósseo, o estímulo deve ser preferencialmente compressivo.
- A contração muscular também promove o desenvolvimento da massa óssea, mas de maneira indireta, promovendo melhora no desempenho, o que leva a magnitudes maiores de cargas compressivas.
- O desenvolvimento da massa óssea é local específica, sendo que se torna necessário estimular especificamente a região que se quer desenvolver.
- O volume e a aplicação das cargas sobre o tecido ósseo não necessita ser grande e, ainda, é melhor aplicar um volume menor de carga mais vezes do que aplicar um volume excessivo uma única vez.

RESUMO

O exercício físico é uma das indicações para a prevenção da osteoporose. Porém, para que seja adequado, alguns aspectos devem ser levados em consideração. Em primeiro lugar, não é qualquer modalidade que traz os resultados que se busca para prevenir a doença. Algumas modalidades, como as que não apresentam forças de compressão em magnitude significativamente alta, não promovem adaptações favoráveis que se almeja. Em segundo, o tipo de estímulo que preferencialmente traz adaptação óssea é a compressão. Esta não necessita ser aplicada muitas vezes, é mais importante que a magnitude da carga compressiva seja alta o suficiente para ultrapassar o limiar para a adaptação. Embora muita controvérsia ainda exista, alguns caminhos já podem ser traçados para prevenir o surgimento da osteoporose.

REFERÊNCIAS BIBLIOGRÁFICAS

1. Andreoli A, Monteleone M, Van Loan M, Promenzio L, Tarantino U, de Lorenzo A. Effects of different sports on bone density and muscle mass in highly trained athletes. Medicine and Science in Sports Exercise. 2001;33(4)507-11.
2. Bonewald LF. Skeletal Biology and Medicine, Part A: Aspects of Bone Morphogenesis and Remodeling. Annals of New York Academy of Sciences. 2007;1116:281-90.
3. Carpenter CS. Biomecânica. Rio de Janeiro: Sprint; 2005.
4. Currey JD. Physical characteristics affecting the tensile failure properties of compact bone. Journal of Biomechanics. 1990;23:837-44.
5. Egan E, Reilly T, Giacomoni M, Redmond L, Turner C. Bone mineral density among female sports participants. Bone. 2006;38:227-33.
6. Fehling PC, Alekel L, Clasey J, Rector A, Stillman RJ. A comparison of bone mineral densities among female athletes in impact loading and active loading sports. Bone. 1995;17(3):205-10.
7. Frankel VH, Nordin M. Biomecânica básica do sistema musculoesquelético. 3.ed. Rio de Janeiro: Guanabara Koogan; 2003.
8. Gefen A. Consequences of imbalanced joint-muscle loading of the femur and tibia: from bone cracking to bone loss. Proceedings of the 25th Annual International Conference of the IEEE EMBS. 2003;1827-30.
9. Gonçalves M. Biomecânica do tecido ósseo. In: Amadio AC, Barbanti VJ (orgs.). A biodinâmica do movimento humano e suas relações interdisciplinares. São Paulo: Estação Liberdade; 2000. p. 89-112.
10. Hall S. Biomecânica básica. 2.ed. Rio de Janeiro: Guanabara Koogan; 2000.
11. Hamill J, Knutzen KM. Bases biomecânicas do movimento humano. São Paulo: Manole; 1999.
12. Karlsson MK, Magnusson H, Karlson C, Seeman E. The duration of exercise as a regulation of bone mass. Bone. 2001;28(1):128-32.
13. Lima F, de Falco J, Baima J, Carazzato JG, Pereira RMR. Effect of impact load and active load on bone metabolism and body composition of adolescent athletes. Medicine and Science in Sports Exercise. 2001;33(8):1318-23.
14. Linden C, Ahlborg HG, Besjakov J, Gardsell P, Karlsson MK. A school curriculum-based exercise program increases bone mineral accrual and bone size in prepubertal girls: two-year data from the pediatric osteoporosis prevention (POP) study. Journal of Bone and Mineral Research. 2006;21(6):829-35.
15. Magkos F, Kavouras SA, Yannakoulia M, Karipidou M, Sidossi S, Sidossis LS. The bone response to non-weight-bearing exercise is sport-, site-, and sex-specific. Clinical Journal of Sports Medicine. 2007;17(2):123-8.
16. Morel J, Combe B, Francisco J, Bernrd J. Bone mineral density of 704 amateur sportsmen involved in different physical activities. Osteoporosis International. 2001;12(2):152-7.
17. Nordström P, Thorsen K, Bergström E, Lorentzon R. High bone mass and altered relationships between bone mass, muscle strength, and body constitution in adolescent boys on a high level of physical activity. Bone. 1996;19(2):189-95.
18. Noris-Suarez KN, Olivares JL, Ferreira AM, Feijoo JL, Suarez N, Hernandez MC, et al. In vitro deposition of hydroxyapatite on cortical bone collagen stimulated by deformation-induced piezoelectricity. Biomacromolecules. 2007;8(3):941-8.

19. Robling AG, Hinant FM, Burr DB, Turner CH. Shorter, more frequent mechanical loading sessions enhance bone mass. Medicine and Science in Sports Exercise. 2002;34(2):196-202.
20. Sone T, Imai Y, Joo Y, Onodera S, Tomomitsu T, Fukunaga M. Side-to-side differences in cortical bone mineral density of tibiae in young male athletes. Bone. 2006;38(5):708-13.
21. Sundberg M, Gärdsell P, Johnnell O, Karlsson MK, Ornstein E, Sandstedt B, et al. Physical activity increases bone size in prepubertal boys and bone mass in prepubertal girls: a combined cross-sectional and 3-year longitudinal study. Calcified Tissue International. 2002;71(5):406-15.
22. Turner CH. Biomechanics of bone: determinants of skeletal fragility and bone quality. Osteoporosis International. 2002;13(2):97-104.
23. Vainionpää A, Korpelainen R, Sievänen H, Vihriälä E, Leppäluoto J, Jämsä T. Effect of impact exercise and its intensity on bone geometry at weight-bearing tibia and femur. Bone. 2007;40(3):604-11.
24. Warner SE, Shea JE, Miller SC, Shaw JM. Adaptations in cortical and trabecular bone in response to mechanical loading with and without weight bearing. Calcified Tissue International. 2006;79:395-403.
25. Zanker CL, Osborne C, Cooke CB, Oldroyd B, Truscott JG. Bone density, body composition and menstrual history of sedentary female former gymnasts, aged 20-32 years. Osteoporosis International. 2004;15:145-54.
26. Zwart SR, Hargens AR, Lee SMC, Macias BR, Watenpaugh DE, Tse K, et al. Lower body negative pressure treadmill exercise as a countermeasure for a bed rest-induced bone loss in female identical twins. Bone. 2007;40:529-37.

capítulo

10
Atividade física e distúrbios posturais

Dr. Héldio Fortunato Gaspar de Freitas
Prof. Sérgio Rodrigues de Oliveira
Dr. Ricardo Moutte de Freitas

INTRODUÇÃO

Não se sabe ao certo a idade do homem sobre a Terra, porém sabe-se que os problemas posturais existem desde que o homem surgiu. Se a teoria da evolução do homem a partir dos quadrúpedes for verdadeira, passando pelos macacos, é possível notar que a coluna vertebral foi a estrutura mais sobrecarregada, e também pode-se dizer que, apesar de ela estar adaptada ao ortostatismo, do ponto de vista mecânico, o homem ainda é um quadrúpede metido a bípede. E é por esse motivo que os seres humanos não passam pela vida sem apresentarem ao menos um episódio doloroso com relação à postura.

Evolução

O feto ocupa um espaço exíguo no útero, com a coluna vertebral apresentando uma única curvatura de convexidade posterior, ou seja, uma cifose. Após o nascimento e durante o primeiro ano de vida, com o desenvolvimento postural, por volta dos três meses, a criança começa a erguer a cabeça a partir do decúbito ventral, a seguir eleva o tronco com o apoio dos membros superiores, senta aos seis meses de idade, ficando em quatro apoios aos nove meses o que possibilita engatinhar, até ficar em posição ortostática e deambular com cerca de um ano de idade. A coluna vertebral altera a curvatura cifótica única para duas curvaturas de convexidade anterior (lordoses cervical e lombar), opostas à curvatura fetal, mantendo ainda duas curvaturas de convexidade posterior (cifoses dorsal e sacrococcígea).

Como vemos, no primeiro ano de vida a coluna vertebral passa por alterações mecânicas bastante evidentes e a tentativa de antecipar prazos evolutivos, como forçar a criança a andar precocemente, seja com o estímulo dos pais ou mediante o uso de andadores, é extremamente prejudicial ao futuro postural da criança.

Atualmente, outro motivo de preocupação para com a postura é a tendência ao sobrepeso, que vem sendo notada sobretudo com relação às crianças, que são vítimas de erros nutricionais e do sedentarismo na maioria dos casos. Cargas de peso adicional (mochilas, sacolas ou trabalhos que demandam sobrecarga da postura ou que necessitem de esforços de pesos repetitivos) ou posições inadequadas aumentam os riscos de sobrecargas mecânicas, que podem levar a crises dolorosas, limitando, assim, a movimentação e a produtividade do indivíduo. Tais problemas acarretam o aumento de gastos com atendimento médico, hospitalar e laboratorial, com comprometimento econômico dos pacientes e dos serviços previdenciários. Acrescenta-se a isso o problema de afastamento do trabalho, das atividades esportivas e rotineiras, muitas vezes com comprometimento do orçamento pessoal.

Histórico

Não se conhece ao certo quando os distúrbios posturais passaram a ser preocupação das ciências médicas, porém a palavra ortopedia foi citada inicialmente por Nicolas Andry (1658-1742), tendo suas raízes no grego *orthos*, que significa reto, direito, e *pedia*, que significa criança. Isso mostrava a preocupação com a criança reta. O referido autor publicou, em 1741, a obra *Ortopedia ou arte de prevenir e corrigir nas crianças as deformidades do corpo*, em que o ortopedista é definido como o médico que prescreve exercícios posturais corretivos. Hoje, o conceito de ortopedista é um pouco diferente, sendo que a especialidade médica que atualmente mais prescreve exercícios é a medicina do exercício e do esporte.

De início, a prescrição de exercícios posturais era conhecida como ginástica corretiva, nome que realmente não exprime seu objetivo principal, pois dificilmente o problema será corrigido. A partir da metade do século XX, a área recebeu várias denominações, entre as quais, ginástica postural, condicionamento físico especial, reeducação postural global (RPG) e ginástica adaptada, sendo este último o mais aceito hoje.

Nossa experiência nesse campo remonta a 1973, quando criamos no Centro de Práticas Esportivas da Universidade de São Paulo (CepeUSP) as atividades de condicionamento físico especial, aliando o trabalho de profissionais de medicina desportiva (hoje denominada Medicina do Exercício e do Esporte) com o de professores de educação física. O objetivo era atender aos alunos dos cursos regulares de modalidades esportivas que apresentavam queixas dolorosas durante a prática das atividades. Com a obrigatoriedade da prática de educação física no ensino superior, os casos aumentaram, acrescidos dos problemas posturais ocorridos em funcionários e docentes da Universidade, sobrecarregados pela postura inadequada durante suas jornadas de trabalho.

O aumento das horas diárias de trabalho; o sedentarismo; a obesidade; o mobiliário antiergonômico; o uso de transporte coletivo e individual, com o problema de trânsito nas grandes cidades, que leva a um maior tempo para as locomoções; e o uso inadequado das estruturas corporais estão entre os fatores predisponentes para o aparecimento dos sintomas dolorosos que limitam a mobilidade do corpo humano.

A recuperação mediante a prática de exercícios faz parte da reabilitação dos distúrbios posturais e é conhecida por cinesioterapia. Porém devemos sempre trabalhar preventivamente, ensinando o indivíduo, desde a infância, a usar seu corpo respeitando os princípios mecânicos que atuam sobre ele, desde os movimentos obrigatórios realizados na vida diária, como no trabalho e nas atividades esportivas, utilizando-se da cinesiofilaxia.

Para tanto, antes de o indivíduo chegar ao professor de educação física, deverá passar por uma avaliação médica na área de medicina do exercício e do esporte, para uma análise adequada da atitude postural e de seus desvios, servindo de grande subsídio para o trabalho a ser desenvolvido pelo professor de educação física.

ASPECTOS CONCEITUAIS

Segundo Cotrel,[12] a postura é "[...] uma posição ou atitude do corpo, o arranjo relativo das partes do corpo para uma atividade específica ou uma maneira característica de alguém sustentar seu corpo". A característica de toda postura é o estado de equilíbrio entre a força da gravidade e a própria força de sustentação do corpo. Ou, ainda, atitude em que cada segmento ocupa uma posição próxima à sua posição de equilíbrio mecânico.

Considerando que o homem, de certa maneira, desafiou as leis da gravidade e do equilíbrio, ao passar em sua evolução da posição quadrúpede para a bípede, é importante apontar as regiões mecanicamente mais frágeis do corpo: a estrutura dos pés, a coluna lombar e a articulação do quadril, embora a coluna dorsal superior e a cervical também sofreram modificações.

CAUSAS

Avaliação

A avaliação do paciente é de extrema importância para a adequada orientação dos exercícios. É composta inicialmente pela anamnese, em que o médico interroga o paciente sobre as queixas e sua duração, sobre antecedentes pessoais, familiares e esportivos e sobre condutas tomadas diante dos problemas apresentados.

A seguir, vem a parte mais importante, que são os exames clínicos: geral e específico. No exame clínico geral, deve-se proceder à avaliação da pressão arterial, da frequência cardíaca, da temperatura corporal, das mucosas, dos gânglios, da pele, à auscultação cardíaca e pulmonar, à palpação abdominal e à avaliação neurológica.

Em seguida, deve-se realizar o exame físico específico, que é a avaliação postural do paciente, sendo importante o estudo do aparelho locomotor, do ponto de vista estático e dinâmico. Iniciamos pela inspeção do paciente em posição ortostática, com visões anterior, posterior e lateral. É importante a avaliação da marcha e dos movimentos articulares e segmentares. Depois, com o paciente deitado em decúbito dorsal, com o mínimo de roupa possível, possibilitando assim um exame adequado, os elementos elencados nos tópicos a seguir devem ser observados.

Cavidade torácica

Devemos iniciar pela avaliação dos diâmetros anteroposterior, laterolateral e vertical, do posicionamento dos arcos costais, da anatomia do esterno e do rebordo costal. Com relação aos tipos morfofuncionais brevilíneo e longilíneo, a conformação do tórax é diferente: no primeiro, são predominantes as dimensões anteroposterior e laterolateral; no segundo, predomina a dimensão vertical. Em crianças asmáticas, a conformação do tórax pode ter alterações em seus diâmetros, ocorrendo um aumento do diâmetro anteroposterior, levando, às vezes, a uma acentuação da cifose dorsal (Figura 1). Adultos asmáticos crônicos ou fumantes podem ter deformidades na caixa torácica, com a horizontalização dos espaços intercostais, o que constitui o tórax enfisematoso. Devem ser avaliadas as malformações da cavidade torácica, como a retração do esterno (tórax em sapateiro), a protrusão do esterno (tórax em quilha ou peito de pombo), a elevação das bordas costais, ou mesmo os desvios de coluna, que podem provocar rotação da cavidade torácica, pois, muitas vezes, pode-se concluir erroneamente que um hemitórax é mais amplo que o outro.

Cavidade abdominal

Pacientes com sobrepeso apresentam aumento do volume abdominal, com abdome inicialmente globoso. Quando o aumento de peso é excessivo, o abdome fica protruso, chegando até a cair, como no abdome em avental, o que leva à tendência da acentuação da lordose lombar, para redimensionar a posição do centro de gravidade do corpo, evitando perdas de equilíbrio.

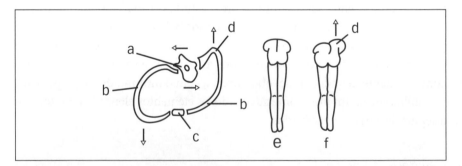

Figura 1 Cavidade torácica (corte transversal). Deformidade decorrente da rotação das vértebras dorsais, provocando uma gibosidade posterior que poderá ser verificada na simples inspeção ou com o teste de flexão anterior do tronco. No esquema temos: a) vértebra rodada para a esquerda; b) costela; c) esterno; d) gibosidade; e) teste normal; f) teste mostrando a gibosidade.

Coluna vertebral

- Região cervical: é composta por sete vértebras, com ampla mobilidade, permitindo movimento nos três planos ortogonais: flexão e extensão, flexões laterais, rotações laterais e circundução. É importante analisar a posição da cabeça com relação à parte alta da coluna cervical: se está colocada para a frente ou se fica fletida para um dos lados. Importante observar a posição do processo espinhoso da sétima vértebra cervical, que é mais saliente que os demais, delimitando o fim da lordose cervical e o início da cifose dorsal. Muitas vezes, a posição anteriorizada da cintura escapular é responsável pelas dores na região cervicodorsal. Desvios da posição da cabeça poderão denotar espasmos nos músculos esternocleidomastóideos, conhecidos vulgarmente por torcicolos. Compressões das raízes nervosas que compõem o plexo braquial poderão ocasionar dores, formigamentos e incapacidade funcional, com perda progressiva de força nos membros superiores.
- Região dorsal ou torácica: é formada por doze vértebras e tem por função dar suporte ao tórax, protegendo a medula espinhal, os pulmões e o coração; cada vértebra tem origem em uma costela, sendo que as dez superiores se articulam também ao esterno (diretamente ou através das cartilagens costais) e as duas inferiores são flutuantes. A região tem pouca mobilidade, sendo mais importante na rotação do tronco. É importante examinar a simetria dos dois hemitórax, a altura dos ombros e das bordas inferiores das escápulas com relação ao solo.
  Na visão posterior, devemos observar se existem desvios laterais (escoliose) e, na visão lateral, se existem acentuações ou retificações da curvatura dorsal cifose). A acentuação da cifose dorsal é vulgarmente conhecida por "corcunda". O paciente deve ser colocado de costas para o examinador e deve então fletir o tronco, anteriormente, para que sejam observadas possíveis assimetrias dos hemitórax. Se isso ocorrer, estamos diante de uma rotação das vértebras, com deformidade da caixa torácica, condicionando gibosidades à direita ou à esquerda. Desvios laterais da coluna condicionam desnivelamento das escápulas e dos ombros. É importante fazer a palpação da musculatura paravertebral dorsal, no sentido craniocaudal, para observar pontos dolorosos.
- Coluna lombar: composta por cinco vértebras que permitem maior mobilidade em flexão e extensão, participando também, em menor proporção,

da flexão lateral, quando comparada à região dorsal. É importante observar se há inclinação lateral (báscula) da bacia em posição ortostática, o que pode levar à conclusão de encurtamento de membro inferior. Observar, na visão posterior, se há desvios laterais da coluna lombar em conjunto com a coluna dorsal (escoliose) e, na visão lateral, se há acentuação ou retificação da lordose lombar (Figura 2). Na visão posterior, observar o espaço existente entre os membros superiores e as bordas laterais do tronco, que formam um triângulo cuja base é formada pelo membro superior e cujo vértice é demarcado pelo fim do tórax e o início da região do flanco. A assimetria entre os lados direito e esquerdo mostra um desvio lateral da coluna (escoliose).

Às vezes, os desvios laterais da coluna podem ser provocados por espasmos musculares, com o paciente procurando uma posição antálgica, em que as dores tenham menor intensidade (Figura 3). O paciente muitas vezes relata ao médico que ficou travado ou congelado. A palpação da musculatura paravertebral é importante para saber se existem dores musculares, e a movimentação nos três planos ortogonais é fundamental para identificar limitações à amplitude de movimento. É importante também a realização de avaliação neurológica sumária do paciente, fazendo-o deambular em linha reta como se estivesse andando normalmente. Pos-

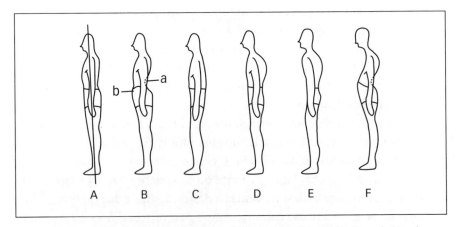

Figura 2 Anormalidades posturais da coluna vertebral em visão lateral: A) coluna normal; B) acentuação da lordose lombar; a) hiperlordose lombar; b) abdome globoso e protruso; C) retificação da lordose lombar; D) acentuação da cifose dorsal; E) ombros caídos para a frente; F) acentuação da cifose dorsal e da lordose lombar.

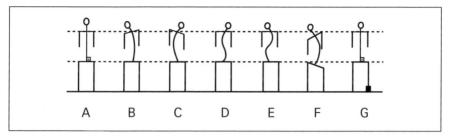

Figura 3 Figura esquemática dos desvios laterais da coluna vertebral (visão anterior): A) normal; B) escoliose dorsolombar sinistroconvexa; C) escoliose dorsolombar dextroconvexa; D) escoliose dorsolombar em S alongado; E) escoliose dorsolombar em S invertido; F) escoliose dorsolombar sinistroconvexa decorrente do encurtamento do membro inferior esquerdo; G) coluna normal apesar de encurtamento de membro inferior esquerdo detectado durante a idade de crescimento, com a colocação de calço compensatório em calçado do pé esquerdo. Observar a inclinação lateral da cabeça nos esquemas B a F.

teriormente, fazê-lo caminhar sobre os calcanhares, sobre a ponta e sobre a borda lateral dos pés; sentar e levantar; subir e descer um degrau de escada; agachar e levantar; e, deitado, levantar e manter erguidos por trinta segundos os membros inferiores, alternadamente. Sempre lembrar que, se o paciente apresentar dores ou limitações, os testes deverão ser interrompidos imediatamente.

- Coluna sacrococcígea: de difícil exame, pode-se notar uma acentuação da curvatura. Muitas vezes, dores na região coccígea ocorrem por causa de traumas locais anteriores. Devemos realizar a palpação das articulações sacroilíacas, pois elas podem ser sede de dores persistentes, sobretudo por sobrecargas de traumas repetitivos.

Bacia

Constitui, junto com a coluna sacral, a cintura pélvica. É importante examinar a região da sínfise púbica, que pode ser o local de pubalgias relativas a atividades excessivas dos músculos abdominais, adutores ou desequilíbrios mecânicos entre os músculos anteriores e posteriores das coxas. Devem também ser examinadas as articulações dos quadris, de difícil palpação, porém deve ser feito o exame dinâmico, para avaliar a amplitude de movimento articular e a presença de dor local. Dores à palpação do trocanter maior podem denotar bursites ou tendinites.

Membros inferiores

Antes de estudar as particularidades das estruturas, deve-se analisar os membros inferiores como um todo, verificando se o paciente não apresenta encurtamento de um dos membros, o que pode ser feito de início com o uso de uma fita métrica e, posteriormente, mediante um estudo radiográfico, a escanometria.

- Coxas: deve-se examinar a simetria entre as duas coxas, medindo com uma fita métrica a perimetria em três pontos (proximal, intermédio e distal), para avaliarmos desequilíbrios musculares (hipertrofias ou hipotrofias), os quais podem ser resultado de atividades unilaterais ou de distúrbios neurológicos (sequelas) de poliomielite, de paralisia cerebral ou de doenças de coluna. Analisar o comprimento das coxas tomando como base as cristas ilíacas anterossuperiores e as bordas superiores das patelas, muitas vezes de difícil exame.
- Joelhos: deve-se examinar o paciente em posição ortostática, solicitando-lhe que junte os tornozelos. Se a posição for difícil, pois os joelhos se encostam antes, estamos perante um caso de *genu valgum* (joelho em x). Se, ao encostar os tornozelos os joelhos ficarem afastados, temos o *genu varum* (joelho em cavaleiro). No exame lateral, deve-se analisar a linha de prumo da articulação. Se o joelho estiver para trás desta linha, temos uma hiperextensão e, se o joelho ficar à frente, uma semiflexão (Figuras 4 e 5). Isso indica que o problema pode ser anatômico ou resultado de desequilíbrio mecânico entre as musculaturas anterior e posterior das coxas. A avaliação da posição das patelas também é importante, pois uma fraqueza da musculatura anterior das coxas pode provocar luxações patelares. O exame dos ligamentos externos (colaterais e patelar) e internos (meniscos, cruzados anterior e posterior), ou a presença de derrames articulares ou de edemas pode ser importante em caso de queixa de traumas anteriores.
- Pernas: devemos analisar a perimetria das pernas para avaliar diferenças com relação às panturrilhas. A palpação das tíbias pode se mostrar dolorosa, denotando sobrecargas mecânicas em virtude de atividades intensas e repetidas, podendo ser responsabilizadas por entesites ou fraturas de estresse, vulgarmente denominadas por canelites. Encurtamentos de pernas também deverão ser pesquisados.

Atividade física e distúrbios posturais 265

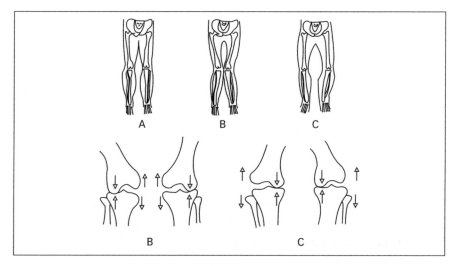

Figura 4 Posturas dos joelhos (visão anterior): A) normal; B) *genu valgum*: compressão das regiões laterais e tração nas regiões mediais com aproximação dos joelhos e afastamento dos tornozelos; C) *genu varum*: compressão das regiões mediais e tração nas regiões laterais com afastamento dos joelhos e aproximação dos tornozelos.

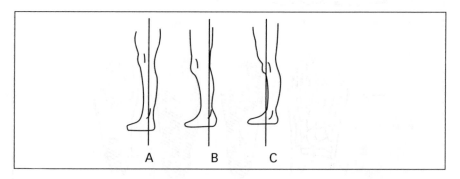

Figura 5 Posturas dos joelhos (visão lateral): A) normal com a linha de prumo vertical passando pelo joelho e pelo maléolo; B) semiflexão, em que o joelho não consegue extensão completa com a linha de prumo passando posteriormente ao joelho; C) hiperextensão, em que o joelho vai além de sua posição esperada à extensão, com a linha de prumo passando anteriormente ao joelho.

- Tornozelos e pés: a inspeção dos pés é de grande importância, principalmente com relação aos três arcos plantares, dois longitudinais e um transversal, que funcionam como amortecedores durante a fase de apoio que é responsável por 60% do ciclo da marcha. Alterações desses arcos poderão ocasionar sobrecargas mecânicas, com o aparecimento de dores. Curvaturas acentuadas caracterizam o pé cavo e curvaturas reduzidas, o pé plano (pé chato) (Figura 6). Dores na região plantar podem ocorrer em decorrência de tensões sobre a fáscia, determinando uma fascite plantar. Deformidades nas articulações metatarsofalangianas podem trazer dores, sobretudo com o uso de calçados apertados ou de bico fino, provocando medialmente o chamado *hallux valgum*, popularmente conhecido como joanete. É importante também avaliar a marcha do paciente, para verificar vícios ou desequilíbrios mecânicos.

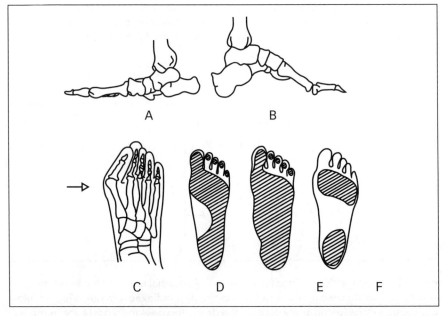

Figura 6 Posturas dos pés: A) visão lateral do pé plano; B) visão lateral do pé cavo; C) visão superior mostrando o *hallux valgum;* D) impressão plantar de um pé normal; E) impressão plantar de um pé plano; F) impressão plantar de um pé cavo.

Exames subsidiários

Na prática clínica diária, pode-se contar com a retaguarda de uma série de exames subsidiários para que o médico tenha informações mais precisas de lesões ou de deformidades que não podem ser diagnosticadas por meio do exame clínico. Tem-se exames de várias complexidades que necessitam de aparelhagens específicas, que encarecem a sua realização. O médico deverá ter bom senso na escolha do exame, sempre partindo do método mais simples para o mais complexo, sempre observando a indicação precisa do método a ser utilizado, evitando com isso a realização de um exame desnecessário ou que não traga informações adequadas para a elucidação diagnóstica. Assim, o médico também evita onerar o custo dos serviços. A seguir, serão abordados sumariamente os tipos de exames dos quais pode-se valer para complementar o diagnóstico.

- Radiografia: em caso de necessidade de estudar os desvios da coluna (escoliose, cifose, lordose), esses exames em posição de frente e de perfil podem ajudar não só quanto aos problemas que ocorrem, mas também em relação à avaliação da evolução dos desvios durante a fase de crescimento. É importante ressaltar a necessidade de efetuar o exame nas duas incidências para melhor entendimento da estrutura óssea. Anormalidades anatômicas (Figura 7) podem ser diagnosticadas pela radiografia, como os achatamentos de corpos vertebrais, as fraturas, as sequelas de fraturas, as espondilólises (falta de calcificação das lâminas), as espondilolisteses (escorregamentos dos corpos vertebrais), as calcificações (osteófitos, pontes cálcicas, esporões), a diminuição dos espaços intervertebrais, o encurtamento de membros inferiores (avaliado mediante o escanograma), a densidade mineral dos ossos (mais bem avaliada pelo exame de densitometria óssea, revelando critérios para osteopenia e osteoporose), as infecções, os tumores ósseos ou as malformações congênitas. Deve-se lembrar que a avaliação radiológica dos distúrbios posturais tem indicações específicas, devendo ser evitado o uso abusivo desses exames.
- Ultrassonografia: é um exame que serve para avaliação de partes moles, como músculos e tendões, possibilitando o diagnóstico de lesões musculares, tendinites, fascites, cistos de tendão, etc. Esses tipos de lesão, embora não diretamente ligados à postura, poderão provocar posições antálgicas do paciente ou mesmo uma marcha diferenciada quando a

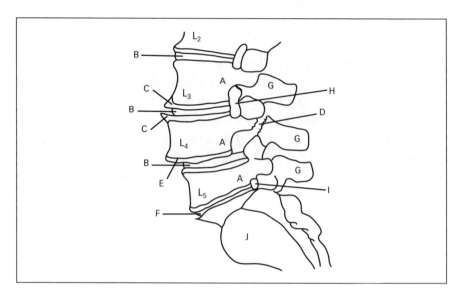

Figura 7 Coluna lombossacra (visão lateral esquerda): A) corpo vertebral; B) disco intervertebral; C) osteófito; D) espondilólise; E) espondilolistese; F) diminuição do espaço intervertebral com achatamento do disco; G) processo espinhoso; H) forame intervertebral normal; I) forame intervertebral diminuído; J) região sacral.

lesão for nos membros inferiores; ou movimentos limitados dos membros superiores, quando as lesões atingirem as estruturas aí localizadas, tendo reflexos sobre a postura final do paciente. Muitas vezes, imagens ultrassonográficas inconclusivas poderão necessitar a realização de uma ressonância magnética para confirmar o diagnóstico. Esse tipo de exame depende muito da experiência do médico examinador, sobretudo no que se refere à avaliação de lesões musculares.

- Tomografia computadorizada: é uma radiografia com o uso de computador que pode estudar as estruturas nos três planos ortogonais, visualizando principalmente os tecidos ósseos e, com menos precisão, as partes moles. Na coluna, poderá visualizar abaulamentos do disco intervertebral (protrusão ou hérnia discal – Figura 8), tumores, espessamentos ligamentares, deformações ósseas do canal espinhal, fraturas ou doenças ósseas. O exame de tomografia computadorizada depende de aparelhagem mais complexa que a radiografia, apresenta custo mais elevado, exige tempo maior de exame e propicia melhor avaliação das estruturas anatômicas nos planos axiais. O exame de tomografia computadorizada evoluiu, possibilitando a

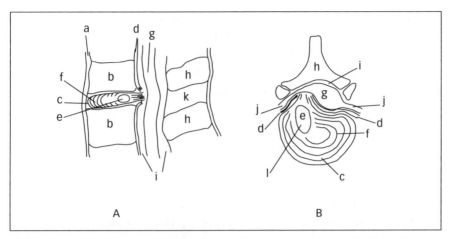

Figura 8 Coluna vertebral mostrando uma hérnia discal: A) visão lateral; B) visão superior em corte transversal; a) ligamento longitudinal anterior; b) corpo vertebral; c) disco intervertebral; d) ligamento longitudinal posterior rompido; e) núcleo pulposo prolapsado (protrusão) comprimindo a medula espinhal; f) anel fibroso; g) medula espinhal; h) processo espinhoso; i) canal medular; j) raiz nervosa; k) ligamento interespinhoso; l) núcleo pulposo prolapsado (protrusão) comprimindo a medula espinhal e a raiz nervosa direita.

reconstrução óssea em três dimensões, sendo importante principalmente nos casos de acometimentos articulares e fraturas.
- Ressonância magnética: muitas vezes esse tipo de exame é precedido pela tomografia computadorizada ou pela ultrassonografia e é indicado quando o diagnóstico desta não apresenta definição adequada. A ressonância é mais demorada e dispendiosa que a tomografia, sendo um exame de qualidade superior para a pesquisa de lesões medulorradiculares e de partes moles, enquanto a tomografia é superior na avaliação de fraturas e de doenças ósseas. É o exame com maior sensibilidade e especificidade, o que permite melhor conclusão diagnóstica. Pode ser ponderada em T1, onde se visualiza principalmente a anatomia ou em T2, para observar processos inflamatórios. Deve ser o exame de escolha para avaliação de escoliose, sobretudo em crianças. Em lesões traumáticas relacionadas à prática esportiva, a ressonância dá melhor orientação em caso de lesões musculares, tendíneas, ligamentares, meniscais e contusões ósseas, enquanto a tomografia é a avaliação mais indicada para a pesquisa de fraturas. Importante ressaltar que a ressonância magnética é o exame de escolha para diagnosticar fraturas por estresse.

- Eletroneuromiografia: é o registro da contração muscular que, se alterada, é capaz de revelar anormalidade do respectivo nervo, o qual poderá estar modificado por pressão, lesão ou doença, mostrando que a condução do impulso dentro do nervo está prejudicada e estabelecendo-se o nível da raiz do nervo espinhal afetado. Este exame é de suma importância na definição de diagnósticos diferenciais como, por exemplo, tendinopatias ou síndromes neurológicas.
- Cintilografia óssea: por meio de injeção endovenosa de material radioativo, esse é mais absorvido por tecidos doentes ou em excesso, podendo servir para diagnóstico de fraturas por estresse ou metástases ósseas. Tais imagens não se conseguem em radiografias simples.
- Densitometria óssea: após os cinquenta anos, as mulheres "pós-menopausadas" começam a apresentar diminuição da quantidade de cálcio nos ossos, provocando descalcificação progressiva que, inicialmente, leva à osteopenia e, a seguir, à osteoporose. O exame mede a quantidade de cálcio nas vértebras lombares e no fêmur proximal direito, pois são os ossos que mais facilmente sofrem fraturas. Os resultados são comparados às mulheres jovens e às de mesma idade e etnia, caracterizando um prognóstico, inclusive sendo avaliada a necessidade ou não de tratamento medicamentoso. Convém lembrar que a osteoporose em si não provoca dores, sendo que elas poderão aparecer em casos de fratura em vértebras, por achatamento do corpo vertebral, e no fêmur, por fratura do colo, sendo ambas passíveis de resolução cirúrgica. Muitas vezes, nem o médico sabe caracterizar se o paciente fraturou porque caiu, ou se caiu porque houve fratura.

CARACTERÍSTICAS PRINCIPAIS

Os problemas posturais mais frequentes são as acentuações da lordose cervical, da cifose dorsal e da lordose lombar e a escoliose.

Lordose cervical acentuada

O alongamento dos músculos flexores anteriores do pescoço e a hipertonia da musculatura posterior, provocada pela necessidade do equilíbrio da cabeça sobre o tronco, promovem a acentuação da curvatura cervical posterior, conhecida como lordose cervical.

Como consequência, temos toda a estrutura posterior da região cervical e dorsal superior tensa, provocando muitas dores. A solicitação constante desses grupos musculares provoca uma diminuição dos espaços entre as estruturas vertebrais cervicais, pinçando os terminais nervosos e, em consequência, promovendo dores de cabeça (cefaleias) e cervicobraquialgias.

As características mais marcantes são cabeça projetada à frente em desequilíbrio, musculatura posterior hipertônica (elevador da escápula, semiespinhoso, esternocleidomastóideo, esplênio), diminuição do ângulo de curvatura côncava posterior e hipotonia dos músculos cervicais anteriores, provocando fadiga muscular e irritação das facetas articulares na coluna cervical alta.

A causa mais frequentemente encontrada é a postura funcional inadequada, ocorrida normalmente em pessoas que ficam muito tempo sentadas à frente do computador, nem sempre com a mobília correta para a sua altura (ergonomia).

Cifose dorsal acentuada

O aumento da curvatura dorsal convexa posterior da coluna que provoca a descida das costelas, deixando os intercostais em posição curta, é chamado de cifose dorsal acentuada. Como consequência, tem-se a amplitude torácica insuficiente provocando um prejuízo na mecânica respiratória, e também a deformidade na estrutura da coluna dorsal e, em consequência, dores.

O tipo mais comum de acentuação da curvatura cifótica é a postural, proveniente de hábitos inadequados, o que, em geral, ocorre na adolescência.

As características mais marcantes são cintura escapular projetada para a frente e para baixo, encurtamento da musculatura peitoral, cabeça projetada à frente e tórax aplanado, trazendo complicações respiratórias, arredondamento dos ombros e disco intervertebral reduzido em altura e tamanho.

Lordose lombar acentuada

Ocorre quando há o aumento da curvatura convexa anterior lombar, deslocando o centro de gravidade e o realinhamento de todas as curvas para uma compensação. Essa acentuação pode provocar o encurtamento dos músculos lombares e a insuficiência dos músculos abdominais e glúteos, promovendo muitas dores.

Uma das causas de hiperlordose é o fortalecimento dos músculos iliopsoas, já que têm origem justamente na região ilíaca e lombar e inserção no trocanter menor do fêmur, funcionando mecanicamente como um flexor da coluna, do fêmur ou ambos. Isso pode ocorrer quando exercícios abdominais são realizados com extensão dos quadris.

A simples flexão dos quadris deixa os músculos iliopsoas em repouso e, ao mesmo tempo, visa à sua hipertrofia (ação paradoxal do iliopsoas).

As características mais marcantes são bacia exageradamente inclinada para a frente, abdome projetado à frente e músculos lombares e flexores dos quadris encurtados.

Escoliose

A coluna vertebral, vista no sentido posteroanterior, apresenta trajeto retilíneo, definindo a simetria da cabeça, do tronco e da pelve nos seus vários segmentos: cervical, torácico, lombar e sacral.

A deformidade da coluna vertebral, caracterizada por uma ou mais curvaturas laterais, define o que se chama de escoliose. Esta curvatura determinará alterações estéticas que normalmente serão proporcionais à sua gravidade.

Todavia, devemos lembrar desde já a chamada "atitude escoliótica", em que a curvatura está presente, mas, uma vez eliminada a causa, a coluna reassume a integridade do seu alinhamento e dos movimentos, como ocorre nos quadros de lombalgias agudas.

Na escoliose propriamente dita, por sua vez, já existem alterações nos corpos vertebrais e nas estruturas a eles ligadas que impedem o restabelecimento ativo do alinhamento vertebral. Em crianças e adolescentes, todas as deformidades vertebrais estão intimamente relacionadas com o crescimento ósseo. A piora da escoliose é diretamente proporcional ao crescimento.

Haverá progressão da curvatura e as alterações estruturais do segmento vertebral serão paulatinamente mais severas, a ponto de determinarem alterações estéticas e funcionais, em especial cardiorrespiratórias, que podem acarretar a morte prematura. A explicação da concepção escoliose somada ao crescimento vertebral e à progressão da deformidade repousa em fatores mecânicos, já que o menor crescimento vertebral está no lado submetido a maiores pressões. Assim sendo, em uma deformidade escoliótica, as maiores pressões estão do lado mais côncavo da curvatura (compressão), que crescerá menos que seu lado oposto. Por sua vez, o lado mais convexo (tensão), por receber menos pressão, crescerá mais rápido. Portanto, o fator crescimento atua em ambos os lados na progressão da curvatura.

Dois são os tipos identificados de escoliose: funcional e estrutural.

A funcional ocorre quando não são encontradas deformidades nas estruturas vertebrais. Podem ser determinadas com uma flexão do tronco à frente. Nesse caso, os hemitórax apresentam simetria, desaparecendo a curvatura.

A estrutural ocorre quando essas deformidades são encontradas. Repetindo a manobra anterior e, na persistência do desvio, ocorrerá uma elevação de um dos hemitórax, gibosidade, do lado da convexidade da curva, decorrente da rotação apresentada pela coluna, elevando assim as costelas.

As causas funcionais mais frequentes são hábitos posturais inadequados ou compensatórios como, por exemplo, em pacientes com encurtamento de membros, contraturas musculares, dores ciáticas, inflamações, infecções, tumores, alterações emocionais e estresse.

Já as causas estruturais mais constantes são as idiopáticas, as causas desconhecidas ou geradas por si mesmas, as neuropáticas, a paralisia infantil, a neurofibromatose, as doenças de Charcot-Marie-Tooth ou de Friedreich, a siringomielia, a paralisia cerebral, a mielomeningocele, as doenças osteopáticas, as malformações congênitas, a osteopsatirose, a osteoporose senil, a cifose juvenil (Scheuermann), as doenças toracogênicas, a mucoviscidose, a asma brônquica, as doenças metabólicas, o raquitismo, a síndrome de Marfan, a doença cifoescoliótica e a neurofibromatose (fibromialgia).

Deficiências nas pernas e nos pés também podem provocar problemas posturais, principalmente no período de crescimento.

As causas mais encontradas são atitude postural inadequada, sobrecarga, problemas congênitos, uso de calçados inadequados, decorrentes de causas evolutivas e resultantes de defeitos na aquisição da postura ereta.

Tipos de deficiências nas pernas: *genu varum* (joelho em O), *genu valgum* (joelho em X), hiperextensão e semiflexão.

Tipos de deficiências nos pés: plano, sem arco longitudinal, esparramado, com queda dos arcos transversais, pronado, com torção para o lado do seu bordo interno, reverso, com torção para o lado do seu bordo externo, cavo, com aumento da curvatura do arco longitudinal; *hallux valgum* (comumente chamado de joanete) e com formas combinadas.

Curvaturas da coluna vertebral

A posição ereta do homem só foi possível pelas modificações que surgiram na coluna vertebral. A cabeça teve de se equilibrar na porção superior da coluna, permitindo, assim, que os olhos pudessem se voltar para a frente; a cabeça e o tronco tiveram de se equilibrar sobre os membros inferiores por meio da cintura pélvica e o corpo todo teve de se apoiar no espaço ocupado pelas plantas dos pés, modificando com isso a posição do centro de gravidade.

Essas manobras só foram possíveis com o aparecimento das curvaturas lordóticas secundárias, nas regiões cervical e lombossacral, e dentro disso um desenvolvimento fundamental de massa muscular, ocasionado pelo desenvolvimento de uma força antigravitacional poderosa. Foi essa força que permitiu aos primitivos seres antropoides erguerem-se do chão, conquistando a postura ereta e a posição bípede.

Tais atos foram voluntários, comandados pelo sistema nervoso central (SNC) e, com o passar dos séculos, transformaram-se em atos regulados pelo sistema nervoso involuntário e pelo sistema fusomuscular ou sistema gama.

O feto da espécie humana encontra-se no útero em uma posição de flexão total, com a coluna em "C", cifótica. O único músculo de inervação voluntária que está em atividade é o iliopsoas, que permite ao feto dar pontapés para melhor acomodação dentro do ventre materno, porém o feto não pode dar cabeçadas. Na vida pós-natal, o bebê consegue após três meses levantar a cabeça, o que é feito por causa da presença da musculatura antigravitacional do pescoço, resultando na formação da lordose cervical. Aos seis meses, quando a criança começa a sentar e aos nove meses, quando começa a engatinhar, inicia-se o trabalho dos músculos antigravitacionais da região lombar, que moldam a curvatura da coluna na região.

O início do amadurecimento neuromuscular, que se manifesta no controle dos esfíncteres e dos glúteos, permite à criança ficar em pé. As curvaturas da coluna são divididas em primárias, as já existentes no feto (cifose dorsal, sacrococcígea), e secundárias ou adquiridas, como a lordose cervical e lombar.

Sistema articular: relaciona-se com a rigidez da coluna vertebral, a transferência de carga, a flexibilidade, que permite a movimentação do tronco, e o ajuste de posições necessárias para o equilíbrio e a boa postura. Na coluna, encontram-se junturas entre os corpos vertebrais e entre os processos articulares dos arcos vertebrais. Elas auxiliam na manutenção do alinhamento das vértebras, dos ligamentos e dos músculos.

Sistema ligamentar: a resistência da coluna vertebral ao trauma é aumentada pelos ligamentos, que têm funções restritas e estão conectados aos discos, reforçando a sua elasticidade e são muito aderentes à estrutura da vértebra.

Sistema muscular: a musculatura do tronco constitui a metade do peso da musculatura do corpo. No tronco estão inseridas todas as regiões da coluna, compreendendo também a musculatura da região pélvica, com exceção da cervical, considerada região anexa ao tronco.

Os músculos do tronco têm os seguintes papéis a desempenhar:

- Executar sete movimentos: flexão, extensão, flexão lateral para a direita e para a esquerda, rotação para a direita e para a esquerda e circundução.
- Manter a postura ereta antigravitacional, fazendo vários músculos ficarem em contração permanente.
- Muitos músculos pequenos, que estão conectados entre as vértebras, permitem mantê-las unidas, dando apoio e estabilidade à coluna como um todo. Os músculos das regiões abdominal e pélvica, ainda que não diretamente ligados à coluna, estão integrados na sua movimentação.

IMPLICAÇÕES NO PROGRAMA DE ATIVIDADES FÍSICAS

O aumento de rendimento não constitui a única função do treinamento. Na sociedade técnica civilizada, ele tem a importância fundamental na prevenção, na conservação e na melhoria da saúde, bem como no aprimoramento da capacidade de desempenho, na prevenção das doenças comumente chamadas de "doenças da civilização". Essas enfermidades são causadas sobretudo pela falta de atividade física e de trabalho braçal, além, é claro, pelo aumento do peso corporal.

Entre as doenças da civilização mais frequentes encontram-se os problemas da coluna vertebral, estrutura que mantém o eixo longitudinal do corpo, servindo de pivô para o apoio e a movimentação da cabeça, oferecendo aos membros a base estrutural para a articulação e a ação, pelos respectivos ângulos.

Visando à melhor manutenção dessa estrutura, foram desenvolvidas algumas atividades físicas para evitar determinadas agressões que podem comprometer o estado de equilíbrio do corpo no espaço.

As atividades físicas mais comuns que objetivam esse equilíbrio são ginástica localizada, ginástica aquática, ioga, alongamento e também exercícios com pequena carga em aparelhos.

A educação física adaptada desenvolveu-se dentro da área da educação física, com uma preocupação muito mais preventiva do que corretiva, corrigindo apenas hábitos e comportamentos das pessoas, mostrando a importância da sua prática constante, a qual visa a esse equilíbrio.

Encontra-se voltada para indivíduos possuidores de limitações físicas temporárias ou definitivas, limitações essas que impedem o desenvolvimento das funções naturais de locomoção e movimentação.

Como objetivo principal há a recuperação e a prevenção de problemas que impedem o desenvolvimento natural do indivíduo; e como limitações físicas temporárias mais comuns em uma sociedade civilizada, o sedentarismo, os pós-traumatismos, o pós-operatório, a gravidez, os problemas respiratórios, o estresse no trabalho e as lesões por esforço repetitivo.

Como limitações físicas definitivas, que podem ser trabalhadas por meio da atividade física, visando à melhor recuperação e evitando uma progressão no quadro, encontram-se as sequelas de poliomielite, a paralisia cerebral, as sequelas de acidente vascular encefálico (AVE), as deficiências visuais e as deficiências no aparelho cardiovascular.

As causas mais comuns para a obtenção desses limites físicos são os já mencionados pós-traumatismos e, além disso: traumatismos de parto, malformação congênita, asma, hereditariedade, falta de atividade física básica, sobretudo na escola, sobrecarga no trabalho, sobrepeso e má postura. Como consequências negativas têm-se a impossibilidade de se movimentar, as crises asmáticas, a flacidez muscular e o estresse.

Hoje em dia, para melhor desenvolvimento do trabalho na abordagem desses problemas, torna-se necessária a interligação de áreas afins, como educação física, ortopedia, reumatologia, pediatria, psicologia, terapia ocupacional e fisioterapia. O programa de trabalho deverá ser montado de acordo com as necessidades do grupo.

Reabilitação para pessoas com deficiência na coluna

A questão do tipo de reabilitação para os problemas posturais reside na escolha dos exercícios simétricos ou assimétricos. Não existe um critério generalizado e único. Basicamente, exercícios simétricos são indicados para qualquer situação, pensando, é claro, no equilíbrio mecânico desse corpo no espaço. Com relação aos casos de atitudes escolióticas (escoliose funcional), recomendam-se exercícios assimétricos, os quais corrigem falhas nos hábitos posturais incorretos. As deformidades torácicas se beneficiam basicamente dos mesmos exercícios.

Nas deficiências dos membros inferiores, o quadro é diferente, mas os exercícios abrangem a compensação de todas as deficiências.

Ginástica de baixo ou alto impacto?

Recentemente, descobriu-se o malefício causado pela ginástica aeróbia de alto impacto. É bom ressaltar que o dano causado advém de um trabalho inadequado quanto ao estágio de treinamento em que se encontra o aluno, pois a ginástica de alto impacto pode ser realizada, desde que o executante esteja preparado, com o material adequado e em um tipo de piso que não sacrifique demasiadamente as articulações da coluna e dos membros inferiores.

A ginástica de baixo ou médio impacto trouxe uma modificação no sentido de "preservar" mais as articulações, principalmente dos membros inferiores e da coluna.

Pode-se comparar as ginásticas de baixo e alto impacto com a caminhada e a corrida. Ambas têm seus benefícios, mas é necessário ter alguns cuidados com relação à vestimenta, ao tênis, à idade, ao peso, às condições climáticas e clínicas e também à forma correta na execução das tarefas.

Convém às pessoas com antecedentes negativos quanto aos problemas de coluna procurar um médico especialista antes de iniciar a prática de qualquer atividade física, procurando melhor orientação.

Orientação e cuidados para pessoas com deficiência postural

É importante observar mais atentamente os hábitos de postura, evitando as acentuações das curvaturas fisiológicas, o desnivelamento acentuado de ombros e quadris e o encurtamento de membros inferiores. Encontrando algumas dessas assimetrias, é recomendável que se procure um especialista que encaminhe para a atividade física correta.

Controlar o peso corporal dentro dos padrões aceitáveis para a sua idade, sexo e altura. Evitar sobrecargas no dia a dia, como carregar pesos exagerados e observar a forma correta de levantar os suportáveis. Manter a atividade física regular, no mínimo duas vezes por semana, sempre com a orientação de um profissional de educação física, também é indicado. Lembrando, sempre, que os exercícios de natação são extremamente benéficos à coluna vertebral.

Relaxamento: normalmente encontramos em indivíduos com problemas posturais a musculatura tensa. Trata-se de tensão psíquica correspondente a um estado de tensão física, o estresse, pois não só o muscular reflete no psíquico como o inverso também é verdadeiro.

O estresse é a capacidade natural do indivíduo de reagir sobre situações de perigo, preparando-se para enfrentar ou fugir. Acarreta muito sofrimento, além de poder contribuir para o aparecimento de doenças (hipertensão, gastrite, problemas de coluna e até alguns tipos de câncer).

Sob ameaça, o organismo libera adrenalina para alertar o sistema nervoso sobre o perigo, aumentando também a frequência cardíaca e a pressão arterial. Com o decorrer do tempo, esse mecanismo pode acabar desestabilizando o organismo, levando-o a um ataque cardíaco ou a um colapso nervoso.

Assim, antes de qualquer sessão de exercícios físicos deve-se buscar, com técnicas de relaxamento, o controle da contração muscular, cujo objetivo é fazer desaparecer as contraturas, colocando o indivíduo em descanso físico.

Os exercícios de alongamento, na sua maioria, promovem um estado de relaxamento, pois provocam pressão menor nas articulações em decorrência do aumento da elasticidade muscular.

Natação como meio de prevenção

A natação como esporte é proposta, no seu sentido completo, como processo de educação, com seus objetivos e fins a serem alcançados (Figura 9).

Seus objetivos incorporam conceitos de educação e reeducação no comportamento do indivíduo frente ao meio líquido, enfrentando situações novas e diferentes em contato com a água e, a cada dificuldade superada, constatando um progresso na sua eficiência.

A natação, além dos objetivos proporcionados como atividade física, também é uma das formas mais eficazes para a prevenção e correção de problemas posturais, sobretudo dos desvios da coluna vertebral. O trabalho simétrico proporcionado pela movimentação alternada de membros e sua

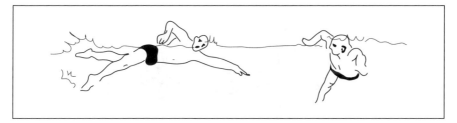

Figura 9   Natação e postura.

tração sobre a musculatura paravertebral têm extraordinária eficácia na redução de desvios, pelo fato de cerca de 90% do peso corporal estar apoiado, restando ao indivíduo apenas 10% para sustentar. Os movimentos devem ser longos e em todos os sentidos, requisitando assim toda a musculatura. A prática apresenta ainda a motivação como outra importante vantagem: a atividade no meio líquido é agradável, proporcionando bem-estar físico e psíquico.

Ginástica aquática ou hidroginástica

Com o número excessivo de lesões articulares, sobretudo no nível dos membros inferiores e da coluna vertebral, durante a prática da ginástica aeróbia de alto impacto, foi introduzido o mesmo trabalho no meio líquido, a hidroaeróbia (Figura 10).

Uma explicação simplificada do termo hidroaeróbia pode ser facilmente obtida dividindo-se a palavra em duas partes fundamentais. A primeira é *hidro* (água, do grego) e a segunda, o sufixo "aeróbia", significa "com oxigênio". Portanto, hidroaeróbia quer dizer exercitar-se na água aerobicamente.

Um programa de hidroginástica consiste em exercícios do tipo aeróbio, que desenvolvem a flexibilidade, a força muscular localizada e a resistência física. É uma maneira versátil de exercitar-se e é vista por muitos como um programa ideal de condicionamento físico total, diferentemente de muitos programas tradicionais de ginástica, que exigem que a pessoa desenvolva os componentes do preparo físico individualmente e em ambientes diferentes.

Em geral, pessoas com lesões articulares graves, pós-traumáticas (acidente automobilístico, lesões esportivas), utilizam a técnica da terapia aquática para iniciar um trabalho de recuperação. Para problemas de coluna, a hidroterapia é também recomendada em função da redução do peso corporal que

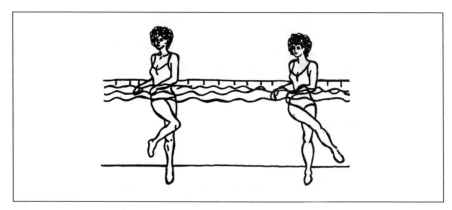

Figura 10   Hidroginástica e postura.

a água proporciona, facilitando maior movimentação do indivíduo com um menor impacto. Vale lembrar que nesses casos a temperatura da água deverá ser mantida entre 26 e 28°C, evitando assim uma contratura muscular na região lesada.

Programa de exercícios para a coluna vertebral

A mecânica corporal deverá ser ensinada e avaliada principalmente na escola. Os jovens estão em período de formação estrutural e de conceitos, em estágios formativos de desenvolvimento, e muito pode ser feito. Assim, também se diminui o número de pessoas que, ao atingirem idades mais avançadas, precisam de classes de reabilitação ou de adaptação. Cabe aos profissionais especialistas da área determinar os critérios de avaliação e o que fazer para reduzir esse índice de problemas posturais.

Em todas as sequências de exercícios o número de repetições deverá ser progressivo, aumentando a resistência física localizada.

Alongamento e flexibilidade

1. Posição inicial (PI): decúbito dorsal ou ventral, pernas estendidas e braços estendidos acima da cabeça.
   Execução (E): alongar braços e pernas simultaneamente e relaxar (espreguiçar). Cinco repetições.

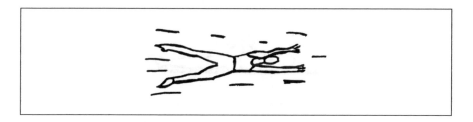

2. PI: decúbito dorsal ou ventral, pernas estendidas e braços estendidos acima da cabeça.
   E: alongamento de braços e pernas alternados. Cinco repetições.

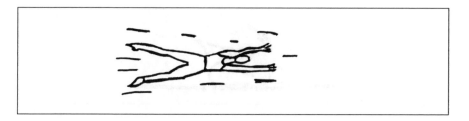

3. PI: decúbito dorsal, pernas em flexão, mãos na nuca.
   E: aproximar o queixo do peito, sustentando a cabeça com as mãos por quinze segundos (cervical). Cinco repetições.

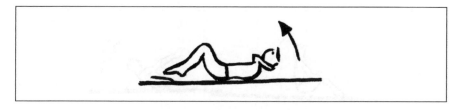

4. PI: decúbito dorsal, pernas em flexão.
   E: flexão alternada de pernas, abraçando uma de cada vez, forçando-a junto ao peito por quinze segundos. Cinco repetições.

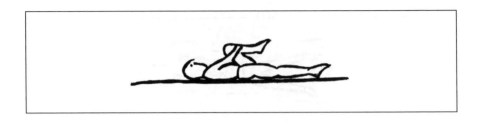

5. PI: decúbito dorsal, pernas em flexão.
   E: flexão de ambas as pernas junto ao peito por quinze segundos. Cinco repetições.

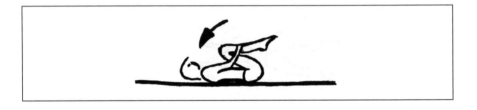

6. PI: sentado, mantendo as pernas flexionadas, abraçando-as.
   E: rolar para a frente e para trás, sem soltar das pernas, mantendo as costas curvas e evitando a batida.

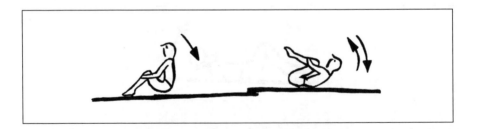

7. PI: sentado, mantendo uma perna flexionada e outra estendida. Segurar o pé da perna fletida.
   E: estender as pernas alternadamente sem soltar dos pés. Cinco repetições para cada perna.

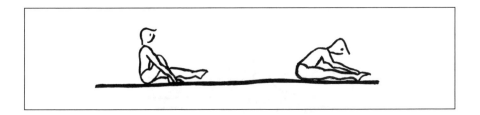

Torção - mobilidade articular

8. PI: decúbito dorsal, braços estendidos à lateral em forma de cruz, pernas estendidas.
   E: elevar as pernas alternadamente cruzando-as em direção ao braço contrário sem fechar os braços. Como variação a perna poderá ficar flexionada. Dez repetições.

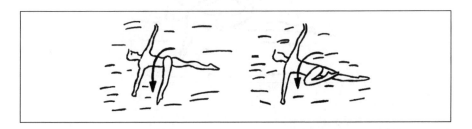

9. PI: sentado, pernas estendidas e separadas, afastadas.
   E: girar o tronco para trás, apoiar as mãos no chão e aproximar a cabeça no solo por entre as mãos. Alternar as torções. Dez repetições.

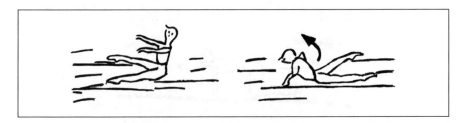

10. PI: sentado, mantendo uma perna flexionada e a outra estendida.
    E: girar o tronco ereto para trás e para o lado da perna flexionada. Manter essa posição segurando a perna flexionada com o braço contrário alternando a torção. Dez repetições.

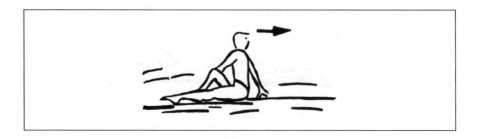

11. PI: deitado em decúbito ventral, braços abertos à lateral, em cruz, com pernas estendidas.
E: elevar as pernas alternadamente girando o quadril e projetando-as em direção ao braço contrário. A cabeça deve estar em posição favorável à torção. Dez repetições.

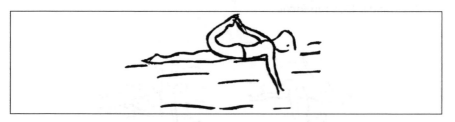

Quadrupedia - fortalecimento dos paravertebrais

12. PI: quatro apoios, mãos e joelhos.
E: elevação alternada de braços e pernas mantendo-os estendidos. Manter a elevação até a altura do tronco. Dez repetições.

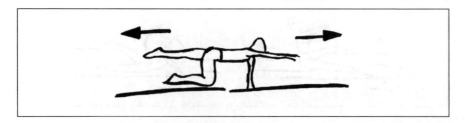

13. PI: quatro apoios, mãos e joelhos.
    E: elevação alternada de braços à frente, mantendo os joelhos apoiados. Manter o tronco na horizontal. Dez repetições.

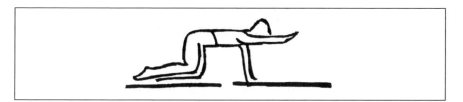

14. PI: quatro apoios, mãos e joelhos.
    E: Elevação alternada de braços à lateral do corpo acima da linha do tronco. No momento da elevação do braço, girar a cabeça para o lado da torção. Dez repetições.

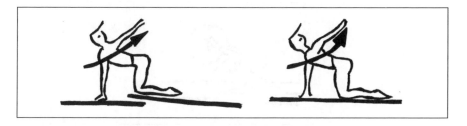

15. PI: quatro apoios, mãos e joelhos.
    E: passar alternadamente os braços por baixo do tronco em direção ao lado contrário até aproximar o ombro do chão. Dez repetições.

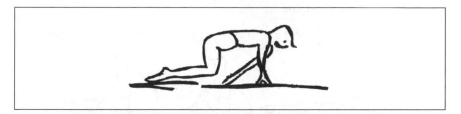

16. PI: quatro apoios, mãos e joelhos.
    E: elevação das costas mantendo uma convexidade posterior do tronco por dez segundos e depois abaixá-la mantendo uma concavidade pelo mesmo tempo. Dez repetições.

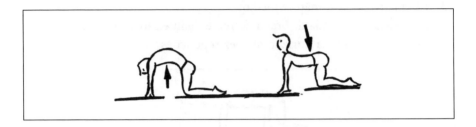

Abdominais: fazer os exercícios em séries de ordem progressiva, sempre com as pernas flexionadas

17. PI: deitado em decúbito dorsal, com elevação das pernas flexionadas.
    E: fazer movimentos alternados em círculos com as pernas como o pedalar da bicicleta. Trinta repetições.

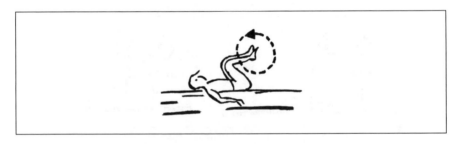

18. PI: deitado em decúbito dorsal com pernas e braços estendidos.
    E: sentar-se com as pernas flexionadas, abraçando-as, e depois voltar à posição inicial. Esse exercício pode ser feito com flexão alternada das pernas. Trinta repetições.

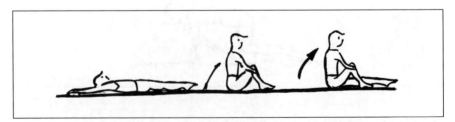

19. PI: deitado em decúbito dorsal e pernas flexionadas com braços ao longo do corpo.

E: contração da musculatura abdominal com ligeira elevação do quadril sem tirar o apoio da dorsal do solo. Trinta repetições.

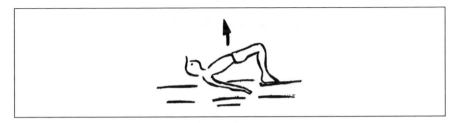

Dorsais

20. PI: deitado em decúbito ventral com braços estendidos à frente.
    E: elevação alternada de braços e pernas contrárias mantendo ora a cabeça apoiada, ora elevada. Dez repetições.

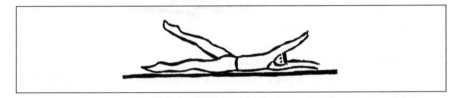

21. PI: deitado em decúbito ventral com braços estendidos à frente.
    E: elevação de braços alternadamente. Dez repetições.

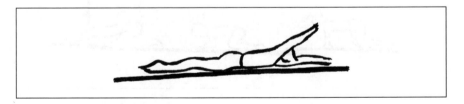

22. PI: deitado em decúbito ventral com apoio das mãos à nuca.
    E: elevação dos braços sem tirar o apoio das mãos da nuca mantendo o peito apoiado ao solo. Dez repetições.

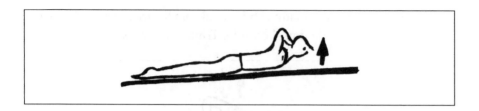

23. PI.: deitado em decúbito ventral com os braços estendidos para trás ao longo do corpo.
E: elevação do tronco sem elevar os braços e abdome, estendendo peitoral. Dez repetições.

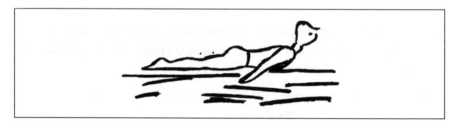

24. PI: quatro apoios, mãos e joelhos.
E: projetar o quadril para trás estendendo os braços sem deslizar as mãos, aproximando a cabeça do solo. Dez repetições.

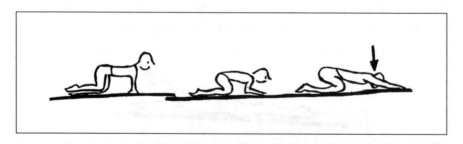

25. PI: quatro apoios, mãos e joelhos.
E: idem ao anterior com elevação alternada das pernas para trás. Dez repetições.

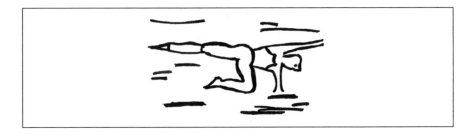

26. PI: quatro apoios, mãos e joelhos.
E: deslizar alternadamente os braços à frente aproximando a cabeça do solo. Podendo também deslizar os dois braços. Dez repetições.

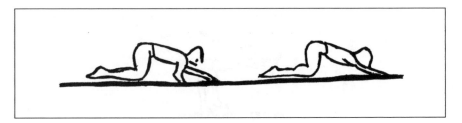

Exercícios com bastão

27. PI: sentado com as pernas cruzadas e bastão nas mãos.
E: elevar o bastão acima da cabeça e manter por dez segundos. Dez repetições.

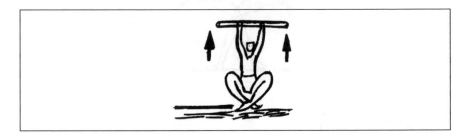

28. PI: em pé com bastão nas mãos.
E: elevar o bastão acima da cabeça e ficar na ponta dos pés em equilíbrio por dez segundos. Dez repetições.

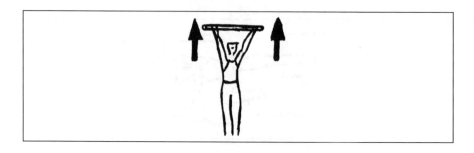

29. PI: em pé com bastão nas mãos acima da cabeça.
E: flexionar o tronco à frente (90°) mantendo o bastão elevado até a linha do tronco por 10 segundos. Dez repetições.

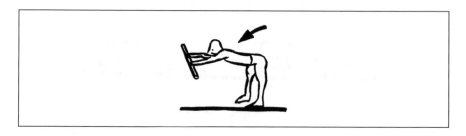

30. PI: em pé com bastão nas mãos acima da cabeça.
E: flexionar o tronco à lateral (D e E). Dez repetições.

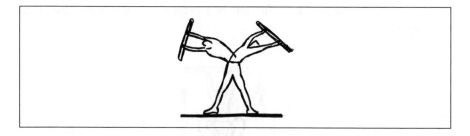

Exercícios para os pés

31. PI: em pé.
E: caminhar na ponta dos pés para a frente e para trás por vinte segundos.

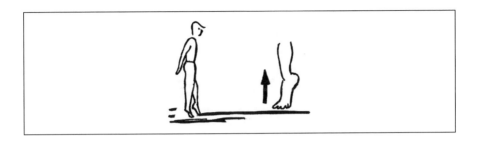

32. PI: em pé.
E: caminhar com o apoio dos calcanhares no solo elevando a ponta dos pés por vinte segundos.

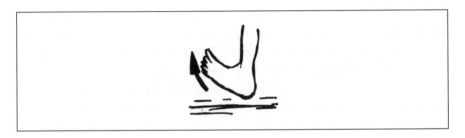

33. PI: em pé.
E: caminhar com o apoio do bordo interno dos pés (pronados) por vinte segundos.

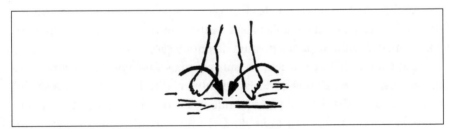

34. PI: em pé.
E: caminhar com o apoio do bordo externo dos pés (reversos) por vinte segundos.

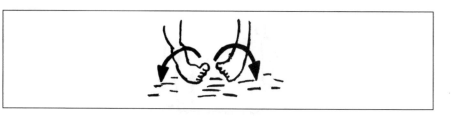

CONSIDERAÇÕES FINAIS

Nossa experiência de trabalho com distúrbios posturais, nestes quase quarenta anos de prática diária, mostra o quão importante é a atividade física na manutenção da postura corporal humana. Sempre que possível, devemos atuar preventivamente, embora muitas vezes nossa ação se inicie na fase de tratamento. Julgamos que um dos grandes motivos para que isto aconteça seja a abolição da realização de avaliações médicas em crianças e adolescentes durante a fase escolar. Exames médico-biométricos bem realizados nessa época podem não só prevenir crises dolorosas, mas também orientar o paciente para evitar sobrecargas mecânicas indesejáveis e ensiná-lo a realizar movimentos corporais corretos em sua vida diária. No Brasil, infelizmente, atitudes imediatistas são extremamente prejudiciais à saúde postural. Acabar com a realização do exame médico escolar porque ele é mal executado não é seguramente a melhor solução.

Abolir a prática de atividades físicas em todos os níveis de escolaridade, deixando a critério das escolas a sua realização ou não, também não nos parece medida salutar para a postura da população.

Enquanto os médicos orientam cada vez mais para a prática de atividades físicas e esportivas, alguns governantes tomam atitudes contrárias aos princípios que defendemos, sempre tentando evitar o sedentarismo. Com a municipalização da saúde por meio do SUS, esta medida deu aos secretários municipais de saúde, aos prefeitos e às Câmaras Municipais a possibilidade de legislar e, em alguns municípios, abolir o exame médico para a prática de atividades físicas e esportivas foi a melhor maneira que os governantes encontraram, pois atende aos interesses econômicos das academias e das prefeituras. A ocorrência de esperadas tragédias, mostrará que os profissionais da medicina e da educação física devem ser ouvidos antes da promulgação de leis que colocam em risco a saúde dos cidadãos. O que se pretende é dar às pessoas melhor qualidade de vida, porém com a máxima segurança possível.

Muitas vezes, o paciente apenas descobre que tem problemas posturais quando realiza o exame médico admissional previsto pelo Programa de Controle Médico em Saúde Ocupacional (PCMSO), quando vai começar a trabalhar e ter seu primeiro contrato de trabalho com carteira assinada.

O erro parece ser estrutural, pois, embora nosso país tenha um Ministério da Saúde, quem cuida da saúde e da doença da população é o Ministério da Previdência Social.

Concluindo, para termos melhor saúde postural de nosso povo, devemos exercer um trabalho conjunto entre o médico especializado em medicina do exercício e do esporte e o professor de educação física. Um exame médico malfeito ou uma atividade física orientada de modo inadequado poderão ser piores do que o sedentarismo. Contudo, uma avaliação médica bem feita servirá de base para o professor de educação física bem formado auxiliar um paciente a ter uma saúde postural melhor, dando a ele melhores condições de trabalho, de prática esportiva, de lazer e de vida, pois qualidade de vida é o nosso objetivo.

RESUMO

Na história da humanidade, a tecnologia vem, gradativamente, auxiliando o ser humano a diminuir as sobrecargas mecânicas com relação à movimentação corporal, porém o sedentarismo e as posturas antiergonômicas vêm trazendo cada vez mais problemas para a estrutura osteomuscular, principalmente para a coluna vertebral.

No sentido de aliviar os problemas provocados por posturas anormais e de sobrecarga, decorrentes do trabalho ou das atividades do dia a dia, do lazer e do repouso, necessitamos da prática constante de exercícios gerais e específicos para que possamos compensar os males causados pelas sobrecargas mecânicas.

Este capítulo relatou os principais problemas posturais, sugerindo exercícios compensatórios para a coluna vertebral, do ponto de vista preventivo e curativo.

REFERÊNCIAS BIBLIOGRÁFICAS

1. Adams JC. Manual de ortopedia. 2.ed. Barcelona: Toray; 1968.
2. Adams JC. Manual de fracturas y de lesiones articulares. 2.ed. Barcelona: Toray; 1968.
3. Amheim DD et al. Principles and methods of adapted physical education. 2.ed. St. Louis: Mosby; 1973.
4. Baptista LPS. Indicando bem a tomografia e a ressonância. Interação Diagnóstica. ano I, abr./maio/2001.
5. Basmajian JV. Terapêutica por exercícios. São Paulo: Manole; 1983.
6. Bénassy J. Traumatologia deportiva. Barcelona: Toray-Masson; 1977.
7. Brasil. Ministério da Educação e do Desporto. Atividades físicas e a criança asmática. Brasília; 1993.
8. Cailliet R. Sindromes dolorosos: dorso. México: El Manual Moderno; 1969.
9. Cailliet R. Síndromes dolorosas: pé e tornozelo. São Paulo: Manole; 1976.
10. Cailliet R. Compreenda sua dor nas costas. Porto Alegre: Artmed; 2002.
11. Comitê Olímpico Internacional (coi). Sport medicine manual. Calgary: Hurford; 1990.
12. Cotrel Y. La scoliose idiopathique. Acta Orthoped Belg. 1965;31(5);795.
13. Cox JM. Dor lombar: mecanismo, diagnóstico e tratamento. São Paulo: Manole; 1999.
14. Debrunner HU. Diagnóstico ortopédico. Barcelona; Toray: 1968.
15. de Seze S, Djian A. Saber interpretar uma radiografia vertebral. São Paulo: Organização Andrei; 1973.
16. Ekblom B. Handbook of sports medicine and science: football (soccer). Glasgow: Blackwell; 1994.
17. Federação Internacional de Medicina do Esporte (FIMS). Team Physician Development Course. Coordenador Lyle J. Micheli. São Paulo: Education Commission of FIMS; nov./1996.
18. Fisberg M. Obesidade na infância e adolescência. São Paulo: Fundo Editorial Byk; 1995.
19. Fraccaroli JL. Biomecânica: análise dos movimentos. 2.ed. Rio de Janeiro: Cultura Médica; 1981.
20. Fraccaroli JL. Análise mecânica dos movimentos gímnicos e esportivos. 3.ed. Rio de Janeiro: Cultura Médica; 1988.
21. Freitas HFG. Higiene e saúde. São Paulo: Codac/USP; 1985.
22. Freitas HFG. Condicionamento físico especial. Anais do Simpósio Paulista de Educação Física Adaptada. São Paulo: Escola de Educação Física/USP; 1986.
23. Freitas HFG, Oliveira SR. Incidência de cifoescoliose, por sexo e faixa etária, nos alunos encaminhados ao condicionamento físico especial do Cepeusp (1980/1985). Anais do Simpósio Paulista de Educação Física Adaptada. São Paulo: Escola de Educação Física/USP, 1986.
24. Gardiner MD. Manual de ejercicios de rehabilitación. Barcelona: JIMS; 1968.
25. Gardner WD, Osburn WA. Anatomia humana: estrutura do corpo. São Paulo: Atheneu; 1977.
26. Garrick JG, Webb DR. Lesões esportivas: diagnóstico. 2. ed. São Paulo: Roca; 2001.
27. Ghorayeb N, et al. O exercício, preparação fisiológica, avaliação médica: aspectos especiais e preventivos. São Paulo: Atheneu; 1999.
28. Guérios SFM. Educação física feminina. 2. ed. São Paulo: Edgard Blücher/Edusp; 1974.
29. Guillet R, Génety J. Manual de medicina del deporte. Barcelona: Toray-Masson; 1975.

30. Günter H, et al. Ginástica médica em ginecologia e obstetrícia. São Paulo: Manole; 1976.
31. Hollmann W, Hettinger T. Medicina de esporte. São Paulo: Manole; 1983.
32. Hugston JC. Lesões articulares e dos tecidos moles. Londres: Medicine Productions; 1988.
33. Hüllemann K et al. Medicina esportiva: clínica e prática. São Paulo: Editora Pedagógica e Universitária/Edusp; 1978.
34. Kisner C, Colby LA. Exercícios terapêuticos: fundamentos e técnica. São Paulo: Manole; 1987.
35. Knoplich J. Viva bem com a coluna que você tem. 3. ed. São Paulo: Ibrasa; 1979.
36. Knoplich J. Enfermidades da coluna. São Paulo: Panamed; 1986.
37. Langlade A. Gimnasia especial (correctiva). Buenos Aires: Editorial Stadium; 1972.
38. Listello A. Educação pelas atividades físicas, esportivas e de lazer. São Paulo: EPU/Edusp; 1979.
39. Mercurio R. O que você deve saber sobre a coluna vertebral. São Paulo: Nobel; 1978.
40. Nieto P. Educação física e a criança portadora de asma brônquica. Apostila da Escola de Educação Física/USP. São Paulo; 1983.
41. Niquet G et al. Contra-indicações à prática de esporte. São Paulo: Manole; 1984.
42. Oliveira SR. Apostila de ginástica corretiva aquática. São Paulo; Centro de Práticas Esportivas/USP; 1993.
43. Pini MC. Fisiologia esportiva. Rio de Janeiro: Guanabara Koogan; 1978.
44. Pitzen P, Rössler H. Manual de ortopedia. São Paulo: Atheneu/Edusp; 1981.
45. Rasch PJ, Burke RK. Cinesiologia e anatomia aplicada. 5. ed. Rio de Janeiro: Guanabara Koogan; 1977.
46. Rocha JS. Medicina desportiva. Lisboa: Federação Portuguesa de Futebol; 1972.
47. Salter RB. Distúrbios e lesões do sistema músculo-esquelético. 3. ed. São Paulo: Medsi; 2001.
48. Smith LK et al. Cinesiologia clínica de Brunnstrom. 5. ed. São Paulo: Manole; 1997.
49. Starkey C, Ryan JC. Avaliação de lesões ortopédicas e esportivas. São Paulo: Manole; 2001.
50. Suzuki I, et al. Afecções musculoesqueléticas na infância. São Paulo: Biogalênica (s./d.).

capítulo
11
Atividade física e distúrbios respiratórios: asma

Prof. Dr. Luzimar Teixeira
Profª. Ms. Sylvia Lúcia de Freitas
Profª. Renata Xavier Magalhães

INTRODUÇÃO

A asma é uma doença muito comum, complexa e antiga. Inicialmente, esta nomenclatura foi utilizada como referência a qualquer doença associada à falta de ar. Foi o médico grego Hipócrates que, há 2.500 anos, denominou como asma a dificuldade para respirar ou ofegar.[10] Ele também foi o primeiro a assinalar o vínculo entre a asma e as condições ambientais.[47]

A incidência da asma na população difere de país para país, apresentando uma variação de 3 a 10%. As estimativas de prevalência da asma na população em geral variam de acordo com o sexo, a idade, a raça e a exposição ambiental. Dados recentes indicam uma grande variedade mundial que vai desde 1% na Groenlândia, 8% no Reino Unido e nos Estados Unidos e 20% na Nova Zelândia. Estima-se que somente nos Estados Unidos existam mais de 25 milhões de asmáticos sendo que, destes, cerca de 7 milhões são crianças.[39] No Brasil, estima-se que existam 20 milhões de asmáticos.[55]

Pessoas de todas as idades têm asma. Trata-se de uma doença pediátrica comum das vias aéreas, com prevalência crescente.[73] Geralmente, é mais frequente na criança[39] do que no adulto, e cerca de 80% dos asmáticos apresentam as primeiras manifestações da doença até os cinco anos de idade. Na população pediátrica, a incidência chega a 10%.[9]

Estudos recentes sugerem que a asma esteja se tornando cada vez mais frequente, grave e problemática, e que o número de crianças asmáticas tenha dobrado nos últimos vinte anos. A frequência das hospitalizações por asma aumentou em praticamente todos os países. No Brasil, a doença é responsável por mais de 100 mil internações no SUS.[5]

O total de óbitos e hospitalizações por asma diminuiu no período entre 2008 e 2013. No último ano analisado (2013), 2.047 pessoas morreram de asma no Brasil, o que corresponde a aproximadamente cinco óbitos por dia. Em seis anos, apesar de haver redução de 10 e 36%, respectivamente, no número absoluto de óbitos e hospitalizações por asma, a taxa de mortalidade da asma em pacientes hospitalizados aumentou aproximadamente 25% durante esse período. A média de duração da hospitalização por asma manteve-se em torno de 3 dias.[12]

Outro aspecto importante é a morbidade, ou seja, os prejuízos que a doença acarreta aos asmáticos. Acometidos de crises frequentes e com baixa resistência a atividades físicas, os asmáticos são submetidos a numerosas restrições que os privam do pleno desenvolvimento de suas aptidões. Porém, os avanços na área do conhecimento e do controle da doença alcançados nos últimos quinze anos tornaram possível oferecer a 95% dos asmáticos uma boa qualidade de vida. Infelizmente, os recursos relativos à terapêutica e aos programas educativos/preventivos não estão ao alcance da maioria e isso pode explicar, pelo menos em parte, por que a asma está se tornando cada vez mais grave.[8] Um programa educativo em asma deve promover uma mudança no comportamento do asmático em relação à doença.[23] A maioria das crises reflete falhas no tratamento, cujas metas devem ser: melhora da qualidade de vida; controle dos sintomas; prevenção das crises; manutenção de atividades (inclusive exercícios físicos); e prevenção dos efeitos colaterais dos medicamentos.

ASPECTOS CONCEITUAIS

A asma é uma doença inflamatória crônica das vias aéreas caracterizada por: a) obstrução ao fluxo aéreo reversível espontaneamente ou com tratamento; b) com participação de muitas células e elementos celulares; c) hiper-reatividade das vias aéreas a uma variedade de estímulos; e d) episódios recorrentes de sibilância, dispneia, aperto no peito e tosse,[1] particularmente à noite e pela manhã, ao acordar.[1,39,55]

O diagnóstico da asma é definido por meio da história clínica do paciente, sendo confirmado por prova de função pulmonar (considerada a base para o diagnóstico em muitas categorias de doença pulmonar);[15] testes de hiper-responsividade brônquica, que compreendem os testes de broncoprovocação (metacolina, histamina ou carbacol); por exercício; e pelo pico de fluxo expiratório seriado, para o qual se utiliza o monitor de pico de fluxo expiratório. Esse monitor mede a velocidade de saída do ar dos pulmões, em litros por minuto, medindo o grau de estreitamento e obstrução. É uma ferramenta simples e de fácil utilização.[66]

O pico de fluxo expiratório (PFE) é importante para o diagnóstico, o monitoramento e o controle da asma. A variação diurna do PFE pode ser utilizada para se documentar a obstrução do fluxo aéreo. São indicativos de asma: aumento de pelo menos 15% no PFE após inalação de um broncodilatador ou um curso oral de corticosteroide; variação diurna no PFE maior que 20% (diferença entre a maior e a menor medida do período) considerando medidas feitas pela manhã e à tarde, ao longo de um período de duas a três semanas.[55]

Avaliação da gravidade da asma (gina)[28]

A classificação e o tratamento são baseados na gravidade e nos sintomas.

A gravidade da asma é avaliada a partir do nível de tratamento necessário para controlar sintomas e exacerbações, estando o paciente em tratamento por vários meses. A gravidade da asma não é uma característica estática e pode mudar ao longo de meses ou anos. As categorias da doença são apresentadas a seguir:

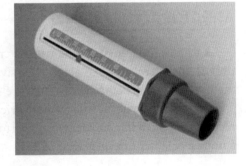

Figura 1 Monitor de pico de fluxo expiratório (Mini-Wright Peak Expiratory Flow Meter – Clement Clarke, Reino Unido).

- Asma leve – bem controlada somente com medicamentos de alívio rápido, ou com baixa dose de corticoides inalados, antagonistas dos receptores de leucotrieno ou cromonas.
- Asma moderada – bem controlada com baixa dose de corticoides inalados, e baixa dose de beta2-agonista de longa ação.
- Asma grave – requer alta dose de corticoides inalados e de beta2-agonista de longa ação, para evitar que a asma saia do controle. Muitos pacientes com asma não controlada podem apresentar dificuldades no tratamento em razão de tratamento anterior inadequado ou inapropriado, ou problemas persistentes como aderência ou comorbidades como rinossinusite crônica e obesidade.

CARACTERÍSTICAS PRINCIPAIS

Fatores desencadeantes

Entende-se por "alérgeno" toda substância capaz de desencadear uma reação alérgica, podendo penetrar pelas vias respiratórias (inalados) e/ou digestivas (ingeridos). A exposição contínua a um alérgeno leva à inflamação persistente das vias aéreas e piora os sintomas.[64] A asma pode ser desencadeada por diversos fatores:

1. Fatores alérgicos: quando a pessoa é sensível (tem alergia) a pó, mofo, pelos, penas, alguns tipos de alimentos, substâncias corantes ou conservantes usados nos alimentos industrializados e nas bebidas. Um importante alérgeno são as fezes de ácaros presentes na poeira doméstica. Os ácaros podem ser encontrados em todo o mundo onde os seres humanos vivem, independente do clima. O clima úmido propicia seu crescimento, tanto em casas bem isoladas como no clima tropical.[13]
O que é ácaro? Ácaros são aracnídeos microscópicos. Vivem e multiplicam-se no pó doméstico, estão presentes em carpetes, tapetes de fibras naturais, colchões, roupas de cama, fendas de assoalho e de rodapés. Nesses locais, aninham-se e reproduzem-se com certa facilidade (uma fêmea pode produzir até 50 ovos). Vivem de 30 a 35 dias.
Por isso, a casa e o quarto de dormir devem ser mantidos sempre sem poeira e com poucos objetos para os ácaros não se multiplicarem. A limpeza deve ser feita apenas com pano úmido, sem produtos de limpeza

perfumados. Existem produtos acaricidas. Só se recomenda o uso de aspirador de pó se este tiver um filtro especial (filtro HEPA) capaz de reter a micropartícula (fezes do ácaro). Os animais domésticos devem ser mantidos fora de casa e, sobretudo, fora do quarto de dormir. Obtêm-se bons resultados ao forrar colchões e travesseiros com capas antiácaro, desenvolvidas especialmente para essa finalidade.
2. Fatores irritativos: fumaça de cigarro, poluição do ar causada pelos escapamentos de veículos, fumaça das chaminés, inseticidas, produtos de limpeza, *spray* e perfumes ou substâncias de cheiro forte são causa de irritação ao aparelho respiratório e podem ocasionar sintomas de asma.
3. Infecções por vírus: gripes e resfriados podem ocasionar crises.
4. Fatores emocionais: ansiedade, medo, insegurança e outras emoções podem desencadear sintomas.
5. Medicamentos: o ácido acetilsalicílico (AAS, aspirina) e anti-inflamatórios não esteroides, como ibuprofeno e betabloqueadores, que são usados no tratamento de doenças cardíacas, pressão alta, enxaqueca ou glaucoma, são capazes de desencadear crises de asma.[1]
6. Mudanças bruscas de temperatura: o ar frio normalmente ocasiona crises.
7. Alimentos: ovos, chocolate, amendoim, leite e seus derivados e os alimentos industrializados que contêm aditivos químicos, como aromatizantes, flavorizantes e corantes.
8. Comorbidades e condições agravantes: rinossinusite, refluxo gastroesofágico, apneia obstrutiva do sono, depressão, ansiedade, betabloqueador, anti-inflamatórios não esteroides.
9. Atividades físicas: há pessoas asmáticas que têm chiado, falta de ar ou sensação de aperto no peito quando praticam exercícios físicos mais intensos como correr, andar de bicicleta, subir ladeira etc.

A relação entre atividade física e asma também tem sido objeto de investigações em várias pesquisas, pois atualmente o exercício físico é claramente reconhecido como causa de reações alérgicas, incluindo-se aqui anafilaxia, urticária, asma e rinite induzidas pelo exercício.[54]

Para muitos asmáticos, os sintomas estão intimamente relacionados com a atividade física. Algumas pessoas que não são asmáticas podem desenvolver sintomas de asma somente quando se exercitam. Isso é chamado de broncoconstrição induzida pelo exercício (BIE), ou asma induzida por exercício (AIE).[1]

Um estudo[26] verificou a presença de fatores desencadeantes presentes nos quartos de crianças de 8 anos. Pediu-se às crianças que reproduzissem seus quartos, utilizando objetos recortados. Constatou-se que em todos os quartos havia elementos alergênicos que podem desencadear crises de asma (tapetes, cortinas, livros, animais de estimação), sendo necessária a implantação de um programa educativo, pois as crianças ainda não têm a compreensão desses fatores ambientais desencadeantes da doença.

Outro estudo[45] investigou os benefícios da redução dos fatores ambientais (concentração de alérgenos na poeira), que desencadeiam a asma, sobre a saúde de crianças asmáticas entre 7 e 11 anos, com sintomas de asma persistentes. A intervenção promoveu aumento de algumas das medidas de função pulmonar, redução da frequência de dois sintomas (tosse e tosse com o exercício), queda no número de crianças que necessitaram de visitas médicas, diminuição do uso inadequado da medicação e redução dos sintomas depressivos.

Condições alérgicas presentes na quadra esportiva podem servir de impedimento para a participação em atividades físicas, para crianças alérgicas, quando expostas a alérgenos que são mais comumente encontrados no ambiente esportivo.[17]

Ho et al.,[24] ao avaliarem 64.660 estudantes do ensino médio de todo o país, demonstraram que a poluição do ar está relacionada com as crises de asma, assim como a associação entre poluição do ar e fatores meteorológicos.

Freitas et al.[27] analisaram o efeito da baixa umidade relativa do ar e das altas temperaturas num inverno atípico em adultos asmáticos. Foi observada queda dos valores de pico de fluxo expiratório e aumento dos sintomas relacionados à doença em todos os indivíduos, sendo que em 62,5% dos casos foi necessário aumento da dosagem dos medicamentos administrados, o que demonstra o efeito determinante exercido pelo clima nos sintomas relacionados à asma.

Outro fator agravante é o aumento da obesidade em todo o mundo entre crianças e adolescentes, que tem sido associada a uma maior incidência de asma. Costa et al.[14] avaliaram o efeito do excesso de peso sobre parâmetros espirométricos em 71 adolescentes submetidos ao teste de broncoprovocação por exercício. Foram encontradas diferenças significativas quanto à frequência de broncoespasmo induzido pelo exercício e o tempo de recuperação pós-exercício nos adolescentes obesos quando comparados a adolescentes eutróficos.

Implicações no programa de atividades físicas

A melhora da condição física do asmático permite ao indivíduo suportar com mais tranquilidade os agravos da saúde, pois aumenta sua resistência, fornecendo reservas para enfrentar as crises obstrutivas. A orientação adequada traz ainda uma série de benefícios, como melhora da mecânica respiratória, prevenção de alterações posturais e de outras complicações pulmonares, melhora da condição física geral, entre outros. A principal ocorrência da crise de asma é a obstrução generalizada das vias aéreas, em que quatro eventos contribuem para essa obstrução: a) broncoespasmo (aumento do tônus da musculatura lisa do brônquio); b) hipersecreção (receptores estimulados aumentam a secreção de muco para a luz dos brônquios); c) edema da mucosa respiratória (mediadores inflamatórios aumentam a permeabilidade vascular); e d) inflamação (mastócitos liberam fatores quimiotáticos que atraem o infiltrado inflamatório celular como eosinófilos e neutrófilos).

Como consequência, ocorrem também descamação epitelial, ruptura e subsequente eliminação do epitélio respiratório, assim como espessamento da membrana basal com multiplicação das células epiteliais. Esses eventos, alterações funcionais características da asma, provocam aumento da resistência das vias aéreas, distribuição irregular do ar inspirado, distúrbios na relação ventilação-perfusão e maior consumo energético para respirar.[64]

Em adultos, a manifestação comum é a hiper-reatividade de vias aéreas e, em crianças, sintomas como chiado, ou simplesmente tosse, podem ser o único sinal. Se, por um lado, as atividades físicas são benéficas e têm sido recomendadas, por outro, podem ser provocadoras de broncoespasmo induzido pelo exercício (BIE). As pesquisas indicam que os exercícios físicos são provocadores de BIE em 80 a 90% dos asmáticos, o que acaba sendo um fator limitante nas atividades físicas e sociais. O mecanismo exato responsável pelo BIE é incerto, sendo o resfriamento e o ressecamento das vias aéreas na atividade física os potenciais responsáveis.

O BIE tende a aparecer após um esforço em torno de 70 a 80% do $vo_{2máx}$, com a duração do exercício entre 6 e 8 minutos. É caracterizado por uma queda de 10 a 15% no fluxo expiratório máximo,[65] em que o brônquio recebe um estímulo específico e tem uma resposta broncoconstritora imediata que atinge seu máximo em 15 a 20 minutos, com uma única crise de rápido início e recuperação. Uma segunda resposta, mais prolongada, pode ocorrer entre 4 e 6 horas e, mais raramente, pode reaparecer nos 2 ou 3 dias seguintes.[29,55]

Se o exercício leva a sintomas de asma ou não, dependerá do condicionamento físico do indivíduo, da intensidade da atividade e do ambiente em que o indivíduo se exercita. Esportes muito intensos, como futebol e corrida de longa distância, são mais susceptíveis a desencadear os sintomas de asma, mas nem sempre precisam ser evitados, pois geralmente são de fácil controle.[56]

Os exercícios podem ser classificados em mais asmagênicos (mais provocadores de crises), como corrida, e menos asmagênicos, como natação. Muitos estudos concordam que a atividade física pode melhorar a qualidade de vida do indivíduo com asma, mas, segundo Jankowski e Roy,[35] esses progressos não são em geral associados à melhora das variáveis medidas na função pulmonar. Haas et al.[30] avaliaram a função pulmonar de asmáticos após 36 semanas de treinamento aeróbio. Os resultados não apontaram mudanças nos valores da função pulmonar, com exceção de pequeno aumento na ventilação voluntária máxima, aumento esse atribuído ao treinamento dos músculos respiratórios. Com relação ao pico de consumo de O_2, houve crescimento de 15%, embora a diferença entre o fluxo aéreo máximo e mínimo para uma mesma ventilação/minuto tenha sido similar antes e após o período de treinamento. Alguns autores apontam aumento de fluxo de 50% na resposta pós-treinamento, quando comparados com 16% encontrados no pré-treinamento. Tal fato pode indicar que a severidade do broncoespasmo induzido pelo exercício (BIE) pode ser, em parte, determinada por certo grau de broncodilatação proporcionado pelo treinamento aeróbio.

Varray et al.[71] buscaram definir duração e intensidade de treinamento individualizado para um programa de condicionamento físico para crianças asmáticas. As crianças foram divididas em grupo controle e nadadores. Dois tipos de programas de condicionamento foram desenvolvidos: aeróbio (3 meses) e de alta intensidade (3 meses). O programa aeróbio consistia em 1 hora de natação 2 vezes por semana, durante 3 meses. O treinamento de alta intensidade consistia em sessões de 12 séries de 25 m de nado *crawl*, com intervalos de 1 min de recuperação, numa velocidade individual previamente determinada. As conclusões desse estudo apontam melhora das condições cardiorrespiratórias dos asmáticos com o treinamento aeróbio e de intensidade individualizada. Entretanto, não houve contribuição do treinamento de alta intensidade, embora tenha sido tolerado pelos indivíduos, pois envolve aumento da hiperventilação, que configura o grande determinante do broncoespasmo induzido pelo exercício.

Stensrud et al.[59] verificaram em seu trabalho que crianças que apresentavam BIE, ao realizarem exercícios em um ambiente frio, tiveram o BIE potencializado.

Pessoas com doenças respiratórias, de moderadas a graves, em geral relatam níveis graves de dispneia em exercícios de intensidade máxima. A avaliação utilizando escalas objetivas múltiplas (p. ex., dispneia e dor na perna) pode ser útil para a interpretação das limitações ao exercício. Alguns indivíduos que relatam "cansaço" podem estar se referindo mais ao desconforto/dor na perna do que à dispneia decorrente da intensidade do exercício. Esses resultados, combinados com $vo_{2máx}$ reduzido e uma reserva respiratória normal, sugerem que o indivíduo esteja limitado por baixa condição física e/ou fatores musculoesqueléticos, e não pela doença respiratória.[3]

Um estudo[24] avaliou os efeitos de um programa de atividade física para crianças com asma utilizando o monitor de pico de fluxo expiratório. Houve melhora significativa do pico de fluxo expiratório pré-aula e pós-aula em 50% dos alunos no segundo mês. A atividade física contribuiu para melhora do condicionamento físico dos asmáticos e confirmou a importância da medição do pico de fluxo expiratório.

Pode-se também utilizar uma escala de desconforto respiratório que auxilia o professor durante a aula, facilitando a percepção de "falta de ar" do aluno durante e após a atividade. Com a escala é possível identificar o nível de desconforto respiratório.[65]

Freitas et al.[25] verificaram os efeitos do condicionamento físico de crianças e adolescentes asmáticos após um programa de educação física adaptada, durante 3 anos, por meio de questionários aplicados no início e no final do programa, em relação à sua participação em aulas de educação física escolar. Assim, foi verificada uma diminuição significativa (30,21%) em relação às faltas escolares e um aumento de 15,83% na participação das aulas de educação física. Entre os participantes, 13,71% afirmaram que sua participação nas aulas após o programa foi equivalente aos seus colegas. Atualmente há um consenso de que um programa de educação física adaptada para o asmático é também um importante componente do tratamento. A prática da atividade física além da educação física escolar contribui para que esses alunos participem ativamente de atividades físicas e, consequentemente, de atividades de lazer.

Efeitos das atividades físicas

Os possíveis benefícios da atividade física para indivíduos asmáticos têm sido objeto de estudo em diversas investigações,[5,8,41,51] assim como sua participação em esportes.[3,32,46,51,52,65,67]

Esses benefícios associados à melhora do condicionamento físico referem-se à melhor postura, ao aumento da força muscular e ao melhor rendimento cardíaco, assim como à diminuição das crises asmáticas, do uso de medicamentos e das faltas escolares.

O ganho fisiológico após um programa de atividades físicas reflete-se em aumento da capacidade de trabalho, o que pode significar melhor tolerância ao exercício e não resultado direto do aumento da função pulmonar.[42,68] Esse ganho fisiológico apresenta a suposta vantagem de melhorar a resistência da criança, fornecendo-lhe reservas para enfrentar as crises obstrutivas (Figura 2). Quanto às variáveis básicas da função pulmonar, como capacidade vital forçada (CVF), volume expiratório no primeiro segundo (VEF_1) e fluxo expiratório forçado medido entre 25 e 75% da CVF ($FEF_{25-75\%}$), alguns estudos não encontraram modificações após um programa de exercícios para crianças asmáticas.[40,54,61]

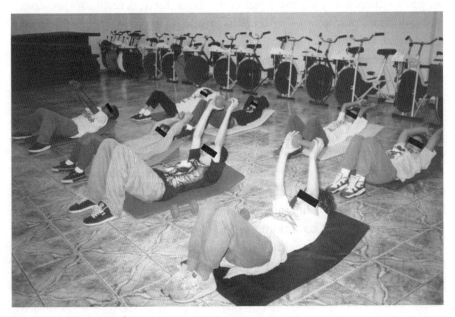

Figura 2   Exercícios físicos para asmáticos.

Outros benefícios considerados importantes referem-se aos efeitos psicológicos, como aumento da autoestima e da confiança por desenvolver uma autoimagem positiva. A criança asmática tem a autopercepção de estar doente ou fraca. A melhora nesse aspecto pode levar a um menor isolamento social, tornar os pais menos superprotetores e, consequentemente, equilibrar a dinâmica familiar.[58,68] A atividade física é um componente-chave dos programas de reabilitação pulmonar. Os benefícios documentados do exercício físico em pacientes com doenças respiratórias incluem:[52]

- Aumento da capacidade funcional e/ou resistência.
- Aumento do estado funcional.
- Diminuição da gravidade da dispneia.
- Melhora da qualidade de vida.

Esses benefícios podem ser esperados apesar da gravidade da disfunção pulmonar preexistente. Embora a prescrição de exercício deva ser individualizada para pessoas saudáveis e para aquelas com doença arterial coronária, esse conceito é ainda mais importante para aquelas com doenças pulmonares. No momento, não há evidências de que os princípios do treinamento devam ser muito diferentes para pacientes com várias doenças respiratórias, como asma, doenças pulmonares obstrutivas crônicas (DPOC) e doença pulmonar intersticial. Embora as normas a seguir sejam aplicadas a todas as pessoas com distúrbios respiratórios, a maioria dos dados disponíveis tem sido obtida daqueles com DPOC. O mesmo treinamento é sugerido para o portador de asma, sendo que, provavelmente, a magnitude da melhora é distinta.

O aumento da potência aeróbia, além de estar diretamente relacionado com frequência, duração e intensidade do exercício, também depende da quantidade total de trabalho realizado.

Os resultados dos programas de atividades físicas são conflitantes. A discrepância pode ser explicada pela falta de grupo de controle, de individualização e de tempo de treinamento. Em geral, a intensidade dos treinamentos foi normalizada pelos batimentos cardíacos. Isso seria apropriado se os asmáticos pudessem ser considerados um grupo homogêneo em sua aptidão física inicial e em suas reações fisiológicas ao exercício, mas há uma variação importante em razão do grau de severidade da doença. Asmáticos "subtreinados" não obtêm benefícios, e o "supertreinamento" provoca efeitos danosos.[69]

Em um estudo,[19] o condicionamento físico foi associado a melhorias significativas em variáveis fisiológicas. O BIE foi significativamente menor em asmáticos treinados. Doses diárias de corticoides inalatórios foram reduzidas em pacientes treinados (52%), mas essas se mantiveram inalteradas ou foram aumentadas no grupo-controle.

Em uma revisão de literatura[43] sobre 1.075 estudos, foram analisados 11 estudos sobre programas de intervenção, divididos em programas de treinamento aeróbio e programas de exercícios respiratórios. Todos os programas de treinamento aeróbio demonstraram melhora na qualidade de vida, demonstrando uma influência positiva do treinamento aeróbio na asma. Os programas de exercícios respiratórios eram poucos e heterogêneos, tornando difícil uma conclusão positiva.

ASMA: ALTERAÇÕES TORÁCICAS E POSTURAIS[64,68]

A maioria das deformidades torácicas, quando não é congênita, está relacionada às alterações respiratórias e/ou posturais. Em virtude da sua forma e da elasticidade, necessária para a sua função, o tórax é facilmente deformável. Assim, as alterações respiratórias podem refletir diretamente na forma do tórax.

Um estudo[49] avaliou o posicionamento dos ombros em 19 pacientes asmáticos e 20 voluntários saudáveis e sua correlação com a taxa de pico de fluxo expiratório. Foram identificadas alterações posturais que se correlacionaram com a função pulmonar, mais presentes em pacientes asmáticos do que em indivíduos saudáveis.

As doenças pulmonares obstrutivas provocam a hiperinsuflação pulmonar aguda nas crises, que pode se tornar crônica. A repetição das crises com retenção de volume residual gradualmente confere ao tórax a característica do padrão respiratório assumido.

A atividade respiratória, além de vital, exerce ação moduladora sobre o tórax. Assim, seu formato pode mudar em razão da respiração. Por isso, ventilação eficaz e caixa torácica bem desenvolvida são fatores básicos para a saúde, fazendo-se necessário cuidar da respiração, do desenvolvimento e do funcionamento da caixa torácica. Na asma, a combinação de alterações tóraco-vertebrais é comum e, muitas vezes, torna-se difícil precisar se foi a alteração torácica que causou a alteração postural ou vice-versa. Nesse sentido, as atividades físicas devem ser orientadas visando prevenir ou evitar o agravamento dos desvios posturais, objetivando uma mecânica respiratória adequada.

Um estudo[6] avaliou alterações posturais em asmáticos e não asmáticos. Verificou-se maior incidência de protração e elevação da cintura escapular, semiflexão do braço, protração da cabeça e retificação torácica. Porém, as evidências são contraditórias em relação à coluna vertebral.

MECÂNICA RESPIRATÓRIA

O ato respiratório exprime-se em duas fases: inspiração e expiração. Durante a inspiração, inicia-se um trabalho diafragmático, com participação importante do tórax e do abdome. A inspiração determina a contração do diafragma, a dilatação da caixa torácica e a entrada do ar nos pulmões.

Os músculos inspiratórios (diafragma, escalenos, intercostais externos) elevam as costelas e exercem notável influência sobre a dinâmica da respiração.

O diafragma é um músculo que exerce ação complexa. É estriado, mas involuntário, e tem a forma de uma cúpula convexa no alto, em direção aos pulmões, e deprimida na sua parte central, onde está situado o centro frênico. Na inspiração, ao contrair-se, o diafragma achata-se em direção à cavidade abdominal e provoca o aumento do diâmetro vertical do tórax, além de aumentar o transversal e o sagital.

A segunda fase do ato respiratório é a expiração que, em condições de repouso, é um fenômeno passivo e corresponde à distensão do parênquima pulmonar e ao relaxamento dos músculos inspiratórios; se for efetuada de maneira forçada, transforma-se num fenômeno ativo, e é determinada pela contração dos músculos expiratórios acessórios: abdominais, retos do abdome, pequeno serrátil e quadrado lombar. A ação que esses músculos exercem sobre as vísceras contidas na cavidade abdominal causa um efeito de pressão que, transmitido ao diafragma, favorece sua elevação expiratória e sua ação sobre as costelas, trazendo-as para baixo e, medialmente, reduzindo os eixos transversais e anteroposteriores do tórax.

A presença de rinossinusite em pacientes asmáticos é um fator importante de agravamento da asma.[48] O estabelecimento do processo inflamatório presente na rinite desencadeia a obstrução nasal e consequentemente a respiração bucal.[11]

A síndrome do respirador bucal é caracterizada pelo indivíduo que substitui o padrão correto da respiração nasal por um padrão inadequado. É definida por um conjunto de sintomas que constitui um quadro geral de doenças e pelas alterações que podem acontecer nas vias aéreas superiores, modificando o padrão respiratório e levando a alterações faciais e corporais.[8]

Ferreira et al.[21] avaliaram o efeito da fisioterapia nos parâmetros ventilatórios e na dinâmica tóraco-abdominal de 10 crianças respiradoras bucais. As crianças respiradoras bucais foram submetidas a um programa de reeducação respiratória e correção postural durante 20 sessões de exercícios de alongamento e fortalecimento muscular sobre a bola suíça, estimulação diafragmática e alongamento dos músculos acessórios da inspiração. O programa de fisioterapia respiratória e postural produziu efeitos positivos sobre a função ventilatória de crianças respiradoras bucais.

Lima et al.[37] realizaram um estudo para avaliar os efeitos que o treinamento muscular inspiratório (IMT) e os exercícios respiratórios têm sobre a força muscular, pico de fluxo expiratório (PEF) e variáveis de gravidade em crianças com asma. Deste estudo participaram 50 crianças divididas em 2 grupos: um grupo IMT, composto por 25 crianças submetidas a IMT por meio de um programa de educação e tratamento de asma; e um grupo de controle, com 25 crianças que foram submetidas apenas a visitas médicas mensais e educação sobre asma. O estudo verificou que programas envolvendo IMT e exercícios respiratórios podem aumentar a eficiência mecânica dos músculos respiratórios, além de melhorar o PEF e as variáveis de gravidade.

São objetivos da reeducação respiratória:[69]

1. Melhora da elasticidade torácica e vertebral.
2. Reequilíbrio dos músculos eretores da coluna vertebral.
3. Tonificação dos músculos respiratórios, escapulares e abdominais.
4. Melhora da mecânica respiratória.
5. Aumento da capacidade cardiorrespiratória e de rendimento metabólico.

As atividades aconselhadas são corrida de condicionamento, caminhadas, saltos, exercícios de corpo livre, atividades esportivas, natação e exercícios respiratórios (em forma de brincadeiras para as crianças – Figura 3).

É fundamental a conscientização a respeito da importância da respiração nasal (aquecimento, umidificação e purificação do ar inspirado), da regulação do tônus dos músculos respiratórios (aumento dos movimentos da respiração)

310 Atividade Física Adaptada

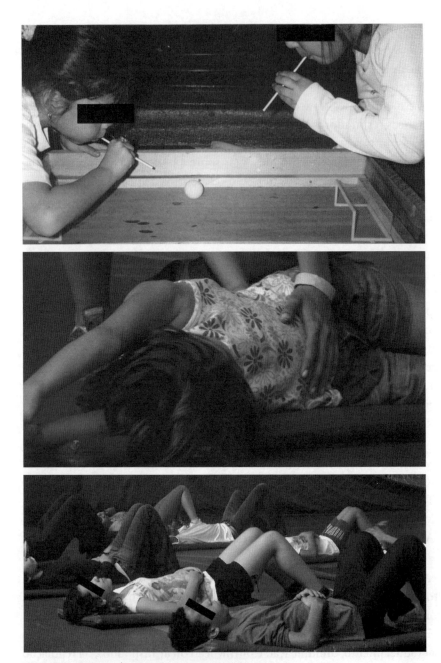

Figura 3 Prática de exercícios respiratórios.

e da percepção dos quatro tempos respiratórios: inspiração, apneia, expiração e apneia.

São alguns benefícios da prática de exercícios respiratórios:

- Diminuição da frequência de respiração.
- Aumento do volume corrente.
- Noção de controle sobre o esforço respiratório pelo paciente.
- Treinamento de resistência da parte superior do tronco coordenado com a respiração.

Orientações

São necessárias orientações quanto ao tipo e a intensidade das atividades físicas para se evitar o BIE.

A administração de broncodilatador em aerossol 15 minutos antes do início da atividade é aconselhada. A melhora da condição física do asmático é consequência do aumento de sua resistência cardiorrespiratória, o que lhe permite suportar melhor os agravos da saúde, ou seja, fornece-lhe reservas para enfrentar as crises obstrutivas.

Muitas pessoas com asma ou DPOC de moderada a grave apresentam respostas cardiopulmonares anormais ao exercício, por limitações ventilatórias e/ou dessaturação de oxigênio. Em pacientes nos quais há suspeita de doença de vias aéreas reativas ou com asma documentada, frequentemente ocorre BIE. O teste de broncoprovocação ao esforço consiste em 6 a 8 minutos de corrida em esteira rolante a uma intensidade de 80 a 90% da frequência cardíaca máxima e é muitas vezes usado para diagnosticar BIE. O resultado positivo consiste em uma diminuição de 15% no VEF_1 no período pós-exercício.[3]

A seguir apresentamos algumas maneiras de prevenir o BIE:[2]

1. Quando se exercitar em clima frio, usar um cachecol ou máscara em volta da face para aquecer e umidificar o ar. Evitar exercitar-se muito cedo pela manhã, assim como exercitar-se em ambiente fechado.
2. Melhorar o condicionamento físico, pois o BIE melhora conforme o condicionamento físico melhora.
3. Tentar um esporte diferente.
4. Fazer um aquecimento antes da atividade física.

As atividades aeróbias devem ser intervaladas e trabalhadas em limites inferiores a 80% do vo$_{2máx}$. Determinadas atividades motoras podem ser mais ou menos provocadoras de crises. Outros cuidados devem ser observados:

1. Verificar a inspiração nasal.
2. Medir o pico de fluxo expiratório no início da aula (valores inferiores a 20% do previsto para a criança sugerem cuidado ou ainda necessidade de administrar o broncodilatador).
3. Explicar a importância e o objetivo de cada exercício desenvolvido em aula, e incentivar a realização em casa para que se torne um hábito.

Se durante a aula um aluno asmático entrar em crise, algumas atitudes podem ajudar:

1. Diminuir o ritmo da atividade do aluno.
2. Estimular a respiração diafragmática com freno labial (inspiração nasal com expiração oral e lábios semicerrados).
3. Manter a criança sentada e reclinada para frente ou recostada para trás.
4. Utilizar a medicação broncodilatadora.

Se necessário, usar a respiração auxiliada (técnica de auxílio na expiração com o objetivo de mantê-la ventilada). Essa técnica não substitui a administração do broncodilatador ou socorro médico.

ATIVIDADES AQUÁTICAS

A água tem sido usada desde tempos imemoráveis como meio terapêutico e possui certos atributos que a tornam superior como meio para se exercitar.

A natação é uma atividade comum para pessoas que sofrem de distúrbios respiratórios[44] (Figura 4). Uma das razões para essa popularidade pode estar na baixa asmogenicidade da natação comparada às atividades em terra. Alguns trabalhos sugerem que a natação induz uma broncoconstrição menos abrupta que em outros esportes.[70]

Trata-se de uma modalidade de treinamento que traz benefícios ao paciente com asma,[70] como aumento da aptidão cardiorrespiratória e diminuição da morbidade da asma,[63] assim como a melhora de alguns parâmetros da

Atividade física e distúrbios respiratórios: asma 313

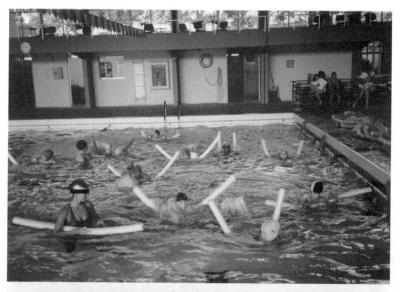

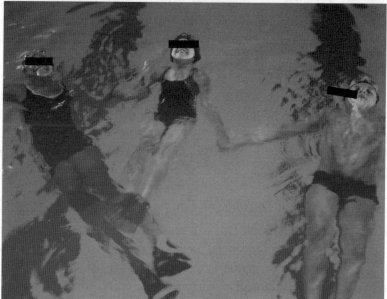

Figura 4   Natação para pessoas asmáticas.

doença (PFE e gravidade da asma). A natação pode ser uma intervenção não farmacológica eficaz para a criança ou adolescente com asma.[73]

Apesar dos benefícios da natação para a saúde como uma forma de exercício, há evidências de que tanto o ambiente da piscina como o exercício de resistência são fatores etiológicos no desenvolvimento da asma. Foi sugerido que os subprodutos de desinfetantes de água fossem potenciais causadores de asma, especialmente em crianças atópicas. No entanto, estudos sobre atendimento de piscina coberta e asma em crianças apresentaram resultados conflitantes.[4]

A prevalência de asma em nadadores é alta em comparação com a dos participantes em outras disciplinas do esporte olímpico. Um estudo comparou a prevalência de asma em disciplinas aquáticas (natação, mergulho, natação sincronizada, polo aquático e natação em águas abertas) em contraste com outros esportes olímpicos. A natação teve a maior prevalência de asma e hiper-responsividade das vias aéreas em comparação com as outras disciplinas avaliadas. As disciplinas aquáticas de resistência apresentam maior prevalência de asma e hiper-responsividade das vias aéreas do que as disciplinas aquáticas de não *endurance*. Casos de asma e hiper-responsividade das vias aéreas são mais comuns na Oceania, na Europa e na América do Norte do que na Ásia, na África e na América do Sul. Em comparação com outros esportes olímpicos, natação, natação sincronizada e natação em águas abertas estavam entre os cinco melhores esportes para prevalência de asma e hiper-responsividade das vias aéreas.[38]

Diversos mecanismos foram cogitados sobre a baixa asmagenicidade da natação:

1. Pressão hidrostática maior nas paredes do peito e abdominais durante a respiração, o que pode ajudar a reduzir o esforço e o trabalho respiratórios[33] e, em consequência, melhorar a musculatura respiratória. A água faz resistência à inspiração e os exercícios (p. ex., soprar bolhas na água) são benéficos aos pacientes que tenham problemas respiratórios.
2. Melhor ventilação, em virtude de um padrão controlado de respiração, que reduz a retenção do ar.[18]
3. A vasoconstrição periférica durante a imersão (quando a temperatura da água é mais baixa que a temperatura da pele) aumenta o volume sanguíneo central,[26] que pode diminuir a perda de calor respiratório e a broncoconstrição. Foi reconhecido que o ar seco inspirado é um im-

portante contribuinte do BIE, seja pelo resfriamento evaporativo ou pelo aumento da osmolaridade do muco da via respiratória.
4. Os papéis benéficos da postura horizontal e da imersão na água foram testados, mas não confirmados.[29,63] Inbar et al.[33] compararam as respostas da postura corporal horizontal *versus* a vertical. As duas tarefas induziram grau semelhante de BIE, sugerindo que a postura horizontal por si só não explica a baixa asmagenicidade da natação.

Vantagens da prática de exercícios aquáticos[46,51]

1. Atividade física global, especialmente cardiorrespiratória.
2. Desenvolvimento eumórfico.
3. Fortalecimento dos músculos abdominais.
4. Melhora da respiração pela maior pressão que influi sobre o tórax.
5. Promoção da amplitude do movimento.
6. Prevenção do encurtamento ou tensão de grupos musculares.
7. Diminuição da tensão e facilitação do relaxamento muscular.
8. Diminuição do estresse e da ansiedade.
9. Entusiasmo.
10. Redução da atuação da força gravitacional.
11. Melhora da mecânica respiratória.
12. Melhora da consciência corporal, do equilíbrio e da estabilidade do tronco.
13. Melhora da autoestima e da autoconfiança do paciente (efeito psicológico).

Os estudos de Fitch[22] sugeriram que as mudanças encontradas após um programa de natação refletiam um ajustamento fisiológico para melhor condição física, melhor postura e aptidão física, redução da gordura corporal e diminuição do uso de medicamentos, além de benefícios emocionais reconhecidos pela família.

Não foi comprovado que o treinamento altera os valores de função pulmonar, mas são verificados melhoria das distâncias na natação e aumento da habilidade do nadar.[35]

Bemanian et al.[7] conduziram um estudo para avaliar o papel da natação no desempenho mecânico do pulmão em indivíduos saudáveis e pacientes com asma. Foi verificado que 35,4% tinham asma ou outras doenças atópicas. O PFE foi registrado no início, uma hora depois de nadar e dois meses mais tarde. Houve aumento de PFE significativo em indivíduos saudáveis e pacientes asmáticos e obesos, mas não foi significativa em pacientes com rinite alérgica ou eczema.

Desvantagens da prática de exercícios aquáticos

1. Broncoespasmo induzido por exercício.
2. "Reflexo de mergulho": uma forma de acionar a resposta parassimpática é mediante a imersão do rosto na água, especialmente se estiver fria.
3. Produto químico mais comum e efetivo usado para tratamento da água de piscina, o cloro tem entre seus derivados o trocloreto de nitrogênio, que pode causar irritação nas vias respiratórias.

Há um interesse crescente dos efeitos potencialmente nocivos da exposição repetitiva do trato respiratório a produtos clorados e os possíveis riscos à saúde relacionados à natação. Nadadores de elite podem ter aumento da inflamação das vias aéreas e hiper-reatividade brônquica, provavelmente como resultado da exposição repetida a derivados do cloro, assim como nadadores recreativos.[70]

Um estudo[20] analisou uma potencial correlação entre a participação de nadadores em piscinas cloradas cobertas e o aparecimento de asma em 1.136 nadadores adultos de lazer. A prevalência de sintomas respiratórios no grupo de estudo foi comparado com o de uma amostra da população geral. O surgimento de asma, identificado pela primeira vez pelo menos 12 meses após o início da prática da natação, foi mais prevalente entre os nadadores com participação mais frequente do que em nadadores que participavam com menos frequência. A análise estatística revelou uma associação independente entre as horas cumulativas gastas em piscinas interiores e asma de início recente. Os sintomas respiratórios foram menos frequentes na população do estudo com uma amostra da população geral. Futuras pesquisas e esforços devem visar a melhoria de técnicas de desinfecção, higiene e ventilação em piscinas interiores, a fim de proporcionar um ambiente irrepreensível para atividades de natação salubres.

CONSIDERAÇÕES FINAIS

As atividades físicas adaptadas, por si só, não configuram o tratamento da asma. Não se dispensa a medicação nem os cuidados com o ambiente e a orientação psicoterápica. Pelo contrário, uma criança cuja doença está mal controlada não é capaz de acompanhar e se beneficiar de um programa de exercícios físicos.

Um programa regular de atividades físicas pode melhorar a mecânica respiratória, tornar mais eficaz a ventilação pulmonar e, portanto, aumentar sua tolerância ao exercício físico e à sua capacidade de trabalho. São necessárias orientações sobre o tipo e a intensidade das atividades físicas para se evitar o broncoespasmo induzido pelo exercício.

A melhora na condição física do asmático é consequência do aumento da sua resistência cardiorrespiratória, o que lhe permite suportar melhor as complicações de saúde, ou seja, fornece-lhe reservas para enfrentar as crises obstrutivas.

Um programa de treinamento em natação induzirá ao aumento de aptidão aeróbia e pode diminuir a gravidade clínica da asma. Entretanto, parece não haver evidência suficiente de que também reduza a incidência e a gravidade do BIE. Mesmo assim, entre todas as atividades físicas, a natação parece ser o exercício mais adequado como terapia ou programa de treinamento para os pacientes asmáticos.

A participação regular em programas de atividades físicas pode aumentar a tolerância ao exercício e a capacidade de trabalho, com menor desconforto e broncoespasmo. Aumento de apetite, melhor qualidade do sono, diminuição do uso de drogas e a sensação de bem-estar também são fatores associados à melhora da condição física.

RESUMO

A asma está se tornando cada vez mais frequente, grave, problemática. Hoje a asma é considerada a principal causa de faltas à escola e ao trabalho, sendo a doença crônica mais comum em crianças em idade escolar, cuja gravidade está em constante crescimento. A frequência das hospitalizações por asma aumentou em praticamente todos os países, assim como parece ter aumentado o número de casos fatais. Estudos realizados em busca das causas do aumento no número de hospitalizações e óbitos apontaram falta de tratamento adequado e preventivo, pois, muitas vezes, os asmáticos são subavaliados quanto à gravidade de sua doença, o que traz consequências sérias. A maioria das crises reflete falhas no tratamento, cujas metas devem ser a melhora da qualidade de vida, o controle dos sintomas, a prevenção das crises, a prática regular de atividades físicas e a redução da exposição aos fatores ambientais que desencadeiam a asma.

Nesse sentido, a abordagem do tratamento da asma deve contemplar vários itens, tais como educação, atividade física, controle ambiental, terapêutica farmacológica, bem como controle e monitoramento da intensidade da doença.

Um programa de educação e atividades físicas deve abordar temas como: conceito de asma; fatores desencadeantes e controle ambiental; noções sobre os medicamentos usados; técnicas de administração dos aerossóis; sinais de exacerbação; e um plano de ação (o que fazer quando a asma sair de controle); além de um programa de atividades físicas/esportivas.

São muitos os trabalhos apresentados por diversos pesquisadores sobre os efeitos benéficos dos programas de atividades físicas para asmáticos. De forma geral, esses trabalhos apontam as atividades físicas como benéficas para as pessoas com disfunções pulmonares e referem-se a benefícios físicos e fisiológicos como consequência da atividade física. Outros fatores também são associados à melhora da condição física, como o aumento de apetite, a diminuição no uso de medicamentos, a melhora no sono e a sensação de bem-estar. As atividades físicas têm sido apontadas como essenciais e devem ser incentivadas, como fator de saúde para crianças e adolescentes asmáticos. É imprescindível que os profissionais da área (professores, técnicos ou médicos esportivos) saibam orientar e incentivar seus alunos/pacientes. A orientação adequada proporciona uma série de benefícios.

Importante entender que o asmático responde ao exercício físico diferentemente da pessoa não asmática. Deve-se compreender que nem todas as atividades físicas provocam esse tipo de reação. Cada tipo de exercício em intensidade diferenciada provoca uma determinada magnitude de crise. Os exercícios físicos podem ser classificados entre aqueles que são mais asmagênicos, ou seja, mais provocadores de crises de asma, como é o caso da corrida, e aqueles menos asmagênicos, nesse caso, a natação. Outro aspecto importante a se levar em consideração é que para participar das aulas de Educação Física, dos treinos ou jogos, a doença deve estar bem controlada. Às vezes, mesmo que o indivíduo esteja bem, uma atividade física intensa pode desencadear uma crise de broncoespasmo induzido pelo exercício (BIE).

REFERÊNCIAS BIBLIOGRÁFICAS

1. American Academy Of Allergy Asthma And Immunology (AAAAI) homepage on the Internet]. Disponível em: www.aaai.org. Acessado em: jul. 2017.
2. American Academy of Pediatrics. [homepage on the Internet]. Disponível em: www.aap.org. Acessado em: jul. 2017.
3. American College of Sports and Medicine. Teste de esforço e prescrição de exercício. Rio de Janeiro: Revinter, 2000. p. 173-81.
4. Andersson M, Hedman L, Nordberg G, Forsberg B, Eriksson K, Rönmark E. Swimming pool attendance is related to asthma among atopic school children: a population-based study. Environ Health, 2015. p. 14-37.
5. Baldini G, Piferri M. The asthmatic child and sports. Paediatr Med Chir. 1993;15(4):387-91.
6. Baltar JA, Santos MSB, Silva HJ. A asma promove alterações na postura estática? Revisão sistemática. Rev Port Pneumol. 2010;16(3).
7. Bemanian MH, Shirkhoda S, Nakhjavani M, Mozafari H. Effect of swimming on peak expiratory flow rate of atopic children. Iran J Allergy Asthma Immunol. 2009;8(2):121-3.
8. Borges JBC, Oliveira JP, Barbosa IMP, Carvalho SMR. Tratamento fisioterapêutico na síndrome do respirador bucal. Pediatria Moderna. 2011;47(3):98-104.
9. Boushey HA et al. Bronchial hiperreactivity. Am Rev Respir Dis. 1980;121:389-413.
10. Cabral ALB, teixeira LR (coords.) Vencendo a asma: uma abordagem multidisciplinar. São Paulo: Bevilacqua; 1994.
11. Campanha SMA, Freire LMS, Fontes MJF. O impacto da asma, da rinite alérgica e da respiração oral na qualidade de vida de crianças e adolescentes. Revista do Centro de Formação e Aperfeiçoamento em Ciências da Saúde. 2008;10(4):513-9.
12. Cardoso TA, Roncada C, Silva ER, Pinto LA, Jones MH, Stein RT et al. Impacto da asma no Brasil: análise longitudinal de dados extraídos de um banco de dados governamental brasileiro. J Bras Pneumol. 2017;43(3):163-8.
13. Carrard A, Pichler C. House dust mite allergy. Ther Umsch J. 2012;69(4):249-52.
14. Costa RO, Silva JP, Lacerda EM, Dias R, Pezolato VA, Silva CA et al. Overweight effect on spirometric parameters in adolescents undergoing exercise. Revista do Instituto Israelita de Ensino e Pesquisa Albert Einstein. 2016;14(2):190-5.
15. Crosbie A. The effect of physical training in children with asthma on pulmonary function, aerobic capacity and health-related quality of life: a systematic review of randomized control trials. Pediatr Exerc Sci. 2012; 24(3):472-89.
16. Cypcar D, Lemanske RF Jr. Asthma and exercise. Chest Med. 1994; 15(2):351-68.
17. Del Giacco SR, Carlsen KH, Du Toit G. Allergy and sports in children. Pediatric Allergy Immunol. 2012;23(1):11-20.
18. Donnely P et al. The effect of body posture on exercise and hyperventilation-induced asthma. Chest. 1991;100(5):1.229-34.
19. Fanelli A, Cabral AL, Neder JA, Martins MA, Carvalho CR. Exercise training on disease control and quality of life in asthmatic children. Med Sci Sports Exerc. 2007;39(9):1.481-6.

20. Ferrari M, Schenk K, Mantovani W, Papadopoulou C, Posenato C, Ferrari P et al. Attendance at chlorinated indoor pools and risk of asthma in adult recreational swimmers. J Sci Med Sport. 2011;14(3):184-9.
21. Ferreira FS, Weber P, Corrêa ECR, Milanesi JM, Borin GS, Dias MF. Efeito da fisioterapia sobre os parâmetros ventilatórios e a dinâmica tóraco-abdominal de crianças respiradoras bucais. Fisioterapia e Pesquisa. 2012;19(1):8-13.
22. Fitch KD. Sport, physical activity and the asthmatic. Apud Oseid S, Edwards AM. The asthmatic child in play and sport. Londres: Pitman; 1983. p. 254-70.
23. Freitas SL. Programa Educativo em Asma. In: Atividade física adaptada e saúde: da teoria à prática. São Paulo: Phorte; 2008. p. 81-9.
24. Freitas SL, Magalhães RX, Carandina RM, Teixeira LR. Effects of a physical activity adapted program to asthmatic children basing on the peak flow. Book of Abstracts – 17th International Symposium of Adapted Physical Activity. jun. 2009.
25. Freitas SL, Magalhães RX, Gomieiro LTY, Teixeira LR. The importance of an adapted physical program for asthmatic children. Book of Abstracts – 17th International Symposium of Adapted Physical Activity. jun. 2009.
26. Freitas SL, Fernandes MO, Magalhães RX, Teixeira LR. The Asthmatic Child's Bedroom: A Pilot Project. Book of Abstracts – 19th International Symposium of Adapted Physical Activity. jul. 2013.
27. Freitas SL, Moura CG, Teixeira LR. Asthma and Climate Factors. Book of Abstracts – 19th International Symposium of Adapted Physical Activity. jul. 2013.
28. Global Initiative for Asthma – GINA [homepage on the Internet]. Bethesda: Global Initiative for Asthma. Global Strategy for Asthma Management and Prevention, 2017. [Adobe Acrobat document, 119p.] Disponível em: http://www.ginasthma.org Acessado em: ago. 2018.
29. Godfrey S Controversies in the pathogenesis of exercise-induced asthma. Eur J Respir Dis. 1986;68:81-8.
30. Hass F et al. Effect of aerobic training on forced expiratory airflow in exercising asthmatic humans. J Appl Physiol. 1987;63:1.230-5.
31. Ho WC, Hartley WR, Myers L, Lin MH, Lin YS, Lien CH et al. Air pollution, weather, and associated risk factors related to asthma prevalence and attack rate. Environ Res. 2007;104(3):402-9.
32. Hollmann W. Exercise, training and sports in children with asthma from the sports medicine viewpoint. Monatsschr Kinderheilkd. 1985; 133(12):863-7.
33. Inbar O et al. The effect of prone immersion on bronchial responsiveness in children with asthma. Med Sci Sports Exerc. 1993;25(10): 1.098-102.
34. Jackson LK. Functional aspects of asthma. Clin Chest Med. 1984; 5(4):573-87.
35. Jankowski LW, Roy LE. Effect of home care and prone immersion physical exercise (Pipe) or bicycle ergometer training on patients with chronic obstructive pulmonary disease. Scand J Rehabil Med. 1977;8:135-40.
36. Lee DA et al. Prevalence and spectrum of asthma in childhood. Brit Med J. 1984;289:1.115-6.
37. Lima WL, Nobre A, Santos AM, Brito LMO, Costa MRS. Inspiratory muscle training and respiratory exercises in children with asthma. J Bras Pneumol. 2008;34(8).
38. Mountjoy M, Fitch K, Boulet LP, Bougault V, Van Mechelen W, Verhagen E. Prevalence and characteristics of asthma in the aquatic disciplines. J Allergy Clin Immunol. 2015;136(3):588-94.

39. National Institutes of Health (NIH). [homepage on the Internet]. U.S. Department of Health & Human Services. 2017. Disponível em: http://www.nih.gov/. Acessado em: ago. 2018.
40. Nickerson BG et al. Distance running improves fitness in asthmatic children without pulmonary complications or changes in exercise-induced broncospasm. Pediatrics. 1983;71:147-54.
41. Olivia CK. Physical conditioning programme for children with bronchial asthma. Acta Paediatr Jpn. 1990;32(2):173-5.
42. Oseid S, Haaland K. Exercise studies on asthmatic children before and after regular physical training. Apud: Eriksson B, Furberg B. Swimming medicine. Baltimore, University Park; 1978. p. 33-42.
43. Pacheco DR, Silva MJ, Alexandrino AM, Torres RM. Exercise-related quality of life in subjects with asthma: a systematic review. J Asthma. 2012;49(5):487-95.
44. Päivinen MK, Keskinen KL, Tikksnen HO. Swimming and asthma: factors underlying respiratory symptoms in competitive swimmers. Clin Respir J. 2010;4(2):97-103.
45. Parker EA, Israel BA, Robins TG, Mentz G, Lin X, Brakefield-Caldwell W et al. Evaluation of Community Action against Asthma: A Community Health Worker Intervention to Improve Children's Asthma-Related Health by Reducing Household Environmental Triggers for Asthma. Health Educ Behav. 2008:35(3):376-95.
46. Ram FS et al. Effects of physical training in asthma: a systematic review. Brit J Sports Med. 2000;34(3):162-7.
47. Rezende JM. Linguagem médica. 4.ed. Goiânia, Kelps, 2011. Disponível em http://www.jmrezende.com.br. Acessado em: ago. 2018.
48. Rizzo JA, Cruz AA. Asma e rinite, uma mesma doença?. Rev Bras Alerg Imunopatol. 2007;30(2):41-6.
49. Robles-Ribeiro PG, Ribeiro M, Lianza S. Relationship between peak expiratory flow rate and shoulders posture in healthy individuals and moderate to severe asthmatic patients. J Asthma. 2005;42(9):783-6.
50. Santana JH, Afonso JE. Fisiopatologia da asma brônquica. J Pneumol. 1983;9(4):211-24.
51. Satta A. Exercise training in asthma. J Sports Med Phys Fitness. 2000;40(4):277-83.
52. Silvers WS. Exercise-induced allergies: the role of histamine release. Annals of allergy. 1991;68:58-63.
53. Sistema de Informações Hospitalares (SIH) do SUS. Portal Brasil, 2015. Disponível em: www.brasil.gov.br. Acessado em: jul. 2017.
54. Sly RM et al. The effect of physical conditioning upon asthmatic children. Annals Allergy. 1972;30(86):87-94.
55. Sociedade Brasileira de Pneumologia e Tisiologia. In: Diretrizes da Sociedade Brasileira de Pneumologia e Tisiologia para o Manejo da Asma. J Bras de Pneumol. 2012;38(Supl 1):S1-S46.
56. Sociedade Brasileira de Pneumologia e Tisiologia. Am J Respir Crit Care Med. 2007;175:P5-6. ATS Patient Education Series. 2007 American Thoracic Society.
57. Speight ANP et al. Under diagnosis and treatment of asthma en childhood. Brit Med J. 1984;286:1.253-6.
58. Standenmayer H et al. Evaluation of a self-help education-exercise program for asthmatic children and their parents six-month follow-up. J Asthma. 1981;18(1):1-5.
59. Stendsrud T, Berntsen S, Carlsen KH. Exercise capacity and exercise-induced bronchoconstriction (EIB) in a cold environment. Respir Med. 2007;101(7):1.529-36.

60. Teixeira LR. Implicações da relação entre asma e atividades físicas no crescimento e desenvolvimento da criança. Anais do Simpósio de Ciências do Esporte. São Paulo, 1987. São Caetano do Sul, FEC do ABC, 1987. p. 28.
61. _____. Efeitos de um programa de atividades físicas para criança asmática, avaliados por provas de função pulmonar. São Paulo, 1990. 72p. Dissertação de mestrado, Escola de Educação Física, USP.
62. _____. (coord.) Educação física escolar adaptada: postura, asma, besidade e diabetes na infância e adolescência. São Paulo, Escola de Educação Física da USP/EFP, 1993a. 179p.
63. _____. Importância das atividades físicas na profilaxia e terapêutia da asma. Pediatria Moderna. 1993b;29(7):1.006-12.
64. _____. Efeitos da individualização da intensidade de um programa de treinamento contínuo em variáveis respiratórias e hemodinâmicas de adolescentes asmáticos graves. São Paulo, 1996. 140 p. Dissertação de Doutorado. Escola de Educação Física. Universidade de São Paulo.
65. _____. Atividade física adaptada e saúde: da teoria à prática. São Paulo: Phorte, 2008. p. 58.
66. Teixeira LR. et al. Asma: da teoria à prática. Anais do VII Simpósio Paulista de Educação Física Adaptada. São Paulo, 1998. p. 121-9.
67. Thompson A et al. Fisioterapia de Tidy. São Paulo: Santos, 1994. p. 192-6.
68. Tinkelman DG et al. Childhood asthma pathophysiology and treatment. New York: Marcel Dekker; 1987. 385p.
69. Tribastone F. Tratado de exercícios corretivos aplicados à reeducação postural. São Paulo: Manole; 2001. p. 97-125.
70. Uyan ZS, Carraro S, Piacentini G, Baraldi E. Swimming pool, respiratory health, and childhood asthma: should we change our beliefs?. Pediatric Pulmonol. 2009;44(1):31-7.
71. Varray AL et al. Individualized aerobic and high intensity training for asthmatic children in an exercise readaptation program. Chest. 1991;99(3):579-86.
72. Virant FS. Exercise-induced bronchospasm: epidemiology, pathophysiology and therapy. Med Sci Sports Exerc. 1992;24(8):851-5.
73. Wang JS, Hung WP. The effects of a swimming intervention for children with asthma. Respir. 2009;14(6):838-42.

capítulo 12
Hipertensão arterial e exercício físico

Prof. Dr. Crivaldo Gomes Cardoso Junior

INTRODUÇÃO

A hipertensão arterial sistêmica é uma doença crônica e degenerativa de natureza multifatorial que, na maioria das vezes, se manifesta de modo assintomático e é caracterizada pela manutenção de níveis elevados e sustentados de pressão arterial. A hipertensão arterial frequentemente se associa com alterações funcionais e estruturais de órgãos-alvo (coração, encéfalo, rins e vasos sanguíneos), bem como com alterações metabólicas que promovem aumento adicional no risco de eventos cardiovasculares fatais e não fatais.[1]

No entanto, a adoção de um comportamento fisicamente ativo previne e auxilia no tratamento da hipertensão arterial. Indivíduos ativos apresentam risco 30% menor de desenvolver hipertensão arterial quando comparados aos seus pares sedentários. Além disso, o aumento da atividade física diária reduz a pressão arterial. Por esse motivo, a exposição à atividade física deve ser incentivada em toda a população, não havendo necessidade de nenhum exame prévio.[2]

ASPECTOS CONCEITUAIS

Entende-se por atividade física qualquer movimento corporal oriundo da contração do músculo esquelético que aumenta, substancialmente, o dispêndio de energia corporal. Já o exercício físico se configura como um componente da atividade física e representa uma atividade motora com uma sequência planejada de movimentos, repetidos sistematicamente, e que tem por objetivo a manutenção ou aumento do rendimento de um ou mais componentes da capacidade física. O efeito agudo do exercício representa as modificações homeostáticas decorrentes de uma única exposição ao exercício, ou seja, são ajustes que ocorrem durante (efeito subagudo) ou após a finalização desta prática. Já os efeitos crônicos são decorrentes da exposição a várias sessões de exercício (treinamento).

CLASSIFICAÇÃO

Baseado na definição da hipertensão arterial aventa-se, atualmente, quais valores de corte os médicos deveriam considerar para diagnosticar a hipertensão arterial ou, ainda, os pontos de corte considerados ideais para as pressões arteriais sistólica e diastólica, respectivamente. Um estudo longitudinal conduzido por vinte anos, conhecido pela sigla NHBPEP (National High Blood Pressure Education Program),[3] verificou que os riscos em longo prazo para mortalidade cardiovascular associavam-se progressivamente com vários níveis de pressão arterial, de modo que não se identificou um limite que estabelecesse que a partir daquele ponto houvesse um perigo potencial. Então, a própria definição de hipertensão é, até certo ponto, arbitrária, de modo que a melhor definição para a hipertensão arterial, pelo menos do ponto de vista operacional, seria o nível de pressão arterial em que os riscos excedem os benefícios, mas o nível exato para isso ainda há de ser identificado.

Enquanto este nível ideal de pressão arterial permanece sendo investigado, a 7ª Diretriz Brasileira de Hipertensão Arterial[4] apresenta recomendações a crianças e adolescentes (Tabela 1).

Com os critérios apresentados, sobretudo no Quadro 1, tem sido verificado que a prevalência média de hipertensão arterial na população adulta do Brasil é superior a 30%, podendo variar de 22 a 44%.[1] Isso significa que, em média, um em cada três brasileiros adultos sofre de hipertensão arterial e,

Tabela 1   Classificação da pressão arterial para crianças e adolescentes

Classificação	Percentil para PAS e PAD*
Normal	PA < percentil 90
Hipertensão estágio 1	Valores de medida entre o p95 e 5 mmHg acima do p99
Hipertensão estágio 2	Valores maiores que o estágio 1

*Consultar tabela disponível em: www.sbh.org.br, no texto da 7ª Diretriz Brasileira de Hipertensão Arterial. PA: pressão arterial; PAD: pressão arterial diastólica; PAS: pressão arterial sistólica.

muitas vezes, sequer sabe disso, pois como dito anteriormente, a hipertensão arterial se manifesta de modo assintomático.

CAUSAS

O desenvolvimento da hipertensão arterial depende da interação entre predisposição genética e fatores ambientais. No entanto, independentemente da etiologia (genética ou ambiental) sabe-se que a hipertensão é acompanhada por alterações funcionais do sistema nervoso autônomo simpático, renais e do sistema renina-angiotensina-aldosterona,[5] além de outros mecanismos humorais[6] e disfunção endotelial.[7]

Em relação ao sistema nervoso autônomo, a alça simpática deste sistema exerce uma grande influência na gênese da hipertensão arterial e isso tem sido verificado tanto de forma sistêmica[8] como periférica[9] ou mesmo cardíaca.[10] De fato, há vários estudos que compararam pacientes hipertensos com seus pares normotensos e verificaram que os hipertensos apresentavam maiores concentrações plasmáticas de catecolaminas,[8] atividade nervosa simpática periférica medida diretamente pela técnica de microneurografia[9] e também uma modulação autonômica cardíaca em favor de um maior predomínio simpático, avaliada pela técnica de variabilidade do intervalo entre as ondas R do eletrocardiograma.[10]

O sistema renina-angiotensina-aldosterona também está envolvido no controle da pressão arterial e no controle do sódio.[11] Assim, um desbalanço deste sistema acarreta importantes implicações no desenvolvimento da hipertensão renal, que repercute em alterações significativas na pressão arterial, favorecendo a gênese da hipertensão arterial. Além disso, o efeito desse sistema no coração, nos vasos e no rim é mediado pela produção ou ativação de diversos fatores de crescimento e substâncias vasoativas, induzindo vasoconstrição e hipertrofia celular.

No vaso, foi demonstrado que o endotélio participa da conversão da angiotensina I em angiotensina II, promove inativação de cininas e diminui a produção do fator relaxante derivado do endotélio ou óxido nítrico.[12] Além disso, o endotélio também está envolvido no controle hormonal e neurogênico local do tônus vascular e dos processos homeostáticos, e também é responsável pela liberação de agentes vasoconstritores, como a endotelina, por exemplo, que está envolvida nas complicações vasculares da hipertensão arterial.[13]

Todos esses aspectos são agravados ao longo do tempo pelo próprio nível de pressão arterial elevado e sustentado, de modo que a sobrecarga no sistema cardiovascular imposta pela pressão arterial elevada e pela ativação de fatores de crescimento leva a adaptações estruturais, com estreitamento do lúmen arteriolar e aumento da relação entre a espessura da média e da parede arterial.[14] Isso aumenta a resistência ao fluxo, bem como a resposta aos estímulos vasoconstritores e as adaptações estruturais cardíacas progridem para uma hipertrofia concêntrica da parede ventricular esquerda em consequência ao aumento da pós-carga aumentada.

Sabendo que a pressão arterial é o produto entre o débito cardíaco e a resistência vascular periférica, todas as alterações explicitadas anteriormente podem elevar a pressão arterial de diversas maneiras, causando constrição arteriolar,[15] o que representa um aumento da resistência vascular periférica; e alteração da relação pressão-volume renal,[16] aumentando a retenção de sódio e água – o que confere maior volemia e, portanto, maior débito cardíaco ou, comumente, a associação de ambos os fatores.

CARACTERÍSTICAS PRINCIPAIS

A hipertensão é uma doença insidiosa, que só pode ser identificada pela medição da pressão arterial. Quando identificada, esta deve ser rapidamente tratada em razão da sua alta malignidade.

Nesse sentido, a decisão terapêutica da hipertensão arterial deve ser baseada no risco cardiovascular, considerando-se a presença de fatores de risco, lesão em órgãos-alvo ou, ainda, a presença da doença cardiovascular estabelecida e não puramente o nível da pressão arterial (Tabela 2).

Tabela 2 Decisão terapêutica para tratamento da hipertensão arterial

Relação – hipertensão e categoria de risco	Alvo terapêutico	Considerar
Hipertensos estágios 1 e 2 com risco cardiovascular baixo e médio	< 140/90 mm Hg	Tratamento não medicamentoso isolado por até seis meses. Se o alvo terapêutico não for atingido, associar tratamento medicamentoso
Hipertensos e comportamento limítrofe com risco cardiovascular alto e muito alto ou com associação de três ou mais fatores de risco (diabetes, síndrome metabólica ou lesões em órgãos-alvo)	130/80 mmHg	Tratamento não medicamentoso e medicamentoso
Hipertensos com insuficiência renal com proteinúria > 1,0 g/L	130/80 mmHg	Tratamento não medicamentoso e medicamentoso

Tratamento medicamentoso

Os medicamentos eleitos para o tratamento da hipertensão arterial são aqueles que promovem, fundamentalmente, a redução da mortalidade e morbidade cardiovascular. Assim, os anti-hipertensivos devem reduzir a pressão arterial e também os eventos cardiovasculares fatais e não fatais.[17] Nesse sentido, as principais classes medicamentosas, bem como seus respectivos mecanismos de ação e reações adversas estão apresentados no Quadro 1.

IMPLICAÇÕES NO PROGRAMA DE ATIVIDADES FÍSICAS

A exposição ao exercício físico confere ao sistema cardiovascular um desequilíbrio de sua homeostasia, uma vez que aumenta instantaneamente a demanda energética corporal. Em resposta a esse estresse fisiológico, vários ajustes cardiovasculares são necessários, e a pergunta a ser respondida neste momento seria "Qual o impacto desse ajuste cardiovascular para o paciente hipertenso, que já apresenta um estresse cardiovascular alterado mesmo antes de iniciar o exercício físico?".

Quadro 1 Classes medicamentosas, mecanismos de ação e reações adversas dos anti-hipertensivos

Classe medicamentosa	Mecanismo de ação	Reação adversa
Diuréticos	Redução de volume extracelular Redução da resistência vascular periférica	Hipopotassemia Hipomagnesemia Intolerância à glicose Aumento de triglicérides
Inibidores adrenérgicos		
Ação central	Estimulam receptores alfa-2 adrenérgicos pré-sinápticos no sistema nervoso central, reduzindo tônus simpático	Sonolência Sedação Boca seca Fadiga Hipotensão postural Disfunção sexual
Betabloqueadores	Diminui débito cardíaco Reduz secreção de renina Promove readaptação dos barorreceptores Diminui catecolaminas nas sinapses nervosas Betabloqueadores de geração mais recente (terceira geração) proporcionam vasodilatação	Broncoespasmo Bradicardia Distúrbios da condução atrioventricular Vasoconstrição periférica Insônia Pesadelos Depressão psíquica Astenia Disfunção sexual 1ª e 2ª geração: Intolerância à glicose Hipertrigliceridemia com elevação das lipoproteínas de baixa densidade e redução das de alta densidade

(*continua*)

Quadro 1 Classes medicamentosas, mecanismos de ação e reações adversas dos anti-hipertensivos (*continuação*)

Classe medicamentosa	Mecanismo de ação	Reação adversa
Alfabloqueadores	Bloqueio alfa pós-sináptico. Inibe a vasoconstrição induzida pelos receptores alfa1 Vasodilatação venosa e arteriolar	Hipotensão postural Palpitações Astenia Possibilidade de induzir insuficiência cardíaca congestiva
Vasodilatadores diretos	Relaxam o músculo liso das arteríolas	Retenção hídrica Taquicardia reflexa
Antagonistas de canal de cálcio	Diminuem a concentração de cálcio nas células musculares lisas vasculares Reduzem a resistência vascular periférica	Cefaleia Tontura Rubor facial Edema de extremidades Os diidropiridínicos de ação curta provocam importante estimulação simpática reflexa. Verapamil e diltiazem podem provocar depressão miocárdica e bloqueio atrioventricular. Obstipação intestinal é observada, particularmente, com verapamil
Inibidores da enzima conversora de angiotensina	Inibe a enzima conversora da angiotensina (ECA), bloqueando a transformação da angiotensina I em II no sangue e nos tecidos	Tosse seca Alteração do paladar Hipersensibilidade com erupção cutânea Edema angioneurótico
Betabloqueadores dos receptores AT_1 da angiotensina II	Antagonizam a ação da angiotensina II por meio do bloqueio específico de seus receptores AT_1	Tontura Reação de hipersensibilidade cutânea

(*continua*)

Quadro 1 Classes medicamentosas, mecanismos de ação e reações adversas dos anti-hipertensivos (*continuação*)

Classe medicamentosa	Mecanismo de ação	Reação adversa
Inibidores diretos da renina	Promove inibição direta da ação da renina com consequente diminuição da formação de angiotensina II. Especula-se ainda que ele possa reduzir a atividade plasmática de renina bloquear um receptor celular próprio de renina/pró-renina e diminuir a síntese intracelular de angiotensina II	*Rash* cutâneo Diarreia Aumento de CPK Tosse Contraindicado para gestantes

Efeito agudo do exercício aeróbico

Durante a realização do exercício físico aeróbico, a função cardiovascular é intensificada, com o intuito de atender à demanda metabólica, ofertando maior aporte sanguíneo aos tecidos periféricos, sobretudo aos músculos em atividade. Esse fenômeno fisiológico acontece porque, durante a realização do exercício físico aeróbico, a contração intermitente da musculatura esquelética comprime as veias, auxiliando o retorno de sangue venoso ao coração. Assim, com o aumento do retorno venoso (pré-carga), o preenchimento sanguíneo ventricular máximo (volume diastólico final) aumenta, de modo a aumentar o estresse na parede ventricular, ocasionando uma maior distensão das fibras musculares e, consequentemente, aumentando a força de contração dessas fibras (mecanismo de Frank-Starling).[18]

Em paralelo, a retirada da atividade nervosa parassimpática e o progressivo aumento da atividade nervosa simpática cardíaca fazem com que a contratilidade cardiovascular se intensifique, o que contribui ainda mais para a força de ejeção ventricular. Além disso, o aumento da atividade nervosa simpática promove, por meio dos receptores alfa-adrenérgicos localizados nos vasos arteriolares viscerais, o fechamento dos esfíncteres pré-capilares, ao passo que nos receptores beta-adrenérgicos localizados nas arteríolas da musculatura esquelética, a abertura desses esfíncteres pré-capilares se adiciona também a outros mecanismos que promovem o relaxamento da musculatura lisa dessas arteríolas, promovendo, portanto, grande vasodilatação.[19] Com isso, o fluxo sanguíneo passa a ser redistribuído para os músculos esqueléticos, sobretudo para a musculatura com maior atividade metabólica, e essa redistribuição de fluxo sanguíneo promove uma redução na resistência vascular periférica (pós-carga), pois o número de vasos a ser dilatado na região músculo esquelética é maior do que o número de vasos a ser constrito na região visceral. Assim, com a pós-carga diminuída e a contratilidade aumentada, o volume de sangue que permanece no ventrículo após a sístole (volume sistólico final) sofre redução. Portanto, considerando que o volume diastólico final aumenta e o volume sistólico final diminui, durante a realização do exercício físico aeróbico ocorre um aumento do volume sistólico.

É importante ressaltar que a capacidade de gerar fluxo sanguíneo durante o exercício aeróbico não é influenciada pela duração do exercício e também não depende exclusivamente do aumento do volume sistólico, de modo que para o débito cardíaco aumentar, sobretudo em intensidade superior a 40% do VO_2máx, é imprescindível que ocorra também um aumento da frequência cardíaca e esta, de fato, aumenta durante o exercício físico aeróbico em consonância com o aumento da intensidade do esforço físico. Os mecanismos responsáveis pelo aumento da frequência cardíaca durante a realização do exercício aeróbico são: retirada progressiva da atividade nervosa parassimpática e intensificação progressiva da atividade nervosa simpática de acordo com o aumento da intensidade de esforço.[20]

Durante a realização do exercício aeróbico, o débito cardíaco aumenta pelo aumento da frequência cardíaca e do volume sistólico, e a resistência vascular periférica diminui pela maior vasodilatação periférica dos vasos da região músculo esquelética. Todavia, é importante ressaltar ainda que o aumento observado no débito cardíaco é superior à redução da resistência vascular periférica, de modo que o aumento da pressão arterial é mais influenciado pelo aumento da geração de fluxo sanguíneo do que pela dificuldade de distribuição do fluxo gerado. Assim, durante o exercício físico aeróbio espera-se um aumento da pressão arterial sistólica em resposta ao aumento da intensidade de esforço, com manutenção ou queda da pressão arterial diastólica, porém caso a pressão arterial diastólica se eleve durante a realização desse tipo de exercício, essa elevação não deverá ser superior a 15 mmHg.

Efeito agudo do exercício isométrico

No exercício isométrico, a pressão intramuscular aumenta gradativamente em conformidade com a intensidade e a duração do esforço sem, no entanto, deformar o comprimento da fibra muscular. Esta contração muscular comprime os vasos sanguíneos de modo que, mecanicamente, impede parcial ou totalmente a passagem de fluxo sanguíneo pelo seguimento corporal exercitado. De fato, Asmussen[21] verificou que contrações musculares isométricas acima de 20% do esforço voluntário máximo do membro inferior (exercício de *leg press*) são suficientes para ocluir completamente o fluxo sanguíneo muscular. Consequentemente, a utilização de energia durante este exercício é sustentada prioritariamente pela via metabólica anaeróbica.

Considerando, portanto, a ação mecânica da musculatura esquelética nos vasos sanguíneos que irrigam a região exercitada, pode haver durante a realização deste tipo de exercício uma redução do retorno venoso de modo tão determinante que o volume diastólico final também poderá diminuir, acompanhada de uma elevação na resistência vascular periférica, de modo que a pós-carga durante este tipo de exercício fica muito aumentada. Além disso, a contração permanente da musculatura esquelética não permite a lavagem sanguínea da produção de metabólitos locais e de fatores humorais que são produzidos durante o exercício, de modo que o aprisionamento destes fatores químicos ativa um mecanismo reflexo (quimiorreflexo) que aumenta a atividade nervosa simpática que, consequentemente, aumentará a atividade nervosa simpática para o coração e promoverá a intensificação da contratilidade miocárdica, com o intuito de vencer a pós-carga aumentada. O fato é que a resultante do volume diastólico final reduzido e do volume sistólico final inalterado passa a ser uma redução significante do volume sistólico. Para compensar a redução do volume sistólico, as elevações do débito cardíaco durante a realização do exercício isométrico são devidas, prioritariamente, ao aumento da frequência cardíaca. Assim, com o aumento do débito cardíaco e com manutenção ou elevação da resistência vascular periférica, a pressão arterial aumenta de modo muito importante durante a realização deste tipo de exercício físico.[22]

Veja, a seguir, a comparação dos ajustes cardiovasculares que ocorrem mediante a exposição aguda ao exercício aeróbico em relação ao exercício isométrico (Quadro 2).

Quadro 2 Comparação dos ajustes cardiovasculares durante a realização do exercício aeróbico e isométrico

Tipo de exercício	VDF	VSF	VS	FC	DC	RVP	PAS	PAD	PAM	DP
Aeróbico	↑↑	↓	↑↑	↑↑	↑↑	↓	↑↑	→ ou ↓	↑	↑↑
Isométrico	↓	→	↓	↑	↑	↑ ou →	↑↑	↑↑	↑↑	↑↑

DC: débito cardíaco; DP: duplo produto; FC: frequência cardíaca; PAD: pressão arterial diastólica; PAM: pressão arterial média; PAS: pressão arterial sistólica; RVP: resistência vascular periférica; VDF: volume diastólico final; VSF: volume sistólico final; VS: volume sistólico.

Efeito agudo do exercício de força dinâmica

No exercício de força dinâmica, a pressão intramuscular também aumenta gradativamente em conformidade com a intensidade e com a duração do esforço. No entanto, diferentemente do exercício isométrico, nesse modelo há modificação no tamanho longitudinal da fibra muscular exercitada em conformidade com a fase de contração, de modo que a fibra muscular se encurta (contração concêntrica) e retorna ao tamanho original (contração excêntrica).

O fato é que durante a realização deste tipo de exercício, sobretudo na ação concêntrica em que a pressão intramuscular é maior,[23] há um aumento expressivo na pressão arterial, pois assim como explicado em relação aos exercícios isométricos, a contração muscular impede, mecanicamente, a fluidez sanguínea, o que pode resultar na diminuição ou manutenção do volume sistólico, no aumento da frequência cardíaca e, por esse motivo, no aumento do débito cardíaco. Além disso, durante a contração muscular, a resistência vascular periférica se mantém ou se eleva, de modo que as pressões arteriais (sistólica e diastólica) se elevam.[23,24]

No entanto, é importante mencionar que as características deste tipo de exercício são fatores intervenientes dos ajustes cardiovasculares durante a sua realização. Assim, tem sido demonstrado que: i) para o mesmo número de repetições, a maior intensidade promove maior aumento da pressão arterial; ii) mesmo que a intensidade seja mantida constante, o incremento no número de repetições durante a realização de uma série de exercícios também aumenta a pressão arterial;[25] iii) a falha concêntrica por fadiga durante a realização do exercício promove elevação adjacente na pressão arterial, independentemente da intensidade em que o exercício foi iniciado (40 ou 80% de 1 RM – repetição máxima).[26] Desse modo, pode-se concluir que a resposta da pressão arterial durante o exercício resistido é influenciada pelo trinômio volume-intensidade-fadiga, de modo que todos esses fatores aumentam a pressão arterial durante a realização do exercício de força.

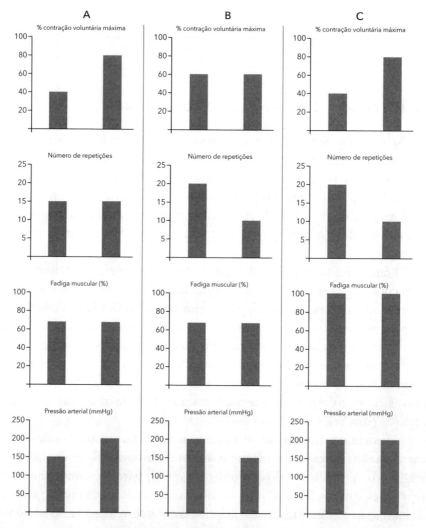

Figura 1 Representação esquemática do efeito da intensidade (quadro A), número de repetições (quadro B) e da fadiga muscular concêntrica (quadro C) na resposta da pressão arterial máxima do exercício resistido.

Comumente, ao se planejar um exercício resistido com o objetivo de aumentar a hipertrofia muscular, a carga imposta para esse exercício é mais alta, de modo que o indivíduo suporta realizar cerca de 8 a 12 repetições e o intervalo entre as séries de exercício gira em torno de 90 a 120 segundos. Em contrapartida, o planejamento do exercício que visa aumento da resistência muscular é composto por séries de exercícios com carga mais leve, maior número de repetições e pausas entre as séries de aproximadamente 30 segundos. Assim, considerando que ambas as formulações de exercícios podem levar o praticante à fadiga concêntrica, um outro fator que pode influenciar na resposta da pressão arterial é a pausa entre as séries de exercício. Nesse sentido, Nery et al.[26] verificaram que pausas de 30 segundos não são suficientes para que a pressão arterial retorne aos valores de repouso, de modo que, ao iniciar a série subsequente, o praticante atingirá um valor máximo de pressão arterial ainda maior, pois partiu de um valor mais elevado de pressão. Em contrapartida, se o intervalo entre as séries de exercício for de 90 segundos, este aumento adicional na pressão arterial nas séries subsequentes possivelmente será atenuado.

Além das características inerentes ao próprio exercício, a presença da manobra de Valsalva durante sua realização também aumenta a pressão arterial. É importante ressaltar, no entanto, que a execução dessa manobra é inevitável em exercícios com intensidades iguais ou superiores a 80% da contração voluntária máxima.[27]

Reconhecendo, portanto, os ajustes cardiovasculares que ocorrem normalmente durante a realização do exercício físico, é importante mencionar que praticantes hipertensos apresentam respostas semelhantes às do praticante normotenso, mas num patamar mais elevado de pressão arterial, o que lhe confere maior risco para o rompimento de aneurismas cerebrais preexistentes, por exemplo.

Efeitos do treinamento físico na hipertensão arterial sistêmica

Benefícios do treinamento aeróbico

A realização crônica do exercício físico aeróbico promove diversos ajustes cardiovasculares, sobretudo redução da pressão arterial. Vários estudos observaram diminuição da pressão arterial após o treinamento aeróbio em pacientes hipertensos. A metanálise mais recente sobre esse assunto[28] observou queda média de 3,5 e 2,5 mmHg para as pressões arteriais sistólica e diastólica, respectivamente. Cabe ressaltar que esta redução é ainda maior em conformidade com o nível de pressão arterial, de modo que o praticante hipertenso apresenta queda mais acentuada do que seus pares normotensos. É importante ressaltar também que o treinamento aeróbico reduz a pressão arterial ambulatorial, sobretudo no período de vigília, em que o indivíduo está numa situação de alerta e, portanto, apresenta maiores níveis de pressão arterial.[29] Por fim, mesmo durante a realização de um esforço físico, em que se espera que a pressão arterial se eleve, esta elevação torna-se mais branda após um período de treinamento físico aeróbico.

Em relação à pressão arterial ambulatorial, o efeito desse treinamento aeróbico ainda não foi totalmente determinado. Seals e Reiling[30] verificaram que seis meses de treinamento físico são insuficientes para alcançar queda na pressão arterial ambulatorial, e que esta queda pode ser verificada após um ano de treinamento. Assim, é possível que seja necessário um período maior de treinamento físico para que se observe efeito hipotensor na pressão arterial de 24 horas.

Em relação à resposta pressórica ao exercício após um período de treinamento aeróbico, a pressão arterial, avaliada para a mesma intensidade absoluta ou relativa, é menor.

Muito se especula se o treinamento aeróbico pode ser eficiente a ponto de substituir um tratamento medicamentoso convencional. Nesse sentido, Cade et al.[31] demonstraram que o treinamento físico pode resultar na diminuição ou mesmo na suspensão dos medicamentos. Entretanto, sabe-se também que aproximadamente 25% dos pacientes hipertensos não diminuem a pressão em resposta ao treinamento aeróbio. Alguns autores sugerem que essa resposta negativa em reduzir a pressão arterial pode se dever às características genéticas do praticante, e polimorfismos ligados ao sistema renina-angiotensina parecem exercer um papel fundamental.[32] Além das características da população, as características do treinamento também podem influenciar maximizando a queda da pressão arterial, porém a influência desses fatores ainda precisa ser mais bem estudada.

Em resumo, apesar de existir determinações genéticas individuais que dificultam ou impedem a queda da pressão arterial após o treinamento aeróbico, na maior parte da população hipertensa esse treinamento pode reduzir a pressão arterial de repouso, ambulatorial e durante a realização do exercício físico. Isso confere um expressivo benefício ao praticante hipertenso a ponto de parte dos praticantes, inclusive, conseguir controlar a pressão arterial reduzindo o número de drogas ou doses dos medicamentos anti-hipertensivos utilizados. Por esse motivo, o treinamento aeróbico precisa ser recomendado para todo paciente hipertenso controlado, pois se trata de uma medida de saúde pública no combate a uma doença altamente prevalente em nossa sociedade.

Benefícios do treinamento de força

O avanço científico alcançado desde a década de 1990 sobre o efeito dos exercícios resistidos na pressão arterial tem demonstrado que a prática deste exercício não promove aumento da pressão arterial. No entanto, os dados científicos existentes ainda são escassos e controversos a respeito da possibilidade desse treinamento reduzir a pressão arterial de seus praticantes. Na metanálise de Cornelissen e Smart,[28] foi verificado que o treinamento resistido pode reduzir a pressão arterial sistólica e diastólica de repouso em −1,8 e −3,2 mmHg, respectivamente. No entanto, essa metanálise abrange praticantes hipertensos e normotensos em uso ou não de terapia anti-hipertensiva associada. Além disso, foram analisados diferentes protocolos de treinamento envolvendo intensidade de esforço bem variada (de 30 a 90% da contração voluntária máxima). Dessa forma, os resultados obtidos não podem ser extrapolados para nenhuma população ou situação específica. De fato, ao analisar somente os estudos que envolveram populações hipertensas,[33-36] que a propósito são as populações que mais se beneficiariam da queda da pressão arterial após o treinamento resistido, esta metanálise falha em demonstrar o efeito hipotensor do treinamento resistido, uma vez que somente um estudo[36] realizado com treinamento de baixa intensidade (40% de 1 RM) verificou uma pequena redução na pressão arterial diastólica. Desse modo, o exercício resistido deve ser indicado, sobretudo, para outros fins, como fortalecimento muscular, articular e ósseo, permanecendo o benefício hemodinâmico por ser investigado.

RECOMENDAÇÕES PARA A PRESCRIÇÃO DO EXERCÍCIO FÍSICO

Prescrição populacional

O sedentarismo tem sido considerado a condição de saúde pública mais preocupante, visto que sua prevalência é muito alta e que a existência de diversas doenças crônico-degenerativas apresenta risco substancialmente menor de morte quando associada à prática regular do exercício físico,[37] mostrando claramente que indivíduos que diminuem o comportamento sedentário e passam a ser moderadamente ativos no tempo de lazer apresentam redução do risco de morte em 28% no sexo masculino e em 35% no feminino. Assim, documentos de vários países que tratam da prevenção e do tratamento de doenças incentivam a prática de atividade física regular como forma de promover, de manter e de melhorar a saúde geral de indivíduos e populações, de modo que todo indivíduo assintomático deve se envolver com atividade física moderada de qualidade aeróbica por no mínimo 30 minutos ao dia, 5 vezes por semana ou em atividades físicas aeróbicas intensas por um mínimo de 20 minutos ao dia, 3 vezes por semana. Além disso, todo adulto deve praticar exercícios que mantenham ou aumentem a força muscular e a resistência num mínimo de 2 vezes por semana. É recomendada a prática de 8-10 exercícios em 2 ou mais dias alternados por semana. Esta recomendação para atividades aeróbicas é um adicional para a rotina de atividades diárias consideradas leves.

Prescrição individualizada

Avaliação pré-participação

Antes de iniciar um programa de condicionamento físico, o paciente hipertenso precisa ser avaliado quanto aos aspectos clínicos determinados pelo médico, bem como em relação ao uso de medicamentos anti-hipertensivos (dose e número de drogas associadas). Então, para prescrever exercício, deve ser considerada a estratificação do risco cardiovascular global do paciente hipertenso, conforme apresentado na Tabela 5.

Além disso, é importante estratificar o risco para a prática do exercício. Nesse sentido serão considerados:

- Risco MUITO ALTO = pacientes sintomáticos para a doença cardiovascular.
- Risco ALTO = pacientes com doença cardiovascular estabelecida.
- Risco MÉDIO = jovem (homem e mulher com idade menor que 45 e 55 anos, respectivamente) associado a mais dois fatores de risco, ou não jovem (homem e mulher com idade maior que 45 e 55 anos, respectivamente).
- Risco BAIXO = jovem (homem e mulher com idade menor que 45 e 55 anos, respectivamente) associado a, no máximo, mais um fator de risco.

Para tanto, consideram-se sintomas para a doença cardiovascular a presença de dor precordial (desconforto no peito, pescoço, braços, estômago, costas), dispneia (falta de ar) em repouso ou exercício leve, desmaios, palpitação ou taquicardia e fadiga incomum para a realização de atividades habituais. Ademais, os fatores de risco para a prática do exercício são:

- Presença do componente hereditário (pai, mãe e irmãos).
- Tabagismo (inclui abandono < 6 meses).
- Obesidade (IMC > 30 kg/m^2, ou cintura > 102 cm para homens e 88 cm para mulheres).
- Alterações no metabolismo dos lípides sanguíneos (colesterol total > 200 mg/dL, HDL < 40 mg/dL ou LDL >130 mg/dL).
- Alterações no metabolismo glicídico (glicemia de jejum entre 100 e 126).

Para o indivíduo com risco baixo ou moderado, a realização do teste ergométrico está recomendada, porém não há necessidade absoluta. No entanto, para o indivíduo sintomático ou com doença cardiovascular estabelecida, a realização do teste ergométrico é imprescindível para efetuar a prescrição do exercício.

Prescrição

Os componentes essenciais de uma prescrição sistemática de exercícios físicos deverão respeitar os princípios básicos do treinamento físico.

Espera-se que o paciente hipertenso seja beneficiado com a redução da pressão arterial. Nesse sentido, os benefícios do exercício aeróbico são mais acentuados que qualquer outra modalidade de exercício, de modo que o exercício aeróbico é o tipo de exercício que o paciente hipertenso deve se engajar, ficando as demais modalidades de prática como modalidades complementares.[38] Dentro das possibilidades de execução do exercício aeróbico deverão ser consideradas, preferencialmente, aquelas em que é possível medir a pressão arterial durante a realização do exercício. Assim, principalmente na fase inicial do treinamento físico, atividades realizadas em condições em que não é possível medir a pressão arterial, como aquelas praticadas na água (natação, hidroginástica etc.) devem ser evitadas.[38]

No que diz respeito à sobrecarga de treino, deve-se atentar para as características relacionadas à frequência, duração e intensidade do treinamento.

Em relação à frequência, sabe-se que a realização do exercício físico, ainda que uma única vez por semana, já confere benefícios cardiovasculares. No entanto, para atingir uma redução da pressão arterial de forma sustentada recomenda-se que o hipertenso se engaje com a prática de exercícios numa frequência mínima de 3 sessões semanais, progredindo para uma frequência de 5 a 7 sessões/semana. Para a duração, recomenda-se o envolvimento em atividades com duração superior a 15 minutos contínuos, mas não superior a 60 minutos, pois a realização do mesmo tipo de exercício por um período muito prolongado aumenta a chance de lesões ósseas, musculares ou articulares. Assim, recomenda-se que o hipertenso inicie o exercício com duração de 20 a 30 minutos e que consiga progredir para 50 a 60 minutos. Em relação à intensidade, o treinamento aeróbico contínuo com intensidade moderada é efetivo. O treinamento intervalado de alta intensidade reduz a PA,[39] todavia o treinamento aeróbico contínuo com intensidade vigorosa não reduz a PA de sujeitos hipertensos,[40,41] permanecendo inconclusivo o efeito do treinamento aeróbico na alta intensidade. Assim, até o momento, é possível especular que os efeitos hipotensores do treinamento aeróbico sejam obtidos com treinamentos de maiores volumes (maior frequência semanal e duração) e intensidade leve a moderada.[42] Então, orienta-se que o hipertenso realize exercícios em intensidades moderadas (50-70% do consumo máximo de oxigênio). Para atingir tal intensidade deve-se aplicar a fórmula de frequência cardíaca (FC) de treino, elaborada por Karvonen:

É importante destacar que a frequência cardíaca máxima atingida em um teste de esforço máximo é preferencial à frequência cardíaca máxima estimada por equações como 220 − idade. Ademais, na presença de positivação do teste ergométrico, deverá ser sempre considerada frequência cardíaca máxima a frequência cardíaca no momento da positivação, ou seja, aquela em que ocorreu o início da intercorrência cardíaca (limiar de isquemia ou arritmia), ou ainda aquela em que o indivíduo relata ter iniciado a ocorrência de sintomas coerentes com a presença de doenças cardíacas.

Outro aspecto relevante diz respeito à interação farmacológica e o exercício.[38] Comumente, pacientes hipertensos fazem uso de remédios anti-hipertensivos que podem interferir na resposta da frequência cardíaca (amiodarona, betabloqueadores e antagonistas de canal de cálcio não diidropiridínicos – verapamil e diltiazem). Casso o paciente utilize regularmente algum anti-hipertensivo, é importante que o paciente realize a avaliação ergométrica na vigência destes medicamentos, uma vez que serão utilizados na rotina diária dos treinamentos físicos desses pacientes.

Ainda, é importante que na formulação de exercícios seja dada prioridade para exercícios aeróbicos, uma vez que, durante a realização do exercício, quanto maior a massa muscular exercitada, maior o número de vasos sanguíneos a sofrer dilatação.

No planejamento da progressão do exercício aeróbico, é importante considerar três aspectos, a saber: pressão arterial, frequência cardíaca e cansaço subjetivo de esforço. Assim, para progredir a intensidade do treinamento físico é importante que a pressão arterial durante a realização do exercício não seja superior a 180/105 mmHg; que a frequência cardíaca esteja próximo ou abaixo do limite inferior da frequência cardíaca de treino; e que o cansaço subjetivo de esforço esteja entre pouco cansativa e cansativa, o que corresponde à numeração de 12 a 16 na escala subjetiva de esforço (considerando para isso a tabela de Borg com valores de 6 a 19).

No que diz respeito aos exercícios de força em complemento ao exercício aeróbico, ao se pensar na sua prescrição para hipertensos, devemos empregar o treinamento de baixa intensidade e sem atingir a fadiga concêntrica. Além disso, é importante que os pacientes estejam medicados e, na medida do possível, com os níveis de pressão arterial controlados, pelo menos abaixo de 160/106 mmHg antes de iniciar a sessão de treino. Não existe uma recomendação padrão para esse treinamento; no entanto, ele pode ser realizado incluindo-se de 8 a 10 exercícios, executando-se em um deles uma série de 10 a 20 repetições até a fadiga moderada, ou seja, o exercício deve ser interrompido quando a velocidade do movimento diminuir, evitando-se a realização da manobra de Valsalva. A intensidade deve ser de aproximadamente 50% de uma repetição máxima. Na medida do possível, deve-se eleger exercícios que envolvam a participação de pequenos grupamentos musculares, pois quanto

Tabela 3 Estratificação do risco cardiovascular global: risco adicional atribuído à classificação de hipertensão arterial de acordo com fatores de risco, lesões de órgãos-alvo e condições clínicas associadas

Outros FR ou doenças	Normotensão			Hipertensão		
	Ótimo PAS < 120 PAD < 80	Normal PAS 120-129 PAD 80-84	Limítrofe PAS 130-139 PAD 85-89	Estágio 1 PAS 140-159 PAD 90-99	Estágio 2 PAS 160-179 PAD 100-109	Estágio 3 PAS > 180 PAD > 110
Nenhum FR	Risco habitual	Risco habitual	Risco habitual	Baixo risco adicional	Moderado risco adicional	Alto risco adicional
1 a 2 FR	Baixo risco adicional	Baixo risco adicional	Baixo risco adicional	Moderado risco adicional	Moderado risco adicional	Risco adicional muito alto
≥ 3 FR Lesões OA SM DM 2	Moderado risco adicional	Moderado risco adicional	Alto risco adicional	Alto risco adicional	Alto risco adicional	Risco adicional muito alto
Comorbidades	Risco adicional muito alto	Risco adicional muito alto	Risco adicional muito alto	Risco adicional muito alto	Risco adicional muito alto	Risco adicional muito alto

DM 2: diabete melito tipo 2; FR: fatores de risco; OA: órgãos-alvo; PAD: pressão arteria diastólica; PAS: pressão arteria sistólica.

menor a massa muscular exercitada, menor o número de vasos sanguíneos a serem mecanicamente ocluídos pela musculatura em atividade. Esse treinamento pode ser feito na forma de circuito, mas as pausas devem permitir o restabelecimento da pressão arterial próximo aos níveis iniciais.

CONSIDERAÇÕES FINAIS

Reconhecendo que a hipertensão arterial sistêmica é uma doença crônica e degenerativa de natureza multifatorial que, na maior parte das vezes, se manifesta de modo assintomático e que tem alta prevalência em nossa sociedade, a recomendação de medidas não medicamentosas, como o exercício físico, configura uma importante medida de saúde pública. De fato, a execução do exercício aeróbico apresenta baixo risco para indivíduos hipertensos, pois apenas a pressão arterial sistólica se eleva, e esta elevação pode ser contida pelo controle da intensidade do exercício e pode ser avaliada pela medida auscultatória da pressão arterial. Os benefícios deste tipo de exercício justificam a inclusão desta conduta não medicamentosa nos consensos de hipertensão.

Em relação aos exercícios resistidos, os dados ainda são inconclusivos. No entanto, o conhecimento atual permite concluir que este tipo de exercício promove uma grande elevação da pressão arterial que não pode ser controlada, mas pode ser minimizada a partir do controle da massa muscular envolvida no exercício, de sua intensidade e se a sua realização for interrompida antes de se atingir a fadiga. Contudo, em função dos inúmeros benefícios desta prática, recomenda-se que o hipertenso deva complementar o exercício aeróbico com o exercício de força.

RESUMO

Ao se pensar no efeito do exercício físico para o paciente hipertenso, busca-se saber se o exercício praticado é capaz de contribuir, ao menos em parte, para a redução da pressão arterial do praticante. Nesse sentido, é importante mencionar que o exercício físico tem sido amplamente recomendado para prevenção e tratamento não medicamentoso da hipertensão arterial.[2] Entretanto, também é importante mencionar que nem todos os tipos de exercício podem conferir esse benefício ao paciente hipertenso, de modo que a identificação das características do exercício que possibilitam resultados mais favoráveis ao hipertenso é abordada neste capítulo, especialmente quanto aos efeitos agudos e crônicos do exercício nos ajustes cardiovasculares mediante suas modalidades de prática, a saber: exercício aeróbico, isométrico e de força dinâmica.

REFERÊNCIAS BIBLIOGRÁFICAS

1. Malachias M, Plavnik FL, Machado CA, Malta D, Scala LCN, Fuchs S. 7th Brazilian Guideline of Arterial Hypertension: Chapter 1 – Concept, epidemiology and primary prevention. Arq Bras Cardiol. 2016;107(3 Suppl 3):1-6.
2. Malachias MVB, Franco RJ, Forjaz CLM et al. 7th Brazilian Guideline of Arterial Hypertension: Chapter 6 – Non-pharmacological treatment. Arq Bras Cardiol. 2016;107(3 Suppl 3):30-34.
3. Stamler J, Stamler R, Neaton JD. Blood pressure, systolic and diastolic, and cardiovascular risks. US population data. Arch Intern Med. 1993;153(5):598-615.
4. Malachias MVB, Koch V, Colombo C, Silva S, Guimarães IC, Nogueira PK. 7th Brazilian Guideline of Arterial Hypertension: Chapter 10 – Hypertension in children and adolescents. Arq Bras Cardiol. 2016;107(3 Suppl 3):53-63.
5. DiBona GF. The sympathetic nervous system and hypertension: recent developments. Hypertension. 2004;43(2):147-50.
6. Garay RP, Alvarez-Guerra M, Alda JO, Nazaret C, Soler A, Vargas F. Regulation of renal Na-K-Cl cotransporter NKCC2 by humoral natriuretic factors: relevance in hypertension. Clin Exp Hypertens. 1998;20(5-6):675-82.
7. Shimbo D, Muntner P, Mann D et al. Endothelial dysfunction and the risk of hypertension: the multi-ethnic study of atherosclerosis. Hypertension.55(5):1.210-6.
8. Esler MD. Catecholamines and essential hypertension. Baillieres Clin Endocrinol Metab. 1993;7(2):415-38.
9. Jennings GL. Noradrenaline spillover and microneurography measurements in patients with primary hypertension. J Hypertens Suppl. 1998;16(3):S35-8.
10. Lombardi F, Fiorentini C. Hypertension, left ventricular hypertrophy, and heart rate variability. Adv Exp Med Biol. 1997;432:181-7.
11. Muñoz-Durango N, Fuentes CA, Castillo AE et al. Role of the renin-angiotensin-aldosterone system beyond blood pressure regulation: molecular and cellular mechanisms involved in end-organ damage during arterial hypertension. Int J Mol Sci. 2016;17(7).
12. Steinberg HO, Brechtel G, Johnson A, Fineberg N, Baron AD. Insulin-mediated skeletal muscle vasodilation is nitric oxide dependent. A novel action of insulin to increase nitric oxide release. J Clin Invest. 1994;94(3):1.172-9.
13. Mantelli L, Amerini S, Ledda F. Roles of nitric oxide and endothelium-derived hyperpolarizing factor in vasorelaxant effect of acetylcholine as influenced by aging and hypertension. J Cardiovasc Pharmacol. 1995;25(4):595-602.
14. Plunkett WC, Overbeck HW. Increased arteriolar wall-to-lumen ratio in a normotensive vascular bed in coarctation hypertension. Am J Physiol. 1985;249(4 Pt 2):H859-66.
15. Ungvari Z, Koller A. Endothelin and prostaglandin H(2)/thromboxane A(2) enhance myogenic constriction in hypertension by increasing Ca(2+) sensitivity of arteriolar smooth muscle. Hypertension. 2000;36(5):856-61.

16. Brod J. Volume homeostasis, renal function and hypertension. Ulster Med J. 1985;54(Suppl):S20-33.
17. Malachias MVB, Brandão AA, Kaiser S, Moreira O. 7th Brazilian Guideline of Arterial Hypertension: Chapter 5 – Therapeutic decision and targets. Arq Bras Cardiol. 2016;107(3 Suppl 3):25-9.
18. Chantler PD, Melenovsky V, Schulman SP, et al. Use of the Frank-Starling mechanism during exercise is linked to exercise-induced changes in arterial load. Am J Physiol Heart Circ Physiol. 2012;302(1):H349-58.
19. Sun MW, Zhong MF, Gu J, Qian FL, Gu JZ, Chen H. Effects of different levels of exercise volume on endothelium-dependent vasodilation: roles of nitric oxide synthase and heme oxygenase. Hypertens Res. 2008;31(4):805-16.
20. Stratton JR, Levy WC, Cerqueira MD, Schwartz RS, Abrass IB. Cardiovascular responses to exercise. Effects of aging and exercise training in healthy men. Circulation. 1994;89(4):1.648-55.
21. Asmussen E. Similarities and dissimilarities between static and dynamic exercise. Circ Res. 1981;48(6 Pt 2):I3-10.
22. Stebbins CL, Walser B, Jafarzadeh M. Cardiovascular responses to static and dynamic contraction during comparable workloads in humans. Am J Physiol Regul Integr Comp Physiol. 2002;283(3):R568-75.
23. McCartney N. Acute responses to resistance training and safety. Med Sci Sports Exerc. 1999;31(1):31-7.
24. MacDougall JD, Tuxen D, Sale DG, Moroz JR, Sutton JR. Arterial blood pressure response to heavy resistance exercise. J Appl Physiol. 1985;58(3):785-90.
25. Fleck SJ, Dean LS. Resistance-training experience and the pressor response during resistance exercise. J Appl Physiol. 1987;63(1):116-20.
26. de Souza Nery S, Gomides RS, da Silva GV, de Moraes Forjaz CL, Mion D Jr., Tinucci T. Intra-arterial blood pressure response in hypertensive subjects during low- and high--intensity resistance exercise. Clinics (São Paulo). 65(3):271-7.
27. Pott F, Van Lieshout JJ, Ide K, Madsen P, Secher NH. Middle cerebral artery blood velocity during intense static exercise is dominated by a Valsalva maneuver. J Appl Physiol. 2003;94(4):1.335-44.
28. Cornelissen VA, Smart NA. Exercise training for blood pressure: a systematic review and meta-analysis. J Am Heart Assoc. 2013;2(1):e004473.
29. Cardoso CG Jr., Gomides RS, Queiroz AC, et al. Acute and chronic effects of aerobic and resistance exercise on ambulatory blood pressure. Clinics (São Paulo). 65(3):317-25.
30. Seals DR, Reiling MJ. Effect of regular exercise on 24-hour arterial pressure in older hypertensive humans. Hypertension. 1991;18(5):583-92.
31. Cade R, Mars D, Wagemaker H, et al. Effect of aerobic exercise training on patients with systemic arterial hypertension. Am J Med. 1984;77(5):785-90.
32. Pescatello LS, Turner D, Rodriguez N, et al. Dietary calcium intake and renin angiotensin system polymorphisms alter the blood pressure response to aerobic exercise: a randomized control design. Nutr Metab (Lond). 2007;4:1.
33. Blumenthal JA, Siegel WC, Appelbaum M. Failure of exercise to reduce blood pressure in patients with mild hypertension. Results of a randomized controlled trial. JAMA. 1991;266(15):2.098-104.

34. Cononie CC, Graves JE, Pollock ML, Phillips MI, Sumners C, Hagberg JM. Effect of exercise training on blood pressure in 70- to 79-yr-old men and women. Med Sci Sports Exerc. 1991;23(4):505-11.
35. Van Hoof R, Macor F, Lijnen P et al. Effect of strength training on blood pressure measured in various conditions in sedentary men. Int J Sports Med. 1996;17(6):415-22.
36. Harris KA, Holly RG. Physiological response to circuit weight training in borderline hypertensive subjects. Med Sci Sports Exerc. 1987;19(3):246-52.
37. Matsudo SM, Matsudo VR, Araujo TL et al. The Agita São Paulo Program as a model for using physical activity to promote health. Rev Panam Salud Publica. 2003;14(4):265-272.
38. VI Diretrizes Brasileiras de Hipertensão. Arq Bras Cardiol. 2010;95(1 supl. 1):1-51.
39. Molmen-Hansen HE, Stolen T, Tjonna AE et al. Aerobic interval training reduces blood pressure and improves myocardial function in hypertensive patients. Eur J Prev Cardiol. 2012;19(2):151-60.
40. Rogers MW, Probst MM, Gruber JJ, Berger R, Boone JB Jr. Differential effects of exercise training intensity on blood pressure and cardiovascular responses to stress in borderline hypertensive humans. J hypertens. 1996;14(11):1.369-75.
41. Veras-Silva AS, Mattos KC, Gava NS, Brum PC, Negrao CE, Krieger EM. Low-intensity exercise training decreases cardiac output and hypertension in spontaneously hypertensive rats. Am J Physiol. 1997;273(6 Pt 2):H2.627-31.
42. Alves LL, Forjaz CL. Influência da intensidade e do volume do treinamento aeróbico na redução da pressão arterial de hipertensos. Rev Bras Cie Mov. 2007;15(3):115-22.

capítulo 13

Atividade física e obesidade

Prof. Dr. Roberto Fernandes da Costa
Prof[a]. Ms. Natalia Soares dos Santos
Prof. Dr. Mauro Fisberg

INTRODUÇÃO

A obesidade constitui, atualmente, um dos principais problemas de saúde pública do mundo, atingindo proporções epidêmicas tanto em países desenvolvidos quanto nos em desenvolvimento.[9] Tal fato deve ser visto com atenção pelos profissionais da área da saúde, pois são abundantes na literatura científica os estudos que demonstram a relação existente entre o excesso de gordura corporal e as doenças crônico não transmissíveis (DCNT).

Numerosos estudos prospectivos têm demonstrado que a obesidade causa complicações em vários sistemas orgânicos, sendo que adultos obesos apresentam maior risco de morbidade e mortalidade para doença arterial coronariana, dislipidemias, hipertensão, *diabetes mellitus*, apneia do sono, infertilidade, doença renal e alguns tipos de câncer.[63] Além disso, as comorbidades associadas à obesidade infantil são similares às das populações adultas, sendo observadas cada vez mais precocemente.[17,22,27]

Os dados de pesquisa coletados em vários países desenvolvidos vêm demonstrando aumento das prevalências de sobrepeso e obesidade em crianças, adolescentes e adultos, o que tem sido verificado, também, em estudos realizados em países em desenvolvimento. Assim, a obesidade deixou de ser um problema ligado somente à riqueza, evidenciando a transição epidemiológica e nutricional pela qual muitas populações vêm passando.[65]

A gênese da obesidade está relacionada a vários fatores: genéticos, fisiológicos, metabólicos e ambientais. Entretanto, o rápido aumento das taxas de obesidade nos últimos anos ocorreu em um tempo demasiadamente curto para poder ser associado a mudanças genéticas significativas nas populações. Assim, os fatores que melhor poderiam explicar tal crescimento seriam aqueles relacionados ao estilo de vida sedentário e aos hábitos alimentares inadequados.[66,68]

A quantidade de gordura corporal está relacionada ao equilíbrio energético ao longo do tempo, determinado pelo gasto energético e pela ingestão calórica. Quando há balanço energético positivo, ou seja, maior ingestão do que gasto calórico, perdurando por semanas ou meses, observa-se aumento na quantidade de gordura corporal total, enquanto o balanço energético negativo promove o efeito inverso.

O estilo de vida sedentário é, em grande parte, responsável pela redução do gasto energético que culmina em desequilíbrio entre o consumo e o gasto calórico dos indivíduos. Dessa maneira, o número de horas em frente à televisão, ao microcomputador ou aos videogames, bem como as atividades laborais mais leves e os avanços tecnológicos, em detrimento de um estilo de vida mais ativo, acabam contribuindo substancialmente para o acúmulo de gordura corporal.

Considerando-se a estreita relação entre o sedentarismo e o aumento de gordura corporal, percebe-se a necessidade da promoção de atividades e exercícios físicos, com o intuito de favorecer o gasto energético e auxiliar na perda e na manutenção da massa corporal adiposa. Entretanto, cabe ressaltar que a produção do balanço energético negativo é muito mais eficiente quando há associação de exercício físico com alterações dietéticas.[59]

ASPECTOS CONCEITUAIS

Define-se como sobrepeso os valores de massa corporal que se encontram entre a massa tida como normal e a obesidade, podendo ocorrer em virtude do excesso de gordura corporal ou de valores elevados de massa magra. Em estudos populacionais, normalmente associa-se o sobrepeso ao excesso de tecido adiposo, pois grandes quantidades de massa magra só são encontradas em atletas de algumas modalidades esportivas.[16]

A obesidade compreende apenas valores excessivos de gordura corporal, fortemente associados ao aumento dos fatores de risco para a saúde, bem como aos índices de morbidade e mortalidade, sendo considerada doença multifatorial.[59]

Essas definições mostram que o balanço energético positivo pode levar os indivíduos às duas condições, mas para se atingir a obesidade é necessário que isso ocorra de forma mais pronunciada e por um período mais longo de tempo. Assim, a redução no gasto energético diário, promovida por um estilo de vida sedentário, pode contribuir para o aumento da massa corporal gorda do indivíduo até uma condição de sobrepeso, mesmo não havendo alterações nos seus hábitos alimentares. Quando o sedentarismo é acompanhado de aumento da ingestão calórica, essa condição é atingida mais rapidamente e maiores são as chances de se evoluir para a obesidade.

Considerando que, em média, 1 kg de massa corporal é equivalente a aproximadamente 7.000 kcal, se um indivíduo reduz seu gasto calórico diário habitual com atividades físicas em 200 kcal, isso se traduzirá em um aumento de aproximadamente 10 kg na sua massa corporal total após um ano.

Segundo Bouchard,[9] é preciso considerar, também, que esse ganho seria progressivamente menor com o passar do tempo, pois a taxa metabólica em repouso e o custo energético para movimentar-se aumentam em decorrência do acréscimo de massa corporal. Assim, após algum tempo, o equilíbrio energético seria restaurado, porém em um nível novo de massa corporal, agora na faixa do sobrepeso.

Nos casos de sobrepeso e obesidade relacionados ao estilo de vida, ou seja, a maioria deles, a promoção de alterações no balanço energético auxilia substancialmente na redução e manutenção da massa corporal. Segundo McArdle et al.,[55] essas alterações podem ser realizadas de três formas:

1. Redução da ingestão calórica diária com manutenção do gasto energético.
2. Aumento do gasto energético diário com manutenção da ingestão calórica.
3. Redução da ingestão calórica combinada ao aumento do gasto energético.

Das três formas, a última demonstra ser a mais eficiente para a redução da gordura corporal excessiva em médio e longo prazo.

CLASSIFICAÇÃO

Avaliação da obesidade

Como já foi dito, a obesidade está relacionada à quantidade excessiva de gordura corporal, assim, a forma mais adequada de avaliar e classificar os indivíduos para o diagnóstico da obesidade é com a utilização de técnicas de avaliação da composição corporal que permitam estimar as quantidades relativa e absoluta do tecido adiposo.

As técnicas mais empregadas para a estimativa da gordura corporal, na prática clínica ou em situações de campo, são aquelas conhecidas como duplamente indiretas e incluem, principalmente, a antropometria e a bioimpedanciometria.

Antropometria

A antropometria utiliza medidas corporais para a estimativa de um ou mais componentes estruturais do corpo humano (massa gorda, massa muscular, massa óssea e massa residual). Massa, estatura, perímetros corporais, diâmetros ósseos e espessura de dobras cutâneas são as medidas mais utilizadas individualmente ou combinadas, em seu valor absoluto ou em equações preditivas de um ou mais componentes corporais, para a estimativa da composição corporal.[20]

A medida antropométrica de maior relação com a quantidade de gordura corporal é a espessura de dobras cutâneas, entretanto nem sempre é possível obtê-la em indivíduos obesos, pois, muitas vezes, nesses sujeitos a medida ultrapassa a amplitude de abertura das hastes do adipômetro. Além disso, não são relatadas na literatura equações para a estimativa da porcentagem de gordura de obesos a partir da medida de dobras cutâneas.[16]

Na avaliação de sujeitos eutróficos até obesos moderados, a espessura de dobras cutâneas pode ser utilizada sem o intuito de estimar a porcentagem de gordura, mas com o objetivo de acompanhamento dos resultados decorrentes de programas de emagrecimento. Isso pode ser feito por meio de observações longitudinais do valor absoluto de algumas dobras cutâneas individualmente ou de somatórios de grupos de dobras.

A partir de estudo realizado por Costa,[18] é possível também a interpretação dos valores absolutos das dobras cutâneas e de seus somatórios, por meio de tabelas de percentil para adultos, utilizando-se como pontos de corte o percentil 75 para sobrepeso e o percentil 90 para obesidade. O somatório sugerido pelo autor para essa avaliação é o de cinco dobras cutâneas (tríceps, subescapular, suprailíaca, abdominal e coxa média), e os valores de percentil (P) estão apresentados nas Tabelas 1 e 2, para homens e mulheres, respectivamente.

Tendo em vista as dificuldades de medidas de dobras cutâneas em grandes obesos, Weltman et al.,[74,75] produziram equações de estimava da gordura corporal com base nas medidas de perímetro abdominal, massa e estatura, porém não há evidências de validade dessas equações em grupos de obesos de populações diferentes daquelas estudadas pelos autores para a proposição das equações.

Tabela 1 Distribuições de percentis para somatórios de cinco dobras cutâneas (mm), para homens de 20 a 69 anos de idade

Idade	P5	P10	P25	P50	P75	P90	P95
20 a 29	38,75	39,60	53,50	81,65	115,35	152,50	172,53
30 a 39	46,20	52,64	78,20	108,10	129,15	147,64	204,72
40 a 49	68,91	80,80	99,30	122,10	135,20	171,16	188,36
50 a 59	71,10	74,06	86,30	114,60	146,95	169,12	177,80
60 a 69	59,96	68,50	83,75	97,80	113,80	128,45	156,90

Tabela 2 Distribuições de percentis para somatórios de cinco dobras cutâneas (mm), para mulheres de 20 a 69 anos de idade

Idade	P5	P10	P25	P50	P75	P90	P95
20 a 29	69,68	80,44	92,00	107,60	132,00	154,50	178,60
30 a 39	69,85	81,85	99,23	120,60	140,88	164,80	176,40
40 a 49	72,70	90,10	111,45	134,10	163,15	185,10	195,95
50 a 59	89,80	100,22	118,65	140,00	162,45	178,36	188,02
60 a 69	90,70	99,38	114,43	134,30	153,95	184,59	203,72

Uma utilidade viável para as medidas de perímetros corporais diz respeito à análise da distribuição da gordura corporal, sobretudo em função dos riscos à saúde decorrentes de maior acúmulo de tecido adiposo na região abdominal.[78]

O risco para doenças crônicas não transmissíveis tem sido estimado a partir da medida do perímetro da cintura ou do perímetro abdominal, normalmente determinados no mesmo local: ponto médio entre o último arco costal e a borda superior da crista ilíaca.[78] Quando são observados valores superiores a 94 cm em homens e 80 cm em mulheres, pode-se dizer que há risco moderado para doenças crônicas; e quando os perímetros são superiores a 102 cm e 88 cm, para homens e mulheres, respectivamente, estima-se que há risco elevado.

A principal limitação encontrada é que esses valores de corte não levam em consideração a estatura, assim, pessoas mais altas proporcionalmente apresentariam maior perímetro abdominal, sem que isso indicasse, necessariamente, maior risco à saúde.

Com o intuito de melhorar a utilidade do perímetro abdominal na estimativa do risco para doenças crônicas não transmissíveis, Parick et al.[42] propuseram o Índice de Obesidade Central (IOC), também conhecido como "razão cintura/estatura", obtido dividindo-se o perímetro abdominal pela estatura (ambos em cm).

Recente estudo de metanálise, realizado por Ashwell et al.,[2] analisou 693 artigos, envolvendo mais de 300 mil sujeitos. Após aplicados os critérios de exclusão, os autores chegaram a 33 estudos que propunham valores de corte da razão cintura/estatura para a estimativa de risco cardiometabólico, identificando que tanto para homens, quanto para mulheres, o valor 0,5 indica maior risco à saúde. Isso significa que quando o perímetro abdominal é maior do que metade do valor da estatura, maiores serão os riscos para as doenças crônicas não transmissíveis. Os autores verificaram, ainda, que esse índice possui melhor valor preditivo do que o perímetro abdominal isolado e o índice de massa corporal.

Mais recentemente, Krakauer e Krakauer[49] criaram o ABSI – *A Body Shape Index* – que é baseado no ajuste do perímetro da cintura pela estatura e pela massa corporal, mostrando elevada associação com o risco de mortalidade.

Os autores utilizaram dados de 14.105 sujeitos com idade igual ou maior que 18 anos, provenientes do National Health and Nutrition Examination

Survey (NHANES), com seguimento da mortalidade em cinco anos (1999-2004), com registro de 828 mortes. A taxa de mortalidade ajustada por fatores de risco conhecidos, como tabagismo, diabetes, hipertensão e colesterol sérico, mostrou melhor correlação do ABSI com o IMC ou o perímetro abdominal. Outra vantagem é que, de forma isolada, esse índice apresenta baixa correlação com a estatura, a massa corporal ou o IMC.

Seu cálculo é realizado por meio da expressão matemática:

$$ABSI = \frac{\text{perímetro abdominal}}{IMC^{2/3} \times \text{estatura}^{1/2}}$$

Desde sua publicação, em 2012, vários estudos foram realizados utilizando este índice para verificar sua relação com diferentes condições de saúde ou fatores de risco, como mortalidade em pacientes em hemodiálise,[1] pressão arterial de repouso em adolescentes,[29] hipertensão arterial,[13-15,36,46] diabetes tipo 2,[12,43-45] síndrome metabólica,[6,41] alguns tipos de câncer,[30,42,48] entre outras afecções.

Além disso, alguns estudos têm se proposto a comparar diferentes índices corporais no que se refere a sua relação com o estado nutricional, com a distribuição da gordura corporal e com a composição corporal, a fim de verificar aquele que melhor se associa com diferentes causas de mortalidade.[7,10,23]

Dhana et al.[24] destacam a importância da validação de métodos não laboratoriais que permitam identificar clinicamente o risco para doenças cardiovasculares sem a necessidade de coleta de sangue ou de meios diagnósticos mais custosos e de mais difícil acesso. Assim, a utilização de índices antropométricos pode representar uma alternativa viável para a identificação do risco para as DCNT, desde que seja demonstrada sua validade para predição dos fatores que levam a tais doenças.

Embora a maioria dos estudos aponte para a associação entre o ABSI e as diversas condições de risco à saúde, até o momento não encontramos estudos que tenham verificado o poder preditivo deste índice para alterações nos níveis séricos de variáveis bioquímicas como colesterol total, triglicérides e glicemia de jejum; ou que tenham proposto pontos de corte para o ABSI a fim de predizer o risco para DCNT.

As medidas de massa e estatura também merecem destaque na avaliação do estado nutricional, pois, mesmo não sendo capazes de identificar as quantidades dos componentes corporais, são utilizadas em índices que apresentam

Tabela 3 Valores de corte para o IMC de sujeitos adultos

Classe de obesidade		IMC (kg/m²)
Baixo peso		< 18,5
Eutrófico		18,5 a 24,9
Sobrepeso		25,0 a 29,9
Obesidade	I	30,0 a 34,9
	II	35,0 a 39,9
Obesidade mórbida	III	≥ 40,0

Adaptada de World Health Organization.[78]

elevada relação com a quantidade de gordura corporal, sobretudo em nível populacional.

O índice mais utilizado, nesse sentido, é o índice de massa corporal (IMC) – obtido pela divisão da massa (em kg) pela estatura (em metros) ao quadrado –, dada a facilidade de obtenção das medidas e o baixo custo operacional. A Organização Mundial da Saúde sugere os valores apresentados na Tabela 3 para a classificação do estado nutricional pelo IMC.

Em estudos populacionais para determinação de prevalências de sobrepeso e de obesidade, o IMC mostra-se um bom parâmetro de avaliação, pois para a maioria dos indivíduos que apresentam valores elevados deste índice, isso ocorre em virtude do excesso de tecido adiposo. Quanto à avaliação clínica individual, o IMC também tem sido amplamente utilizado, porém deve ser visto com mais cuidado, pois pequenas alterações na quantidade de massa magra podem gerar erros de interpretação.

Para a avaliação de crianças e adolescentes, a utilização do IMC com valores de corte específicos para idade e sexo mostra-se uma ferramenta interessante no diagnóstico do sobrepeso e da obesidade.[28] Nesse sentido, o National Center for Chronic Disease Prevention and Health Promotion (CDC) disponibiliza em seu endereço eletrônico na internet (http://www.cdc.gov/growthcharts) gráficos e tabelas de percentil para o IMC por idade e sexo, sendo considerados em sobrepeso as crianças e os adolescentes no percentil 85 ou acima dele, para sua idade e sexo; e obesos aqueles que estiverem no percentil 95 ou acima dele.[16] Nos últimos anos, o CDC tem modificado apenas a nomenclatura do excesso de peso, chamando de "risco de sobrepeso" o

IMC entre o percentil 85 e 95, e de "sobrepeso", o IMC superior ao percentil 95. No entanto, essa mudança de nomes decorre apenas de aspectos políticos, visando a impedir que crianças e adolescentes sejam estigmatizados como obesos, e não por características clínicas, como seria o esperado. Tal fato pode, ainda, causar confusão na interpretação dos resultados ou na comparação com a avaliação realizada por outros critérios.

Mais recentemente, a Organização Mundial da Saúde[26] criou curvas de percentis para a estimativa do estado nutricional de crianças e adolescentes de 5 a 19 anos de idade, considerando como pontos de corte o percentil 85 para sobrepeso e o percentil 97 para obesidade. Cabe ressaltar que estas são as curvas adotadas pelo Ministério da Saúde do Brasil e que podem ser obtidas no endereço eletrônico: http://www.who.int/growthref/who2007_bmi_for_age/en/index.html.

Bioimpedanciometria

Outra técnica que tem sido muito utilizada para a avaliação da composição corporal é a bioimpedanciometria. Nela, por meio de um sistema bipolar ou tetrapolar, submete-se o corpo do avaliado à passagem de uma corrente elétrica de baixa amperagem, mono ou mutifrequencial, para a identificação da resistência corporal oferecida à passagem dessa corrente. Considerando-se que maior quantidade de água corporal encontra-se na massa magra, quanto maior a resistência do corpo à passagem da corrente elétrica, maior a quantidade de gordura existente.

Para Lukaski et al.,[53] na realização da análise da composição corporal pela bioimpedanciometria, o avaliado tem participação decisiva, devendo obedecer a uma série de procedimentos prévios ao teste, sem os quais o resultado poderá ser comprometido:

1. Não utilizar medicamentos diuréticos por sete dias.
2. Manter-se em jejum absoluto por quatro horas.
3. Não ingerir bebidas alcoólicas por 48 horas.
4. Não realizar atividades físicas extenuantes por 24 horas.
5. Urinar pelo menos trinta minutos antes do teste.
6. Permanecer pelo menos 5 a 10 minutos deitado em decúbito dorsal, em repouso total.

Uma vantagem na utilização da bioimpedanciometria para a avaliação da composição corporal de obesos é que há equações preditivas criadas e validadas com base em sujeitos nessa condição. Embora, muitas vezes, essas equações não estejam disponíveis em algumas das marcas de aparelhos existentes no mercado, se o avaliador as conhece poderá realizar os cálculos de gordura corporal a partir do valor da resistência em ohms, obtida pelo aparelho.

Gray et al.[39] propuseram uma equação para homens obesos de 19 a 70 anos de idade e outra para mulheres obesas de 22 a 74 anos de idade, para a estimativa da massa corporal livre de gordura (MLG), a partir de medidas de estatura (cm), resistência (ohms) e massa corporal (kg). Para a obtenção da porcentagem de gordura (%G), basta subtrair a MLG da massa corporal total (MCT), depois multiplicar o resultado por 100 e então dividir pela MCT (Quadro 1).

Para a classificação dos sujeitos pela porcentagem de gordura, independentemente da técnica utilizada, Lohman et al.[52] propuseram valores de corte para indicar a quantidade de tecido adiposo relacionada com a saúde, considerando que maiores riscos são encontrados nos limites superiores de gordura corporal (Tabela 4).

Prevalência de sobrepeso e obesidade

Uma justificativa para providências urgentes quanto a medidas e programas preventivos e terapêuticos para a obesidade é a grande quantidade de estudos que vêm demonstrando elevadas prevalências de sobrepeso e obesidade em todo o mundo, bem como a tendência de aumento que essas prevalências apresentaram nos últimos trinta anos.

Quadro 1 Equações de predição de MLG e %G, por bioimpedanciometria, para homens e mulheres obesos[39]

Homens obesos (19 a 70 anos de idade)	Mulheres obesas (22 a 74 anos de idade)
MLG = 0,00139 (estatura^2) - 0,0801 (resistência) + 0,187 (massa corporal) + 39,83	MLG = 0,0051 (estatura^2) - 0,0344 (resistência) + 0,14 (massa corporal) - 0,158 (idade) + 20,387

%G = [(MCT - MLG) x 100]/MCT

Tabela 4 Valores de corte para porcentagem de gordura relacionada à saúde de homens e mulheres

Gênero	Não recomendados	Inferior	Central	Superior	Obesidade
Homens					
Adultos jovens	< 8	8	13	22	> 22
Meia-idade	< 10	10	18	25	> 25
Idosos	< 10	10	16	23	> 23
Mulheres					
Adultos jovens	< 20	20	28	35	> 35
Meia-idade	< 25	25	32	38	> 38
Idosos	< 25	25	30	35	> 35

Levantamentos realizados nos Estados Unidos, desde a década de 1960, confirmam a tendência de aumento dessas prevalências naquele país, que apresentou no National Health Examination Survey (NHES I) prevalência de excesso de gordura corporal (sobrepeso + obesidade) de 43,3%, e no NHANES (2009-2010), de 68,8%. A Tabela 5 mostra os dados detalhados desses levantamentos.

Estudo recente publicado pelo Global Burden of Desease (GBD) 2015 Obesity Collaborators,[69] que analisou dados de 68,5 milhões de pessoas, em 195 países, para verificar a tendência das prevalências de sobrepeso e obesidade entre crianças e adultos, entre os anos de 1980 e 2015, verificou um total de 107,7 milhões de crianças e 603,7 milhões de adultos obesos. Os autores destacam que embora a prevalência seja maior nos adultos, a taxa de aumento da prevalência tem sido maior nas crianças. Além disso, a proporção de casos dobrou em mais de 70 países e continua aumentando em todos os países estudados.

Tendência semelhante vem sendo observada em países da América Latina. Segundo pesquisa da Organização Pan-Americana da Saúde (OPAS),[62] a população adulta do Peru apresentava prevalência de obesidade de 13%, em

Tabela 5 Tendência das prevalências (%) de sobrepeso e obesidade na população americana de 20 a 74 anos de idade

	NHES I 1960-62	NHANES I 1971-74	NHANES II 1976-80	NHANES III 1988-94	NHANES IV 1999-2000	NHANES 2009-2010
Sobrepeso	30,5	32,0	31,6	32,6	33,5	33,1
Obesidade	12,8	14,1	14,4	22,3	31,0	35,7
Total	43,3	46,1	46,0	54,9	64,5	68,8

Fonte: NIH,[59] Flegal et al.[33] e Flegal et al.[34]

1992, e de 20%, em 2000; no Chile, os valores subiram de 14%, em 1989, para 24%, em 1997. Além disso, dados coletados na Argentina, na Colômbia, no México, no Paraguai e no Uruguai apontam que mais de 15% dos habitantes desses países são obesos.

No Brasil, alguns estudos de abrangência regional ou municipal vêm mostrando elevadas proporções de sujeitos obesos. Porém, dados nacionais com base em medidas *in loco* são escassos, sendo que o levantamento mais recente em nível nacional foi o da Pesquisa Nacional de Saúde e Nutrição (PNSN), realizado no final da década de 1980 pelo Instituto Nacional de Alimentação e Nutrição (INAN). A pesquisa apontava para uma prevalência de obesidade na população da ordem de 6% entre os homens e 13% entre as mulheres.

Dados mais recentes têm sido obtidos pelo Sistema de Monitoramento de Fatores de Risco e Proteção para Doenças Crônicas Não Transmissíveis por meio de Inquérito Telefônico (Vigitel).

Este levantamento que tem como objetivo medir a prevalência de fatores de risco e proteção para doenças não transmissíveis na população brasileira acima de 18 anos de idade, residente em domicílios com telefone fixo nas capitais dos 26 estados brasileiros e Distrito Federal, é realizado anualmente desde 2006 e os dados mais recentes são de 2016. Segundo estes levantamentos, a prevalência de excesso de peso aumentou 26,3% em 10 anos, de 46,6% em 2006 para 53,8% em 2016 (Figura 1). Já a prevalência de obesidade cresceu 60%, passando de 11,8% em 2006 para 18,9% em 2016 (Figura 2).

Outros estudos regionais realizados no Brasil há mais tempo já haviam demonstrado elevadas prevalências de excesso de peso na população. Gigante et al.[37] verificaram prevalência de obesidade de 15% em homens e 25% em mulheres, de 20 a 69 anos de idade, na cidade de Pelotas, no Rio Grande do Sul. Monteiro et al.[56] apontaram a prevalência de 6,9% em homens e 12,5% em mulheres, de 20 anos de idade ou mais, das regiões Sudeste e Nordeste do país. Costa[19] encontrou 20,1% de obesos entre os homens e 20,5% entre as mulheres, de 20 a 69 anos de idade, da cidade de Santos, SP.

Quando observamos estudos realizados com crianças e adolescentes, verificamos que as prevalências já se apresentam elevadas nas faixas etárias mais precoces, e a tendência de aumento ao longo dos anos é semelhante à encontrada nos adultos (Tabela 6).

Estudo realizado em Santos, por Costa et al.,[18] em 2003, identificou 15,7% de prevalência de sobrepeso e 18,0% de obesidade em 10.822 escolares das

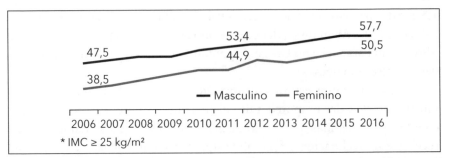

Figura 1 Evolução da frequência de excesso de peso, VIGITEL 2006 a 2016.

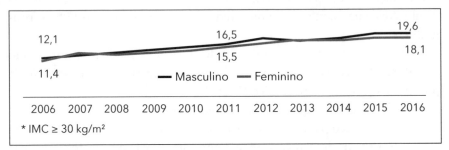

Figura 2 Evolução da frequência de obesidade, VIGITEL 2006 a 2016.

redes pública e privada, de 7 a 10 anos de idade. Quando os escolares foram divididos por sexo e rede escolar, as meninas da rede pública apresentaram 14,8 e 14,3% de prevalências de sobrepeso e obesidade, respectivamente. Já para os meninos, 13,7 e 16,9%, na mesma rede de ensino. Em relação às escolas particulares, as meninas apresentaram 22,2% de prevalência de sobrepeso, e 20,3% de obesidade; enquanto os meninos, 17,6 e 29,8%, para sobrepeso e obesidade, respectivamente.

CAUSAS

Muito se discute a respeito das causas da obesidade, sendo possível afirmar que é uma doença mutifatorial que não apresenta apenas uma causa, mas um conjunto de fatores que levam a essa condição. São citadas, na literatura científica, várias possíveis causas, divididas entre as de origem endógena e as de origem exógena.

Segundo Guerra et al.,[40] os casos de obesidade endógena podem apresentar causas hereditárias, psicogênicas, medicamentosas, neurológicas e endó-

Tabela 6 Tendência da prevalência de obesidade em crianças e adolescentes de diferentes países

Estudo	País	Período	Faixa etária (em anos)	Resultado
NCHS[59]	Estados Unidos	1971-74 a 2010	6-11	4 para 18%
NCHS[59]	Estados Unidos	1971-74 a 2010	12-19	6 para 18,4%
Wang et al.[73]	Brasil	1974 a 1997	6-9	3,9 para 17,4%
Wang et al.[73]	Brasil	1974 a 1997	10-18	3,7 para 12,6%
Filozof et al.[32]	Chile	1985 a 1995	0-6	4,6 para 7,2%
Wang et al.[73]	China	1991 a 1997	6-9	10,5 para 11,3%
Wang et al.[73]	China	1991 a 1997	10-18	4,5 para 6,2%
de Onis & Blossner[25]	Costa Rica	1982 a 1996	1-7	2,3 para 6,2%
de Onis & Blossner[25]	Egito	1978 a 1995-96	0-5	2,2 para 8,6%

crinas, o que representa menos de 5% do total de casos da doença. Já a obesidade de origem exógena chega a representar 95% ou mais de todos os casos e ocorre, sobretudo, por causa de hábitos alimentares inadequados e do sedentarismo.

Entre os fatores endógenos, a herança genética merece destaque, pois estudos com pares de gêmeos e com sujeitos adotados coincidem na conclusão de que a hereditariedade da obesidade corresponde a cerca de 33% dos casos.[8] Entretanto, cabe ressaltar que não necessariamente o sujeito com predisposição genética à obesidade a apresentará, pois a influência ambiental é fundamental para que isso ocorra. O modelo proposto por Stunkard[68] exemplifica essa relação entre aspectos genéticos e ambientais.

Na Figura 3, o autor mostra que apenas as pessoas com predisposição genética à obesidade que estão expostas a condições ambientais adversas é que apresentarão a obesidade.

Quando o pai e a mãe são obesos, há cerca de 80% de chance de seus filhos também o serem. Se apenas um deles for obeso, ou o pai ou a mãe, essa chance é reduzida a algo em torno de 50%. E se não houver obesidade entre os pais, provavelmente não haverá mais que 10% de probabilidade de os filhos serem obesos. Entretanto, quando a mãe é obesa, maiores as chances de os filhos também o serem, provavelmente pela maior exposição dos filhos aos hábitos maternos. O que leva à conclusão de que crianças obesas filhas de pais obesos sofrem desse problema principalmente pela aquisição de hábitos inadequados nos aspectos alimentares e de atividade física.

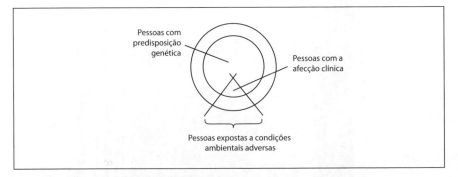

Figura 3 Efeito combinado da predisposição genética à obesidade e da exposição a condições ambientais adversas nos resultados clínicos. Adaptada de Stunkard.[68]

Mudanças no estilo de vida, como aumento de alimentação industrializada, excesso de açúcar e alimentos ricos em gordura, além da redução no consumo de frutas e verduras, combinadas com pouca atividade física, caracterizada pelo aumento do tempo de TV, computador e videogame, contribuem para a continuidade do aumento na prevalência de sobrepeso e obesidade entre crianças e adolescentes.[56,58]

O tempo em frente à televisão tem sido a medida mais comum de comportamento sedentário e a composição corporal acaba sendo a variável mais afetada.[72]

Revisão sistemática publicada por Tremblay et al.[70] mostrou que assistir a TV por mais de duas horas por dia está associado com uma composição corporal não favorável. Decréscimo no nível de aptidão física, baixa autoestima, alteração do comportamento social e diminuição de conquistas acadêmicas também estariam relacionadas ao tempo de tela. As evidências sugerem que assistir a TV diariamente por duas horas está associado com redução da saúde física e psicológica, e que diminuir o sedentarismo pode levar também à diminuição do IMC.

IMPLICAÇÕES NO PROGRAMA DE ATIVIDADES FÍSICAS

As consequências relacionadas com a obesidade têm estimulado profissionais da área de saúde a estudarem o impacto de vários tipos de programas de tratamento, sendo que numerosos estudos analisaram o papel do exercício físico na redução e no controle da gordura corporal, bem como de suas comorbidades.[51,63] Toda ação que estimule a contração muscular causando aumento do gasto energético além dos valores de repouso denomina-se atividade física, sendo que o exercício físico é considerado um tipo de atividade física planejada, cujo objetivo é a melhora ou manutenção de um ou mais componentes da aptidão física relacionada à saúde.[9]

Tanto na atividade quanto no exercício físico ocorre o aumento do gasto energético, sendo que a quantidade de calorias despendida depende da duração e da intensidade da atividade, podendo o gasto calórico elevado manter-se por minutos ou horas após a prática do exercício.[55] Um questionamento frequente quanto à eficácia do exercício físico para a redução da gordura corporal refere-se ao tipo de exercício mais adequado para a obtenção de melhores resultados, bem como à sua frequência e intensidade.

Segundo o Colégio Americano de Medicina do Esporte (ACSM), os exercícios mais recomendados para o emagrecimento seriam os aeróbios moderados de 60 a 79% do VO_2máx. É importante ressaltar que o ideal é que esta prática seja de 3 a 5 vezes por semana, em sessões de 50 a 60 minutos. Além disso, a associação de exercícios de resistência também pode otimizar os resultados do programa.[77]

Nesse sentido, Banz et al.[5] compararam os efeitos obtidos por um programa de exercícios de resistência e um de exercícios aeróbios, em relação à redução de fatores de risco para doença arterial coronariana. Após dez semanas de treinamento, ambos os grupos apresentaram redução significativa na razão cintura/quadril (RCQ), sendo que o grupo do treinamento de resistência também reduziu significativamente a gordura corporal total. Outros fatores de risco, como pressão arterial e LDL-colesterol, não apresentaram diferença em nenhum dos grupos, entretanto o grupo do treinamento aeróbio apresentou aumento significativo do HDL-colesterol.

Da mesma maneira, Lafortuna et al.[50] realizaram estudo para comparar os efeitos de dois tipos de treinamento físico, um aeróbio e outro de força, nas alterações da performance em dois grupos de adultos obesos. Eles receberam dieta hipocalórica (1.200 a 1.500 kcal/dia), educação nutricional e acompanhamento psicológico por um período de três semanas. No primeiro grupo, foram utilizados exercícios aeróbios com baixo volume e intensidade moderada, e no segundo grupo, exercícios de alto volume e baixa intensidade. Os dois grupos apresentaram redução significativa da massa corporal (aeróbio: -4,27%; força: -4,17%). Porém, o grupo do exercício aeróbio aumentou de forma significativa a sua capacidade motora global, o que não foi observado no outro grupo.

Os autores concluíram que, embora não tenha havido diferença significativa entre os diferentes tipos de exercício quanto à redução da massa corporal, o protocolo de exercícios aeróbios ofereceu melhores resultados gerais em termos de *performance* muscular e aptidão física, com uma maior possibilidade de motivar os sujeitos para a continuidade na prática de exercícios.

Dâmaso et al.[21] relataram que o exercício físico moderado, realizado duas vezes por semana, associado à reeducação alimentar, foi eficiente para o aumento da taxa metabólica de repouso e a diminuição da massa gorda, tanto em mulheres obesas na pré-menopausa quanto em adolescentes.

Estudos epidemiológicos mostram que maior redução do risco para doença arterial coronariana é obtida com maior gasto energético, quando são comparados os indivíduos moderadamente ativos com os sedentários.[4,74] Assim, segundo Blair et al.,[8] o maior benefício para a saúde pública seria poder transformar a população amplamente sedentária em moderadamente ativa. Seguramente, tal feito levaria à redução nos índices de sobrepeso e obesidade das populações, bem como de outros fatores de risco associados ao excesso de gordura corporal.

O sedentarismo tem demonstrado ser um dos principais fatores de risco para o crescimento da prevalência da obesidade e suas comorbidades na faixa etária pediátrica.

O aumento exponencial da prevalência da obesidade e das comorbidades a ela associadas têm estimulado o crescente número de estudos acerca do tratamento e da prevenção dessa doença, principalmente no que tange a um público que, há poucas décadas, não se imaginava poder apresentar comorbidades associadas à obesidade tão cedo – as crianças e os adolescentes.

A obesidade na infância e adolescência é uma doença de difícil e complexo tratamento, pois apresenta causas genéticas, fisiológicas, comportamentais, ambientais e psicológicas.[67] Entre as causas comportamentais e ambientais, a falta de atividade física e o sedentarismo parecem ser as mais importantes. O fato de, nessa faixa etária, o controle sobre os hábitos alimentares ainda depender muito dos pais, também torna o tratamento complexo, pois para haver sucesso, a família também deve estar inserida em todo o processo.

Estudo de coorte realizado na Dinamarca demonstrou que crianças com peso mais elevado apresentaram maior risco de permanecerem com excesso de peso na vida adulta, com maiores riscos de desenvolverem doenças cardiovasculares, hipertensão arterial, dislipidemias, aterosclerose, *diabetes mellitus* tipo 2, disfunção hepática e outras comorbidades.[61] Por isso, é fundamental atuar em prevenção e tratamento o mais precocemente possível.

E como a doença é multifatorial, seu tratamento também não poderia deixar de sê-lo. A presença de profissionais de educação física, nutricionistas, médicos e psicólogos, de uma forma geral, é muito importante para a eficácia do tratamento em qualquer faixa etária.

Segundo metanálise sobre os efeitos de diferentes programas de tratamento sobre o índice de massa corporal em escolares,[35] as intervenções isoladas não mostraram mudanças significativas de resultados de IMC, demonstrando que nessa faixa etária em períodos pequenos não se consegue muita mudança de massa corporal, o que, segundo o autor, poderia ser explicado pelo tempo restrito dos estudos incluídos na metanálise, todos com duração inferior a três meses. Mas resultados positivos sobre redução de IMC foram encontrados quando as intervenções incluíram atividade física em conjunto com educação nutricional, o que leva a crer que mudança no estilo de vida seja fundamental para o sucesso no tratamento da obesidade.

Encontro realizado no National Institute of Health dos Estados Unidos,[47] acerca do sobrepeso em crianças e adolescentes, concluiu que as intervenções abordam uma fração muito pequena das forças que geram a obesidade. Aspectos importantes, como o papel da indústria de alimentos, das cadeias de *fast food*, das propagandas de TV, dos filmes e jogos e da própria programação da TV, que mantêm as crianças cada vez mais sedentárias e submetidas a um hiperconsumo calórico, não têm sido, e dificilmente serão abordados, nos desenhos de estudos tradicionais. Ainda segundo esta instituição, a família é considerada como o principal gerador de alimentação adequada e quem deve combinar mudanças ambientais e comportamentais.

Resultados de outra metanálise[79] mostraram que as intervenções com um componente de conduta familiar produziram efeitos maiores do que os grupos alternativos de tratamento, demonstrando que a inclusão da família no tratamento deve ser estimulada, bem como ações preventivas com enfoque familiar.

Estudo realizado nos Estados Unidos,[31] por 24 meses, com crianças obesas de 8 a 12 anos de idade, orientou famílias quanto à alimentação e redução de comportamentos sedentários ou aumento da atividade física. Nesse estudo, um grupo foi orientado para redução do tempo alocado para TV, computador e videogame ou telefone; e outro foi estimulado à prática de atividades físicas. Nas noventa crianças obesas e suas famílias participantes, houve diminuição de condutas sedentárias ou aumento da atividade física, com ambas as intervenções associadas demonstrando diminuição significativa na porcentagem de sobrepeso e de gordura corporal, além de melhora da aptidão física.

Metanálise que envolveu trinta estudos mostrou que as melhores alterações na composição corporal em crianças e adolescentes obesos acontecem com o treino misto, aeróbico mais força, e quando se realizam exercícios de longa duração e baixa intensidade.[51]

Com o objetivo de verificar se um programa de exercícios aeróbios seria capaz de causar impacto positivo sobre o tecido adiposo visceral e sobre a porcentagem de gordura corporal, Owens et al.[63] compararam os resultados de um grupo de crianças obesas submetidas a um programa de quatro meses de exercícios, cinco vezes por semana e quarenta minutos por sessão, com média de 157 batimentos cardíacos por minuto.

Além disso, um grupo-controle também foi avaliado. Em comparação com este, o grupo que praticou os exercícios físicos mostrou redução significativa na porcentagem de gordura corporal e no tecido adiposo subcutâneo abdominal, bem como menor acúmulo de tecido adiposo visceral.

Ensaio clínico randomizado[38] que manipulou o sedentarismo e a atividade física foi realizado com trinta crianças de 8 a 12 anos de idade, com sobrepeso ou obesidade. As crianças do grupo experimental recebiam fichas para assistir TV segundo o tempo gasto com a atividade física. Cada ficha oferecia um acesso de trinta minutos à TV, que desligava automaticamente se nenhuma ficha fosse colocada adicionalmente. O tempo destinado à TV poderia ser usado a qualquer hora e o tempo que não era gasto poderia ser acumulado e adicionado ao tempo ganho nas semanas subsequentes. As crianças do grupo controle tinham livre acesso à TV independentemente do grau de atividade física realizado. No grupo experimental, houve redução significativa nos minutos diários gastos assistindo à TV, e a redução do comportamento sedentário foi diretamente associada à redução do IMC, consumo de gorduras e lanches ao assistir à TV.

Quanto a qual tipo de exercício seria o mais adequado para diminuição da obesidade, ainda há muita controvérsia entre os estudos publicados.

Estudo realizado na região metropolitana de Recife, com amostra de 78 crianças divididas em dois grupos, intervenção e controle, cujo objetivo foi verificar a eficácia do exercício físico isolado, com duração de cinquenta minutos, três vezes por semana, em atividades recreativas com gasto energético de intensidade moderada (jogar bola, correr, pular, dançar), sem abordagem nutricional ou comportamental, verificou declínio significativo do IMC no grupo de intervenção (p = 0,049), após os seis meses de seguimento.[2]

Martelo[53] realizou estudo com 82 adolescentes, de ambos os sexos, entre 10 e 17 anos de idade, com IMC acima do percentil 85. Eles foram distribuídos em três grupos, de acordo com tipo de intervenção: aeróbico + anaeróbico + dieta, aeróbico + dieta e somente dieta. Foi realizado um programa semanal de educação nutricional coletiva para os adolescentes; orientação nutricional individual quinzenal e exercício supervisionado três vezes por semana. Após período de doze semanas de intervenção, o grupo aeróbico + anaeróbico + dieta apresentou redução significante do IMC, da dobra cutânea subescapular, da porcentagem de gordura corporal e aumento significante da massa magra. Em relação aos parâmetros bioquímicos, apenas o aeróbico + dieta apresentou redução importante de glicemia, muito embora em todos os grupos de intervenção tenha havido aumento no número de adolescentes com concentração normal de colesterol e triglicérides após o programa. Segundo o autor, talvez um período superior a doze semanas fosse necessário para potencializar os resultados encontrados.

Balas et al.[4] avaliaram o efeito de dois programas de exercícios sobre os marcadores de risco cardiovasculares em 319 crianças. Cada rotina incluiu diferentes tipos de atividades: ginástica, dança e exercícios aeróbicos. As duas rotinas incluíam aquecimento, parte principal e alongamento, mas o que as diferenciava era a parte principal. A rotina A era realizada em vinte minutos, com dez minutos de parte principal com exercícios de baixa intensidade, que envolviam marcha, caminhadas para frente e para trás, elevação de joelhos e braços alternadamente e movimentos leves de dança. A rotina B era realizada em quarenta minutos, com trinta minutos de parte principal, com exercícios de maior dificuldade, envolvendo maior coordenação, esforço e intensidade. Foram realizadas, no início e no final da intervenção, medidas antropométricas (massa, estatura e perímetro abdominal), pressão arterial e marcadores bioquímicos (glicemia em jejum, colesterol total e frações e triglicerídeos). A porcentagem de gordura corporal foi obtida por meio de avaliação com bioimpedância. Após 12 semanas, realizando as rotinas de segunda a sexta-feira, após horário escolar, o grupo A teve efeito sobre a pressão arterial diastólica, enquanto o grupo B teve efeito sobre IMC, percentual de gordura corporal, pressão arterial e triglicerídeos. Mas apesar do grupo B ter tido maiores resultados sobre a pressão arterial, as prevalências de obesidade, hipertensão arterial e hipertrigliceridemia diminuíram em ambos os grupos.

Independentemente de resultados controversos encontrados na literatura científica, cabe ressaltar não só os efeitos na redução da gordura corporal, mas também a possibilidade de melhoras que o exercício físico oferece às variáveis relacionadas com doenças crônicas associadas ao excesso de gordura corporal.

CONSIDERAÇÕES FINAIS

Considerando todos os aspectos apresentados, percebe-se que a atividade física pode desempenhar um papel importante no tratamento da obesidade, mas é capaz de ser muito mais efetiva nos programas de prevenção, sobretudo quando envolvem, também, a reeducação alimentar e adoção de um estilo de vida mais ativo. Nesse sentido, é óbvia a necessidade da intervenção dos profissionais de educação física em programas multiprofissionais.

As intervenções multiprofissionais conseguem apresentar maiores chances de sucesso nos programas de emagrecimento, entretanto, segundo Guerra et al.,[40] deve-se considerar o prazer, a satisfação e o aspecto lúdico das atividades em todas as áreas de atuação, para que seja estimulada a adesão e a continuidade do obeso no programa de intervenção, já que a evasão costuma ser muito alta.

Uma boa forma de se atuar preventivamente é estimulando hábitos de atividade física já em idades precoces, além da prática de exercícios físicos a partir dos programas de educação física escolar. Programas nacionais, como o programa Agita São Paulo, orientado pelo grupo do Celafiscs, acabaram se transformando em movimentos mundiais (*Move for Health*).

Projetos de mudança de qualidade de vida, como o PAPO (Unifesp), que atende adolescentes obesos, e como o PRATO (USP), para adultos, devem ser ressaltados. Programas integrados, simples de serem seguidos por crianças e adolescentes, com medidas passo a passo, podem estimular a mudança de estilo de vida.[71]

Cabe ressaltar a necessidade de mudanças no modelo de educação física escolar que, muitas vezes, não atende aos seus objetivos – nem educativos, nem de promoção de saúde –, estimulando a evasão de um modo geral e, ainda mais, o desinteresse dos alunos obesos, pois normalmente são deixados de lado.

Quando a atividade física for estimulada a fazer parte da vida cotidiana, dentro e fora da escola, em todas as faixas etárias, como um hábito não só individual, mas de todas as populações, teremos melhores resultados na prevenção e no combate à obesidade.

RESUMO

A obesidade atualmente é um grande problema de saúde pública, sendo responsável diretamente por uma quantidade crescente de óbitos e pela ocorrência de uma série de doenças cronicodegenerativas. A obesidade, definida como uma concentração excessiva de gordura corporal altamente associada a riscos para a saúde, pode ser prevenida ou amenizada com a adequação do consumo e do gasto energéticos diários. Nesse contexto, a prática regular de exercícios tem sido cada vez mais preconizada como ferramenta no auxílio à prevenção e ao controle da obesidade. De modo geral, verifica-se que exercícios de intensidades moderadas e com longa duração, combinados com exercícios de resistência muscular localizada, são os mais indicados e seguros no tratamento da obesidade. Além destes, também os exercícios combinados com componentes de modificação comportamental são de grande importância, visto que o combate à obesidade passa necessariamente por uma mudança no estilo de vida. Antes de se iniciar um programa, no entanto, é necessário que o indivíduo seja submetido a avaliações físicas e clínicas. Também é de suma importância que seja orientado por um profissional capacitado, a fim de que possa usufruir plenamente dos benefícios advindos da prática de exercícios físicos e que possa incorporá-la de fato aos seus hábitos diários.

REFERÊNCIAS BIBLIOGRÁFICAS

1. Afsar B, Elsurer R, Kirkpantur A. Body shape index and mortality in hemodialysis patients. Nutrition. 2013;29(10):1214-8.
2. Alves JG, Galé CR, Souza E, Batty GD. Effect of physical exercise on bodyweight in overweight children: a randomized controlled trial in a Brazilian slum. Cad Saude Publica. 2008;24 Suppl 2:S353-9.
3. Ashwell M, Gunn P, Gibson S. Waist-to-height ratio is a better screening tool than waist circumference and BMI for adult cardiometabolic risk factors: systematic review and meta-analysis. 2012;13(3):275-86.
4. Balas-Nakash M, Benítez-Arciniega A, Perichart-Perera O, Valdés-Ramos R, Vadillo-Ortega F. The effect of exercise on cardiovascular risk markers in Mexican school-aged children: comparison between two structured group routines. Salud Publica Mex. 2010;52(5):398-405.
5. Banz WJ, Maher MA, Thompson WG, Bassett DR, Moore W, Ashraf M et al. Effects of resistance versus aerobic training on coronary artery disease risk factors. Exp Biol Med (Maywood). 2003;228(4):434-40.
6. Behboudi-Gandevani S et al. Could "a body shape index" and "waist to height ratio" predict insulin resistance and metabolic syndrome in polycystic ovary syndrome? Eur J Obstetr, Gynecol Reprod Biol. 2016;205:110-4.
7. Biolo, G., et al., Inverse relationship between "a body shape index" (AB-SI) and fat-free mass in women and men: Insights into mechanisms of sarcopenic obesity. Clin Nutr, 2015. 34(2): p. 323-7.
8. Blair SN, Horton E, Leon AS, Lee IM, Drinkwater BL, Dishman RK et al. Physical activity, nutrition, and chronic disease. Med Sci Sports Exerc. 1996;28(3):335-49.
9. Bouchard C. Atividade física e obesidade. Barueri: Manole; 2003.
10. Bouchi, R., et al., Indirect measure of visceral adiposity 'A Body Shape Index' (ABSI) is associated with arterial stiffness in patients with type 2 diabetes. BMJ Open Diabetes Res Care, 2016. 4(1): p. e000188.

11. CDC, Growth Charts 2000. NCHS. Disponível em: http://www.cdc.gov/growthcharts. Acessado em 15/10/2012.
12. Chang Y et al. A body shape index and body roundness index: two new body indices to identify diabetes mellitus among rural populations in northeast China. BMC Public Health. 2015;19;15:794.
13. Chang Y et al. The feasibility of two new anthropometric indices to identify hypertension in rural China: A cross-sectional study. Med. 2016;95(44):e5301.
14. Cheung YB. "A Body Shape Index" in middle-age and older Indonesian population: scaling exponents and association with incident hypertension. PloS One. 2014;9(1):e85421.
15. Chung W, Park CG, Ryu OH. Association of a new measure of obesity with hypertension and health-related quality of life. PloS One. 2016;11(5):e0155399.
16. Costa RF. Composição corporal: teoria e prática da avaliação. Barueri: Manole: 2001.
17. Costa RF, Santos NS, Goldraich NP, Barski TF, Andrade KS, Kruel LF. Metabolic syndrome in obese adolescents: a comparison of three different diagnostic criteria. J Pediatr (Rio J). 2012;88(4):303-9.
18. Costa RF, Cintra Ide P, Fisberg M. Prevalence of overweight and obesity in school children of Santos city, Brazil. Arq Bras Endocrinol Metabol. 2006;50(1):60-7.
19. Costa RF. Valores referenciais de somatórias de dobras cutâneas em moradores da cidade de Santos, SP, de 20 a 69 anos de idade. São Paulo: Escola de Educação Física e Esporte da Universidade de São Paulo; 2001.
20. Costa RF, Santos NS. Composição corporal: avaliação prática. In: Hirschbruch MD. Nutrição esportiva: uma visão prática. 3. ed. Barueri: Manole; 2014.
21. Dâmaso AR, Freitas-Junior IF, Cheik NC. Balanço energético e controle de peso. In: Dâmaso AR (ed.). Obesidade. Rio de Janeiro: Medsi; 2003.
22. Daniels SR. Cardiovascular disease risk factors and atherosclerosis in children and adolescents. Curr Atheroscler Rep. 2001;3(6):479-85.
23. Dhana, K., et al., Body shape index in comparison with other anthropo-metric measures in prediction of total and cause-specific mortality. J Epi-demiol Community Health, 2016. 70(1): p. 90-6.
24. Dhana, K., et al., Anthropometric measures in cardiovascular disease prediction: comparison of laboratory-based versus non-laboratory-based model. Heart, 2015. 101(5): p. 377-83.
25. de Onis M, Blössner M. Prevalence and trends of overweight among preschool children in developing countries. Am J Clin Nutr. 2000;72(4):1032-9.
26. de Onis M, Onyango AW, Borghi E, Siyam A, Nishida C, Siekmann J. Development of a WHO growth reference for school-aged children and adolescents. Bull World Health Organ. 2007;85(9):660-7.
27. Deckelbaum RJ, Williams CL. Childhood obesity: the health issue. Obes Res. 2001;9 Suppl 4:239S-243S.
28. Dietz WH, Robinson TN. Use of the body mass index (BMI) as a measure of overweight in children and adolescents. J Pediatr. 1998;132(2):191-3.
29. Duncan MJ et al. Associations between body mass index, waist circumference and body shape index with resting blood pressure in Portuguese adolescents. Ann Human Biol. 2013;40(2):163-7.
30. Eom BW et al. A body shape index has a good correlation with postoperative complications in gastric cancer surgery. Ann Surg Oncol. 20147;21(4):1115-22.

31. Epstein LH, Paluch RA, Gordy CC, Dorn J. Decreasing sedentary behaviors in treating pediatric obesity. Arch Pediatr Adolesc Med. 2000;154(3):220-6.
32. Filozof C, Gonzalez C, Sereday M, Mazza C, Braguinsky J. Obesity prevalence and trends in Latin-American countries. Obes Rev. 2001;2(2):99-106.
33. Flegal KM, Carroll MD, Ogden CL, Johnson CL. Prevalence and trends in obesity among US adults, 1999-2000. JAMA. 2002;288(14):1723-7.
34. Flegal KM, Carroll MD, Kit BK, Ogden CL. Prevalence of obesity and trends in the distribution of body mass index among US adults, 1999-2010. JAMA. 2012;307(5):491-7.
35. Friedrich RR, Schuch I, Wagner MB. Effect of interventions on the body mass index of school-age students. Rev Saude Publica, 2012;46(3):551-60.
36. Fujita M. Predictive power of a body shape index for development of diabetes, hypertension, and dyslipidemia in Japanese adults: a retrospective cohort study. PloS One. 2015;10(6):e0128972.
37. Gigante DP, Barros FC, Post CL, Olinto MT. Prevalence and risk factors of obesity in adults. Rev Saude Publica. 1997;31(3):236-46.
38. Goldfield GS, Mallory R, Parker T, Cunningham T, Legg C, Lumb A et al. Effects of open-loop feedback on physical activity and television viewing in overweight and obese children: a randomized, controlled trial. Pediatrics. 2006;118(1):e157-66.
39. Gray DS, Bray GA, Gemayel N, Kaplan K. Effect of obesity on bioelectrical impedance. Am J Clin Nutr. 1989;50(2):255-60.
40. Guerra RLF et al. Obesidade. In: Dâmaso AR (ed.). Nutrição e exercícios na prevenção de doenças. Rio de Janeiro: Medsi; 2001.
41. Haghighatdoost F, et al. Assessing body shape index as a risk predictor for cardiovascular diseases and metabolic syndrome among Iranian adults. Nutrition. 2014;30(6):636-44.
42. Harding JL et al. Comparison of anthropometric measures as predictors of cancer incidence: A pooled collaborative analysis of 11 Australian cohorts. Int J Cancer. 2015;137(7):1699-708.
43. Hardy DS, et al. Anthropometric discriminators of type 2 diabetes among White and Black American adults. J Diabetes. 2016.
44. Hardy DS, et al. Best anthropometric discriminators of incident type 2 diabetes among white and black adults: A longitudinal ARIC study. PloS One;12(1):e0168282. 2017.
45. He S, Chen X. Could the new body shape index predict the new onset of diabetes mellitus in the Chinese population? PloS one;8(1):e50573. 2013.
46. Janghorbani M, Aminorroaya A, Amini M. Comparison of different obesity indices for predicting incident hypertension. High blood pressure & cardiovascular prevention: the official J Italian Soc Hypertens. 2014.
47. Johnson-Taylor WL, Everhart JE. Modifiable environmental and behavioral determinants of overweight among children and adolescents: report of a workshop. Obesity (Silver Spring). 2006;14(6):929-66.
48. Kabat GC et al. Risk of breast, endometrial, colorectal, and renal cancers in postmenopausal women in association with a body shape index and other anthropometric measures. CCC. 2015;26(2):219-29.
49. Krakauer NY, Krakauer JC. A new body shape index predicts mortality hazard independently of body mass index. Plos One. 2012;7(7):e39504.
50. Lafortuna CL, Resnik M, Galvani C, Sartorio A. Effects of non-specific vs individualized exercise training protocols on aerobic, anaerobic and strength performance in severely

obese subjects during a short-term body mass reduction program. J Endocrinol Invest. 2003 mar;26(3):197-205.
51. LeMura LM, Maziekas MT. Factors that alter body fat, body mass, and fat-free mass in pediatric obesity. Med Sci Sports Exerc. 2002 mar;34(3):487-96.
52. Lohman TG, Houtkooper L, Goinf SB. Body fat measurement goes high tech: not all are created equal. ACSM's Health & Fitness Journal. 1997;1(1):33.
53. Lukaski HC, Bolonchuk WW, Hall CB, Siders WA. Validation of tetrapolar bioelectrical impedance method to assess human body composition. J Appl Physiol. 1986;60(4):1327-32.
54. Martelo S. Efeitos da educação nutricional associada à prática de exercício físico supervisionado sobre indicadores da composição corporal e marcadores bioquímicos em adolescentes com excesso de peso. Nutrire. 2009;34(3):31-44.
55. McArdle WD, Katch FI, Katch VL. Nutrição para o desporto e o exercício. 3. ed. Rio de Janeiro: Guanabara Koogan; 2011.
56. Mondini L, Monteiro CA. [Changes in the diet pattern of the Brazilian urban population (1962-1988)]. Rev Saude Publica. 1994;28(6):433-9.
57. Monteiro CA, D'A Benicio MH, Conde WL, Popkin BM. Shifting obesity trends in Brazil. Eur J Clin Nutr. 2000;54(4):342-6.
58. Monteiro CA, Mondini L, Costa RB. Changes in composition and appropriate nutrition of family diet in the metropolitan areas of Brazil (1988-1996). Rev Saude Publica. 2000;34(3):251-8.
59. NIH, Clinical guidelines on the identification, evaluation and treatment of overweight and obesity in adults: the evidence report. Washington: National Institutes of Health; 1998.
60. Ogden CL, Carroll MD, Kit BK, Flegal KM. Prevalence of obesity and trends in body mass index among US children and adolescents, 1999-2010. JAMA. 2012;307(5):483-90.
61. Olsen LW, Baker JL, Holst C, Sørensen TI. Birth cohort effect on the obesity epidemic in Denmark. Epidemiology. 2006;17(3):292-5.
62. OPS. Obesidad, alimentación y actividad física. Washington: Organización Panamericana de la Salud; 2003.
63. Owens S, Gutin B, Allison J, Riggs S, Ferguson M, Litaker M et al. Effect of physical training on total and visceral fat in obese children. Med Sci Sports Exerc. 1999;31(1):143-8.
64. Parikh RM, Joshi SR, Menon PS, Shah NS. Index of central obesity - A novel parameter. Med Hypotheses. 2007;68(6):1272-5.
65. Peña M, Bacallao J. La obesidad en la pobreza: un nuevo reto para la salud publica. Washington: Organización Panamericana de la Salud; 2000.
66. Rosenbaum M, Leibel RL. The physiology of body weight regulation: relevance to the etiology of obesity in children. Pediatrics. 1998;101(3 Pt 2):525-39.
67. Schneider P, Meyer F. O papel do exercício físico na composição corporal e na taxa metabólica basal de meninos adolescentes obesos. Rev Bras Cien Mov. 2007;15(1):101-7.
68. Stunkard AJ. Factores determinantes de la obesidad: opinión actual. In: Peña M, Bacallao J. (eds.). La obesidad en la pobreza: un novo reto para la salud pública. Organización Panamericana de la Salud: Washington; 2000.
69. The GBD 2015 Obesity Collaborators. Health Effects of Overweight and Obesity in 195 Countries over 25 Years. The New England Journal Of Medicine. 377(1):13-27; 2017.
70. Tremblay MS, LeBlanc AG, Kho ME, Saunders TJ, Larouche R, Colley RC, et al. Systematic review of sedentary behaviour and health indicators in school-aged children and youth. Int J Behav Nutr Phys Act. 2011;8:98.

71. Vilar APF, Valverde MA, Fisberg M. Uma medida de peso: manual de orientação para crianças e adolescentes obesos e seus pais. São Paulo: Celebris. 2002.
72. Wang N, Xu F, Zheng LQ, Zhang XG, Li Y, Sun GZ et al. Effects of television viewing on body fatness among Chinese children and adolescents. Chin Med J (Engl). 2012;125(8):1500-3.
73. Wang Y, Monteiro C, Popkin BM. Trends of obesity and underweight in older children and adolescents in the United States, Brazil, China, and Russia. Am J Clin Nutr. 2002;75(6):971-7.
74. Wei M, Macera CA, Hornung CA, Blair SN. Changes in lipids associated with change in regular exercise in free-living men. J Clin Epidemiol. 1997;50(10):1137-42.
75. Weltman A, Levine S, Seip RL, Tran ZV. Accurate assessment of body composition in obese females. Am J Clin Nutr. 1988;48(5):1179-83.
76. Weltman A, Seip RL, Tran ZV. Practical assessment of body composition in adult obese males. Hum Biol. 1987;59(3):523-55.
77. Whaley MH et al. ACSM's guidelines for exercise testing and prescription. 7.ed. Philadelphia: Lippincott Williams & Wilkins; 2006.
78. WHO. Preventing and managing the global epidemic of obesity. Genebra: Atas da World Health Organization Consultation of Obesity; 1997.
79. Young KM, Northern JJ, Lister KM, Drummond JA, O'Brien WH. A meta-analysis of family-behavioral weight-loss treatments for children. Clin Psychol Rev. 2007;27(2): 240-9.

capítulo
14
Atividade física e gravidez

Drª. Ceci Mendes Carvalho Lopes
Dr. Januário de Andrade

INTRODUÇÃO

A gravidez produz no organismo feminino modificações na forma corporal, podendo também levar a alterações no humor, tornando as mulheres, às vezes, incomodadas com sua mudança de aspecto, sentindo-se pouco atraentes, pesadas e com movimentos descoordenados e sem a agilidade habitual. O exercício pode ser um importante fator na elaboração de uma imagem corporal favorável. Para as mulheres mais ativas e praticantes de alguma modalidade de exercício físico ou de esporte, isto é particularmente verdadeiro e importante, propiciando ganho subjetivo em sua autoestima e em sua qualidade de vida.[1]

A prescrição de atividade física e de exercício na gravidez tem se baseado nos conhecimentos de que a boa forma de qualquer pessoa – e nisso se incluem as gestantes – depende da integração dos sistemas musculoesquelético e neurológico, e também das modificações posturais e do movimento sobre os aparelhos cardiovascular e respiratório.[2] O benefício da atividade física para o bem-estar e para a saúde é conhecido desde a Antiguidade, e o culto à saúde e à beleza tem sido difundido, levando à valorização da programação de esportes e exercícios em todas as situações.

É bom lembrar que, ao falar do estado gestacional, sempre se deve procurar beneficiar mãe e filho, o que não é fácil. Muito do que se aplica, usualmente, tem mais base no bom senso, nas observações individuais, nas deduções e nas inferências, apesar de ter havido interesse e produção científica crescentes, nos últimos anos.[3,4] Os estudos levam à conclusão de que o exercício traz profundos efeitos fisiológicos na gestante, mas, algumas vezes, temos de observar esses resultados muito cuidadosamente, pois pode haver contradição entre eles. Por exemplo, exercícios podem aumentar a oxigenação fetal. Porém, podem também prejudicá-la. Tudo depende da intensidade e do tipo de exercício.[3]

Que dizer, então, quando se abordam gestantes já em condições específicas, com fatores de risco individuais, como é o caso das cardiopatas?

No dia a dia do obstetra, é comum a pergunta sobre exercícios que devem ser praticados durante a gestação. A própria gestação, condição saudável, no entanto, é um fator limitante, pois muda as condições funcionais da mulher, e altera sobremaneira sua estática e seu equilíbrio. O corpo feminino modifica-se, na adaptação ao estado gravídico. As principais mudanças são alterações circulatórias, respiratórias e nos tecidos de sustentação, como o conjuntivo e o muscular.

A gestante pode manifestar mal-estar e desconforto, como cansaço, dores posturais, edema e outros, em consequência dessas mudanças. Por isso, as mulheres em período gestacional costumam ser aconselhadas a praticar exercícios, que podem ser extremamente benéficos. Em muitas situações, por outro lado, costuma-se prescrever repouso para favorecer a evolução da gravidez, como quando existe o risco de aborto ou de parto prematuro. A lactação, por sua vez, pode provocar desconforto, pelo aumento do volume mamário, mas não parece ser prejudicada pela atividade física. Pelo contrário, pode ser favorecida pela liberação de prolactina, estimulada pelo exercício.

Esses diferentes aspectos a serem considerados, por muito tempo, levaram ao receio de se prescreverem exercícios para grávidas. Esse quadro prevaleceu até 1985, quando o Colégio Americano de Obstetras e Ginecologistas (ACOG) publicou normatização que limitava não só a intensidade, mas também o tempo de exercício, sugerindo até um máximo de quinze minutos de atividade moderada. Em 1994, o ACOG reviu seus dados, e mudou a recomendação para gestantes em boa forma física, devendo ser exercida com regularidade. Nova mudança, em 2002, passa a aprovar trinta minutos ou mais de exercício moderado, diário, ou pelo menos três vezes por semana, mesmo para mulheres sedentárias e com problemas clínicos, desde que avaliadas previamente. Nesta última versão, a mesma sociedade ressalta os benefícios no auxílio de controle e prevenção de problemas, como diabetes gestacional.[4] Em 2009, Kalisiak e Spitznagle revisaram a literatura após 2002, concluindo que, em mulheres saudáveis, o programa de exercícios poderia ser mais estendido, dependendo das condições pessoais, sem riscos materno-fetais.[5] O mesmo demonstraram pesquisadores brasileiros,[6] em estudo duplo-cego controlado, em gestantes que praticaram exercício aeróbico (caminhadas) desde a 13ª ou a 20ª semana de gestação, melhorando as condições físicas dessas pacientes, sem qualquer repercussão sobre o fluxo materno-placentário, ou o desenvolvimento fetal. Pesquisadores espanhóis verificaram que grávidas em melhor forma física tendiam a ter partos vaginais, em vez de intervenções cirúrgicas, sem nenhum prejuízo para o concepto.[7] E continuam a ser estudadas as vantagens e influências da atividade física sobre a gravidez, com conclusões interessantes, como veremos.

Podemos depreender, portanto, que, embora o exercício seja hoje abordado de outra forma, há numerosos dados a serem computados e compreendidos. Enfim, fica claro que sua prescrição pode ser vantajosa, porém deve basear-se em dados do andamento da gravidez, não só quanto à sua normalidade, ou quanto à presença de processos patológicos, mas também com relação à idade gestacional, ao preparo físico prévio e às condições de realização da atividade indicada.

Portanto, a mulher grávida deve ser avaliada de modo individual tanto pelo seu médico como pela equipe técnica que a acompanhe na prática de atividade física. Após esse exame, cada gestante será aconselhada, para que se possa obter melhor resultado.

Mencionam-se usualmente os exercícios com alguns grupos musculares, como o diafragma, os retos anteriores do abdome e os do assoalho pélvico. O objetivo é a facilitação do trabalho de parto via vaginal, considerada a conclusão ideal do ciclo gravídico, desde que não produza sequela no organismo da mulher. Mas o parto não deve ser a única meta de uma programação de atividade física, e, sim, a evolução da gestação da melhor maneira, com benefícios para a gestante e para seu concepto, e também a plena recuperação, após o parto, das condições de saúde originais.

Assim, a melhor qualidade de vida durante o período gestacional é o principal objetivo imediato. Isso se traduz especificamente em: menor redução da capacidade funcional, obtendo-se mais força, mais tonicidade muscular e mais resistência; efeito protetor do exercício contra dores na coluna dorsal, predominantemente na região lombar; modificações na esfera psicológica caracterizadas por melhora da autoestima e do humor, e, portanto, diminuição de ansiedade e de depressão; e maior facilidade na obtenção de um balanço calórico adequado e na manutenção de um estilo de vida saudável.

Apesar de todos os conhecimentos acumulados e divulgados sobre as vantagens de ser fisicamente ativos, na vida real nem todos se exercitam adequadamente. As gestantes tendem a diminuir ainda mais essa prática. Em revisão de vários estudos, verificou-se que somente cerca de 15 a 25% das mulheres mantêm-se em boa forma, porém, quando grávidas, apenas entre 9 e 16% delas se exercitam. E esse número tende a decrescer, com o aumento do número de filhos. Por outro lado, mulheres fisicamente ativas antes da gestação tendem a premanecer ativas durante a gravidez.[8]

Mesmo em mulheres de baixa renda, e sedentárias, verificou-se que uma boa orientação de estilo de vida com estímulo a menos horas de lazer parado, como ver televisão, e adoção de um programa de exercícios trouxe melhor condição de saúde e controle ponderal[9].

A forma física prévia da gestante é o primeiro item a ser considerado. A mulher sedentária evidentemente será muito diferente daquela fisicamente ativa, ou da atleta. Os exercícios considerados fáceis para uma podem ser penosos, e até mesmo prejudiciais, para outra. A própria maneira de introdução da programação será diversa, dependendo do caso concreto. É importante avaliar as condições de saúde e o estado metabólico, bem como, especialmente, o cardiocirculatório. Como a maior parte das gestantes constitui-se de mulheres jovens e saudáveis, bastará um bom exame clínico realizado antes do aconselhamento de um programa de exercícios. No entanto, nas gestantes com alguma afecção, serão necessários exames complementares para se considerar da forma mais criteriosa possível o estado metabólico e as condições de saúde, em especial as condições cardiocirculatórias.

MODIFICAÇÕES GRAVÍDICAS

A gravidez provoca na mulher alterações fisiológicas e psicológicas. Entre essas modificações, algumas são de importância clínica, podendo influir na prática de atividade física e esportiva.[10]

Uma alteração frequente é a chamada rinite gestacional, que consiste em hiperemia, edema e aumento da secreção nasofaríngea, que pode ter intensidade variável, caso a caso, e, em algumas, promove grande incômodo e prejuízo respiratório, pela congestão nasal. Em certas situações, pode contribuir para o desencadeamento de complicações da gravidez, como hipertensão, pré-eclâmpsia e retardo do crescimento fetal.[11] Pode ser um motivo de desconforto ao se praticarem exercícios.

Chamam a atenção alterações da morfologia corporal (Figura 1).

Entre as primeiras alterações a serem consideradas, observa-se que por volta da 10ª semana de gravidez começa a haver elevação do volume plasmático, pela retenção hidrossalina. Esse aumento da volemia produz aumento do fluxo cardíaco, intensificando, também, o volume de ejeção sistólica. Especialmente a partir do 6º mês de gravidez, ocorre aumento da frequência cardíaca, em torno de 10 a 15 batimentos por minuto, ocasionado pela queda da resistência periférica.[13] Há ainda diminuição da resistência vascular periférica. As alterações no funcionamento cardiovascular se iniciam precocemente, e são importantes para a adaptação ao aumento da demanda metabólica materno-fetal, e também preparatórias para a perda sanguínea aguda que ocorre com o parto.[11]

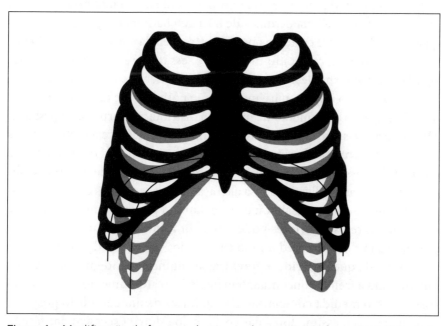

Figura 1 Modificação do formato do tórax e da posição diafragmática. Adaptada de Swiet.[12]

A modificação corporal primordial nessa fase é aumento uterino. Até a 10ª semana, ou pouco mais, o útero ainda está restrito à cavidade pélvica, mas, progressivamente, seu crescimento evidencia-se sobre a parede abdominal. No total da gestação, seu volume cresce em até mil vezes, e seu peso, cerca de 6 kg. Essa modificação no tamanho do útero acarreta a mudança da forma abdominal e a expansão torácica, pelo relaxamento dos ligamentos intercostais, e a elevação do diafragma, que resulta no aumento da capacidade inspiratória no decorrer da gravidez, em até cerca de 300 mL.[14] Há aumento progressivo da angulação da junção esternocostal (de cerca de 70° iniciais, até cerca de 105° ao final da gestação), aumento do diâmetro lateral e do anteroposterior da base torácica em cerca de 2 cm, o que dá um aumento de circunferência da base torácica de cerca de 5 a 7 cm, propiciando a ampliação do volume torácico, que estaria diminuído, em face da elevação do diafragma.[11]

Modificações na capacidade de ventilação por minuto estão relacionadas a um aumento do volume corrente e da frequência respiratória. Podem causar hipocapnia e alcalose respiratória, que é compensada por maior excreção de bicarbonato. Além disso, o feto cede CO_2 à mãe através da placenta.[14]

As condições basais de uma grávida não são, portanto, análogas às de uma mulher não grávida, uma vez que normalmente a gestante pode iniciar a gravidez com frequência cardíaca de 80 a 100 batimentos por minuto, enquanto a não gestante costuma apresentar frequência entre 60 e 80 batimentos. Em termos de resultado metabólico, essa diferença pode interferir significativamente no desempenho físico da mulher que espera um bebê.

Outro aspecto importante é modificação postural, que tende a minimizar os efeitos ligados ao aumento de massa e à distribuição corporal na gestante. Muito característica é a hiperlordose lombar, que se deve à distensão dos músculos da parede abdominal e à projeção do corpo para a frente do centro de gravidade. Isso ocorre por conta do acréscimo do volume uterino no abdome. Outros fatores ligados a essa alteração são dependentes do alongamento dos retos anteriores do abdome. No entanto, a partir de um certo grau de distensão, os retos anteriores podem reduzir a eficácia de suas contrações, piorando a lordose por predomínio da ação dos extensores da coluna.[15]

À medida que progride a gravidez, as mulheres tendem a projetar os ombros para a frente, concomitantemente com o arqueamento da curva das costas, como medida compensatória em busca de um equilíbrio postural. Podem aparecer, assim, dores nas costas pelo esforço excessivo das fáscias musculares, sendo, portanto, fator negativo ficar por longo tempo em pé, em posição fixa, ou carregar pesos.[14] Outro fator de rotação dos ombros está no aumento do volume mamário, que, em algumas mulheres, é muito grande, em preparação para o aleitamento.[15] Além disso, para manter o equilíbrio, a gestante tende a afastar os pés, aumentando a amplitude da base de sustentação. Essa posição tende a acentuar a lordose lombar, compensada pela cifose torácica, pela rotação dos ombros e pela protrusão da cabeça (Figura 2).[15]

As articulações dos joelhos e dos tornozelos tornam-se menos estáveis, e as da coluna vertebral e do quadril alcançam uma mobilidade que, apesar de modesta, expõe a musculatura dessas regiões a maior tensão. Isso propicia lesões ortopédicas, que ocorrem frequentemente durante a gravidez, e podem acontecer em razão não apenas do hiper-relaxamento ligamentar, como também das modificações no equilíbrio da mulher. Desse modo, a hiperlordose lombar aumenta particularmente o risco de hérnia de disco.[16]

Deve-se desaconselhar o uso de alguns tipos de calçados, tanto os de salto alto (por causarem acentuação da lordose) como os de salto muito bai-

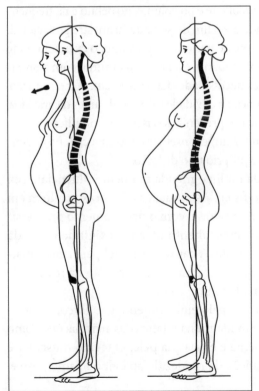

Figura 2 Alterações da estática corporal com a gravidez.

xo (porque tendem a reduzir o arco plantar). Sapatos com plataformas também são contraindicados, pois podem causar desequilíbrio, favorecendo quedas e torções. Pelas mesmas razões, é importante aconselhar que as atividades em movimento sejam realizadas em locais com solo regular, preferencialmente pavimentado com material macio. A boa iluminação do local da prática esportiva também diminui o risco de acidentes, pois facilita a visualização da área.[17]

A gravidez leva ainda a outras alterações posturais. Há tendência de diminuição do comprimento do tamanho do passo, ao caminhar. A transferência do peso do corpo de um lado para outro fica mais rápida e, ainda, é maior o tempo de duplo apoio durante o deslocamento do peso do corpo. Há redução do tempo de oscilação do membro inferior, tendendo à consequente redução da perda de equilíbrio e, portanto, de consumo energético. Há aumento da frequência dos passos e redução do tempo de oscilação dos membros inferiores em decorrência do aumento de peso.[15]

As mudanças corporais, no processo adaptativo à condição gravídica – como o aumento no volume sanguíneo circulante e no volume, no débito e na frequência cardíacos – vão se intensificando até o fim do segundo trimestre gestacional. A reserva cardíaca tende a crescer nesse período, e, portanto, o exercício pode ser mais bem tolerado. No entanto, enquanto essa reserva diminui com a proximidade do término da gestação, as necessidades fetais crescem. Por essa razão, devemos encorajar as mulheres a iniciar a atividade física desde antes da gravidez, melhorando suas reservas cardíacas e prevenindo riscos de complicações. As mulheres com cardiopatia devem ter um aconselhamento especial, na dependência da alteração funcional e do próprio tipo de lesão.

As alterações respiratórias da mulher grávida também influenciam seu desempenho durante o exercício físico. As mudanças do tórax resultam em um uso diverso da musculatura respiratória, com o deslocamento progressivo do diafragma consequente ao crescimento uterino, exigindo o uso da participação da musculatura costal alta. A capacidade vital permanece inalterada, mas o volume residual se reduz, causando diminuição na reserva de oxigênio, especialmente no último trimestre da gravidez.[11,16]

O tecido conjuntivo modifica-se pelo embebimento gravídico, o que se manifesta de vários modos, desde mudança na estática das articulações, como maior facilidade de aparecer edema e estrias na pele. O tecido muscular é mais solicitado, já que há diminuição da rigidez do aparelho ligamentoso e, também, de sua tonicidade.

O esforço, portanto, leva à fadiga mais facilmente, e pode haver contratura reacional da musculatura. A parede abdominal sofre afrouxamento dos tecidos, especialmente do 2º trimestre da gestação em diante, e os músculos retos alongam-se. Dessa maneira, são afetados tanto a sustentação da coluna quanto os pontos de maior fraqueza da parede abdominal (as linhas de sutura, como a linha Alba, o anel umbilical e o anel inguinal).[16,17]

IMPLICAÇÕES NO PROGRAMA DE ATIVIDADES FÍSICAS

O exercício pode auxiliar durante a gravidez – e fora dela – no controle do quadro diabético e na manutenção do peso ideal. A contratura muscular dos membros inferiores, impulsionando o sangue venoso de volta ao coração, influi profilática e terapeuticamente no combate às varizes. A movimentação corporal age melhorando as condições de distribuição sanguínea e a oxigenação, favorecendo as condições de irrigação dos tecidos e da placenta. A atividade física bem orientada promove a elasticidade e a força muscular, auxiliando na manutenção postural.[18]

Como já comentamos, o aumento do peso e do volume abdominal, ao mudar o centro de gravidade, leva o corpo a cair para a frente. A grávida tende a compensar essa mudança acentuando a lordose lombar, mas, com isso, força a musculatura paravertebral. Essa alteração postural provoca dores nas costas e cansaço. O exercício adequado pode corrigir a postura e auxiliar na distribuição da carga corporal de modo mais conveniente.[18]

Romen et al.[13] relatam, em relação à influência da gravidez sobre o sistema nervoso, alterações sobre o tempo de reação e redução da força dos membros superiores, especialmente se há exigência de movimentos rápidos e de equilíbrio. Os pesquisadores comentam que isso traz implicações de segurança no trabalho e no exercício.

Para uma mulher de coração sadio, de modo geral, um esforço muscular intenso não representa risco cardiovascular, pela capacidade de o músculo mobilizar o oxigênio durante o esforço, mas mantendo os fluxos coronários e cerebrais estáveis.[3,19] Assim, uma gestante, ao praticar exercício, continua a manter protegida a circulação cerebral e miocárdica, porém a circulação uteroplacentária pode ficar menos protegida, não obstante haja variações individuais.

Desse modo, discute-se o quanto o exercício pode representar para a futura mamãe um dano potencial para a saúde fetal, porque o fluxo uteroplacentário pode decrescer, na dependência do aumento de intensidade de exercício. No entanto, é fato conhecido que os exercícios podem ser muito convenientes para o preparo do trabalho de parto e para a manutenção do condicionamento físico da gestante.[15] As modificações fisiológicas ocorridas durante o período gestacional devem ser compreendidas no sentido da adequada implementação dos exercícios, sendo o comportamento da frequência cardíaca considerado o índice mais aproximado de capacidade funcional. A faixa ideal para a definição do nível de atividade a ser implementada é a menor, em torno de 25 a 30%, em comparação a outras situações.[20] Como já dissemos, há uma situação fisiológica que ocorre como resposta de adaptação à realização de trabalho físico, qual seja, a de redistribuição sanguínea,[21] com redirecionamento de sangue de órgãos esplâncnicos para os sistemas solicitantes (músculos), embora haja uma manutenção circulatória protetora, ao menos parcial, para o coração, e absoluta, para o cérebro.

Especula-se, a partir de estudos com animais, qual a quantidade de desvio de sangue do útero para os músculos em atividade que poderia ser considerada deletéria, estimando-se em aproximadamente 50%.[22] Considerando-se que a variabilidade da resposta cardiovascular é maior durante a gestação e o período pós-parto, devem ser seguidos limites mais rígidos de frequência cardíaca, dentro da faixa de prescrição do exercício. Possíveis fatores coexistentes, como anemia (que prejudica a capacidade de transporte de oxigênio), sedentarismo e obesidade, podem limitar sobremaneira a capacidade funcional, com respostas anormais mesmo em intensidades leves de esforço.[23] O aumento uterino, principalmente desde meados do 2º trimestre gestacional, pode levar à compressão mecânica da veia cava inferior, tendo como consequência a diminuição do retorno venoso e a hipotensão (síndrome hipotensiva supina). Além disso, o crescimento uterino é capaz de alterar o débito cardíaco e a circulação uterina. Adicionalmente, o diafragma é deslocado para cima, observando-se diminuição das cavidades pleurais, dando a sensação de dispneia em algumas gestantes, mesmo sem modificações da função pulmonar na condição de repouso, uma vez que pode existir expansão lateral compensatória do gradeado costal e aumento do volume de fluxo. Já com quadro hiperventilatório em repouso, o exercício de pequena intensidade ocorre concomitantemente à elevação proporcional do consumo de oxigênio, o que não progride de forma esperada se a intensidade for elevada, pois valores inferiores aos estimados são atingidos. Tal fato justifica a dificuldade da gestante para manter altos níveis de atividade aeróbia, demonstrando-se também diminuição da reserva pulmonar e inabilidade de utilização do metabolismo anaeróbio para compensação, aumentando a lactidemia sanguínea, especialmente em exercícios prolongados.[23]

As informações sobre os efeitos, no feto, da atividade física materna de alta intensidade são ainda limitadas. Isto é explicado pela dificuldade de investigar o bem-estar fetal durante o exercício na gravidez. Muitos autores têm relatado aumento da frequência cardíaca fetal durante o exercício e imediatamente após, na fase de recuperação. Essa elevação ocorre, em hipótese, por uma reação do concepto à hipóxia relativa durante o exercício.[24] O mesmo foi comprovado durante a cirurgia cardíaca materna, durante a gravidez, por Arnoni et al.[24,25] – situação comparável, pois é um evento em que também pode ocorrer hipóxia fetal. Outros autores[26] têm descrito a ocorrência de bradicardia, que poderia ser causada por reflexo vagal prolongado, ou pela compressão do cordão umbilical, ou, ainda, pela hipóxia fetal, a exemplo do que ocorre em situações de sofrimento fetal durante o trabalho de parto. Pela dificuldade de serem realizados registros cardiotocográficos durante o exercício, comumente estes têm sido feitos somente na fase de recuperação. Dessa maneira, Lopes et al.,[15] após a realização de um teste máximo em bicicleta, observaram um aumento da frequência cardíaca basal do feto. Provavelmente isso reflete mais um aumento de temperatura corporal do que sofrimento fetal, o que confirma semelhantes observações, depois de exercício moderado. Bradicardia fetal foi detectada quatro minutos após o exercício, ou seja, uma frequência cardíaca fetal menor do que cem batimentos por minuto, por mais de dez segundos.

Estudos envolvendo esforço máximo na natação e com bicicleta, realizados entre a 25ª e a 35ª semanas de gestação, descreveram episódios de bradicardia fetal, principalmente no período mais próximo à 35ª semana. Não foram relatados resultados obstétricos negativos imediatamente após o exercício, nem foi registrado aumento da atividade uterina decorrente do exercício nos últimos dois meses de gestação. Porém, o registro tocográfico só foi realizado antes ou depois de quinze minutos do exercício.

Estudando gestantes esportistas e sem treinamento habitual, Simanski e Satin[27] avaliaram as condições materno-fetais após exercício extenuante, constatando que, apesar de haver bradicardia logo após o exercício, o feto se recuperava satisfatoriamente, rapidamente. Os autores comentaram estudo semelhante que avaliou atletas olímpicos, concluindo que, em mulheres saudáveis, talvez não seja danoso o exercício vigoroso. No entanto, declaram que os profissionais que acompanham essas gestantes estão conscientemente assumindo um risco mal definido, em face da escassez de base científica.

Por meio de métodos invasivos, tem sido demonstrado que a frequência cardíaca basal do feto não sofre modificações substanciais, mesmo no momento de mais intenso esforço.

Por outro lado, alguma associação entre atividade ocupacional intensa e exercício de resistência resulta na antecipação do parto, no menor ganho de peso gestacional e em recém-nascidos de baixo peso, em comparação com gestantes sedentárias ou que interromperam a atividade física.[28]

A aplicação de programas orientados para a prática de exercícios, como regra geral, deve visualizar a condição fisiológica vigente da gestante, de forma individual, incorporando obrigatoriamente os componentes básicos de modo, intensidade, duração e frequência da atividade proposta,[29] além de respeitar as modificações impostas normalmente pela gravidez, nas condições de repouso ou sob estresse físico.

Podem-se compreender os potenciais riscos nos ambientes fetal e materno considerando a realização de exercícios físicos como uma sobrecarga adicional a uma situação produtora de estresse (a gestação), na qual já há demandas fisiológicas naturalmente elevadas.[30,31] A redistribuição de fluxo sanguíneo uterino e a hipóxia fetal subsequente, a possibilidade de hipertermia, implicando risco de efeitos teratogênicos, a diminuição da disponibilidade de carboidratos ao feto e o aumento da contratilidade uterina, com possibilidade de parto pré-termo, são condições capazes de interferir no desenvolvimento e no crescimento fetal.

A despeito dessas considerações, poucos estudos têm encontrado tais associações para o exercício regular, apesar de os fatos citados serem realidade na área de atividade ocupacional e de que, muitas vezes, observam-se mulheres sujeitas a trabalhos físicos intensos com estado nutricional comprometido.[28] Considerando a controvérsia, com alguns estudos valorizando apenas o peso ao nascimento, Spinillo et al.[31] avaliaram o impacto do esforço físico realizado durante o trabalho profissional e o risco de retardo do crescimento fetal, confirmado pela ultrassonografia, entre mulheres nulíparas. Foram comparadas as gestantes com alterações no crescimento fetal e um grupo controle de gestantes normais, quanto à carga semanal (horas) trabalhada, à intensidade de esforço e à postura adotada. Após a correção de fatores, como idade materna, índice de massa corporal antes da gestação, ganho médio de peso, tabagismo, uso de álcool, hipertensão arterial e uso de drogas ilícitas, os pesquisadores concluíram que a realização de trabalho no início da gestação não se traduz em fator adicional de risco, mas intensidades elevadas (trabalho pesado) guardam associação com retardo de crescimento fetal.[23]

A maioria dos autores, entretanto, não relata comprometimento fetal, ou seja, não foi observado sofrimento fetal ao longo dos exercícios maternos. Assim, provavelmente há mecanismos compensatórios que preservariam o consumo de oxigênio fetal durante o exercício exaustivo.

Lotgering et al.[30] referem que, em estudos com animais, apesar das alterações fisiológicas maternas e a despeito da redução do fluxo sanguíneo uterino, durante o exercício materno as mudanças no feto são pequenas. Os autores sugerem que o exercício agudo não traz danos ao feto. Porém, em humanos, por conta da adoção da posição vertical, do aumento da contratilidade uterina e do aumento da suscetibilidade venosa, a resposta fetal poderia ser diferente. O efeito mais notável é a redução ponderal do concepto que ocorre em algumas espécies.

De fato, em outras situações de sobrecarga materna, o peso fetal tende a ser menor.[25] Isso se aplicaria também às mulheres que se exercitassem muito durante a gestação. Pirie[32] relata que o baixo peso fetal, em atletas, como em outras situações, está associado à quantidade de gordura corporal da mãe. Assim, atletas que tenham ganho de peso satisfatório durante a gravidez, ainda que continuando seu treinamento – e até competições – não terão fetos de baixo peso (Quadro 1).

Mittelmark et al.[33] referem revisão de literatura que, no global, poderia levar às seguintes conclusões: a) mulheres que se exercitam antes da gravidez e continuam a fazê-lo durante a mesma tendem a ganhar menos peso e a parir bebês menores que os de controles; b) todas as mulheres, independentemente do nível prévio, diminuem sua atividade física com a evolução da gravidez; e c) mulheres fisicamente ativas tendem a tolerar melhor a dor do parto. Os Quadros 2 a 4 mostram, respectivamente, as contraindicações relativas e absolutas à prática do exercício e os sinais e sintomas indicativos para a interrupção do exercício na gravidez.

Vários autores relatam ocasionais aumentos, ou nenhuma modificação, na contratilidade uterina em resposta à atividade física, sem progressão para o parto.[33] Por outro lado, o exercício pode elevar a temperatura materna. Sabe-se que a progesterona atua no sistema termorregulador, acelerando o metabolismo da grávida e elevando sua temperatura cerca de 0,5ºC. Isso também deve ser considerado quando se avalia o efeito de hipertermia do exercício na gestante. Se a intensidade do esforço for mantida a um nível razoável, as pos-

Quadro 1 Riscos da realização de exercícios durante a gravidez

Fetais	Neonatais	Maternos
Sofrimento fetal	Diminuição de tecido adiposo	Abortamento espontâneo
Retardo de crescimento intrauterino	Hipotermia	Hipoglicemia
Malformações fetais		Trabalho de parto prematuro
Prematuridade		Risco aumentado para lesões osteomusculares
Pequeno para a idade gestacional		Hipotensão supina
Arritmias fetais		Síndrome aortocava
Insuficiência cardíaca fetal		Arritmias

Quadro 2 Contraindicações gerais e obstétricas relativas à realização de exercício físico durante a gravidez*

Hipertensão arterial primária ou essencial
Anemias de diferentes tipos
Discrasias sanguíneas
Diabetes mellitus
Doenças da tireoide
Estilo de vida sedentário
Obesidade excessiva
Doença cardíaca conhecida, grau funcional (NYHA) Ib em uso de medicação
Apresentação pélvica (3º trimestre)
História de abortos de repetição

*A depender da avaliação clínico-obstétrica, os programas supervisionados são passíveis de aplicação.

Quadro 3 Contraindicações gerais e obstétricas absolutas à realização de exercício físico durante a gravidez

História de retardo de crescimento intrauterino ou macrossomia
Rotura de membranas
Sangramento uterino
Gestações múltiplas (especialmente três ou mais)
Risco de parto prematuro
Insuficiência cervical uterina
Placenta prévia
Ausência de acompanhamento pré-natal
Doença hipertensiva específica da gravidez
Hipertensão arterial sistêmica grave
Doença infecciosa aguda
Embolia pulmonar recente
Tromboflebite
Insuficiência cardíaca congestiva
Miocardites em atividade
Doença reumática em atividade
Isoimunização
Avaliação sugestiva de baixo peso fetal

Quadro 4 Sinais e sintomas indicativos para interrupção da atividade física e necessidade de reavaliação médica

Dores de qualquer tipo, independentemente de sua caracterização (atenção especial para dores na região púbica ou no quadril e na coluna dorsal)
Contrações uterinas repetidas (intervalos de 15 minutos)
Sangramento vaginal
Perda de líquido amniótico
Tonturas

(*continua*)

Quadro 4 Sinais e sintomas indicativos para interrupção da atividade física e necessidade de reavaliação médica (*continuação*)

Desmaios
Dispneia
Palpitações
Taquicardia
Distúrbios visuais
Edema generalizado
Diminuição da atividade fetal
Dificuldade em deambular
Náuseas e vômitos persistentes

sibilidades de termorregulação materna são suficientes, sobretudo nas mulheres treinadas que apresentam maior capacidade de dissipação da produção térmica excedente. Não se tem relato de comprometimento sobre o concepto ocasionado por ligeiro aumento de temperatura central de sua mãe (embora sejam conhecidos os efeitos deletérios que a hipertermia pode ter sobre o feto).

É importante ressaltar que exercícios intensos, prolongados e executados em ambientes quentes e úmidos são demasiado perigosos quanto à hipertermia, e, assim, requerem hidratação adequada, da mesma forma que os realizados em grandes altitudes.

De outro modo, as mulheres que interrompem sua atividade esportiva durante a gravidez apresentam aumento de peso maior comparado às mulheres não praticantes e àquelas que não interromperam a sua atividade ao longo da gravidez. Quanto maior o aumento de peso da gestante, menores são suas condições físicas para a prática do exercício.

Além disso, mesmo para as mulheres não diabéticas, a gestação favorece o desenvolvimento de acidose metabólica e hipoglicemia, o que não pode ser esquecido ao se repor alimento, sais e açúcar às esportistas gestantes.

AVALIAÇÃO DA FORMA FÍSICA

Como já dissemos, antes de iniciar um programa de exercícios, é imperioso que se faça uma avaliação do estado físico da candidata ao programa, pois, como já mencionamos, a mulher sedentária evidentemente será muito diferente daquela habituada à prática esportiva, ou da atleta. Além disso, pretende-se obter benefício, portanto é essencial o cuidado ao prescrever atividades que, embora possam beneficiar umas, podem prejudicar outras. Obviamente se fará uma investigação das diferentes situações pregressas de saúde e do andamento da gestação atual. Também é essencial que se faça o exame clínico rotineiro.

A maior parte das gestantes, como mencionado neste capítulo, constitui-se de mulheres jovens e saudáveis, portanto bastará um bom exame clínico antes de se aconselhar um programa de exercícios. No entanto, quando se pretende maior exatidão da avaliação, ou no caso de gestantes com problemas de saúde, serão necessários exames complementares para se considerar da forma mais criteriosa possível o estado metabólico e as condições físicas, avaliando os diferentes órgãos e, sobremaneira, as condições cardiocirculatórias.

O teste ergométrico pode ser feito tanto em esteira com apoio para proteção quanto em bicicleta estacionária, recomendando-se o uso de selim alargado, a fim de evitar maceração da região perineal. Deve contemplar avaliação, prévia e posterior à realização da sobrecarga proposta, da vitalidade fetal. O achado de padrão reativo de resposta da frequência cardíaca fetal, sem sinais de sofrimento, não deve ser motivo de maior preocupação. É útil a monitoração da frequência dos movimentos fetais se houver equipamento disponível e adequado para fazê-lo, pois suas informações esbarram na limitação de gestantes participantes ativas de programas de exercício fazerem a automonitoração. A capacidade máxima de exercício, traduzida pela estimativa do VO_2máx em gestantes não atletas, tende a diminuir em torno de 20 a 25% durante o 2º e 3º trimestres. Como o fluxo uterino mostra-se menor frente a exercícios mesmo de intensidade leve, durante o 3º trimestre, deve-se ter especial atenção para prevenir a ocorrência de hipóxia fetal, manifestada por curtos períodos de bradicardia fetal.[34]

O *holter* para avaliação do ritmo cardíaco e a monitoração ambulatorial da pressão arterial (MAPA) para controle pressórico, por exemplo, podem ser essenciais, dependendo do caso. Sua repetição pode ser necessária, durante a gestação, para reavaliação. Sugere-se que sejam realizados antes da gestação, repetindo-se por volta da 20ª semana gestacional, assim como após cerca de trinta dias da data do parto.

As mulheres com cardiopatia devem ter aconselhamento especial, dependendo da alteração funcional e do próprio tipo de lesão.

PRESCRIÇÃO DE EXERCÍCIOS

A prescrição de exercícios deverá ser feita de acordo com a idade, a forma física e o estado de saúde. A resposta fisiológica das gestantes, além de não ser igual à das outras mulheres, é diferente conforme o estágio gestacional. É importante, também, ter em mente o objetivo de cada candidata ao programa: umas almejam apenas o bem-estar durante a gestação; outras planejam continuar a praticar esportes; e há as que têm a pretensão de manter-se em atividades atléticas, e até mesmo competitivas. Algumas gestantes são aptas a tolerar exercícios mais intensos, enquanto outras devem se restringir, por exemplo, a caminhadas. Especialmente quando se pensa em atividades esportivas, a segurança da sua prática durante a gestação também corresponde ao estado de condicionamento da esportista. A gravidez não é um bom momento para iniciar a prática de uma nova modalidade, especialmente se esta traz riscos de traumas.[35]

Nenhum programa ou exercício isolado (nem os chamados exercícios de preparo ao parto, em que são utilizados somente os músculos do assoalho pélvico, o reto anterior do abdome e/ou diafragma) preencherá as necessidades do universo de gestantes, sendo função do médico auxiliar na melhor utilização das habilidades e no encontro das necessidades individuais num determinado momento.

Os programas de exercício devem ser feitos objetivando primordialmente a segurança da mãe e do feto. Os riscos potenciais devem ser considerados, pois, em algumas circunstâncias, podem ser elevados para ambos. Pretendendo obter o maior nível de capacidade funcional, com a maior segurança possível, chega-se à situação real de que não é possível alcançar a mesma condição da mulher não grávida, com o menor consumo máximo de oxigênio alcançado ($VO_2máx$), mesmo no período imediato e mediato pós-parto, quando o recém-nascido deixa de representar problema adicional. Os programas ideais não podem deixar de incluir, portanto, larga variedade de opções.[36]

Deve-se procurar adequar a prescrição de exercícios, contemplando as modificações fisiológicas e anatômicas que acontecem de forma mais evidente durante o 2º e o 3º trimestres, ressaltando que a presença de náuseas, vômitos e taquicardia, e de gravidez de maior risco (diabéticas, cardiopatas, hipertensas, gestações gemelares) pode limitar muito a adesão às atividades físicas. Outras situações, como a mudança do centro de gravidade, a frouxidão do tecido conjuntivo – com consequente instabilidade articular –, a lordose e a cifose, e o edema, potencialmente resultando em síndrome de compressão nervosa, devem ser adequadamente abordadas com o objetivo de proporcionar maior conforto, funcionalidade biomecânica e segurança para a gestante (Tabela 1).

Uma sugestão de ordem prática, com a finalidade de minimizar os riscos materno-fetais,[21,33] é a modificação da prescrição de exercícios, de modo evidente para as atividades não supervisionadas, diminuindo, por exemplo, a intensidade (em torno de 25%), e a duração, variando de 15 a 20 minutos, no caso dos exercícios de maior sobrecarga.

Como regra geral, costuma-se aconselhar que os exercícios sejam isotônicos e aeróbicos, preferencialmente diários (ou, no mínimo, três vezes por semana), durante de 30 minutos a 1 hora, e devem ser estabelecidos progressivamente, em especial na mulher não treinada. Os exercícios aeróbicos, também chamados de exercícios de resistência, isotônicos ou dinâmicos (por exemplo: a corrida, a marcha, a natação), envolvem grande massa muscular e proporcionam aumento considerável do consumo de oxigênio e do volume sistólico. Esses fatores acarretam a elevação da pressão arterial sistólica e a diminuição da resistência arterial periférica. Pela adaptação do organismo, o exercício aeróbico regular consegue favorecer a diminuição da frequência cardíaca e da pressão arterial, em repouso ou durante esforço submáximo, levando à recuperação mais eficiente dos valores basais de frequência cardíaca e de pressão arterial. Portanto, quando bem indicadas, essas atividades tendem a proporcionar benefícios claros.[18,37]

Os exercícios anaeróbicos, também chamados de exercícios de potência, estáticos ou isométricos (p. ex., o levantamento de peso), diferentemente dos

Tabela 1 Níveis de intensidade de exercícios propostos para a prescrição durante o período gestacional

Intensidade	%VO$_2$máx	% FCmáx	MET (múltiplos)
Leve	15-30	40-50	1,2-2,7
Moderada	31-50	51-65	2,8-4,3
Intensa (*cuidado)	51-68	66-80	4,4-5,9
Muito intensa	69-85	81-90	6,0-7,5 (*cuidado)
Máxima – indevida (*cuidado)	> 85	> 90	> 7,5

aeróbicos, envolvem massa muscular menos importante. Há menor elevação do consumo máximo de oxigênio e do volume sistólico, mas aumento preferencial da pressão arterial diastólica, da resistência arterial periférica do ácido lático e do desequilíbrio acidobásico. Diferentemente do exercício dinâmico, em que há o relaxamento e a contração dos músculos, no exercício isométrico não existe essa alternância de movimento muscular. Ao considerar a prescrição de exercícios para gestantes, recomenda-se evitar a prática de esportes cujo metabolismo seja predominantemente anaeróbico.[16] No entanto, não se pode esquecer que na atividade diária de todos, e, portanto, também das mulheres gestantes, muitos movimentos realizados implicam atividade anaeróbica, sem que isso lhes cause prejuízo. Tudo dependerá das condições inerentes a cada indivíduo, da intensidade, da frequência e da duração dessa atividade.

Com relação à roupa para a prática do exercício, ela deve ser confortável e arejada. O calçado deve dar bom apoio e ter acolchoamento que evite traumas dérmicos e ósseos. Outros equipamentos de proteção podem ser desejáveis, dependendo da atividade.[16]

A escolha deve ser adaptada ao gosto e à aptidão pessoal, para que seja realizado prazerosamente (e até mesmo para que seja realizado). Caminhar costuma ser o mais indicado. Correr talvez seja prejudicial às articulações, pelo impacto, mas pode ser realizado por pessoas habituadas ao exercício, embora sempre de modo moderado, porque se pressupõe que já tenham a devida adaptação musculoarticular. Ainda assim, mesmo pequenas alterações do peso podem resultar em grandes sobrecargas articulares (e as gestantes, mesmo que não engordem, tendem a ganhar peso). Portanto, é importante reduzir a prática de esportes que impliquem o deslocamento de peso, preferindo atividades de menor impacto. Pirie e Curtis[32] sugerem que se troquem as atividades por outras correspondentes, porém mais leves, mesmo para mulheres já acostumadas ao exercício, ou atletas. Por exemplo, as corredoras podem passar a caminhar, ajustar as velocidades e praticar subida e descida de escadas.

Andar de bicicleta não tem restrição, salvo pela preocupação com quedas, que podem ser evitadas, ao menos em parte, com a escolha do terreno, e com o uso de equipamento de proteção, para evitar traumas. A bicicleta ergométrica também é recomendável. Costumamos sugerir o uso de um selim mais largo para dar mais apoio ao períneo e às nádegas, evitando lesão e maceração tissular.[16] Além disso, gestantes devem sentar-se mais alto, de modo a evitar a excessiva flexão dos joelhos que favorece a condromalácia. E a postura mais vertical deve ser adotada para não sobrecarregar ligamentos e músculos, evitando a dor.

Ainda para as já habituadas ao esporte, aqueles com raquete, de modo geral, podem ser praticados pelas grávidas, desde que prestem atenção às mudanças corporais que deslocarão seu centro de gravidade, alterando sua agilidade e propiciando maior número de quedas e distensões. A prática de jogos em dupla é preferível, neste caso. É importante levar em consideração que esses exercícios comumente são realizados em quadras abertas, sob o sol. Assim, o risco de hipertermia e desidratação está presente, e deve ser considerado, bem como o aspecto estético, devendo a gestante fazer uso de filtros solares e chapéus para proteção da pele, pois a fotossensibilidade se acentua durante a gestação, podendo propiciar manchas indesejáveis, e, às vezes, duradouras.

Exercícios dentro da água podem ser muito divertidos, especialmente quando realizados em grupo, e são muito convenientes, pois a água ajuda a sustentação do peso corporal. Da mesma forma, quando a atividade física em gestantes é realizada na mesma situação, comparada às atividades habituais fora do ambiente aquático, é reputada como de mais fácil execução, com menores índices maternos de frequência cardíaca, pressão arterial, hemoconcentração, temperatura, resistência vascular periférica, bem como com menor liberação de aldosterona e atividade de renina plasmática. Na avaliação da resposta da frequência cardíaca fetal, evidenciou-se, a partir de alguns estudos, ausência de modificações significativas após vinte minutos de exercício em ambas as situações, porém, com nível mais elevado após a realização de exercício fora da água, por até vinte minutos de recuperação.[23] Também menciona-se a vantagem sobre o controle térmico, reduzindo o risco de hipertermia pelo exercício, quando realizado em imersão, pois a água pode ter um efeito compensatório.[38] Assim, nadar costuma ser muito recomendável, mas, preferencialmente, deve-se escolher o nado do tipo *crawl* ou costas. O nado tipo "peito" ou o borboleta forçam o retorno sanguíneo, exigindo mais esforço cardíaco. A hidroginástica, modalidade de exercícios que inclui movimentos semelhantes à ginástica calistênica comumente prescrita, ou da dança aeróbica, é realizada habitualmente com o tórax imerso em água aquecida entre 28 e 30ºC. Independente de sua finalidade primordial, a hidroginástica tem sido amplamente estimulada, considerando-se a menor sobrecarga exercida sobre o sistema osteomuscular, em especial sobre as articulações – frágeis em indivíduos com mobilidade limitada ou com dificuldade de sustentação do corpo.

Estudos iniciais apontam efeitos benéficos dessa modalidade para gestantes, quando comparadas à ginástica de solo, considerando fatores como forças hidrostáticas, concomitantes com flutuabilidade, elasticidade e melhor termorregulação, itens importantes de um ambiente considerado protetor. A pressão hidrostática é proporcional à profundidade da imersão. Ela tem ação uniforme sobre a superfície corporal no sentido de transferir os fluidos extravasculares para o espaço intravascular, levando à rápida expansão do volume plasmático. Como resposta inicial ao aumento do volume plasmático, observa-se início imediato de natriurese e diurese, a partir de estímulo por receptores atriais e osmorreceptores, com duração máxima entre 1 e 4 horas. Nos períodos mais prolongados de imersão, a hemodiluição inicial, pelos mecanismos expostos, poderá transformar-se em hemoconcentração, levando à perda de líquidos de 300 a 400 mL em gestantes com retenção hídrica, mas com manutenção do volume sanguíneo. Além de múltiplas influências da imersão sobre a regulação hormonal, a pressão hidrostática induz importantes modificações nos sistemas cardiovascular e pulmonar.[23] A hidroginástica, portanto, é muito recomendável, mas convém evitar saltos para poupar as articulações de traumas. Caminhar dentro da água também é aconselhável (Quadro 5).

Sempre é bom lembrar que a água deve ser tratada de forma rigorosa. A temperatura da piscina também deve ser controlada. Muito frio provoca contração vascular na pele e nos músculos, e provoca cãibras. O resfriamento prolongado pode causar hipotermia e também por em risco a vida do feto. Muito aquecimento provoca vasodilatação, hipotensão e superaquecimento, com risco de lipotímias. O superaquecimento prolongado pode estar associado às malformações fetais. A temperatura ideal, conforme já mencionado, deve estar entre 28 e 30ºC.[16]

Como foi dito, exercícios aquáticos, de modo geral, são adequados à gestante, porque produzem menor impacto, reduzindo o risco de trauma. Assim, a natação é recomendada, mesmo para as mulheres destreinadas. No entanto, como há tendência de diminuição da reserva pulmonar, a gestante tende a suportar menos tempo de apneia. Isso influi na realização de esportes, como o mergulho, que, portanto, tem restrição. Pirie[34,32] menciona ainda, em relação ao mergulho, trabalho realizado com duas gestantes que mergulharam respectivamente 36 e 48 m e cujos fetos tiveram malformações (alterações da

Quadro 5 Modificações fisiológicas durante imersão, em repouso, em gestantes

Volume plasmático, volume sanguíneo	↑
Débito cardíaco, *stroke* volume	↑
Fator natriurético atrial	↑
Diurese, natriurese, caliurese	↑
Hormônio antidiurético	↓
Pressão arterial, frequência cardíaca, edema	↓
Aldosterona	↓
Hematócrito	↓
Capacidade vital forçada	↓
Glicemia, cortisol, lactato	↔
Na⁺ e K⁺	↔
Tônus uterino	↔
Frequência cardíaca fetal	↔

coluna, em um deles, e ausência da mão, no outro). A autora recomenda, como profundidade segura, no máximo 18 m.

A prática de ioga pode ser uma boa opção, tanto na gravidez, quanto após o parto, como demonstrou revisão de estudos, encontrando-se redução dos partos pré-termo, melhora de desconfortos comuns, do estresse e do sono.[39]

Para mulheres esportistas, o remo pode ser um bom exercício na gravidez, segundo Pirie e Curtis,[32] desde que se observe um bom posicionamento e se evitem sobrecargas sobre as espáduas e as regiões lombares. O golfe, para mulheres treinadas, também é seguro. O risco é de lesões, como luxações e distensões.

Há modalidades esportivas que não são recomendáveis.[36,40] Não é rotineiro encontrar candidatas à realização desses exercícios, mas, às vezes, atletas procuram seus obstetras com questionamentos sobre eles. Assim, escaladas não costumam ser o esporte de escolha durante a gestação, pois podem ser perigosas. Não só por conta dos riscos de quedas e traumas, mas também pela altitude alcançada. Acima de 2.000 m a rarefação atmosférica já é capaz de ser prejudicial. Do mesmo modo, esquiar na neve ou na água implica especialmente o risco de quedas. Principalmente em virtude da velocidade, uma queda pode trazer impacto muito grande, o que favorece o risco de fraturas e também de abortamento e parto prematuro. Não faz sentido nem para mulheres bem treinadas, muito menos para as não afeitas ao esporte. Embora uma amazona experiente possa continuar a praticar equitação, é desaconselhável. Deve-se levar em conta que as formas vigorosas de exercícios a cavalo, como saltar, não são convenientes, pelo risco de trauma em razão do maior impacto. Pode ser considerada a hipótese, para atletas da modalidade, a escolha da montaria, elegendo animal conhecido e não agressivo. Indiscutivelmente, é importante considerar a possibilidade de quedas se o cavalo tropeçar, disparar, corcovear ou saltar.

Esportes em equipe, como voleibol, basquetebol e outros, requerem elasticidade, agilidade, flexibilidade e força. Frequentemente implicam risco de torções, distensões e quedas, e podem ser extenuantes. Houve muitos casos de atletas que competiram no início de suas gestações. Não são convenientes, porém, competições a partir do 2º trimestre da gravidez. No entanto, a atleta pode continuar a prática, com alguma restrição, apenas como diversão.

Levantamento de peso e fisiculturismo devem ser limitados durante a gestação por abrangerem atividades anaeróbicas e pelo risco de trauma. Favorecem a elevação da pressão arterial.

As academias costumam oferecer exercícios específicos, como "ginástica para gestantes". É costumeira a recomendação de uma programação que abranja:

1. Exercícios de elasticidade que favorecem o metabolismo e a circulação e que geralmente são movimentos enérgicos, de grande amplitude, dos membros superiores e inferiores.
2. Exercícios de flexibilidade, úteis para equilibrar a musculatura das costas, do abdome e do assoalho pélvico, contraídos pela postura gravídica. São pequenos movimentos de extensão, de flexão e de rotação do tronco, preferencialmente realizados em posição sentada ou deitada, sempre visando à adequada respiração durante o exercício. A posição sobre quatro apoios deve ser evitada para a grávida por causa da sobrecarga cardíaca, com a ressalva de que pode ser realizada (mas nunca por longo período) por gestantes em boa forma física.
3. Exercícios para o abdome e o assoalho pélvico, que são aqueles em que se procura alternar isometricamente contração e relaxamento, buscando

conscientizar a gestante em relação à sua percepção corporal, preparando-a para o parto.
4. Exercícios respiratórios, que também favorecem a conscientização corporal e promovem as trocas gasosas. São úteis para o relaxamento da tensão e para o preparo ao parto.[41]

A gestante pode fazer ginástica e exercícios durante todo o decorrer da gestação. Costuma-se evitar exercício nas primeiras 10 ou 12 semanas, uma vez que há preocupação com o risco de abortamento.[34] Não é necessário evitar a prática, porém, senão naquelas gestações em que esse risco seja importante, ou, ainda, naquelas gestações de mulheres desabituadas à prática esportiva, sedentárias. No fim do 3º trimestre, prefere-se dar ênfase aos exercícios respiratórios e aos do abdome e do assoalho pélvico.[16]

Os exercícios específicos para o assoalho pélvico podem ser vantajosos na prevenção de incontinência urinária, e mesmo fecal, do final da gestação.[42]

A recomendação atual, tanto pelo Colégio Americano de Obstetras e Ginecologistas (ACOG), quanto pelo Colégio Americano de Medicina Esportiva, como pela Associação Americana dos Cardiologistas é de que mulheres saudáveis realizem exercícios moderados de resistência por cerca de trinta minutos ao dia cinco dias por semana. Esse programa favorece o controle ponderal, o controle de diabete gestacional e mesmo o futuro ponderal do concepto.[43]

ABORDAGEM ESPECÍFICA PARA A CARDIOPATA

Nas mulheres com cardiopatia, a adaptação à própria gestação pode ser já uma enorme sobrecarga. Em casos mais acentuados, influi até sobre sua condição de sobrevivência. Sua sobrecarga cardiovascular pode ser excessiva. Portanto, nesses casos, o que se recomenda é o máximo possível de repouso. É o caso das cardiopatas cianóticas graves, como as acometidas pelas síndromes de Marfan, de Eisenmenger e de Ebstein; das que têm miocardiopatia dilatada severa; daquelas com miocardiopatia restritiva; das usuárias de prótese com disfunção, quer metálicas, quer biológicas; das que apresentem lesões estenóticas graves; das que estejam com insuficiência cardíaca congestiva, especialmente aquelas em graus III e IV, segundo a classificação da Associação Novaiorquina do Coração (NYHA); e também daquelas que tenham apresentado miocardiopatia periparto em gestação anterior.[1,18]

As cardiopatas com lesões de menor gravidade, no entanto, podem ter condição de vida não muito diferentes das mulheres sem cardiopatia. E, portanto, para elas, podem ser desenvolvidos programas de exercícios, desde que devidamente acompanhados pelo cardiologista. Cabem nesse grupo as portadoras de cardiopatias congênitas corrigidas (como comunicação interventricular, comunicação interatrial, persistência do canal arterioso sem hipertensão pulmonar); as reumáticas sem lesão orovalvar, ou com lesões corrigidas há mais de seis meses (valvoplastia ou comissurotomia); e, ainda, as portadoras de prolapso da válvula mitral. Este último caso tem de ser avaliado no intuito de verificar se o prolapso é competente ou incompetente, e ainda deve-se lembrar que muitos casos são revelados ou agravados pela gestação.

No caso de pacientes com poucas restrições ao exercício, são aconselháveis as atividades na água, pois costumam ser de mais fácil realização do que no solo. Além disso, a imersão favorece a diurese e, consequentemente, ajuda a reduzir o edema. A pressão hidrostática da água exerce uma força proporcional à profundidade de imersão. Já comentamos que essa pressão força a passagem do líquido extravascular para o compartimento intravascular, o que causa a reação de aumento de filtração renal, com efeito diurético e natriurético. Assim, a imersão por cerca de 20 minutos pode promover, na gestante, eliminação de 300 a 400 mL de fluido.

Pacientes com alguma restrição podem realizar exercícios sentadas ou recostadas. Quando deitadas, sempre devem fazê-lo em posição lateral. Nunca em posição supina, que traz prejuízo ao retorno sanguíneo. E, em qualquer hipótese, nunca praticar os exercícios isométricos.

Pacientes com restrição grande, embora devam limitar muito sua atividade, podem fazer exercícios leves, como caminhar pequenos percursos em solo sem acidentes, ou exercitar os membros inferiores, especialmente os pés, com movimentos de flexão, contração e rotação que favoreçam o retorno sanguíneo, promovendo bem-estar por reduzir a sensação de peso localizado e mesmo o edema. Sentar-se e deixar as pernas em imersão em água morna também pode ajudar na redução do edema. É útil aproveitar essa imersão para exercitar os pés, fletindo-os e rodando-os, o que promove melhor retorno venoso.[17] Para pacientes que tenham prescrição de repouso, são benéficos os exercícios passivos em que outra pessoa – não necessariamente com formação especializada, desde que receba boa orientação – faça flexões das várias articulações dos membros. O exercício passivo mantém a flexibilidade musculoarticular e favorece a circulação. Traz a vantagem adicional de propiciar bem-estar e, em conjunto, tranquilidade espiritual.

As massagens também podem ser muito úteis nesse sentido. Convém movimentar dedo por dedo, depois ir massageando da periferia para o centro do corpo, sempre direcionando o fluxo sanguíneo para o coração. Com a gestante deitada de lado, aplica-se a massagem nas costas e no pescoço. Este tratamento propicia grande bem-estar e relaxamento, além de favorecer o psiquismo, pois a paciente se sente atendida em suas necessidades de carinho e contato físico.

As gestantes hipertensas merecem ser especialmente consideradas quanto à atividade física. A hipertensão é uma das intercorrências obstétricas que mais preocupam cardiologistas e obstetras. Ao controle medicamentoso, soma-se a preocupação de restrição salina e alimentação adequada. A reposição de albumina é conveniente, e pode ser feita de modo simples, com a ingestão de suco de laranja albuminado (junta-se o suco de uma laranja – se necessário, adoçado – a uma clara de ovo batida em neve), ou administrando-se albumina em pó junto a sucos ou a outros alimentos (uma colher de sopa ao dia). Sempre lembrar que a albumina (tanto a da clara do ovo, quanto a em pó) é útil crua, pois o cozimento altera sua condição bioquímica. A atividade física integra a prescrição, que poderá ser de grande valor no controle da pressão arterial. Em geral, recomenda-se que caminhem (no solo, ou na água) ou que nadem.[17] A imersão na água consegue ser muito benéfica para a gestante hipertensa, por conta dos efeitos sobre a retenção hídrica e a diurese. Além de favorecer a eliminação do excesso de líquido, promove efeitos cardiovasculares que resultam em declínio tanto da pressão sistólica como da diastólica.

A hidroginástica, o caminhar na água e a natação com esforço moderado podem ser muito úteis no atendimento da gestante hipertensa. Deve haver acompanhamento cuidadoso, programando-se atividades com dificuldade progressiva. O exercício vertical é mais benéfico do que o horizontal (nadar) pelas vantagens da maior imersão. Por essa razão, pois, a água deve estar à altura dos ombros. Além disso, os exercícios calistênicos aquáticos são comumente realizados em grupo, propiciando ambiente alegre e descontraído, o que traz a vantagem adicional do condicionamento emocional favorável.

Deve-se ter em mente que os exercícios que exigem força acarretam sobrecarga cardíaca e elevação da pressão arterial. Assim, são formalmente contraindicados para as hipertensas. E o repouso é a prescrição usual, quando a hipertensão for mais grave e, especialmente, nos casos de pré-eclâmpsia. Porém sempre cabe a indicação de massagens e de exercícios passivos.

ATIVIDADE FÍSICA NOS CASOS DE PRÉ-ECLÂMPSIA

No tópico anterior mencionamos os cuidados com as gestantes hipertensas. Vamos dedicar algumas considerações ao caso especial da eclâmpsia e pré-eclâmpsia, pela sua importância no atendimento obstétrico. Felizmente, nos dias atuais, a mortalidade materna é muito baixa, ao contrário do que ocorria no passado. No entanto, nos casos que ainda ocorrem, a hipertensão materna está associada de forma significativa a ela, por meio do quadro de eclâmpsia (por coagulação intravascular, hemorragia cerebral, insuficiência renal, insuficiência hepática, principalmente).

A pré-eclâmpsia é um quadro que ocorre especificamente na gestação, com hipertensão arterial, edema e proteinúria. Seu agravamento gera o quadro de eclâmpsia, com convulsões e possíveis lesões renais e hepáticas. Embora mulheres previamente hipertensas tenham maior risco de desenvolvê-la, surge em mulheres sem histórico hipertensivo. Porém, nas que participam de atividade física regular, mesmo que só recreativas, sua incidência diminui entre 40 e 70%. A explicação é a redução da hipertensão, queda de fatores proinflamatórios, como citoquinas, e do estresse oxidativo, além de diminuição do nível lipêmico.

Assim, a recomendação de um programa de exercício para as gestantes é uma medida bastante interessante nessa prevenção. No entanto, não há consenso quando se refere a gestantes previamente portadoras de quadro hipertensivo crônico grave.[44]

Revisão sistemática demonstra essa recomendação, com vantagens preventivas.[45]

ATIVIDADE FÍSICA NOS CASOS DE *DIABETES MELLITUS*, OBESIDADE E GESTAÇÃO

O exercício durante a gestação pode ser um fator de manutenção de condições próximas ao ideal, quanto ao peso e ao controle do aparecimento de diabetes gestacional.[38]

A presença de *diabetes mellitus* gestacional relaciona-se às elevadas taxas de morbidade e mortalidade fetal e é uma complicação médica comum durante a gestação. O tratamento visa à manutenção dos níveis glicêmicos e à prevenção das complicações, basicamente envolve orientação dietética e administração de insulina como forma alternativa, caso não se consiga obter a normalização da glicemia com controle dietético. Por vezes, iniciada de forma paliativa, a insulinoterapia não corrige o defeito primário, o qual pode incluir estado de hiperinsulinemia. Assim, o exercício é proposto como modalidade alternativa para enfrentar a situação de maior resistência periférica à insulina, a despeito de resultados controversos, com alguns estudos associando a ocorrência de bradicardia fetal com exercícios realizados em bicicleta ergométrica.[46,47] Dye et al.[41] sugeriram, para algumas mulheres, o papel preventivo do exercício no combate ao aparecimento de *diabetes mellitus* gestacional. Quando determinada população de mulheres, selecionada por localização geográfica, foi estratificada por índice de massa corporal (IMC) pré-gestação, o exercício associou-se com taxas reduzidas de *diabetes mellitus* gestacional nos casos em que o resultado foi maior que 33 (*odds ratio* = 1,9, 95% IC 1,2 – 3,1). Por outro lado, mulheres de condição social mais elevada, obesas e sedentárias, evidenciaram maior risco quando comparadas a pacientes de extrato socioeconômico menos favorecido.[23]

Hoje em dia, considera-se que a atividade física regular prévia à gestação, e durante essa prática, tem um papel importante como medida preventiva no quadro de *diabetes mellitus* gestacional, reduzindo sua incidência entre 50 e 60%.[44]

De forma genérica, os exercícios sugeridos serão os mesmos aconselhados para gestantes que não têm *diabetes mellitus*, sempre levando em conta as condições individuais, ressaltando a necessidade de que sejam realizados com frequência e intensidade desejáveis, e adaptados à preferência pessoal, para que se consiga obter maior adesão ao programa. Em revisão sobre exercícios e controle ponderal e da obesidade, autores brasileiros[48] consideram que o programa com acompanhamento especializado costuma produzir melhores resultados e que pode se traduzir em benefícios inclusive protetores sobre desfechos da gestação. Acreditam ainda que a ocasião pode ser um bom momento para introduzir com sucesso a modificação do estilo de vida, favorecendo seus efeitos a longo prazo.

ATIVIDADE FÍSICA PÓS-PARTO

Após o parto, costuma-se recomendar o reinício dos exercícios, lenta e progressivamente, já desde os primeiros dias, priorizando atividades para a musculatura abdominopélvica e para a coluna, bem como para a movimentação dos pés e das pernas. Nessa fase, não faz sentido qualquer excesso, mas o restabelecimento da atividade física tem papel importante na recuperação postural e na prevenção de problemas, como tromboembolismos, prolapsos genitais e diástase dos retos abdominais.[18]

Para todas as puérperas, recomenda-se recomeçar o exercício lenta e progressivamente. Isso especialmente se aplica às cardiopatas e portadoras de outras afecções, levando-se em consideração, mais do que nunca, as condições de cada uma. Pode-se começar, desde os primeiros dias (já mesmo desde o pós-parto imediato), com exercícios para o reforço muscular do assoalho pélvico. São de fácil realização, pois constam da contração pura e simples da musculatura do períneo, do mesmo modo que se faz para retardar a micção. Recomenda-se que a mulher contraia esses músculos por alguns segundos, relaxando-os a seguir. Esse exercício deve ser repetido algumas vezes ao dia, aumentando-se o número de contrações com o decorrer dos dias.

Depois, iniciam-se movimentos com os pés e as pernas. Após alguns dias, inicia-se a movimentação para a musculatura abdominopelviana e a coluna. Vale ressaltar que o exercício pode ser feito em casa, sem necessidade de se recorrer a academias. Inclusive porque a mãe recente deverá estar assoberbada com a tarefa de cuidar do bebê e de reorganizar sua rotina doméstica.

É muito conveniente aconselhá-la quanto ao posicionamento ao cuidar do bebê. A amamentação deve ser feita em posição confortável, em cadeira que possibilite o apoio das costas e dos braços, para que não seja necessário fazer força para carregar a criança, evitando, pois, a sobrecarga dos músculos paravertebrais e dos braços. Isso evitará dores e cansaço desnecessários. Do mesmo modo, a mãe deve estar atenta quanto à posição durante as trocas de fraldas e o banho do filho. Para a troca, convém adotar um apoio alto (sobre um móvel alto, como cômoda ou mesa, preferivelmente, em vez de fazê-lo sobre a cama, que é mais baixa). O mesmo pode ser dito em relação ao banho. É bom que se utilize uma pequena banheira com pés, posicionando, portanto, o bebê a uma altura que proporcione menor necessidade de inclinação do corpo da mãe. Evita-se assim o esforço muscular desnecessário.

Quando a puérpera já está em casa há alguns dias, é importante iniciar os exercícios para o abdome e as costas. Sempre progressivamente e sem excessos. Esses exercícios visam ao retorno postural e à prevenção da flacidez abdominal e da diástase dos músculos retos. Uma sugestão que pode trazer bons resultados é pedir à mulher que escolha alguns exercícios que já lhe são familiares, para, então, realizá-los da seguinte maneira: no 1º dia, um exercício de cada série. No dia seguinte, dois de cada, e assim progressivamente. Parece pouco, mas ao fim de um mês, ela poderá executar trinta movimentos de cada tipo. E, provavelmente, estará em forma. Aconselha-se a diminuição da progressão, se houver dores ou cansaço. Ou, ainda, pode ser feito o aumento da amplitude, no momento em que os exercícios parecerem fáceis demais. Este é um programa individualizado e realizável, até mesmo sem acompanhamento profissional. Se o parto foi mediante cesárea, sugere-se esperar mais, de 7 a 10 dias, para começar o esquema. A progressão deve ser diminuída, em caso de dores. Obviamente, sempre será conveniente que a mulher permaneça em uma programação de atividade física para se manter bem. Se dispuser de tempo e acesso, depois poderá voltar a uma academia ou a um treinador pessoal, com vistas a manter-se em forma. Mas isso provavelmente só será viável quando o bebê lhe exigir um pouco menos de dedicação, o que, todos sabemos, nas primeiras semanas, é uma utopia, a não ser que ela disponha de auxiliares.

Mesmo pacientes com restrições podem fazer um programa similar, adequado individualmente, enfatizando movimentos de mãos e pés, movimentos no leito e movimentos passivos, com auxílio de pessoa amiga, ou familiar. As massagens também são muito úteis.

Na continuidade de uma programação de exercícios, podem ser muito atraentes as atividades que incluam o bebê. Produzem momentos lúdicos, com o benefício adicional de serem vantajosos no desenvolvimento do equilíbrio e da conscientização corporal da criança. Promovem, ainda, um bom entendimento e relacionamento da mãe com o filho. Geralmente, são recomendáveis para bebês a partir de 6 a 8 semanas de vida. Pode ser muito gratificante, se a mulher tiver filho maior, incluí-lo. Além disso, no caso de filho mais velho, ele pode ser uma companhia, desde a gestação, pois esse ato pode contribuir muito quanto ao aspecto de diversão e sociabilidade da atividade física, bem como ser um fator facilitador do equilíbrio emocional do filho mais velho.[49]

Em trabalho realizado em Portugal, observou-se que mulheres que praticaram exercício amamentaram por mais tempo do que outras, menos ativas. Não se encontrou correlação com a idade gestacional, com o peso ao nascer ou com doença obstétrica.[50] Embora possa haver vieses nesse trabalho, é alvissareiro imaginar a vantagem sobre mães e filhos da amamentação mais prolongada. Pode ser um ponto favorável a mais.

A atividade física após o parto propicia também, especialmente se associada a dieta adequada, o retorno ponderal ao padrão prévio à gestação.[23] É importante lembrar que o exercício deve ser acompanhado de um adequado ajuste nutricional. O programa não interfere na lactação, e pode trazer benefícios cardiovascular, no metabolismo insulinêmico e na lipidemia.[51] É mais um aspecto vantajoso, especialmente nos dias de hoje, em que a consciência sobre uma forma física aprimorada está em consonância com o desejo de estar bem e bonita.

CONSIDERAÇÕES FINAIS

Como procuramos enfatizar nos parágrafos anteriores, o exercício durante a gravidez pode ser muito benéfico à gestante e ao seu concepto. Do mesmo modo, o exercício após o parto pode promover recuperação física melhor e mais rápida.

No entanto, é importante que a atividade física seja orientada individualmente, de modo a ser proveitosa, em vez de causar danos. Assim, deve ser prescrita e, sempre que possível, acompanhada por profissional afeito à situação, quer seja o próprio obstetra, quer seja (preferivelmente) um profissional ligado à área de educação física ou de fisiatria.

RESUMO

A gravidez é um estado peculiar na vida das mulheres, que produz alterações morfológicas e funcionais. Essas modificações físicas podem influir sobre a estática corporal, produzindo dores e desconfortos, além de interferirem no equilíbrio. Há, também, modificações especialmente circulatórias e hormonais. A atividade física, portanto, pode apresentar algumas peculiaridades. Antigamente, desaconselhava-se o exercício, mas, hoje em dia, ele vem sendo cada vez mais liberado, e, até mesmo, recomendado. Essa recomendação baseia-se em dados de estudos científicos, e tem sido feita não só para pessoas treinadas como também para as sedentárias e mesmo em caso de mulheres com algum comprometimento de saúde, desde que submetidas a avaliação prévia e a acompanhamento médico. Discorre-se sobre o tipo de exercício recomendado, bem como sobre as possíveis vantagens obtidas em casos específicos, como os de cardiopatas, hipertensas e diabéticas.

REFERÊNCIAS BIBLIOGRÁFICAS

1. Mittelmark RA, Wiswell RA, Drinkwater BL. Exercise in pregnancy. Baltimore: Williams & Wilkins; 1991. p. 313-19.
2. Artal R. Exercise during pregnancy. In: Strauss RH. Sports medicine. 2.ed. Philadelphia: W.B. Saunders; 1991.
3. Amorim MMR, Melo MSO, Cardoso MAA, Assunção PL. Atividade física durante a gravidez: revisão e recomendações. Femina. 2007;35(8):521-7.
4. Fox EL, Bowers RW, Foss ML. The physiological basis for exercise and sport. 5th ed. Madison, Brown & Brenchmark, 1993. p. 398-400.
5. Kalisiak B, Spitznagle PT. What effect does an exercise program for healthy pregnant women have on the mother, fetus and child? PM&R. 2009;1(3):261-7.
6. de Oliveira Melo AS, Silva JL, Tavares JS, Barros VO, Leite DF, Amorim MM. Effect of a physical exercise program during pregnancy on uteroplacental nad fetal blood flow nad fetal growth: a randomized controlled trial. Obstet Gynecol. 2012;120(2 Pt 1):302-10.
7. Barakat R, Pelaez M, Lopez C, Montejo R, Coteron J. Exercise during pregnancy reduces the rate of cesarean ans instrumental deliveries: results of a randomized controlled trial. J Matern Fetal Neonatal Med. 2012;25(11):2372-6.
8. Gaston A, Cramp A. Exercise during pregnancy: a review of patterns and determinants. J Sci Med Sport. 2011;14:299-305.
9. Herring SJ, Nelson DB, Davey A, Klotz AA, Dibble LV, Oken E, Foster GD. Determinants of excessive gestational weight gain in urban, low-income women. Women Health Issues. 2012;22(5):e439-46.
10. Mittelmark RA, Gradin SK. Historical perspectives. In: Exercise and pregnancy. 2.ed. Baltimore: Williams & Wilkins; 1991. p. 1-8.
11. Hegewald MJ, Crapo RO. Respiratory physiology in pregnancy. Clin Chest Med. 2011;32:1-13.
12. Swiet M. Medical disorders in obstetric practice. Oxford: Blackwell; 2002.
13. Romen Y, Masaki DI, Mittelmark RA. Physiological and endocrine adjustment to pregnancy. 2.ed. Baltimore; Williams & Wilkins: 1991. p. 9-29.
14. Constantini NW, Warren MP. Special problems of the female athlete. Baillieres Clinics of Rheumatology. 1994;8(1):199-219.
15. Lopes CMC, Andrade J, Almeida MA. A mulher atleta. In: Ghorayeb N, Barros T. O exercício. São Paulo: Atheneu; 1999.
16. Lopes CMC, Andrade J. Atividade física em gestações de risco: parte II. Jornal de Medicina do Exercício. 1997;15-6.
17. Karzel RP, Friedman MJ. Orthopedic injuries in pregnancy. In: Exercise in pregnancy. 2.ed. Baltimore: Williams & Wilkins; 1991. p. 123-32.
18. Godoy M et al. Fase Crônica, I Consenso Nacional de Reabilitação Cardiovascular. Arquivos Brasileiros de Cardiologia. 1997;69(4):267-91.
19. Cavalcante SR, Cecatti JG, Pereira RIC et al. Exercícios físicos na água durante a gestação. Femina. 2005;33(7):547-51
20. Mastrocolla LE. Fisiologia do exercício. In: Mastrocolla LE (ed.). Ergometria. São Paulo: Laboratórios Biosintética; 1992. p. S12-3.
21. Paisley JE, Mellon MB. Exercise during pregnancy. AFP. 1988;38(5):143-6.
22. Mastrocolla LE, Mastrocolla HB, Andrade J. Atividade física na gravidez: riscos versus

benefícios. Boletim do Departamento de Cardiopatia e Gravidez da Sociedade Brasileira de Cardiologia. 2001;3(1):1-10.
23. Wolfe LA, Brenner IK, Mottola MF. Maternal exercise, fetal well-being and pregnancy outcome. Exercise and Sport Science. 1994;22:145-94.
24. Arnoni AS et al. Cirurgia cardíaca na paciente gestante. Revista da Sociedade de Cardiologia do Estado de São Paulo. 1994;6:589-96.
25. Arnoni AS, Andrade J, Esteves CA. Tratamento com métodos intervencionistas nas gestantes: escolha do momento. 2.ed. São Paulo: Atheneu/Socesp; 1996. p. 1038-42.
26. Sternfeld B. Physical activity and pregnancy outcome: review and recommendations. Sports Medicine. 1997;23(1):33-47.
27. Simanski LM, Satin AJ. Strenuous exercise during pregnancy: is there a limit? Am J Obstet Gynecol. 2012;207:179e1-6.
28. American College of Obstetrics and Gynecology. Pregnancy, work and disability. In: Technical Bullet. Washington: ACGO; 1980. p. 58.
29. Veille JC, Hohimer AR, Burry K, Speroff L. The effect of exercise on uterine activity in the last eight weeks of pregnancy. Am J Obstet Gynecol. 1985;151(6):727-30.
30. Lotgering FK, Gilbert RD, Longo LD. Exercise in pregnancy in the experimental animal. In: Exercise in pregnancy. 2.ed. Baltimore: Williams & Wilkins; 1991. p. 157-73.
31. Spinillo A, Capuzzo E, Baltaro F, Piazza G, Nicola S, Iasci A. The effect of work activity in pregnancy on the risk of fetal growth retardation. Acta Obstet Gynecol Scand. 1996;75(6):531-6.
32. Pirie LB, Curtis LR. El deporte durante el embarazo. Buenos Aires: Editorial Medica Panamericana; 1989.
33. Mittelmark RA et al. Exercise guidelines for pregnancy. In: Mittelmark RA, Wiswell RA, Drinkwater BL. (Orgs.). Exercise in pregnancy. Baltimore: Willians & Wilkins; 1991. p. 299-312.
34. Wolfe LA. Prescription of aerobic exercise during pregnancy. Sports Medicine. 1989;8(5):273-301.
35. Mittelmark RA, Dorey FJ, Kirschbaum TH. Effect of maternal exercise on pregnancy outcome. Exercise in pregnancy. 2.ed. Baltimore: Williams & Wilkins; 1991. p. 9-29.
36. Günter H, Kohlrausch W, Teirich-leube H. Ginástica médica em ginecologia e obstetrícia. São Paulo: Manole; 1980.
37. Hale RW, Mittelmark RA. Pregnancy in the elite and professional athlete: a stepwise clinical approach. Exercise and pregnancy. 2.ed. Baltimore: Williams & Wilkins; 1991. p. 231-8.
38. Hale RW, Milne L. The elite athlete and exercise in pregnancy. Seminars in Perinatology. 1996;20(4):277-84.
39. Babbar S, Parka-Savage AC, Chaudhan SP. Yoga during pregnancy: a review. Am J Perinatol. 2012;29(6):459-64.
40. Jovanovic L, Kessler A, Peterson CM. Human maternal and fetal response to graded exercise. J Appl Physiol. 1985;58:1710-22.
41. Dye TD, Knox KL, Artal R, Aubry RH, Wojtowycz MA. Physical activity, obesity, and diabetes in pregnancy. Am J Epidemiol. 1997;146(11):961-5.
42. Stafne SN, Salvesen KA, Romundstad PR, Torjusen IH, Morkved S. Does regular exercise including pelvic floor muscle training prevent urinary and anal incontinence during pregnancy? A randomised controlled trial. BJOG. 2012; 119(10):1270-80.
43. Olson G, Blackwell SC. Optimization of gestational weight gain in the obese gravida: a review. Obstet Gynecol Clin N Am. 2011;38:397-407.

44. Borg-Stein JP, Fogelmann DJ, Ackerman KE. Exercise, sports participation ans musculoskeletical disorders of pregnancy and postpartum. Semin Neurol. 2011;31(4):413-22.
45. Kasawara KT, Nascimento SL, Costa ML, Surita FG, Silva JLP. Exercise and physical activity in the prevention of pré-eclampsia: systematic review. Acta Obstet Gynecol Scand. 2012;91:1147-57.
46. Artal R, Romem Y, Wiswell R. Fetal bradycardia induced by maternal exercise. Lancet. 1984;2:258-60.
47. Whiteford B, Polden M. Exercícios pós-natais: um programa de seis meses para a boa forma da mãe e do bebê. São Paulo: Maltese-Norma; 1992.
48. Nascimento SL, Surita FGC, Parpinelli MA, Cecatti JG. Exercício físico no ganho de peso e resultados perinatais em gestantes com sobrepeso e obesidade: uma revisão sistemática de ensaios. Cad Saúde Pública. 2011;27(3):407-16.
49. Kinnunen TI, Pasanen M, Aittasalo M, Fogelholm M, Weiderpass E, Luoto R. Reducing postpartum weight retention. A pilot trial in primary care. Nutr J. 2007;6:21.
50. Gouveia R, Martins S, Sandes AR, et al. Gravidez e exercício físico: mitos, evidências e recomendações. Acta Med Port. 2007;20:209-14.
51. Lovelady C. Balancing exercise and food intake with lactation to promote post-partum weight loss. Proc Nutr Soc. 2011;70(2):181-4.

capítulo
15
Atividade física e saúde mental

Prof. Dr. Attilio Carraro

INTRODUÇÃO

Vários levantamentos de larga escala sobre a prevalência de distúrbios mentais em adultos e jovens têm sido realizados desde os anos de 1980. Tem sido visto que os distúrbios mentais são comuns, com mais de um terço da população da maioria dos países reportando características suficientes para serem diagnosticados em algum momento de suas vidas. A Organização Mundial da Saúde (OMS) relatou que cerca de 450 milhões de pessoas ao redor do mundo sofrem de distúrbios mentais ou alguma condição cerebral, e que 1 em cada 4 pessoas atingem os critérios diagnósticos em algum momento de suas vidas.[1]

Condições debilitantes de saúde mental reduzem a qualidade de vida e se constituem um sério agravo à saúde pública. A OMS[2] tem estimado que 14% dos casos de doenças no mundo sejam hoje atribuídos aos distúrbios psiquiátricos, a maioria das pessoas acometidas (75% dessas se encontram em países de baixa renda) sem acesso ao tratamento do qual necessita. A depressão é o terceiro fator que mais contribui para a carga de doenças, e o abuso de substâncias contribui para mais de 5% dessa carga. A cada sete segundos alguém desenvolve demência. Ao redor de 2020, estima-se que 1,5 milhão de pessoas morrerão anualmente por conta de suicídio. Além disso, a expectativa de vida de pessoas com doenças mentais severas é mais curta comparada à da população em geral.[3-5] As principais causas para maior mortalidade em pessoas com doenças mentais severas são:

- Comportamento sedentário: pessoas com doenças mentais severas são mais fisicamente inativas comparadas à população geral.
- Fraqueza muscular: uma redução na massa muscular, associada à atividade aeróbia precária, leva à deterioração da habilidade de caminhar em pacientes esquizofrênicos.
- Diabetes: o risco é 2 ou 3 vezes maior que na população geral.
- Doenças cardiovasculares.
- Hábitos alimentares inadequados: a alimentação inadequada está associada ao sobrepeso e à obesidade. Além disso, muitas drogas psicotrópicas levam ao ganho de peso e ao aumento do risco para diabetes tipo II.
- Síndrome metabólica.

A tendência para o futuro é negativa, a tal ponto que se pode prever que em 2030 a depressão e a demência serão, respectivamente, o primeiro e o terceiro fator de risco nos países de alta renda, de acordo com *Disability-Adjusted Life Year* (Daly).[6]

Conforme foi apresentado no parágrafo anterior, saúde mental e saúde física são estreitamente ligadas. Pessoas que vivem com problemas de saúde mental possuem um risco maior de desenvolverem uma ampla gama de doenças físicas, como patologias cardiovasculares e respiratórias, câncer e *diabetes mellitus*. Os problemas de saúde mental podem alterar o balanço hormonal, o ciclo do sono e a função do sistema imunitário, sendo que diversos medicamentos para tratamento possuem efeitos colaterais que vão do aumento de peso corporal à irregularidade do ritmo cardíaco.[3,4] Sobrepeso e obesidade são mais frequentes em pessoas acometidas por problemas mentais, que também geralmente possuem maior tendência ao sedentarismo do que a população em geral.[3-6,9]

A relação também é verdadeira quando vista de maneira inversa: pessoas afetadas por doenças físicas crônicas possuem o dobro da possibilidade da população em geral de desenvolver distúrbios depressivos e ansiedade.

A difusão progressiva dos problemas de saúde mental e das doenças mentais estimula a pesquisa de novas estratégias para prevenir e confrontar esses fenômenos. Há alguns anos a literatura científica tem dedicado um interesse crescente às relações entre atividade física, exercício, esporte e saúde mental, tanto que em 1980, utilizando as palavras-chave *physical activity* & *mental health*, era possível encontrar no PubMed 10 artigos em revistas revisadas por pares. Já 36 anos depois, em 2016, o número de artigos era 1.212 (Figura 1).

ASPECTOS CONCEITUAIS

Definição e classificação

Desde 1948 a OMS incluiu a saúde mental na conceituação mais ampla de saúde definida como "[...] um estado de completo bem-estar físico, mental e social e não a simples ausência de doenças ou enfermidades". Definir o que é a saúde mental é importante, ainda que nem sempre necessário, para obter seu aprimoramento. As diferenças de valores entre os diversos países, culturas, classes sociais e gêneros podem em certos momentos serem grandes a ponto de dificultar um consenso sobre uma definição. Buscando superar essa dificuldade, a OMS propôs a definição de saúde mental como "um estado de

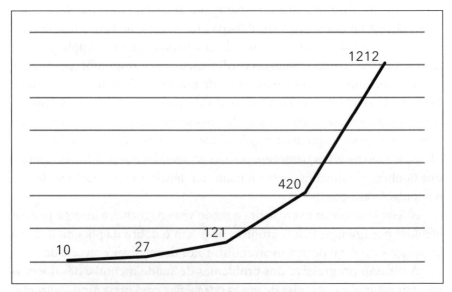

Figura 1 Número de artigos relacionados à atividade física e saúde mental publicados anualmente em revistas revisadas por pares nos anos 1980, 1990, 2000, 2010 e 2016.

bem-estar no qual o indivíduo percebe suas capacidades, está em condições de confrontar as dificuldades normais da vida, trabalhar de modo produtivo e eficiente e de contribuir com sua comunidade".[10]

De um ponto de vista holístico, a saúde mental pode ser compreendida como a capacidade de um indivíduo usufruir de sua própria vida e de criar um equilíbrio entre as tarefas cotidianas e as estratégias implementadas para afrontá-las, a capacidade de exprimir as próprias emoções e com uma adaptação eficaz às demandas provenientes do ambiente. Mais recentemente, o campo da saúde mental foi definido como área de estudo, pesquisa e prática que foca a atenção ao melhoramento da saúde mental e à equidade na saúde mental para todos os indivíduos, em todas as regiões do mundo.

Os problemas de saúde mental interferem nas habilidades emocionais e sociais, impedindo o indivíduo de obter uma plena realização pessoal e gerando um obstáculo à adaptação ao ambiente.

CLASSIFICAÇÃO

Os distúrbios mentais, ou psiquiátricos, são distintos em diversos grupos. Uma das classificações mais unanimemente aceita é aquela desenvolvida pela *American Psychiatric Association* no Manual Diagnóstico e Estatístico dos Distúrbios Mentais, que está na quinta edição (DSM-5).[11] O DSM diferencia diversos grupos de distúrbios, alguns dos quais são mais frequentes, como a depressão e os distúrbios de ansiedade, enquanto outros são menos frequentes, como a esquizofrenia e os distúrbios bipolares. Os distúrbios são diferenciados em:

- Distúrbios normalmente diagnosticados pela primeira vez no início da infância, na infância tardia ou na adolescência (entre os quais encontramos o retardo mental, os distúrbios de aprendizagem, os distúrbios do desenvolvimento, o distúrbio de déficit de atenção e hiperatividade).
- Delírio, demência, distúrbios de amnésia e outros distúrbios cognitivos.
- Distúrbios mentais decorrentes de uma condição médica geral sem outra classificação.
- Distúrbios correlacionados a substâncias (em particular álcool, anfetamina, cafeína, maconha, cocaína, alucinógenos, substâncias inalantes – inclusa a nicotina – opiáceos, fenciclidina, sedativos, hipnóticos ou ansiolíticos).
- Esquizofrenia e outros distúrbios psicóticos.

- Distúrbios do humor (diferenciando entre distúrbios depressivos e distúrbios bipolares).
- Distúrbios de ansiedade.
- Distúrbios somatoformes.
- Transtornos factícios.
- Distúrbios dissociativos.
- Distúrbios sexuais e de identidade de gênero.
- Distúrbios alimentares (anorexia e bulimia nervosa).
- Distúrbios de sono.
- Distúrbios de controle dos impulsos.
- Distúrbios de adaptação.
- Distúrbios de personalidade.

Segundo o DSM, a avaliação psiquiátrica vem sendo desenvolvida por meio de um sistema que comporta a avaliação sobre diversos eixos, cada qual se referindo a um âmbito diverso de informações que podem ajudar a planificar o tratamento e a prevenir o avançar da doença. A classificação multiaxial do DSM compreende cinco eixos: os distúrbios clínicos e as outras condições que podem ser objeto de atenção clínica (eixo I), os distúrbios de personalidade e o retardo mental (eixo II), as condições médicas gerais (eixo III), os problemas psicossociais e ambientais (eixo IV) e a avaliação global do funcionamento (eixo V).

Conforme será descrito posteriormente ao longo do texto, atualmente existem evidências científicas que sugerem a inclusão do exercício físico no tratamento de todas as principais doenças psiquiátricas e em todas as faixas etárias.

CARACTERÍSTICAS PRINCIPAIS

Histórico do exercício físico na psiquiatria

Referindo-se às nações mais industrializadas, é possível notar três períodos históricos da saúde mental:[12] o primeiro período, que vai em torno de 1880 a 1950, corresponde ao direito à internação e coincide com a instituição e difusão dos manicômios; o segundo período (1950 a 1980) representa o declínio do modelo manicomial; o terceiro (aproximadamente a partir de

1980) corresponde à difusão do tratamento descentralizado na comunidade (Tabela 1).

Voltando no tempo, pode-se dizer que o tratamento das pessoas com doenças mentais começou a ser modificado graças à influência de Philippe Pinel (1745-1826), William Tuke (1745-1813) e Wilhelm Griesinger (1817-1868). O chamado tratamento moral (a remoção das amarras e a introdução de uma rotina de atividades cotidianas) passa a ser aceito progressivamente e os programas de atividades, sobretudo de trabalho, começam a ser difundidos em diversos locais.[9]

Na Alemanha, o trabalho de Griesinger influenciou aquele de um outro psiquiatra alemão, Hermann Simon, que, com seu livro *Aktivere Krankenbehandlung in der Irrenanstalt* (1929), abriu caminho para a aproximação de uma maior número de atividades daqueles indivíduos com doenças mentais. Em contraste com as concepções então existentes, que previam que os pacientes com doenças metais deveriam ser trancafiados, as formas de terapia promovidas por Simon objetivavam ativar a parte sana da personalidade presente em cada paciente psiquiátrico.

Sobre a atividade física na psiquiatria se começou a falar em 1905, quando os norte-americanos Shepherd Ivory Franz e Gilbert Van Tassel Hamilton, psicólogo e psiquiatra, respectivamente, publicaram no *American Journal of Insanity* um artigo intitulado "The effects of exercise upon the retardation in conditions of depression" (Os efeitos do exercício sobre o retardamento em condições de depressão). Uma outra contribuição significativa vem no mesmo ano, novamente nos Estados Unidos, procudizida por Adolf Meyer (1866 a 1950), considerado o pai da terapia ocupacional e da psicobiologia, que destacou em diversas de suas obras o papel do envolvimento em uma atividade física para a saúde mental.

Desde então, a utilização da atividade envolvendo movimento na terapia de pacientes psiquiátricos começou a crescer em diversos países, incluindo formas que vão desde a considerada terapia ativa (chamada em alguns contextos de terapia ocupacional) até diversas formas de terapia motora e de psicomotricidade, propostas diretamente na estrutura psiquiátrica.

Na Europa, depois da Segunda Guerra Mundial, a ideia de Simon passou a ser adotada por vários psiquiatras holandeses, belgas e alemães, que promoveram programas de atividade motora nos hospitais psiquiátricos. Em princípio foram os professores de educação física que se ocuparam dessa tarefa, desenvolvendo uma espécie de terapia por meio do movimento, cujo

Tabela 1 As principais características dos três períodos na história dos cuidados psiquiátricos

1º Período (1880-1950)	2º Período (1950-1980)	3º Período (desde 1980)
Construção dos manicômios	Os manicômios começam a declinar	Os hospitais psiquiátricos são substituídos por estruturas menores
Aumento no número de leitos	Redução no número de leitos	A redução no número de leitos desacelera
Papel reduzido para os familiares	Papel dos familiares aumentado, mas não ainda plenamente reconhecido	A importância da família é avaliada mais atentamente, em termos de prestador de cuidados, de potencialidade terapêutica, de suporte e apoio e como um grupo de *lobbying* político
Investimentos públicos nas instituições	Redução dos investimentos públicos nos serviços de saúde mental	Aumento dos investimentos privados no tratamento e nos cuidados. Atenção dos setores públicos à efetividade e contenção dos custos
Pessoal de apoio: médicos e enfermeiros	Psicólogos clínicos Terapeutas ocupacionais e outros profissionais de reabilitação, entre os quais psicomotricistas Necessidade de desenvolver tratamentos eficazes Iniciam-se os processos de avaliação da eficácia e de diagnóstico padronizado Cresce a influência da psicoterapia, individual e em grupo	Pessoal de apoio baseado na comunidade e ênfase sobre a equipe de trabalho multidisciplinar Emerge a psiquiatria baseada em evidências em relação ao tratamento social e psicológico
Supremacia da contenção no tratamento	Foco no controle farmacológico e na reabilitação social. Pequeno número de pacientes com doenças mentais recebe alta dos manicômios	Emerge a preocupação de encontrar um equilíbrio entre o controle do paciente e a sua independência

Adaptada de Thornicroft e Tansella.[8]

conteúdo consistia em um método de trabalho derivado da educação física, da dança e do esporte.

Ao mesmo tempo em que as instituições psiquiátricas se envolviam, começaram a ser abertos centros nos quais o tratamento da doença se tornava cada vez mais somático, passando a dar lugar a uma psiquiatria existencial. Filósofos como Kierkegaard, Husserl, Heidegger, Merleau-Ponty e Sartre foram certamente uma influência importante para esta nova tendência.

Na Itália em 1978 foi decretada pela primeira vez no mundo, com uma lei que portava o nome do psiquiatra Franco Basaglia, o fechamento dos manicômios, a regulamentação do tratamento sanitário psiquiátrico obrigatório e foram instituídos os serviços públicos.[13,14]

Ao mesmo tempo em todo o mundo as terapias, farmacológicas e não farmacológicas, foram progressivamente adaptadas aos novos conhecimentos e aos novos cenários e especialistas do movimento começaram lentamente a atuar nas instituições psiquiátricas.

Pouco a pouco a atenção passou da atividade física fechada em si própria (o conceito expresso pelo lema de Giovenale: *mens sana in corpore sano*), para o estudo da forma em que as pessoas se movem de acordo com a sua personalidade e ambiente. A análise das estratégias para se adaptar o exercício aos diversos problemas individuais, a fim de resolver tarefas específicas e superar as dificuldades ligadas à doença mental, tornou-se um tema central na inclusão do exercício para o cuidado à doença mental.

O movimento se tornava assim um fator de mediação e de moderação dos distúrbios, que considera como elementos centrais não apenas os fatos físicos, "musculares", mas também as dimensões cognitivas, emotivas, relacionais e ambientais.

Mecanismos

Apesar de sugeridos diferentes mecanismos, biológicos e não biológicos para explicar os efeitos positivos do exercício sobre a saúde mental,[15] as contradições existentes nas diversas hipóteses levaram recentemente alguns autores a sustentar um modelo psicobiossocial que, integrando os componentes de diversos mecanismos, pode oferecer melhor explicação sobre o fenômeno.[16] Neste tópico, serão discutidos sinteticamente os principais mecanismos descritos na literatura.

Mecanismos fisiológicos

As modificações fisiológicas geradas pela atividade física receberam muita atenção ao longo dos anos. Não obstante tenham sido desenvolvidas diferentes hipóteses, ainda hoje parece não existir um consenso unânime sobre uma teoria única.

Um mecanismo bem estudado é a hipótese da monoamina, a qual propõe que a atividade física melhora a transmissão sináptica aminérgica.[17] As monoaminas primárias no cérebro (noradrenalina – norepinefrina, dopamina e serotonina) afetam a excitação e a atenção e também têm sido implicadas em distúrbios depressivos e do sono. As pesquisas indicam que a atividade física aumenta a disponibilidade de serotonina e norepinefrina no cérebro e estimula as função da serotonina no cérebro. As revisões têm mostrado a hipótese da monoamina uma explicação sustentável, embora muito simplificada, dos efeitos antidepressivos da atividade física.[18,19]

Os efeitos observados da atividade física sob o eixo hipotalâmico-pituitário-adrenal (HPA) sugerem que esta possa ajudar a reverter ou reduzir a falha potencial existente nesse eixo. Embora o exercício agudo possa aumentar o nível de hormônios do estresse como o cortisol e a corticotropina, o exercício de longo prazo parece diminuir as respostas corporais não apenas ao estresse durante o exercício, mas também ao estresse em geral.[20] Os efeitos do exercício agudo *versus* contínuo sobre o eixo HPA são de grande interesse, paralelos àqueles sobre a norepinefrina, dada a interação que existe entre esses dois sistemas.

A hipótese da monoamina é cada vez mais levada em consideração pelas novas teorias centradas nas mudanças da plasticidade neuronal, primariamente no hipocampo, tanto em um nível estrutural quanto funcional. A hipótese neurotrófica é baseada na obsevação de que o estresse dificulta, enquanto os tratamentos com drogas podem melhorar, a capacidade de gerar novas células cerebrais e aprimorar as já existentes. A atividade física eleva os fatores neurotróficos no sangue, em particular o *Brain-derived neurotrophic factor* (BNDF).[21]

A hipótese da endorfina é outra muito popular, usada para explicar os efeitos da atividade física na saúde mental.[22,23] As endorfinas, particularmente a betaendorfina, são produzidas em diversos locais endógenos do sistema nervoso central e têm demonstrado reduzir os níveis de dor e potencializar os estados de euforia. O exercício prolongado ativa a secreção de endorfina, mas não está totalmente esclarecido se de fato esse aumento posteriormente altera os estados de humor. O aumento nos níveis de endorfina pode levar ao aparecimento de um fenômeno chamado *runner's high*, um estado eufórico caracterizado por um senso de euforia e insensibilidade à dor, experimentado após uma atividade física intensa.

Outras hipóteses fisiológicas menos populares incluem o modelo termogênico,[24] sugerindo que o aumento da temperatura corporal é responsável por mudanças no estado de humor após a atividade física, e a hipótese do *feedback* aferente, a qual justifica as mudanças pelo aumento dos impulsos aferentes que chegam por meio da atividade muscular e autonômica durante a atividade física.[25] Metanálises sobre estas duas últimas hipóteses não verificaram relações claras entre os mecanismos propostos e os benefícios para a saúde mental, sendo que algumas as contradisseram.[26]

Mecanismos psicológicos

Foram hipotetizados mecanismos psicológicos para explicar as relações entre a atividade física e saúde mental e, de maneira mais ampla, entre a atividade física e o bem-estar. Foram formuladas hipóteses ligadas sobretudo ao controle pessoal (percepção de competência, percepção de autonomia e controle, autoestima) e aos processos sociais (afiliação com os outros e suporte social).[5] A seguir serão sinteticamente descritas algumas dessas hipóteses.

A hipótese da distração sugere que, enquanto se exercita, o desvio da atenção de estímulos desagradáveis ou queixas somáticas dolorosas leva a um efeito positivo após uma sessão de exercício.[27] Algumas revisões[27,28] têm contestado o papel primário da distração para explicar as mudanças no bem-estar psicológico associadas com o exercício crônico, mas têm sugerido que a distração pode estar associada a alguns efeitos antidepressivos do exercício agudo.

Outro mecanismo psicológico popular é a teoria da autoeficácia, inicialmente proposta por Bandura.[29] Os proponentes dessa teoria declaram que a confiança na capacidade do indivíduo em se envolver em uma atividade específica está fortemente relacionada à capacidade de o indivíduo executar a tarefa.

Um terceiro mecanismo psicológico proposto, a hipótese do autocontrole, sugere que o comando de uma tarefa desafiadora, tal como a prática de exercícios, promove um sentimento de independência e sucesso, ou causa depressão como resultado de uma perda de controle sobre o próprio corpo.[30]

Conforme os participantes se tornam mais confiantes e ganham controle sobre suas habilidades motoras, eles podem levar este sentimento de controle e sucesso para dentro de suas vidas cotidianas. Ao se tornarem seus próprios apoiadores, tem sido sugerido que aqueles que fazem exercícios podem utilizar seus recursos individuais para continuar melhorando sua saúde mental.

Finalmente, a hipótese da interação social afirma que as relações sociais e o suporte mútuo que os praticantes de exercício fornecem uns aos outros influenciam em grande medida os efeitos do exercício na saúde mental.[31] Entretanto, outros estudos comparando programas individuais realizados em casa e programas em grupos comunitários sugerem que a interação social mostra-se desnecessária para que ocorram os benefícios psicológicos.[32] Esse fato leva à hipótese de que a interação social, embora não possa ser considerada o mediador primário dos efeitos antidepressivos da atividade física, pode ter alguma importância no início do programa de exercícios.[28]

IMPLICAÇÕES NO PROGRAMA DE ATIVIDADES FÍSICAS

Atividade física e saúde mental: algumas evidências

Exercício e desempenho cognitivo

Muitos estudos têm investigado as relações entre o exercício e funcionamento cognitivo, buscando esclarecer como a atividade física regular pode afetar o desempenho cognitivo de pessoas em diferentes idades.[33,34]

Thomas et al.[35] apresentaram uma primeira metanálise sobre a avaliação do impacto do exercício na função cognitiva. Os principais efeitos do exercício na cognição foram encontrados em pré-adolescentes ou em mulheres acima dos trinta anos. Além disso, foi verificado que o treinamento regular tem mais efeitos positivos do que sessões isoladas ou treinamento de curta duração. Esses achados foram confirmados por Etnier et al.,[36] que sugeriram que a influência do exercício na função cognitiva é inversamente relacionada aos programas de treinamento de curta duração, levando a mudanças limitadas na fisiologia do organismo.

Dessa maneira, o exercício teria um impacto no funcionamento cognitivo apenas se praticado regularmente, com consequente impacto positivo no funcionamento fisiológico global do corpo. Poderia ser hipotetizado que o valor desses resultados pudessem ser comprometidos em virtude da natureza da maioria dos estudos, uma vez que esses eram não experimentais, no entanto, Etnier et al.,[37] considerando apenas estudos experimentais, evidenciaram que o efeito descrito, embora reduzido, ainda era mantido. Em particular, parece que são o tempo de duração da atividade física e a sua frequência que não são claramente relacionados com os efeitos cognitivos. Este resultado sugere uma característica na relação entre exercício, aptidão física e desempenho cognitivo: eles parecem atuar em paralelo (e não com uma consequência) um em relação ao outro. Ainda, Shevtsova, Tan, Merkley, Winocur e Wojtowicz[38] publicaram um estudo sobre as relações entre atividade física e memória e verificaram que a corrida em idades mais jovens levava a melhoras na aprendizagem e na memória associativa em ratos adultos e ao aumento da atividade de neurônios granulares no giro dentado de humanos adultos durante a recuperação da memória, hipotetizando a existência de mecânica similar em humanos.

O impacto do exercício no funcionamento cognitivo também tem sido estudado em relação ao processo de perda cognitiva ao longo de envelhecimento. Apesar das limitações metodológicas da maioria dos estudos e do número reduzido de estudos longitudinais, parece possível sustentar que pessoas mais velhas fisicamente ativas obtêm resultados mais elevados em testes cognitivos.[34,39,40]

Exercício físico e reação a eventos estressantes

Nos anos recentes muitos estudos têm sido publicados, mostrando que os programas de exercício têm efeitos benéficos na capacidade de lidar com o estresse percebido.[41] O termo estresse identifica respostas que são geradas ao se confrontar as características do indivíduo (habilidades, recursos etc.) a uma situação estressante (agente estressor). O sentimento de desconforto ocorre quando o indivíduo interpreta eventos ou situações vivenciadas como "potencialmente ameaçadoras" ou "potencialmente perigosas" ou quando avalia seus recursos como "insuficientes para superar ou gerir a situação".

O exercício regular parece ajudar a combater os efeitos nocivos do estresse sobre a saúde. Vários estudos têm demonstrado que o impacto de eventos negativos da vida na percepção do nível de saúde é menor entre pessoas que praticaram exercício regular ou entre aqueles que possuíam elevados níveis de aptidão aeróbia.[41,43] No que diz respeito ao impacto do exercício contra o estresse, uma distinção deve ser feita entre os benefícios resultantes de uma mudança nas respostas fisiológicas aos agentes estressores e os benefícios subjetivamente percebidos. Vários estudos experimentais têm avaliado as mudanças nas respostas fisiológicas aos estímulos estressores padronizados antes e depois da participação em programas de treinamento. Apesar do aumento significativo no nível de aptidão aeróbia, os efeitos do treinamento na reatividade ao estresse (ou recuperação ao estresse) não têm sido muito animadores.[44]

No que diz respeito à percepção subjetiva dos efeitos negativos dos agentes estressores e à maneira que esta pode ser influenciada pelo exercício, é interessante considerar o modelo proposto por Long e Flood.[45] De acordo com esse modelo, quando existe uma situação potencialmente estressora, o indivíduo avalia a significância (avaliação primária) e a forma de lidar (avaliação secundária), e tenta identificar as respostas mais apropriadas para aquela situação (respostas de enfrentamento) e os recursos realmente disponíveis (recursos de enfrentamento). As respostas de enfrentamento são definidas como os esforços contínuos para as mudanças cognitivas e comportamentais, desencadeadas a fim de gerir necessidades específicas internas e/ou externas.[46]

Em geral, acredita-se que o exercício ajude o indivíduo a lidar com as emoções que seguem os estímulos estressantes. Obviamente, o exercício não resulta na eliminação ou modificação direta do estímulo estressor, mas pode atuar tanto como um regulador da resposta emocional, o que ajuda a atingir um estado de relaxamento pela redução da tensão muscular, quanto como uma forma de distração.[42] Os efeitos do exercício não são limitados apenas a esses pontos, afetando também o conhecimento constante que o indivíduo desenvolve sobre si próprio, seu valor percebido e o nível de eficiência pessoal. Esse fato, em contrapartida, gera um aumento dos recursos de enfrentamento e melhora o autoconceito, com um impacto positivo sobre o modo de lidar com as dificuldades em diferentes contextos, ativando respostas de enfrentamento centradas sobre o problema.

Exercício, autoconceito físico, autoeficácia e autoestima

Autoeficácia, autoestima e autoconceito físico têm assumido grande importância na explicação dos comportamentos ligados à atividade física. Bandura[29] define autoeficácia como a "crença sobre a capacidade de realizar uma tarefa ou, mais especificamente, de adotar de maneira bem-sucedida um determinado comportamento". Essa crença influencia a escolha sobre a atividade a ser realizada, a quantidade de fadiga tolerada e o nível de persistência em caso de dificuldades.

A autoeficácia pode ser tanto uma variável anterior, que pode afetar o início e a manutenção do programa de exercícios, quanto uma variável resultante do exercício que leva ao sucesso na melhora da percepção das habilidades pessoais.[48] Pessoas que possuem elevados níveis de autoeficácia tendem a perceber os esforços associados à atividade física como menos desgastantes e estressantes que aquelas com baixos níveis de autoeficácia. O termo eficácia autorregulada, criado por Bandura,[29] parece explicar melhor as crenças que cada indivíduo tem sobre a capacidade de realizar as tarefas de uma forma que possa conduzi-los aos resultados esperados. A eficácia autorregulada não deveria ser confundida com as expectativas sobre os resultados, já que se refere ao sentimento de ser capaz de "lidar" de maneira bem-sucedida com os obstáculos e desafios que possam comprometer o bom resultado da ação. Estas crenças têm uma função proativa: quando os obstáculos, sejam estes reais ou imaginários, são superados de maneira bem-sucedida, a relação entre a eficácia pessoal e o exercício é fortalecida.

O constructo da autoeficácia, embora relevante, não pode esgotar todos os significados pessoais existentes entre o exercício e o bem-estar, uma vez que enfatiza principalmente a dimensão cognitiva. A dimensão avaliativa é vista como mais central para a autoestima, sendo definida por Harter[49] como a percepção do valor próprio e considerada o indicador mais válido do bem-estar psicológico e da adaptação social. O papel da autoestima na relação entre exercício físico e saúde tem sido considerado fundamental, permitindo a expressão de benefícios psicológicos resultantes da participação em programas de exercícios, particularmente para pessoas com doenças específicas, como hipertensão, osteoporose, *diabetes mellitus* tipo 2 e vários distúrbios psiquiátricos.

Em síntese, é possível destacar como o início de um programa de exercícios impõe desafios e requer uma quantidade significativa de esforço e persistência. Essa é a razão pela qual a expectativa sobre a eficácia é um regulador importante da motivação, o qual pode promover a participação em atividades físicas. Na fase subsequente de manutenção na atividade física, o papel crucial da autoeficácia tende a ser reduzido, e avaliações mais abrangentes englobando as várias facetas do autoconceito físico se tornam mais importantes.

Atividade física e distúrbios psiquiátricos: algumas evidências

As pessoas com distúrbios psiquiátricos constituem um grupo importante da população para o qual a inatividade física contribui para aumentar a mortalidade e as despesas dos serviços de saúde. Estudos prospectivos de coorte e ensaios clínicos randomizados evidenciam que a participação regular em programas de atividade física, de intensidade moderada a intensa, é associada ao melhor estado de bem-estar e à redução dos sintomas de diversos distúrbios mentais.[50,51]

O exercício pode exercer um papel relevante na recuperação dos distúrbios psiquiátricos, representando uma integração importante ou, em alguns casos, uma alternativa às principais terapias farmacológicas e psicológicas. O exercício pode representar um instrumento eficaz para prevenir o surgimento dos distúrbios psiquiátricos, um meio para lidar com eles, uma forma de terapia no seu tratamento e uma ferramenta para melhorar a qualidade de vida das pessoas com doenças mentais.[52]

O exercício pode ser destacado como um instrumento eficaz de intervenção em psiquiatria por diversas razões, entre as quais:

- Porta um balanço custo-benefício positivo (é relativamente econômico organizar uma intervenção e favorecer a participação).
- Ao contrário da maior parte das intervenções farmacológicas, possui efeitos colaterais mínimos.
- Diferentemente dos tratamentos farmacológicos e psicoterapêuticos, que normalmente possuem um momento de término, o exercício pode ser praticado sem um limite temporal.
- Pode representar uma alternativa a muitos tratamentos não farmacológicos para as pessoas que não possuem condições de acesso a outras terapias que são muito custosas, ou aos fármacos para aqueles que não querem consumi-los.[53]

Ainda que não se tenham totalmente esclarecidos os benefícios psicológicos, a atividade física possui benefícios físicos claros e bem demonstrados e deveria por essa razão ser proposta a partir de tais conhecimentos.[50,54] Nos parágrafos adiante serão descritos alguns elementos-chave que dizem respeito à proposta de exercício para os três grandes grupos de patologias psiquiátricas: ansiedade, depressão e esquizofrenia.

Atividade física e ansiedade

A ansiedade é caracterizada pela experiência de preocupação excessiva em vários domínios da vida, na qual surge a dificuldade de controle e o prejuízo do funcionamento individual.[55] Respostas ansiosas incluem o comportamento de evitar a situação temida, estados afetivos – envolvendo medo e pânico subjetivo – de preocupação e pavor, e estados de excitação fisiológica intensa e aversiva. A ansiedade é acompanhada de sintomas como inquietação, tornando o indivíduo facilmente fadigado, dificuldade de concentração, irritabilidade, tensão muscular e distúrbios do sono.[11]

A atividade física tem sido reconhecida como uma estratégia efetiva na prevenção e tratamento da ansiedade. A atividade regular protege contra o início das desordens e sintomas da ansiedade, e a participação em programas específicos pode reduzir estados ansiosos.[50] Wipfli et al.[56] conduziram uma metanálise sobre os efeitos ansiolíticos de programas de exercícios físicos, destacando que estes são um pouco mais eficientes em reduzir a ansiedade do que outros tratamentos. O exercício físico foi mais efetivo que a educação para o gerenciamento do estresse, levemente mais efetiva do que sessões de alongamento e ioga, terapia de grupo, relaxamento e meditação, e tão efetiva quanto terapia cognitivo-comportamental. Apenas a terapia farmacológica produziu uma redução um pouco maior nos estados de ansiedade do que o exercício físico. Wipfli et al.,[56] analisando o papel da duração da sessão de exercícios como uma variável de influência, encontraram significância tanto para sessões agudas de exercício quanto para intervenções com duração entre 4 a 15 semanas.

O exercício parece reduzir significativamente estados ansiosos em populações com diferentes condições clínicas. Resultados positivos têm sido reportados em pessoas com doenças cardiovasculares,[57] câncer,[58] esquizofrenia,[59] deficiência intelectual,[60] e em pessoas com transtorno de ansiedade.[61,62]

Atividade física e depressão

A American Psychiatric Association[11] reconhece quatro tipos de transtornos do humor: depressão, distúrbio bipolar ou maníaco-depressivo, transtornos do humor em razão da condição médica e transtornos do humor induzidos por uso de substâncias. A depressão apresenta uma prevalência anual de cerca de 8% entre as mulheres e 4% entre os homens por todo o mundo, gerando custos estimados em vários bilhões de dólares por ano. A depressão inclui uma forma crônica leve, distimia, e uma forma mais severa, conhecida como transtorno depressivo grave. A parcela de casos de depressão grave tem crescido de maneira sustentada nos últimos cinquenta anos, com uma prevalência de cerca de 16%.[50]

Se, por um lado, há muitos anos se sabe que a atividade física regular fornece benefícios aos indivíduos com sintomas de depressão,[63,64] por outro, estudos clínicos e epidemiológicos têm mostrado uma associação significativa entre a falta de atividade física e sintomas de depressão.[65] Tem sido amplamente reconhecido que pessoas com depressão são geralmente menos fisicamente ativas e possui níveis mais baixos de aptidão física do que indivíduos não depressivos.[66]

Evidências sugerem que a inclusão de programas de exercícios físicos no tratamento da depressão é uma estratégia terapêutica com ótimo custo-benefício, e os pesquisadores têm notado efeitos benéficos sobre pessoas clinicamente diagnosticadas como depressivas, por meio de várias modalidades de exercícios.

Martinsen et al.[67] e Sime[68] investigaram os efeitos de um programa de exercícios vigorosos e com duração entre 9 e 10 semanas em sujeitos diagnosticados com depressão, verificando uma redução significatia nos resultados do *Beck Depression Inventory* (BDI). Os efeitos da atividade física regular sobre o humor têm sido estudados com mais frequência utilizando-se exercícios aeróbios.[69] Dunn et al.[64] compararam exercícios aeróbicos semanais de acordo com as doses recomendadas pelo American College of Sports Medicine com exercícios de intensidade mais baixa em pacientes com depressão moderada a grave. Após doze semanas, a intensidade recomendada de exercícios mostrou-se mais efetiva em reduzir os sintomas de depressão, sendo comparável aos antidepressivos, enquanto as atividades de baixa intensidade foram menos eficazes. As evidências indicam que a atividade física anaeróbia, como o treinamento resistido ou de flexibilidade, pode também reduzir os sintomas depressivos.[70] Singh et al.[71] mostraram que o exercício aeróbio não apenas reduziu os sintomas depressivos, mas também melhorou a qualidade de sono e a qualidade de vida percebida.

Os benefícios dos exercícios físicos são sabidamente mais elevados para programas mais longos e/ou para múltiplas sessões de atividade física. Apesar disso, sabe-se que uma única sessão pode reduzir sintomas depressivos agudos,[72] com efeitos relatados desde algumas horas até mais de um dia.[73] Até o presente momento, não é totalmente esclarecido quanto tempo o efeito antidepressivo do exercício físico pode durar após o encerramento de um programa de tratamento ou um ensaio clínico, e são necessários mais estudos longitudinais. O que se observa, de acordo com nossa experiência clínica, é que pessoas que iniciaram um programa de exercícios físicos durante um período de hospitalização ou em um projeto específico são mais propensas a continuar e a aumentar seus níveis de atividade física e aptidão física, mesmo após o encerramento do programa.

Atividade física e esquizofrenia

A esquizofrenia é uma das doenças mentais mais severas. Os critérios do DSM[11] para a esquizofrenia incluem sintomas como o excesso ou distorção das funções normais (manifestados em sintomas como delírios, alucinações e fala e comportamento desorganizados), e redução ou perda das funções normais (consistindo de sintomas como limitações afetivas, apatia, isolamento social e distúrbios cognitivos). A prevalência da esquizofrenia é estimada em 1%, como o início típico durante a adolescência ou a fase adulta jovem.[74]

Nos anos recentes, tem ficado mais evidente que pessoas com esquizofrenia em geral possuem um estilo de vida pouco saudável, incluindo hábitos de fumar excessivamente, dieta precária e comportamentos sedentários, os quais são associados com efeitos cardiovasculares adversos e condições metabólicas severas.[69] Pessoas com esquizofrenia são menos fisicamente ativas do que indivíduos saudáveis, sendo que a energia total gasta é estimada como sendo em torno de 20% menor do que as recomendações mínimas do American College of Sports Medicine. Apenas 25% dos indivíduos esquizofrênicos atingem a recomendação mínima de 150 minutos por semana de atividade física de intensidade ao menos moderada.[75,76]

Dados os benefícios da participação na atividade física regular para a saúde física e mental, os exercícios deveriam ser integrados dentro do tratamento multidisciplinar da esquizofrenia. Apesar disso, pessoas com esquizofrenia experimentam dificuldades em obter acesso aos cuidados com sua saúde física.[71] Por essa razão, maior atenção deveria ser direcionada no sentido de tornar os programas de atividade física facilmente acessíveis e disponíveis.

A busca pelos fatores de risco deveria ser realizada e a aptidão física inicial investigada nessa população. Da mesma maneira, as comorbidades cardiometabólicas específicas devem ser levadas em conta, assim como as recomendações para doenças somáticas crônicas.[78] Ao oferecer programas de exercícios físicos, os profissionais deveriam promover aos pacientes esquizofrênicos um ambiente de suporte. As oportunidades para a interação social e trocas são importantes. Programas em grupos podem promover apoio consistente e ajudam a construir a motivação inicial ao fazer com que os participantes entendam como a atividade física pode beneficiá-los. Conforme os participantes se tornam mais fisicamente ativos, tais programas podem ajudá-los a lidar com as barreiras que podem surgir.[79,80]

CONSIDERAÇÕES FINAIS

O exercício físico permite afrontar uma multiplicidade de objetivos importantes para a promoção da saúde mental e para a recuperação dos distúrbios psiquiátricos. O exercício regular melhora as relações emocionais, a segurança na própria capacidade, o controle e a expressividade no movimento, a capacidade de focar a atenção na situação, a comunicação – verbal e não verbal –, o controle social e o respeito às regras.[81,82] O exercício pode representar uma "complexa simplificação" no contexto da saúde mental, já que permite encontrar a pessoa na sua globalidade, por meio de uma abordagem holística, favorecida pelo imediatismo da linguagem não verbal, da relação mediada com o corpo e da dimensão lúdica de muitas atividades.

Infelizmente, não obstante as muitas evidências que indicam as relações positivas entre atividade física e saúde mental, apenas um número reduzido de pessoas que sofrem de distúrbios psiquiátricos é suficientemente ativo e apenas uma pequena parte da estrutura de assistência (hospitais, *day-hospital*, centros de saúde mental etc.) apresenta propostas de programas de exercício físico às pessoas assistidas. Parece, portanto, que é necessária uma profunda ação cultural, de divulgação de informações e sensibilização dos pacientes e de seus familiares.

Concluindo, gostaríamos de destacar quatro pontos-chave para a promoção da atividade física nos contextos da saúde mental:

1. Apoiar a preparação inicial e promover a formação contínua dos profissionais (educadores físicos, fisioterapeutas, médicos, psicólogos, educadores, enfermeiros), introduzindo conteúdos específicos sobre a atividade física e a saúde mental nos cursos de graduação e de especialização.
2. Promover a organização de programas de exercício em todas as estruturas psiquiátricas.
3. Aumentar a motivação para a prática de atividade física, não apenas dos pacientes psiquiátricos, mas também daqueles que atuam com saúde mental.[83]
4. Favorecer a participação de pessoas com distúrbios psiquiátricos em programas de atividade física e esportiva, não apenas nas estruturas de assistência, mas em outros locais da comunidade.

RESUMO

A área da atividade física e saúde mental começou a gerar maior interesse por parte dos pesquisadores apenas nos anos recentes. Atualmente, sabe-se que a prática regular de atividade física pode gerar grandes benefícios aos pacientes com distúrbios psiquiátricos, especialmente por seus efeitos fisiológicos, psicológicos e sociais. A prática de atividade física pode atuar tanto na prevenção de distúrbios psiquiátricos quanto no seu tratamento, auxiliando o paciente na recuperação do seu convívio social e na melhora de sua qualidade de vida.

Apesar de tais benefícios, ainda são escassos os programas de atividade física voltados para pacientes com distúrbios psiquiátricos. Para melhorar tal situação são necessários investimentos na formação dos profissionais que atuam com programas de exercícios físicos, oferta de programas dentro e fora da estrutura de assistência, e maior divulgação de informações para pacientes e familiares sobre os efeitos positivos de um estilo de vida fisicamente ativo.

REFERÊNCIAS BIBLIOGRÁFICAS

1. World Health Organization. Cross-national comparisons of the prevalences and correlates of mental disorders. WHO International Consortium in Psychiatric Epidemiology. Bull World Health Org. 2000;78(4):413-26.
2. World Health Organization. mhGAP intervention guide for mental, neurological and substance use disorders in non-specialized health settings. Geneva: WHO; 2010.
3. Collins PY, Patel V, Joestl SS, March D, Insel TR, Daar AS. On behalf of the scientific advisory board and the executive committee of the grand challenges in global mental health. Grand challenges in global mental health. Nature. 2011;475(7354):27-30.

4. De Hert M, Correll CU, Bobes J, Cetkovich-Bakmas M, Cohen D, Asai I et al. Physical illness in patients with severe mental disorders. I. Prevalence, impact of medications and disparities in health care. World Psychiatry. 2011;10(1): 52-77.
5. World Health Organization. Integrating mental health into primary care. A global perspective. Geneva, Switzerland: WHO; 2008.
6. Patel V, Woodward A, Feigin VL, Quah SR, Heggenhougen K (eds.). Mental and neurological public health: a global perspective. San Diego: Elsevier – Academic Press; 2010.
7. Evans DL et al. Mood disorders in the medically ill: scientific review and recommendations. Biological Psychiatry. 2005;58(3)175-89.
8. Leucht S et al. Physical Illness and schizophrenia: a review of the literature. Acta Psychiatrica Scandinavica. 2007;116(5)317-33.
9. Probst M, Carraro A (eds.). Mental health and physical activity: a practice oriented approach. Milano: EdiErmes; 2013.
10. World Health Organization. Promoting mental health: concepts, emerging evidence, practice. Geneva: WHO; 2004.
11. American Psychiatric Association. Diagnostic and Statistical Manual of Mental Disorders, 5th ed. Washington, DC: American Psychiatric Association.Thornicroft G, Tansella M. Better mental health care. Cambridge: Cambridge University; 2009.
12. Norcio B. Care for mentally ill in Italy. British Medical Journal 1993; 306:1615-6.
13. Barbui C, Tansella M. Thirtieth birthday of the Italian psychiatric reform: research for identifying its active ingredients is urgently needed. Journal of Epidemiology and Community Health. 2008;62(12):1021.
14. Morgan WP (ed.). Physical activity and mental health. Washington: Taylor & Francis; 1997.
15. Bolognesi S, Goracci A, Fagiolini A. Physical activity and mental health, psychological and physiological mechanisms. In: Probst M, Carraro A (eds.). Mental health and physical activity: a practice oriented approach. Milano: EdiErmes; 2013.
16. Ransford CP. A role for amines in the antidepressant effect of exercise: a review. Medicine in Science and Sports Exercise. 1982;4(1):1-10
17. Bliss EL, Ailion J. Relationship of stress and activity to brain dopamine and homovanillic acid. Life Sciences. 1991;1(10):1161-9.
18. Dunn AL, Dishman RK. Exercise and the neurobiology of depression. Exercise and Sport Sciences Reviews. 1991;19:41-98.
19. Stranahan AM, Lee K, Mattson MP. Central mechanisms of HPA axis regulation by voluntary exercise. Neuromolecular Medicine. 2008;10:118-27.
20. Van Praag, H. Neurogenesis and exercise: past and future directions. Neuromolecular Medicine. 2008;10:128-40.
21. Thoren P, Floras JS, Hoffmann P, Seals DR. Endorphins and exercise: physiological mechanisms and clinical implications. Medicine and Science in Sports and Exercise. 1990;22(4):417-28.
22. Hoffmann P. The endorphin hypothesis. In: Morgan WP (ed.). Physical activity and mental health. Washington: Taylor & Francis; 1997.
23. Koltyn KF. The thermogenic hypothesis. In: Morgan WP (ed.). Physical activity and mental health. Washington: Taylor & Francis; 1997.
24. Hatfield BD, Landers DM. Psychophysiology: a new direction for sport psychology. Journal of Sport Psychology. 1983;5(3):243-59.
25. Yeung RR. The acute effects of exercise on mood state. Journal of Psychosomatic Research. 1996;2:123-41.

26. Hill JW. Exercise prescription. Primary Care. 1987;14(4):817-25.
27. North TC, McCullagh P, Tran ZV. Effect of exercise on depression. Exercise and Sports Scientific Reviews. 1990;18:379-415.
28. Bandura A. Toward a unifying theory of behavioral change. Psychological Review. 1977;84:191-215.
29. Mellion MB. Exercise therapy for anxiety and depression. Postgraduate Medical Journal. 1985;77(3):59-66.
30. Ransford CP. A role for amines in the antidepressant effect of exercise: a review. Medicine in Science and Sports Exercise. 1982;4(1):1-10.
31. Glenister D. Exercise and mental health: a review. Journal of the Royal Society of Health. 1996;2:7-13.
32. Sibley BA, Etnier JL. The relationship between physical activity and cognition in children: a meta-analysis. Pediatric Exercise Science. 2003;15:243-56.
33. Hillman CH, Erickson KI, Kramer AF. Be smart, exercise your heart: exercise effects on brain and cognition. Nature Neuroscience. 2008;8:58-65.
34. Thomas JR, Landers D, Salazar W, Etnier J. Exercise and cognitive function. In: Bouchard C, Shepard R, Stephens T (eds.). Physical activity, fitness and health: International proceedings and consensus Statement. Champaign: Human Kinetics; 1994.
35. Etnier JL, Nowell PM, Landers DM, Sibley BA. A meta-regression to examine the relationship between aerobic fitness and cognitive performance. Brain Research Reviews. 2006;52:119-30.
36. Etnier JL, Salazar W, Landers DM, Petruzzello SJ, Han M, Nowell P. The influence of physical fitness and exercise upon cognitive functioning: a meta-analysis. Journal of Sport e Exercise Psychology. 1997;19:249-77.
37. Dustman RE, Emerson R, Shearer D. Physical activity, age, and cognitive-neuropsychological function. Journal of Aging and Physical Activity. 1994;2:143-81.
38. Emery CF, Huppert F, Schein RL. Relationship among age, exercise, health and cognitive function in a British sample. The Gerontologist. 1995;35(3):378-85.
39. Gerber M, Pühse U. The role of exercise in the generation and regulation of stress. In: Probst M, Carraro A (eds.). Mental health and physical activity: a practice oriented approach. Milano: EdiErmes; 2013.
40. Nguyen-Michel S, Unger J, Hamilton J, Spruijt-Metz D. Associations between physical activity and perceived stress/hassles in college students. Stress and Health. 2006;22:179-88.
41. Wemme KM, Rosvall M. Work related and non-work related stress in relation to low leisure time physical activity in a Swedish population. Journal of Epidemiology and Community Health. 2005; 59:377-9.
42. De Geus EJ, Lorenz JP, Van Doornen P. The effects of fitness training on the physiological stress response. Work & Stress. 1993;7:141-59.
43. Long BC, Flood KR. Coping with Work stress: Psychological benefits of exercise. Work & Stress. 1993;7:109-19.
44. Lazarus RS, Folkman S. Stress, appraisal, and coping. New York: Springer; 1984.
45. Taylor AH. Physical activity, anxiety, and stress. In: Biddle SJ, Fox KR, Boutcher SH (eds.). Physical activity and psychological well-being. London UK: Routledge; 2000.
46. McAuley E, Blissmer B. Self-efficacy determinants and consequences of physical activity. Exercise and Sport Sciences Reviews. 2000; 28:85-8.
47. Harter S. Vision of self: beyond the me in the mirror. In: Jacobs JE (ed.). Developmental perspectives on motivation. Lincoln: University of Nebraska Press; 1993.

48. Physical Activity Guidelines Advisory Committee. Physical activity guidelines advisory committee report. Washington: U.S. Department of Health and Human Services; 2008.
49. Faulkner EJ, Taylor A (eds.). Exercise, health and mental health. London: Routledge; 2005.
50. Givens JL, Datto CJ, Ruckdeschel K, Knott K, Zubritsky C, Oslin DW et al. Older patients' aversion to antidepressants. A qualitative study. Journal of General Internal Medicine. 2006;21(2):146-51.
51. Orrow G, Kinmonth A, Sanderson S, Sutton S. Effectiveness of physical activity promotion based in primary care: systematic review and meta-analysis of randomised controlled trials. British Journal of Sports Medicine. 2012;47(1):e1389.
52. Sweeney M, Pine D. Etiology of fear and anxiety. In: Ollendick TH, March JS (eds.). Phobic and anxiety disorders in children and adolescents: a clinician's guide to effective psychosocial and pharmacological interventions. New York: Oxford University Press; 2004.
53. Wipfli B, Rethorst C, Landers D. The anxiolytic effects of exercise: A meta-analysis of randomized trials and dose-response analysis. J Sport Exerc Psychol. 2008;30:392-410.
54. Duarte Freitas P, Haida A, Bousquet M, Richard L, Mauriège P, Guiraud T. Short-term impact of a 4-week intensive cardiac rehabilitation program on quality of life and anxiety-depression. Annals of Physical and Rehabilitation Medicine. 2011;54(3)132-43.
55. Mehnert A, Veers S, Howaldt D, Braumann KM, Koch U, Schulz KH. Effects of a physical exercise rehabilitation group program on anxiety, depression, body image, and health-related quality of life among breast cancer patients. Onkologie. 2011;34(5):248-53.
56. Vancampfort D, De Hert M, Knapen J, Maurissen M, Raepsaet J, Deckx J, Remans S, Probst M. Effects of progressive muscle relaxation on state anxiety and subjective well-being in people with schizophrenia: a randomized controlled trial. Clinical Rehabilitation. 2011;25(6):567-75.
57. Carraro A, Gobbi E. Effects of an exercise programme on anxiety in adults with intellectual disabilities. Research in Developmental Disabilities. 2012;33:1221-6.
58. Strohle A. Physical activity, exercise, depression and anxiety disorders. Journal of Neural Transmission 2009;116:777-84.
59. Taylor AH. Physical activity, anxiety, and stress. In: Biddle SJH, Fox KR, Boutcher SH (eds.). Physical activity and psychological well-being. London: Routledge; 2000.
60. Daley A. Exercise and depression: a review of reviews. Journal of Clinical Psychology in Medical Settings. 2008;15:140-7.
61. Dunn A, Trivedi MH, Kampert J, Clark C, Chambliss H. Exercise treatment for depression efficacy and dose response. American Journal of Preventive Medicine. 2008;28:1:1-8.
62. Rot MA, Collins KA, Fitterling HL. Physical exercise and depression. Mount Sinai Journal of Medicine 2009;76:204-14.
63. Martinsen EW. Benefits of exercise for the treatment of depression. Sports Medicine. 1990;9(6):380-9.
64. Martinsen EW, Medhaus A, Sandvik L. Effects of exercise on depression: a controlled study. British Medical Journal 1985;291:109.
65. Sime WE. Exercise in the prevention and treatment of depression. In: Morgan WP, Goldston SE (eds.). Exercise and mental health. Washington: Hemisphere; 1987.
66. Brosse A, Sheets E, Lett H, Blumenthal J. Exercise and the treatment of clinical depression in adults: recent findings and future directions. Sports Medicine 2000;32:741-60.
67. Paluska SA, Schwenk TL. Physical activity and mental health: current concepts. Sports Medicine. 2000;29(3):167-80.

68. Singh NA, Stavrinos TM, Scarbek Y, Galambos G, Liber C, Fiatarone Singh MA. A randomized controlled trial of high versus low intensity weight training versus general practitioner care for clinical depression in older adults. Journal of Gerontology. Series A. Biological Sciences and Medical Sciences. 2005;60:768-76.
69. Hoffman MD, Hoffman, DR. Exercisers achieve greater acute exercise-induced mood enhancement than non exercisers. Archives of Physical Medicine and Rehabilitation. 2008;89:358-63.
70. Hansen CJ, Stevens LC, Coast JR. Exercise duration and mood state: how much is enough to feel better? Health Psychology. 2001;20(4):267-75.
71. Lieberman J, Stroup T, Perkins D. The American psychiatric publishing textbook of schizophrenia. Washington: American Psychiatric Publishing; 2006.
72. Vancampfort D, Knapen J, van Winkel R, De Hert M. Physical activity in the treatment of people with schizophrenia. In: Probst M, Carraro A (eds.). Mental health and physical activity: a practice oriented approach. Milano: EdiErmes; 2013.
73. Faulkner G, Cohn T, Remington G, Irving H. Body mass index, waist circumference and quality of life in individuals with schizophrenia. Schizophrenia Research. 2007;9:174-8.
74. Fleischhacker WW, Cetkovich-Bakmas M, De Hert M, Hennekens CH, Lambert M, Leucht S et al. Comorbid somatic illnesses in patients with severe mental disorders: clinical, policy, and research challenges. Journal of Clinical.Psychiatry. 2008;69:514-19.
75. Pedersen BK, Saltin B. Evidence for prescribing exercise as therapy in chronic disease. Scandinavian Journal of Medicine and Science in Sports. 2006;16(Suppl. 1):3-63.
76. Vancampfort D, Probst M, Knapen J, Carraro A, DeHert M. Associations between sedentary behaviour and metabolic parameters in patients with schizophrenia. Psychiatry Research. 2012;200:73-8.
77. Vancampfort D, Probst M, De Herdt A, Corredeira R, Carraro A, De Wachter D, et al. An impaired health related muscular fitness contributes to a reduced walking capacity in patients with schizophrenia: a cross-sectional study. BMC Psychiatry. 2013;13:5.
78. Van Coppenolle H, Simons J, Pierloot R, Probst M, Knapen J. The Louvain observation scales for objectives in psychomotor therapy. Adapted Physical Activity Quarterly. 2000;6:145-53.
79. Carraro A, Cognolato S, Fiorellini A. Una griglia di osservazione per l'attività fisica adattata con pazienti psichiatrici. Giornale Italiano di Psicologia dello Sport 2000;1:13-15.
80. Faulkner G, Biddle S. Predicting physical activity promotion in health care settings. American Journal of Health Promotion. 2001;16(2):98-106.

capítulo
16
Síndrome de fragilidade no idoso e exercício físico

Prof. Dr. Eduardo Lusa Cadore
Prof. Dr. Mikel Izquierdo
Prof. Dr. Ronei Silveira Pinto

INTRODUÇÃO

A fragilidade é uma síndrome relacionada ao envelhecimento humano, caracterizada pela diminuição das reservas funcionais e da resistência a agentes estressantes, causada pelo declínio de diversas funções fisiológicas. Essa síndrome expõe o idoso a riscos, como incapacidade (*disability*), morte induzida por quedas e hospitalização, os quais ocorrem muitas vezes resultantes de causas menores.[1-4]

O diagnóstico da síndrome de fragilidade no idoso não é simples e inclui diversos aspectos relacionados à saúde, entre eles a redução severa na força e massa muscular (p. ex., sarcopenia).[5] Durante a síndrome de fragilidade, a sarcopenia acentuada está relacionada a um histórico de baixa atividade física. O baixo nível de atividade física acentua a sarcopenia, que por sua vez resulta em um nível menor ainda de atividade física habitual, gerando um círculo de causa e consequência que resulta em declínio na capacidade funcional do idoso, em morbidade e em mortalidade.[6,7] Além disso, outros problemas, como má nutrição, imobilização, obesidade, *diabetes mellitus*, câncer e doenças cardiovasculares podem acelerar a morbidade e mortalidade induzidas pela síndrome de fragilidade.[8] A Figura 1 mostra a etiologia e a progressão clínica da fragilidade em idosos.

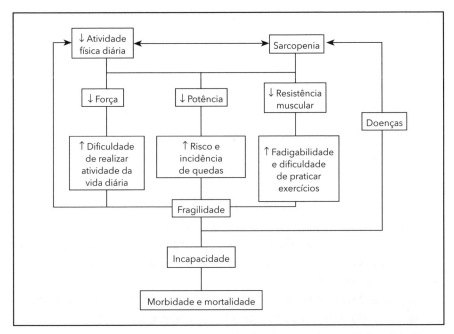

Figura 1 Etiologia e progressão clínica simplificada da síndrome de fragilidade.
Fonte: adaptada de Casas-Herrero e Izquierdo.[6]

Saúde debilitada, incapacidade e dependência não precisam ser consequências inevitáveis do envelhecimento humano. Indivíduos idosos que utilizam os serviços clínicos de medicina preventiva, têm um estilo de vida saudável, evitam o sedentarismo e praticam atividade física, como caminhadas, treinamento de força ou modalidades esportivas, possuem menor risco de sofrer a síndrome de fragilidade. Além do benefício na prevenção da sarcopenia acentuada e do declínio acentuado na força muscular, o estilo de vida fisicamente ativo permite uma maior interação do idoso com a família e amigos, ter uma vida mais independente e geralmente resulta em menores gastos relacionados à saúde do indivíduo.[9]

Diversos estudos recentes têm demonstrado os benefícios da atividade física na capacidade funcional de idosos frágeis.[10-13] Intervenções como treinamento de força,[14-18] treinamento de equilíbrio,[19-21] treinamento cardiorrespiratório[22] e treinamento físico multicomponente (p. ex., treinamento simultâneo de força, cardiorrespiratório e equilíbrio)[11-13,23-28] resultam em efeitos positivos em aspectos relacionados à capacidade funcional de idosos frágeis.

ASPECTOS CONCEITUAIS

A prevalência da fragilidade em idosos com idade acima dos 65 anos varia de 7 a 16% e aumenta em idades mais avançadas.[5,29] A fragilidade somente pode ser definida como uma síndrome clínica com critérios para diagnóstico. A palavra fragilidade é tradução do termo em inglês *Frail*, cujas iniciais significam F = *fatigue*; R = *resistance*; A = *ambulation*; I = *illness*; e L = *loss*.[30] Fadiga, incapacidade de subir um lance de escadas (resistência), incapacidade de caminhar uma distância curta (deambulação), mais do que cinco condições de morbidade (doença) e perda não intencional de mais de 5% da massa corporal eram características que inicialmente compuseram a "escala de fragilidade".[30]

Atualmente, a definição mais utilizada de fragilidade é baseada na avaliação de cinco domínios: estado nutricional, energia, atividade física, mobilidade e força.[4] Para avaliação desses domínios foram definidos cinco critérios (um para cada domínio): perda de peso, fadiga, tempo de atividade física, habilidade de marcha e força de preensão manual, respectivamente.[1-4,5,30-35]

Outra definição de fragilidade se dá pelo modelo de múltiplos domínios,[3] que implica a presença de diversas doenças, síndromes geriátricas, incapacidades e fatores psicossociais que, associados ao envelhecimento, se agrupam e resultam em aumento na vulnerabilidade dos idosos a qualquer outro problema de saúde.[3]

CLASSIFICAÇÃO

Conforme classificação definida por Fried et al.,[5] o diagnóstico da síndrome de fragilidade obedece cinco critérios relacionados aos domínios anteriormente mencionados (estado nutricional, energia, atividade física, mobilidade e força). O enquadramento do idosos em três desses critérios classifica-o como frágil, a presença de um a dois classifica-o como pré-frágil e a não ocorrência desses critérios classifica o idoso como não frágil. A Tabela 1 mostra os critérios utilizados para diagnóstico da fragilidade, conforme Fried et al.[5]

Tabela 1   Critérios utilizados para diagnóstico da fragilidade

Domínio	Critério	Características
Estado nutricional	Perda de peso	Perda não intencional de mais de 4,5 kg da massa corporal ao ano, se medida no ano anterior
Energia	Fadiga	Autorreferida em questionário
Atividade física	Tempo de atividade física	< que o percentil 20 da população, em kcal/semana (*Minnesota Leisure Time Activity Questionnaire*)
Mobilidade	Habilidade de marcha	Redução > que percentil 20 da população, em teste de caminhada de 4,6 m, corrigido por gênero e estatura
Força	Força de preensão manual	< que o percentil 20 da população, corrigido por gênero e IMC

IMC: índice de massa corporal. Fonte: modificada de Fried et al.[5]

CAUSAS E CARACTERÍSTICAS PRINCIPAIS

As causas para a ocorrência da síndrome de fragilidade englobam modificações associadas à predisposição genética, ao envelhecimento, ao estilo de vida e às doenças crônicas.[6,34,36] Um dos principais fatores fisiopatológicos que explicam a síndrome de fragilidade é a sarcopenia, definida em idosos como a quantidade de massa magra dois desvios-padrão menor do que a média da população jovem saudável do mesmo gênero.[34,37] Além da diminuição de massa muscular, o envelhecimento está associado a um aumento da infiltração de tecido adiposo na célula muscular, o que, combinado às modificações no padrão de produção de colágeno intramuscular, diminui a qualidade muscular no idoso.[38]

A disfunção de muitos sistemas resulta na síndrome de fragilidade. Diversas investigações têm observado associações entre a fragilidade e doenças crônicas, como anemia, doenças cardiovasculares, *diabetes mellitus*, câncer, osteoporose, infecção pelo HIV, deterioração cognitiva e depressão.[34] Apesar das controvérsias entre as causas principais, conceitos e definições sobre a fragilidade em idosos, as principais consequências são a associação dessa síndrome com um risco aumentado de quedas mortais ou incapacitantes, perda de peso acentuada, hospitalização, deterioração funcional severa, deterioração cognitiva e mortalidade.[6]

EXERCÍCIO FÍSICO E SÍNDROME DE FRAGILIDADE: IMPLICAÇÕES NO PROGRAMA DE ATIVIDADE FÍSICA

A atividade física é um importante componente na prevenção e no tratamento da síndrome de fragilidade. Muitos estudos têm investigado os efeitos de diferentes programas de exercício físico na capacidade funcional de idosos frágeis.[10-13,19,23-28] O treinamento de equilíbrio, treinamento cardiorrespiratório, treinamento de força ou a combinação desses programas parece resultar na melhora de diversos parâmetros relacionados à capacidade funcional dessa população. A Tabela 2 mostra um resumo dos métodos aplicados e dos resultados obtidos nos estudos que investigaram os efeitos de diferentes programas de exercício físico em idosos frágeis.

Treinamento de força

O treinamento de força promove a melhora a força e potência muscular, atividade neuromuscular, massa muscular e a capacidade funcional em idosos.[40-50] Programas de treinamento de força executados 2 a 3 vezes por semana, com volume iniciando com 1 a 2 séries e progredindo para três séries de 8 a 12 repetições; e intensidade iniciando a 20% e progredindo para 80% de 1RM podem ser muito bem tolerados por idosos fisicamente frágeis, desde que seja respeitada uma progressão adequada de volume e carga.[14-18]

Para otimização da capacidade funcional, programas de treino de força deveriam incluir exercícios com a massa corporal dos participantes como resistência, os quais atividades da vida diária são estimuladas (p. ex., subir degraus de escada, levantar da cadeira). Outro aspecto importante na prescrição dos exercícios é a velocidade de movimento. Tem sido demonstrado que o treino de força com alta velocidade de execução na fase concêntrica promove maiores ganhos na capacidade funcional.[48,51,52]

Esse tipo de execução foi investigado em nonagenários fisicamente frágeis institucionalizados em estudo de Cadore et al.,[13] que demonstraram após 12 semanas de treinamento multicomponente incluindo o treinamento de força explosiva (i.e., exercícios de força utilizando a máxima velocidade possível na fase concêntrica) com 2 a 3 séries de 10 repetições com carga variando de 40

Tabela 2 Efeitos de programas de exercício na força e capacidade funcional de idosos fisicamente frágeis

Autores	Tipo de intervenção	Principais resultados
Fiatarone et al.[14]	TF versus TF + SUP: 3 x/sem., 10 sem.	↑ força (26-215%) ↑ habilidade de marcha (9-15%)
Wolf et al.[19]	TE composto por exercícios de Tai Chi, 2 x/sem., 15 sem.	↓ incidência de quedas (47%)
Lord et al.[28]	TMC: TF + TE + TC, 2 x/sem., 48 sem.	↓ incidência de quedas (22%)
Hauer et al.[23]	TMC: TF + TE, 3 x/sem., 12 sem.	↑ força (75%) ↓ incidência de quedas (25%)
King et al.[25]	TMC: TF + TE + TC, 1-3/sem., 48 sem.	↑ equilíbrio (35%)
Barnett et al.[26]	TMC: TE + TAI + TC + TFMC, 1 ano, 37 sessões supervisionadas	Nenhuma melhora na força, tempo de reação e habilidade de marcha ↑ equilíbrio (6-15%) ↓ incidência de quedas: grupo experimental versus grupo-controle (36%)
Wolf et al.[21]	TE composto por exercícios de Tai Chi, 2 x/sem., 48 sem. versus grupo-controle ativo com TF + TC de baixa intensidade e nenhum TE	Nenhuma diferença entre os grupos na incidência de quedas
Sullivan et al.[17]	TF: alta versus baixa intensidade, com ou sem SUP de acetato de megastrol SUP, 12 sem.	↑ força (23%) somente com TF de alta intensidade
Villareal et al.[11]	TMC: TF + TE + TC, 3 x/sem., 12 sem.	↑ força (20%) ↑ habilidade de marcha (8%) ↑ equilíbrio (54%) ↑ massa magra (2%)
Lustosa et al.[32]	TFMC: 3 x/sem., 10 sem.	↑ habilidade de marcha (10%) ↑ força (6%)

(continua)

Tabela 2 Efeitos de programas de exercício na força e capacidade funcional de idosos fisicamente frágeis (*continuação*)

Autores	Tipo de intervenção	Principais resultados
Freiberger et al.[12]	3 TMC: TF + TE *versus* TC + TF + TE *versus* TF + TE + educação sobre risco de quedas 2 x/sem., 16 sem.	↑ habilidade de marcha em TF + TE e TC + TF+TE Sem redução na incidência de quedas
Cadore et al.[13]	TMC: TF explosiva (2-3 x 10 x 30-50% 1 RM) + TE, 2/sem., 12 sem.	↓ incidência de quedas ↑ habilidade de marcha ↑ habilidade de marcha com dupla tarefa ↑ equilíbrio ↑ força ↑ massa muscular
Cadore et al.[53]	4 sem.: TE, aumento na caminhada, terapia ocupacional + 4 sem. com adição do TF explosiva (2-3 x 10 x 30-50% 1 RM), 2/sem., 8 sem. no total	↓ incidência de quedas ↑ habilidade de marcha ↑ equilíbrio ↑ força
Izquierdo et al.[13]	TMC: TF + TE, 2 x/sem., 12 sem.	↓ incidência de quedas ↑ habilidade de marcha ↑ equilíbrio ↑ força
Kim et al.[10]	TMC *versus* TMC + SUP: 2 x/sem, 12 sem. TMC = TE + TC + TFMC	↑ força (6%) ↑ habilidade de marcha (12-17%)
Clemson et al.[57]	TMC: TF + TE, 3/sem., 12 sem.	↓ incidência de quedas (31%) ↑ equilíbrio
Taylor et al.[20]	TE composto por TAI, 1 x/sem. *versus* 2 x/sem., 20 sem.	↓ incidência de quedas (58%)

TF: treinamento de força; TC: treinamento cardiorrespiratório; TE: treinamento de equilíbrio; TFMC: treinamento de força utilizando a massa corporal como resistência; TMC: treinamento multicomponente; TAI: exercícios de Tai-Chi; TCOO: treinamento de coordenação; SUP: suplementação; sem.: semanas; ↑, aumento: ↓, redução. Fonte: Adaptada de Cadore et al.[39]

a 60% de 1 RM, houve redução na incidência de quedas, melhora no desempenho em testes de marcha simples e com dupla tarefa, bem como em testes de sentar e levantar e equilíbrio, além de aumento na força máxima, potência máxima, na massa muscular e na qualidade muscular de membros inferiores (i.e., as duas últimas variáveis medidas através de tomografia computadorizada).[13] Em outro estudo, Cadore et al.[53] investigaram as adaptações funcionais ao treinamento multicomponente contendo treinamento de força explosiva em octogenários com demência e síndrome de fragilidade, além de outras comorbidades. Esses autores utilizaram 8 semanas de intervenção, as 4 primeiras somente compostas por aumento na distância de caminhada, exercícios de marcha, equilíbrio e terapia ocupacional, e as 4 últimas contendo exercício de *leg press* executado de forma explosiva (i.e., 2 a 3 séries de 10 repetições com cargas progredindo de 30 a 50% de 1 RM). Os resultados demonstraram uma melhora no equilíbrio após as 4 primeiras semanas, e após as 8 semanas, redução na incidência de quedas, melhora no desempenho no teste *timed-up-and-go*, além de melhora na força de preensão manual, extensão de joelhos, flexão de quadril e no *leg press*. Esses resultados mostram que mesmo em indivíduos com idade bem avançada (i.e., maior que 80 anos) em um quadro clínico com declínio funcional severo e na presença de comorbidades, o treino multicomponente incluindo o treinamento de força explosiva pode ser uma intervenção aplicável e promover melhora na função neuromuscular e na capacidade funcional desses indivíduos.[13,53]

Treinamento cardiorrespiratório

O treinamento cardiorrespiratório melhora o consumo máximo de oxigênio (VO_2máx) e a capacidade do músculo esquelético gerar energia por meio do metabolismo aeróbico.[50,54-58] Em idosos fisicamente frágeis, esse tipo de treinamento pode incluir caminhadas com mudanças na direção, subir e descer degraus, subir escadas, além de exercício em cicloergômetro.[10-12,26,27] Cabe salientar que idosos frágeis podem não ser aptos a realizar uma atividade aeróbica pelo tempo necessário para promover adaptações importantes no sistema cardiovascular. Assim, uma estratégia interessante para prescrição do treinamento cardiorrespiratório em idosos frágeis pode se iniciar anteriormente a um treinamento de força, o qual pode permitir que os participantes melhorem sua condição neuromuscular dos membros inferiores e possam executar as atividades aeróbicas por mais tempo.[27] Além dos métodos mais utilizados para prescrição do treinamento cardiorrespiratório (p. ex., frequência cardíaca), um método interessante nessa população é o controle da intensidade pela escala de percepção de esforço[10] (p. ex., escala de Borg),[59] na qual intensidades entre 12 e 14 podem ser bem toleradas.

Treinamento de equilíbrio

O treinamento de equilíbrio é um tipo de intervenção com bons resultados na prevenção de quedas em idosos.[19-21] Esse tipo de intervenção tem sido normalmente incluído em programas de exercício multicomponente.[11,26,28]

O treinamento de equilíbrio pode incluir exercícios como caminhadas em linha, transferência de peso de uma perna para outra, alteração na base de suporte, manutenção do peso em uma ou outra perna, caminhada com dedo tocando o calcanhar (*heel-toe walking*), sustentar posição enquanto arremessa ou recebe a bola, além de exercícios de Tai Chi.[11,19-21,26,28] De fato, alguns estudos demonstraram que o Tai Chi é uma intervenção efetiva na prevenção de quedas em idosos fisicamente frágeis.[19-21]

Outro aspecto importante que deve ser observado na prescrição do treinamento de equilíbrio nessa população é a progressão dos exercícios, que deve ser feita sempre do exercício mais simples para o mais complexo, do mais fácil para o mais difícil.

Treinamento multicomponente

O treinamento multicomponente parece ser a intervenção mais efetiva para a melhora geral na capacidade funcional de indivíduos fisicamente frágeis.[10-13,24,60,61] É possível sugerir isso porque esse tipo de intervenção promove melhora em um maior número de parâmetros relacionados à capacidade funcional de indivíduos idosos, quando comparado às intervenções em que somente um componente da aptidão física é treinado (p. ex., força, equilíbrio, capacidade cardiorrespiratória).[14,16,17,39] Além das evidências, parece razoável sugerir que diferentes tipos de estímulo promovem uma melhora em maior magnitude na capacidade de realizar atividades da vida diária.

Contudo, quando diferentes componentes da aptidão física são estimulados simultaneamente (p. ex., força, equilíbrio, capacidade cardiorrespiratória), maior deve ser o cuidado na progressão de carga, que deve ser lenta e gradual, respeitando os princípios do treinamento físico. Uma abordagem interessante de aumento da intensidade e volume durante o treinamento multicomponente é a divisão da periodização por blocos, iniciando o primeiro bloco com exercícios para melhora da flexibilidade, equilíbrio, coordenação e tempo de reação, incluindo o treinamento progressivo de força no segundo bloco e avançando para o treinamento cardiorrespiratório no terceiro bloco. Essa abordagem foi investigada na literatura e resultou em importantes melhoras em diversos parâmetros da aptidão física em idosos fisicamente frágeis.[24]

CONSIDERAÇÕES FINAIS

A atividade física é um importante componente na prevenção e no tratamento da síndrome de fragilidade. Evidências na literatura sugerem que o treinamento multicomponente, composto pelos treinamentos de força, equilíbrio e cardiorrespiratório parece ser a estratégia mais efetiva para melhorar a capacidade funcional em idosos frágeis. Diversos estudos demonstraram melhora na habilidade de marcha, força e equilíbrio, resultando em uma redução no número de quedas nessa população (ver Tabela 2). Como esperado, os maiores ganhos de força geralmente são observados quando o treinamento de força é executado de maneira isolada ou como parte de programas de exercício multicomponentes, o que chama atenção para a necessidade de inclusão desse tipo de intervenção nessa população. Baseando-se nas evidências obtidas nos estudos supracitados, programas de exercício para melhora funcional de idosos fisicamente frágeis deveriam incluir:

- Treinamento cardiorrespiratório composto por caminhadas com mudanças na cadência e direção, que podem ser executados em esteira, bicicleta estacionária, subindo e descendo degraus, com ou sem apoio conforme as condições do participante. Esse tipo de exercício poderia começar de 5 a 10 minutos durante as fase iniciais e progredir para 15 a 30 minutos. Escalas de percepção de esforço podem ser uma boa alternativa para a prescrição do treino cardiorrespiratório.
- O treinamento de força deveria iniciar com frequência de 2 a 3 vezes por semana e com volume de 1 a 2 séries e progredindo para 3 séries de 8 a 12 repetições; e intensidade iniciando a 20% podendo progredir até 80% de 1RM.

- Para otimizar a capacidade funcional, o treinamento de força deve incluir exercício que simulem as atividades da vida diária. Além disso, exercícios com alta velocidade de execução na fase concêntrica promovem ganhos importantes na capacidade funcional e devem ser incluídos durante a progressão do treinamento. No caso da execução em alta velocidade, as intensidades do treinamento de força devem variar entre 30 e 60% de 1 RM.
- O treinamento de equilíbrio deve incluir diversos tipos de estímulo, por meio de diversos tipos de exercício, como caminhadas em linha, transferência de peso de uma perna para outra, alteração na base de suporte, manutenção do peso em uma ou outra perna, caminhada com dedo tocando o calcanhar, sustentar posição enquanto arremessa ou recebe a bola, além de exercícios de Tai Chi.
- Programas de treinamento multicomponente devem ser feitos com progressão gradual de volume, intensidade e complexidade dos exercícios, com a *performance* simultânea dos treinamentos de força, cardiorrespiratório e equilíbrio.

RESUMO

A síndrome da fragilidade está relacionada ao envelhecimento humano e se caracteriza pelo prejuízo nas reservas funcionais e na resistência a agentes estressantes, causada pelo declínio de diversas funções fisiológicas. Essa síndrome resulta em um risco aumentado de incapacidade, quedas, hospitalização, morbidade e mortalidade para o idoso. As causas para a ocorrência da síndrome de fragilidade englobam modificações associadas à predisposição genética, envelhecimento, estilo de vida e doenças crônicas. Um dos principais fatores fisiopatológicos que explicam a síndrome de fragilidade é a sarcopenia acentuada, que está relacionada a um histórico de baixa atividade física e resulta em um declínio na capacidade funcional do idoso. A definição mais utilizada de fragilidade é baseada na avaliação de cinco domínios: estado nutricional, energia, atividade física, mobilidade e força. Para avaliação desses domínios foram definidos cinco critérios: perda de peso, fadiga, tempo de atividade física, habilidade de marcha e força de preensão manual. A atividade física é um importante componente na prevenção e no tratamento da síndrome de fragilidade. O treinamento de equilíbrio, treinamento cardiorrespiratório, treinamento de força e, principalmente, a combinação desses programas resulta na melhora de diversos parâmetros relacionados à capacidade funcional dessa população.

REFERÊNCIAS BIBLIOGRÁFICAS

1. Campbell AJ, Buchner DM. Unstable disability and the fluctuations of frailty. Age Ageing. 1997;26:315-8.
2. Walston J, Fried LP. Frailty and the older man. Med Clin North Am. 1999;83:1173-94.
3. Rockwood K, Mitnitski A. Frailty in relation to the accumulation of deficits. J Gerontol A Biol Sci Med Sci. 2007;62:722-7.
4. Rodríguez Mañas L, Féart C, Mann G, Viña J, Chatterji S, Chodzko-Zajko W, et al. Searching for an operational definition of frailty: a Delphi method based consensus statement: the frailty operative definition-consensus conference project. J Gerontol A Biol Sci Med Sci. 2012;16. [Epub ahead of print]
5. Fried LP, Tangen CM, Waltson J, Newman AB, Hirsch C, Gottdiener J et al. Cardiovascular Health Study Collaborative Research Group. Frailty in older adults: evidence for a phenotype. J Gerontol A Biol Sci Med Sci. 2001;56:146-55.
6. Casas-Herrero A, Izquierdo M. Physical exercise as an efficient intervention in frail elderly persons. An Sist Sanit Navar. 2012;35:69-85.
7. Morie M, Reid KF, Miciek R, Lajevardi N, Choong K, Krasnoff JB et al. Habitual physical activity levels are associated with performance in measures of physical function and mobility in older men. J Am Geriatr Soc. 2010;58:1727-33.
8. Xue Q-L. The frailty syndrome: definition and natural history. Clin Geriatr Med. 2011;27:1-15.
9. Yamada M, Arai H, Sonoda T, Aoyama T. Community-based exercise program is cost-effective by preventing care and disability in Japanese frail older adults. J Am Med Dir Assoc. 2012;13:507-11.
10. Kim HK, Susuki T, Saito K, Yoshida H, Kobayashi H, Kato H et al. Effects of exercise and amino acid supplementation on body composition and physical function in community-dwelling elderly japanese sarcopenic women: a randomized controlled trial. J Am Geriatr Soc. 2012;60:16-23.
11. Villareal DT, Smith GI, Sinacore DR, Shah K, Mittendorfer B. Regular multicomponent exercise increases physical fitness and muscle protein anabolism in frail, obese, older adults. Obesity. 2011;19:312-8.
12. Freiberger E, Häberle L, Spirduso WW, Rixt Zijlstra GA. Long-term effects of three multicomponent exercise interventions on physical performance and fall-related psychological outcomes in community-dwelling older adults: a randomized controlled trial. J Am Geriatr Soc. 2012;60:437-46.
13. Cadore EL, Casas-Herrero A, Zambom-Ferraresi F, Idoate F, MillorN, Gómez M, et al. Multicomponent exercises including muscle power training enhance muscle mass, power output, and functional outcomes in institutionalized frail nonagenarians. Age (Dordr). 2013;36:773-85.
14. Fiatarone MA, Marks EC, Ryan ND, Meredith CN, Lipsitz LA, Evans WJ. Exercise training and nutritional supplementation for physical frailty in very elderly men. N Engl J Med. 1994;330:1769-75.

15. Hennessey JV, Chromiak JA, Ventura SD, Reinert SE, Puhl J, Kiel DP et al. Growth hormone administration and exercise effects on muscle fiber type and diameter in moderately frail older people. J Am Geriatr Soc 2001;49;852-8.
16. Lustosa LP, Silva JP, Coelho FM, Pereira DS, Paretoni AN, Pereira LSM. Impact of resistance exercise program on functional capacity and muscular strength of knee extensor in pre-frail community-dwelling older women: a randomized crossover trial. Rev Bras Fisioter. 2011;15:318-24.
17. Sullivan DH, Roberson PK, Smith ES, Price JA, Bopp MM. Effects of muscle strength training and megestrol acetate on strength, muscle mass, and function in frail older people. J Am Geriatr Soc. 2007;55:20-8.
18. Serra-Rexach JA, Bustamante-Ara N, Hierro Villarán M, González Gil P, Sanz Ibáñez MJ, Blanco Sanz N et al. Short-term, light- to moderate-intensity exercise training improves leg muscle strength in the oldest old: a randomized controlled trial. J Am Geriatr Soc. 2011;59:594-602.
19. Wolf SL, Barnhart HX, Kutner NG, McNeely E, Coogler C, Xu T. Reducing frailty and falls in older persons: an investigation of Tai Chi and computerized balance training. Frailty and injuries: Cooperative Studies of Intervention Techiniques. J Am Geriatr Soc. 1996;44:489-97.
20. Taylor D, Hale L, Schluter P, Waters DL, Binns EE, McCracken H et al. Effectiveness of Tai Chi as a community-based falls prevention intervention: A randomized controlled trial. J Am Geriatr Soc. 2012;60:841-8.
21. Wolf SL, Sattin RW, Kutner M, O'Grady M, Greespan AI, Gregor RJ. Intense Tai Chi exercise training and fall occurrences in older transitionally frail adults: a randomized, controlled trial. J Am Geriatr Soc. 2003;51:1693-701.
22. Kenny AM, Boxer RS, Kleppinger A, Brindisi J, Feinn R, Burleson JA. Dehydropiandrosterone combined with exercise improves muscle strength and physical function in frail older women. J Am Geriatr Soc. 2010;58:1707-14.
23. Hauer K, Rost B, Rütschle K, Opitz H, Specht N, Bärtsch P et al. Exercise training for rehabilitation and secondary prevention of falls in geriatric patients with a history of injurious falls. J Am Geriatr Soc. 2001;49:10-20.
24. Binder EF, Schechtman KB, Ehsani AA, Steger-May K, Brown M, Sinacore DR et al. Effects of exercise training on frailty in community-dwelling older adults: results of a randomized, controlled trial. J Am Geriatr Soc. 2002;50:1921-8.
25. King MB, Whipple RH, Gruman CA, Judge JO, Schimidt JA, Wolfson LI. The performance enhancement project: improving physical performance in older persons. Arch Phys Med Rehabil. 2002;83:1060-9.
26. Barnett A, Smith B, Lord SR, Williams M, Baumand A. Community-based group exercise improves balance and reduces falls in at-risk older people: a randomised controlled trial. Age Ageing. 2003;32:407-14.
27. Ehsani AA, Spina RJ, Peterson LR, Rinder MR, Glover KL, Villareal DT et al. Attenuation of cardiovascular adaptations to exercise in frail octogenarians. J Appl Physiol. 2003;95:1781-8.
28. Lord SR, Castell S, Corcoran J, Dayhew JD, Matters B, Shan A, et al. The effect of group exercise on physical functioning and falls in frail older people living in retirement villages: a randomized controlled trial. J Am Geriatr Soc. 2003;51:1685-92.
29. Garcia-Garcia FJ, Gutierrez Avila G, Alfaro-Acha A, Amor Andres MS, De Los Angeles De La Torre Lanza M et al. The prevalence of frailty syndrome in an older population from Spain. The Toledo Study for Healthy Aging. J Nutr Health Aging. 2011;15:852-65.

30. Rockwood K, Stadnyk K, McKnight C, McDowell I, Hébert R, Hogan DB. A brief instrument to classify frailty in elderly people. Lancet. 1999;353:205-6.
31. Bergman H, Ferrucci L, Guralnik J, Hogan DB, Hummel S, Karunananthan S et al. Frailty: an emerging research and clinical paradigm issues and controversies. J Gerontol A Biol Sci Med Sci. 2007;62:731-7.
32. Weiss CO. Frailty and chronic diseases in older adults. Clin Geriatr Med. 2011; 27:39-52.
33. Bandeen-Roche K, Xue QL, Ferruci L, Waltson J, Guralnik JM, Chaves P et al. Phenotype of frailty: characterization in the women's health and aging studies. J Gerontol A Biol Sci Med Sci. 2006;61:262-6.
34. Heuberger RA. The frailty syndrome: A comprehensive review. J Nutr Gerontol Geriatr. 2011;30:315-68.
35. Theou O, Jones GR, Vandervoort AA, Jakobi JM. Daily muscle activity and quiescence in non-frail, pre-frail, and frail older women. Exp Gerontol. 2010;45:909-17.
36. Clegg A. The frailty syndrome. Clin Med. 2011;11:72-5.
37. Morley JE. Anorexia, sarcopenia and aging. Nutrition. 2001;17:660-6.
38. Cadore EL, Izquierdo M, Conceição M, Radaelli R, Pinto RS, Baroni BM et al. Echo intensity is associated with skeletal muscle power and cardiovascular performance in elderly men. Exp Gerontol. 2012;47:473-8.
39. Cadore EL, Rodríguez-Mañas L, Sinclair A, Izquierdo M. Effects of different exercise interventions on risk of falls, gait ability and balance in physically frail older adults. A systematic review. Rejuvenation Res. 2013, Jan 17 [Epub ahead of print], doi: 10.1089/rej.2012.1397.
40. Häkkinen K, Kallinen M, Linnamo V, Pastinen UM, Newton RU, Kraemer WJ. Neuromuscular adaptations during bilateral versus unilateral strength training in middle-aged and elderly men and women. Acta Physiol Scand. 1996;158:77-88.
41. Häkkinen K, Alen M, Kallinen M. Muscle CSA, force production, and activation of leg extensors during isometric and dinamic actions in middle-aged and older people. JAPA. 1998;6:232-47.
42. Häkkinen K, Kallinen M, Izquierdo M, Jokelainen K, Lassila H, Mälkiä E et al. Changes in agonist-antagonist EMG, muscle CSA, and force during strength training in middle--aged and older people. J Appl Physiol. 1998;84:1341-9.
43. Izquierdo M, Häkkinen K, Ibañez J, Garrues M, Antón A, Zúniga A et al. Effects of strength training on muscle power and serum hormones in middle-aged and older men. J Appl Physiol. 2001;90:1497-507.
44. Izquierdo M, Häkkinen K, Ibanez J, Antón A, Garrués M, Ruesta M et al. Effects of strength training on submaximal and maximal endurance performance capacity in middle-aged and older men. J Strength Cond Res. 2003;17:129-39.
45. Izquierdo M, Ibañez J, Häkkinen K, Kraemer WJ, Larrión JL, Gorostiaga EM. Once weekly combined resistance and cardiovascular training in healthy older men. Med Sci Sports Exerc. 2004;36:435-43.
46. Cadore EL, Pinto RS, Lhullier FLR, Correa CS, Alberton CL, Pinto SS et al. Physiological effects of concurrent training in elderly men. Int J Sports Med. 2010;31:689-97.
47. Cadore EL, Izquierdo M, Pinto SS, Alberton CL, Pinto RS, Baroni BM et al. Neuromuscular adaptations to concurrent training in the elderly: effects of intrasession exercise sequence. Age (Dordr) 2012, Mar 28, doi 10.1007/s11357-012-9405-y.
48. Correa CS, Laroche DP, Cadore EL, Reischak-Oliveira A, Bottaro M, Kruel LFM et al. Three types of strength training in older women. Int J Sports Med. 2012;33:962-9.

49. Brentano MA, Cadore EL, Silva EM, Ambrosini AB, Coertjens M, Petkowics R et al. Physiological adaptations to strength and circuit training in postmenopausal women with bone loss. J Strength Cond Res. 2008;22:1816-25.
50. Cadore EL, Izquierdo M. How to simultaneously optimize muscle strength, power, functional capacity, and cardiovascular gains in the elderly: an update. Age (Dordr) 2013. Jan 4 [Epub ahead of print], DOI: 10.1007/s11357-012-9503-x.
51. Bottaro M, Machado SN, Nogueira W, Scales R, Veloso J. Effect of high versus low-velocity resistance training on muscular fitness and functional performance in older men. Eur J Appl Physiol. 2007;99:257-64.
52. Pereira A, Izquierdo M, Silva AJ, Costa AM, Bastos E, González-Badillo JJ et al. Effects of high-speed power training on functional capacity and muscle performance in older women. Exp Gerontol. 2012;47:250-5.
53. Cadore EL, Moneo ABB, Mensat MM, Muñoz AR, Casas-Herrero A, Rodriguez-Mañas L et al. Positive effects of resistance training in frail elderly patients with dementia after long-term physical restraint. Age (Dordr). 2014;36:801-11.
54. Wood RH, Reyes R, Welsch MA, Favarolo-Sabatier J, Sabatier M, Lee CM et al. Concurrent cardiovascular and resistance training in healthy older adults. Med Sci Sports Exerc. 2001;33:1751-8.
55. Cadore EL, Pinto RS, Lhullier FLR, Correa CS, Alberton CL, Pinto SS et al. Effects of strength, endurance and concurrent training on aerobic power and dynamic neuromuscular economy in elderly men. J Strength Cond Res. 2011;25:758-66.
56. Cadore EL, Izquierdo M, Alberton CL, Pinto RS, Conceição M, Cunha G et al. Strength prior to endurance intra-session exercise sequence optimizes neuromuscular and cardiovascular gains in elderly men. Exp Gerontol. 2012;47:164-9.
57. Figueroa A, Park SY, Seo DY, Sanchez-Gonzalez MA, Baek YH. Combined resistance and endurance exercise training improves arterial stiffness, blood pressure, and muscle strength in postmenopausal women. Menopause. 2011;18:980-4.
58. Karavirta L, Tulppo MP, Laaksonen DE, Nyman K, Laukkanen RT, Kinnunen H et al. Heart rate dynamics after combined endurance and strength training in older men. Med Sci Sports Exerc. 2009:41:1436-43.
59. Borg GA. Psychophysical bases of perceived exertion. Med Sci Sports Exerc. 1982;14:377-81.
60. Clemson L, Fiatarone Singh MA, Bundy A, Cumming RG, Manollaras K, O'Loughlin P et al. Integration of balance and strength training into daily life activity to reduce rate of falls in older people (the LiFE study): randomised parallel trial. BMJ. 2012;7:345.
61. Hagedorn DK, Holm E. Effects of traditional physical training and visual computer feedback training in frail elderly patients. a randomized intervention study. Eur J Phys Rehabil Med. 2010;46:159-68.

capítulo
17
Atividade física e diabetes

Prof. Dr. Lucas Helal
Profª. Drª. Franciele Ramos Figueira
Prof. Dr. Felipe Vogt Cureau
Profª. Drª. Beatriz D'Agord Schaan

INTRODUÇÃO

O diabete melito (DM) tem sido considerado uma epidemia em diversos países. É um dos agravos à saúde responsável por elevadas taxas de mortalidade prematura e gastos com saúde pública. De acordo com a International Diabetes Federation (IDF), a prevalência mundial de DM é de 8,8%, o que significa que há 415 milhões de pessoas vivendo com DM e, dessas, a metade não sabe que tem a doença.[1] Projeções apontam que, em 2040, serão 642 milhões de pessoas com DM.[1]

No Brasil, estima-se que 10% da população adulta tenha diabete melito, o que o classifica como o quarto país em número absoluto de pessoas com DM.[1] com aumento na prevalência da doença nas últimas três décadas,[2] responsável por 955 mil mortes no país entre 1980 e 2012.[3]

ASPECTOS CONCEITUAIS

O DM é uma doença crônico-degenerativa caracterizada por hiperglicemia resultante de defeitos na secreção da insulina, na sua ação ou em ambos os processos.[4]

Entre os casos de DM, 90% são de DM tipo 2, caracterizado especialmente por resistência à insulina, que geralmente incide na idade adulta, associando-se à obesidade, à hipertensão arterial e à dislipidemia. Os 10% restantes são de pessoas com DM tipo 1, que ocorre geralmente em jovens e caracteriza-se por deficiência absoluta de insulina, bem como outros tipos raros da doença que não serão aqui comentados.

O DM tipo 1 é uma doença autoimune, causada pela destruição imunológica das células beta-pancreáticas, o que resulta em deficiência absoluta de insulina.[4] No DM tipo 2 há defeitos na secreção de insulina, em sua ação ou em ambos. A resistência à insulina ocasiona um declínio na captação de glicose pela musculatura e, em resposta a isso, a secreção desse hormônio é aumentada, gerando um quadro de hiperinsulinemia. Sua etiologia está ligada principalmente a questões ambientais, como obesidade, sedentarismo, alimentação inadequada e envelhecimento.[4]

Tendo em vista que o exercício físico determina efeitos específicos em se tratando de pacientes com DM tipo 1 ou 2 e, sendo o DM tipo 2 o que particularmente se beneficia desta intervenção, neste capítulo abordaremos a relação dos exercícios físicos com o DM tipo 2 em especial.[5]

CARACTERÍSTICAS PRINCIPAIS

A presença de sintomas como poliúria (urinar com frequência e em excesso), polidipsia (sede excessiva) e perda de peso inexplicada deve ser considerada no diagnóstico de DM.[6] Sua confirmação é feita por meio da medida da glicemia de jejum ou hemoglobina glicada (HbA1c), que se apresentarão elevadas. Entretanto, alguns casos necessitam do teste oral de tolerância à glicose quando a glicemia de jejum não está definitivamente elevada.[4]

IMPLICAÇÕES NO PROGRAMA DE ATIVIDADE FÍSICA

Este capítulo abordará aspectos de prevenção e tratamento do DM por meio de exercícios estruturados (atividade física realizada com intenção de melhorar a aptidão física) e atividade física (compreendida como qualquer movimento corporal produzido por contração muscular que aumente o gasto energético além dos níveis de repouso).[5]

Prevenção do diabete melito tipo 2 com foco em atividade física

As informações anteriormente citadas mostram a dimensão e a magnitude do DM enquanto problema de saúde pública. Sabe-se que boa parte dos casos de DM poderiam ser evitados por mudanças no estilo de vida, por exemplo, adoção de uma alimentação saudável e prática regular de atividade física. Pessoas que se mantêm ativas durante anos podem reduzir em 67% ($IC_{95\%}$: 50-79%) a incidência da doença, independentemente do peso corporal, histórico familiar de DM e outros fatores de risco para DM.[7] Resultados de ensaio clínico randomizado, com seguimento médio de 3,2 anos envolvendo pessoas com risco elevado para o desenvolvimento de DM (excesso de peso e tolerância diminuída à glicose) que foram submetidas a mudanças no estilo de vida, como diminuição do consumo de gordura saturada, aumento no consumo de fibras e da prática de atividades físicas mostraram que, após um ano de seguimento, houve redução do peso corporal, gordura abdominal, pressão arterial, glicemia e resistência à insulina no grupo de intervenção comparativamente ao grupo de controle. O risco de desenvolver DM durante o estudo foi reduzido em 58% no grupo de intervenção.[8]

Quando aliada a uma boa alimentação, a atividade física é mais eficaz do que o uso de metformina isoladamente na prevenção do DM, como demonstra outro ensaio clínico. Nesse estudo, pessoas com risco elevado de desenvolver DM foram alocadas para tratamento com placebo, metformina ou mudança no estilo de vida. A mudança no estilo de vida, relacionada principalmente ao aumento da atividade física e dieta saudável, reduziu em 58% a incidência de DM, enquanto o uso de metformina representou uma redução de 31%, se comparado ao grupo placebo.[9]

Entretanto, a inatividade física é responsável por 7% dos casos de DM tipo 2 no mundo. Se comparados a indivíduos saudáveis, aqueles que desenvolvem DM apresentam prevalência de inatividade física 23% maior.[10] A relação entre inatividade física e incidência de DM parece ser independente da ocorrência de excesso de peso.[11] Segundo Hu et al.,[12] que acompanharam mais de 50 mil mulheres por seis anos, 43% dos novos casos de DM nessa coorte estiveram relacionados à inatividade física e comportamento sedentário.

Atividade física no tratamento do diabete melito tipo 2

Classicamente, o tratamento do DM tipo 2 é fundamentado em três pilares: dieta alimentar, atividade física e medicações hipoglicemiantes.[4]

A Sociedade Brasileira de Diabetes recomenda para pacientes com pré-diabetes, juntamente com a perda de peso (5-10% do peso corporal), a prática de pelo menos 150 minutos semanais de atividades físicas (p.ex., caminhadas) para a prevenção do DM tipo 2.[13] A recomendação para pacientes com a doença estabelecida é a mesma, mas associada a estratégias farmacológicas e alimentares.[13]

A Associação Americana de Diabetes e o Colégio Americano de Medicina Esportiva recomendam que pacientes com DM tipo 2 realizem 150 minutos semanais de exercícios aeróbicos, distribuídos em pelo menos 3 sessões por semana, e que não permaneçam mais do que 2 dias consecutivos sem exercícios.[5,14] Adicionalmente, exercícios de força de intensidade moderada a vigorosa devem ser realizados 2 a 3 vezes na semana, preferencialmente realizados em combinação com treinamento aeróbico.[5,14] Exercícios não estruturados com foco na postura e equilíbrio corporais, como yoga[15] e tai chi[16] e foco na flexibilidade muscular,[17] embora não tenham efeito clinicamente relevante sobre o controle glicêmico, podem ser incluídos para benefício adicional a outros objetivos de saúde nesses pacientes, como a melhora de quadros depressivos e de ansiedade,[15,16] assim como o aumento da amplitude de movimento articular.[17]

Essas diretrizes se baseiam em informações de ensaios clínicos[18] e revisões sistemáticas[19] de que o exercício físico é capaz de melhorar o controle glicêmico, lipídios séricos e pressão arterial,[20] e também é associado à redução das complicações do DM quando combinado a outras intervenções.[21]

É indiscutível o papel da modificação do estilo de vida sobre o controle glicêmico e pressórico no DM e suas comorbidades. A melhora na qualidade da dieta, o autocuidado e a atividade física regular têm sido alvos terapêuticos frequentes nessa população.[19,20] O aconselhamento em atividade física é uma ferramenta importante para informar o paciente acerca dos benefícios esperados, com vistas a obter mudanças em seu estilo de vida.

O ensaio clínico Look AHEAD envolveu mais de 5 mil pessoas com DM tipo 2, propondo intervenção suportada principalmente pelo aconselhamento intensivo em estilo de vida, com meta de perda de peso (10% do peso corporal) por meio de dieta e aumento no nível de atividade física (175 minutos/semana) comparado à educação em saúde (grupo-controle). Após um ano de intervenção, houve melhora no controle glicêmico (−0,7% na HbA1c), redução no uso de fármacos hipoglicemiantes e nas internações hospitalares por motivos relacionados à doença, e também melhora em fatores de risco cardiovasculares, como pressão arterial, triglicerídeos, colesterol HDL, além de aumento no VO$_2$máx.[22] O mesmo estudo, após quatro anos de seguimento, mostrou que houve manutenção dos benefícios obtidos inicialmente, com benefícios superiores alcançados pelo grupo experimental em relação ao grupo controle no que diz respeito à perda de peso (-6,15 vs. -0,88%) e aptidão cardiorrespiratória (12,7% vs. 1,9%).[23] Embora esses resultados tenham sido animadores, em longo prazo a intervenção não promoveu redução no objetivo primário do estudo, que consistia em um conjunto de eventos cardiovasculares.[24] No entanto, outros importantes resultados foram melhores no grupo intervenção, a saber: redução de sintomas de depressão e no uso de antidepressivos, redução de hospitalizações e de custos relacionados a hospitalizações e medicações.[25,26]

Também sobre exercício físico não estruturado, há evidência na literatura de efeito benéfico de modalidades como o yoga,[15] tai chi[16] e exercícios de flexibilidade[17] sobre resultados clínicos no paciente com DM. Uma revisão sistemática de estudos que utilizaram o yoga como intervenção, por exemplo, demonstrou melhora na sensibilidade à insulina, melhora do perfil lipídico, redução de medidas antropométricas e redução da pressão arterial.[15]

Recentemente foi demonstrado que a quebra do comportamento sedentário por breves períodos ao longo do dia pode auxiliar no controle glicêmico no DM tipo 2. Especialmente no que diz respeito à interrupção do tempo sentado, a inclusão de períodos curtos (1-5 minutos) em pé a cada 30 minutos melhora a sensibilidade à insulina e reduz a quantidade de excursões hiperglicêmicas pós-prandiais.[27-29]

Entretanto, especialmente sobre o controle glicêmico, o efeito da intervenção com aconselhamento em atividade física nem sempre alcança resultados ótimos.[30] Uma metanálise de 24 ensaios clínicos randomizados, que avaliou os resultados de 7.025 pacientes com DM tipo 2 demonstrou que, quando comparado com o grupo controle, aqueles que realizavam atividade física tiveram redução absoluta da HbA1c de 0,43%. Mas quando os dados foram estratificados entre estudos que aconselhavam ou não dieta combinada à atividade física, o efeito se manteve somente nos estudos com aconselhamento de dieta (-0,58%).[19] Ensaio clínico realizado posteriormente (ACTID *trial*), no entanto, mostrou que dieta ou dieta associada a aconselhamento em atividade física em pacientes com DM tipo 2 recentemente diagnosticado melhoraram o controle glicêmico de forma similar, intervenções que apresentaram resultados superiores à não intervenção.[31]

É importante ressaltar que boa parte da população não cumpre as recomendações de atividade física. Globalmente, estima-se que 30% da população adulta seja inativa fisicamente, percentual que chega a 70% em alguns países.[32] Entre pessoas com DM, a prevalência de inatividade física é ainda maior,[10] tornando essa população sensível a melhorias no controle da doença ao ser estimulada a manter um estilo de vida ativo. Muito embora com efeitos clinicamente menores do que os alcançados pelos pacientes que se engajam em programas de exercício físico supervisionado,[19] esta é uma prática que deve ser encorajada pelos profissionais de saúde, pelos motivos aqui discutidos e, principalmente, pelo baixo custo de intervenção.

Exercício físico no tratamento do diabete melito tipo 2

Diversas variáveis de prescrição têm influência sobre o efeito de aumento de sensibilidade insulínica do exercício físico, das quais as mais importantes são a intensidade e a duração da sessão.[33] No exercício aeróbico, mesmo uma sessão de intensidade moderada (entre 60 e 80% da frequência cardíaca máxima), com duração de 30 minutos, pode reduzir a glicemia e melhorar a ação da insulina durante o exercício e nas horas subsequentes a ele,[34] explicando o valor terapêutico desta estratégia não farmacológica no manejo da doença. Dentre os principais mecanismos envolvidos, ocorre o aumento da sensibilidade à ação da insulina induzida pelo exercício, ocasionado pelo aumento da translocação e da atividade de transportadores de membrana de glicose de forma independente à ação da insulina (transportadores GLUT4).[35] Estas mudanças ocorrem rapidamente, em resposta a uma única sessão de exercício, e podem durar entre 24 e 72 horas, dependendo da sua intensidade e duração.[34]

Em pacientes com DM tipo 2 não usuários de insulina ou sulfonilureias, o risco de hipoglicemia induzida pelo exercício físico é mínimo, especialmente pela redução da produção de insulina endógena durante o exercício.[14,34] Em exercícios físicos muito intensos, níveis plasmáticos de catecolaminas podem se elevar e determinar aumento de produção de glicose, resultando em hiperglicemia, que pode persistir por uma a duas horas.[36] Com a popularização da monitorização contínua de glicose durante os últimos anos, tem sido possível a tomada de valores de glicemia em intervalos de tempo muito menores e com muito maior frequência. Dados recentes com essa técnica mostraram uma queda da glicose na ordem de 16% em pacientes com DM tipo 2 após uma sessão de exercício, retornando aos níveis basais nas primeiras 3 horas.[37]

Cronicamente, exercícios estruturados (aeróbicos, de força ou a combinação de ambos) têm mostrado redução nos valores de HbA1c em aproximadamente 0,67% em pacientes com DM tipo 2.[19] Além disso, este efeito parece ser dependente da dose semanal de exercício físico ofertada aos pacientes. A duração de mais de 150 minutos por semana se associa a uma redução de HbA1c de 0,89%, alcançando valores semelhantes à adição de um terceiro fármaco hipoglicemiante,[38] e a duração de 150 minutos ou menos de atividade física por semana foi associada com reduções de HbA1c de 0,36%.[19]

Outro dado que reforça a importância do volume de exercício físico sobre o controle glicêmico é a associação do efeito hipoglicemiante com o número de sessões semanais realizadas. Análise de dados por meta-regressão mostrou associação inversa entre o volume expressado por número de sessões semanais de exercício físico aeróbico (r ponderado = -0,64) e combinado (r ponderado = -0,70) com o controle glicêmico desses pacientes, enquanto a correlação com a intensidade não demonstrou associação significativa.[39]

Os efeitos do treinamento de força isoladamente, em relação a HbA1c, podem ser comparáveis aos efeitos de exercícios aeróbicos,[19,40] especialmente na população idosa. Com a idade há uma tendência de redução da massa muscular, menor capacidade funcional, aumento da adiposidade e menor taxa de metabolismo basal, modificações passíveis de melhoria com o treinamento de força.[41] Estudos que avaliaram os efeitos de exercícios de força de alta intensidade em pacientes com DM tipo 2 mostraram melhora no controle glicêmico, redução da pressão arterial sistólica e aumento de massa magra, sem efeitos adversos importantes.[42,43] Entretanto, tanto por evidências de ensaios clínicos randomizados como por metanálises, o efeito do treinamento de força sobre o controle glicêmico parece ser mais pronunciado quando ofertado em conjunto com o treinamento aeróbico. O treinamento combinado, além de promover reduções nos níveis de HbA1c e lipídios, apresenta uma vantagem sobre o exercício aeróbico isolado em relação à glicemia de jejum, pressão arterial diastólica e colesterol HDL.[44]

Dois grandes ensaios clínicos randomizados [estudos DARE[45] e HART-D[18]] compararam o treinamento combinado *vs.* treinamento aeróbico ou de força apenas e encontraram reduções mais significativas dos valores de HbA1c para o grupo combinado, com os volumes de exercício igualados ou não. Sobre os marcadores de risco cardiovasculares, especialmente dislipidemia e composição corporal no DM tipo 2, observou-se que apenas o exercício aeróbico ou a combinação de aeróbico/força tiveram efeito sobre esses marcadores, o impacto do exercício de força isolado foi menor.[46] Em relação ao controle da pressão arterial em pacientes com DM, tanto exercíco estruturado (aeróbico, de força ou combinado) como atividade física estão associados com benefícios, especialmente quando o volume semanal de atividade física é superior a 150 minutos.[20]

Finalmente, o treinamento intervalado de alta intensidade (ou seja, alternância de curtos períodos de exercício acima de 85% da frequência cardíaca máxima por períodos de recuperação ativos ou passivos) vem sendo proposto como alternativa. No que diz respeito ao DM tipo 2, evidências recentes têm sugerido efeito benéfico, como diminuição da hiperglicemia pós-prandial,[47] aumento da sensibilidade à insulina[48] e melhoria do controle glicêmico,[49] de forma que resultados semelhantes podem ser alcançados com menor tempo dispendido em relação às recomendações de referência atuais.[5]

Complicações crônicas do diabete melito e exercício

Em longo prazo, a hiperglicemia apresentada pelo paciente com DM determina dano, disfunção e falha de vários órgãos e tecidos – especialmente rins, olhos, nervos, coração e vasos sanguíneos – denominados genericamente de complicações crônicas.[4] Estas complicações são divididas em macrovasculares (cardiopatia isquêmica, doença vascular periférica, acidente vascular cerebral) e microvasculares (nefropatia diabética, retinopatia diabética e neuropatia).[6]

Doença renal do diabetes

A doença renal do diabetes acomete 20 a 40% dos indivíduos com DM, manifestando-se precocemente pela presença de elevada excreção urinária de albumina e baixa taxa de filtração glomerular (TFG).[6] Sua evolução é de piora de função renal até doença renal crônica, o que ocorre lentamente em um período de muitos anos.[4] Embora a atividade física de alta intensidade possa aumentar agudamente a excreção de proteínas urinárias,[50] exercícios vigorosos não aumentam a taxa de progressão de doença renal do diabetes e parece não haver necessidade de restrições de exercício específicas para pessoas com doença renal do diabetes.[6] Ensaio clínico randomizado realizado em pacientes com DM tipo 2 com albuminúria elevada, que foram submetidos a tratamento intensivo constituído de múltiplas intervenções para redução da glicemia e pressão arterial, dentre as quais figurava exercício físico, mostrou que esta intervenção foi capaz de melhorar todos os desfechos avaliados, inclusive progressão de nefropatia, retinopatia e neuropatia autonômica.[21] Estudo observacional retrospectivo mostrou que pacientes com DM tipo 2 que se engajavam em atividades físicas como caminhadas, ciclismo, entre outras, apresentaram incidência de doença renal crônica 70% menor do que pacientes com DM sedentários.[51]

Retinopatia diabética

A retinopatia diabética se caracteriza por alterações vasculares da retina, cuja gravidade pode determinar risco de sangramento, descolamento da retina e cegueira.[4] Portanto, na presença de retinopatia diabética proliferativa, exercícios aeróbicos ou de força vigorosos são contraindicados.[6] É recomendada avaliação oftalmológica prévia a programas de exercícios físicos para pessoas com DM que apresentam retinopatia.

Neuropatia periférica

A neuropatia diabética é uma das complicações mais debilitantes do DM, sendo heterogênea e afetando diferentes partes do sistema nervoso.[4] Na maioria das vezes é acompanhada de várias anormalidades que envolvem o sistema nervoso periférico, podendo afetar os componentes do sistema nervoso somático e autônomo.[52] Sua progressão é insidiosa, podendo se manifestar por distúrbios sensoriais que podem lentamente dar lugar a uma condição anestésica. Esta condição predispõe o paciente a úlceras plantares e também pode ser considerada precursora de eventuais amputações (totais ou parciais) de membros inferiores. Os distúrbios motores podem ser evidentes em razão da atrofia muscular secundária à desnervação.[53]

Exercícios de moderada intensidade não elevam o risco de úlceras em indivíduos com neuropatia periférica,[54] contudo, devem ser usados calçados adequados durante as práticas e os pés devem ser examinados diariamente para detectar eventuais lesões precocemente.[6] Indivíduos que não apresentam qualquer lesão podem realizar exercícios que envolvam impacto moderado. Todavia, na presença dessas alterações é recomendado evitar qualquer exercício que envolva impacto, dando preferência a modalidades como natação, ciclismo, exercícios para membros superiores ou caminhada leve.[14] O exercício aeróbico realizado na água tem efeito similar ao exercício aeróbico na terra sobre a HbA1c; além disso, na água, menos lesões ocorreram,[55] reforçando a indicação dessa modalidade de exercício para pessoas que precisam evitar impacto.

Levando em consideração que pacientes portadores de DM com neuropatia periférica podem apresentar dor e outros sintomas, um estudo-piloto consistindo de um programa de exercício aeróbico e de força de 10 semanas mostrou ser eficaz em reduzir estes sintomas, além de aumentar fibras nervosas intraepidérmicas nestes pacientes. Contudo, é importante ressaltar que os potenciais mecanismos para as melhorias observadas em sintomas neuropáticos e inervação podem ter ocorrido por múltiplos mecanismos, como o efeito direto da melhora do controle glicêmico nas fibras nervosas, mudança na função vascular ou alterações na composição corporal.[56]

Neuropatia autonômica

A neuropatia autonômica diabética pode afetar a função cardiovascular, gastrintestinal, geniturinária, sudomotora e metabólica. Indivíduos nessa condição devem ser submetidos à avaliação médica antes de iniciarem atividade física mais intensa do que aquelas a que já estão acostumados. A Associação Americana de Diabetes[6] recomenda a observação de potenciais eventos adversos, tais como diminuição da responsividade cardíaca ao exercício, hipotensão postural, termorregulação prejudicada, visão noturna prejudicada em razão de menor reação pupilar e imprevisível oferta de carboidratos (gastroparesia) predispondo à hipoglicemia. Em indivíduos com neuropatia autonômica cardiovascular, a capacidade de trabalho pode estar reduzida quando comparada com pacientes com DM sem neuropatia, principalmente em razão da modulação autonômica cardíaca anormal.[57] Além disso, há uma redução na frequência cardíaca máxima, por isso a frequência cardíaca de reserva, medida de forma direta, é o melhor indicador dessa variável para prescrição de exercícios nessa população.[14]

Considerando o efeito do exercício combinado (aeróbico e de força) sobre a disfunção autonômica de pacientes com DM tipo 2, com treinamento de 12 semanas com intensidade moderada (aeróbico: 40-60% do $VO_{2máx}$ e de força: 50-60% de uma repetição máxima) mostrou melhora na frequência cardíaca de recuperação, associado a melhoria do controle glicêmico, frequência cardíaca de repouso e aptidão física.[58]

Exercícios aeróbicos submáximos também podem melhorar a função autonômica. No entanto, apenas o efeito agudo do exercício é responsável por melhora evidente.[14] Estes indivíduos podem apresentar quadros de hipertensão e hipotensão após exercícios vigorosos. Outra característica é dificuldade de termorregulação, portanto atividades em temperaturas extremas devem ser evitadas, bem como devem ser redobrados os cuidados com a hidratação.[14]

Programando atividade física para o paciente com diabete melito

Cuidados pré e pós-exercício em pessoas com DM

De forma geral, a maioria das pessoas com DM pode realizar atividade física com segurança. Todavia, em caso da existência de complicações crônicas, descontrole metabólico significativo e hipertensão arterial não controlada, cuidados maiores devem ser tomados antes de iniciar a atividade.

Diretriz recente[5] recomenda que qualquer pessoa com DM que decida realizar atividades físicas com intensidade superior a de uma caminhada realize avaliação médica antes de iniciar a atividade. O eletrocardiograma de estresse deve ser indicado caso o indivíduo se enquadre em pelo menos um dos critérios a seguir:[14]

- Idade superior a 40 anos, com ou sem fatores de risco para doenças cardiovasculares, além do DM.
- Idade superior a 30 anos em DM tipo 1 ou 2 há mais de 10 anos e outras condições como hipertensão, dislipidemia, tabagismo, retinopatia proliferativa ou não e doença renal do diabete.
- Independente da idade, apresentar conhecimento ou suspeita de doença cardiovascular, cerebrovascular e/ou doença arterial periférica, neuropatia autonômica e/ou doença renal do diabete avançada.

Além das condições que requerem uma avaliação pré-exercício em indivíduos com DM, a presença de comorbidades é um importante fator a ser considerado ao prescrever exercícios para esta população.

Controle glicêmico inadequado (hiperglicemia e hipoglicemia)

É indispensável monitorar a glicemia capilar antes, durante e após a realização de um programa de exercícios em pacientes com DM. A identificação de hiperglicemia não é causa suficiente para que a pessoa com DM não realize exercícios físicos, desde que na ausência de cetose, condição particular do DM tipo 1.[5] Portanto, se o indivíduo não apresentar cetonúria, estiver com hidratação adequada e não referir mal-estar, é possível iniciar a atividade, pois o exercício leve a moderado pode auxiliar na redução da glicemia mesmo quando esta se apresenta elevada. Na presença de glicemia acima de 250 mg/dL e cetose, o exercício físico deve ser evitado.[5]

A presença de hipoglicemia também deve ser observada, a qual é mais comum em pessoas com DM tipo 1 ou em pacientes com DM tipo 2 em uso de insulina ou sulfonilureias. Se ao iniciar a sessão de exercícios a glicemia capilar estiver abaixo de 100 mg/dl, faz-se necessária a ingestão de carboidratos. Indivíduos que utilizam insulina devem reduzi-la de acordo com a intensidade e a duração do exercício a ser realizado, o que deve ser particularizado paciente a paciente em acordo com seu médico.

O próprio exercício pode induzir a ocorrência de hipoglicemia. Essa situação pode ocorrer durante, logo após e horas depois da sessão de exercícios. Em indivíduos com DM não ocorre a redução natural da insulinemia durante o exercício; além disso, o exercício potencializa os efeitos da insulina ministrada, pois aumenta a demanda de glicose pela musculatura, ao passo que sua produção no fígado é reduzida. O conjunto dessas alterações pode levar à hipoglicemia. A suplementação de carboidratos em sintonia com a regulação na dosagem de insulina é uma estratégia eficiente na prevenção da hipoglicemia induzida pelo exercício.[5]

CONSIDERAÇÕES FINAIS

As recomendações atuais de atividade física, seja para a população adulta em geral,[59] seja para pessoas com DM,[5] apontam a necessidade de um acúmulo de pelo menos 150 minutos semanais em atividades de intensidade moderada, como uma caminhada acelerada. No caso de atividades físicas vigorosas, as recomendações são de pelo menos 75 minutos semanais. Em ambos os casos, um maior volume de atividade física é responsável por benefícios adicionais à saúde.[5,59]

Neste sentido, estudos apontam que até mesmo pequenas quantidades de atividade física são benéficas para prevenção e controle do DM, ressaltando a importância de se passar de um estágio contemplativo para a ação em relação à atividade física, mesmo que no início o volume de prática seja modesto. Estudo utilizando pedômetros como forma de mensurar atividade física acompanhou durante cinco anos uma amostra com alta prevalência de obesidade e observou que indivíduos que acumulam 3.500 ou mais passos por dia reduzem em 29% a incidência de DM, quando comparados aos menos ativos.[60] É importante ressaltar que a recomendação para adultos é de 10.000 passos/dia para promoção da saúde.[61] Nesse sentido, melhorar a infraestrutura das cidades para deslocamentos a pé ou de bicicleta pode ser uma alternativa importante, pois em lugares onde há melhores condições para tais atividades também se observa menor incidência de obesidade e DM, comparando-se aos locais com baixo estímulo urbanístico para essas práticas.[62]

A necessidade de ações preventivas entre jovens é outro ponto chave para a redução da carga de doenças crônicas. Entre os adolescentes, a prevalência de inatividade física é de 80%,[32] além de se verificar um aumento no número de indivíduos com excesso de peso. Estas condições colaboram para a ocorrência de doenças crônico-degenerativas cada vez mais precoces, por vezes na própria infância ou adolescência. Uma informação que ajuda a exemplificar este quadro é a redução da idade média para a ocorrência de DM: entre 1988 e 1994, a idade média para diagnóstico de DM tipo 2 nos Estados Unidos era de 52 anos, já na década de 2000 essa idade foi reduzida para 46 anos.[63] Numa população em que a prevalência de excesso de peso entre adolescentes é de 50%,[64] sem dúvidas, o estilo de vida adotado entre os jovens é um fator determinante. A presença de agravos macrovasculares é duas vezes maior e o infarto do miocárdio, principal desses agravos, é 14 vezes mais frequente em indivíduos jovens, se comparado àqueles que desenvolvem o DM após os 45 anos.[65]

Voltamos então ao ponto anterior: com que frequência e intensidade de atividade física os jovens com risco aumentado para DM devem praticar para alcançar esses benefícios? Segundo McGavock et al.,[66] o excesso de peso na adolescência é o principal fator de risco para o desenvolvimento precoce de

DM e, para evitá-lo, atividade física diária é necessária. Ensaio clínico envolvendo adolescentes com obesidade mostrou que aqueles que praticavam 20 minutos de atividade física por dia, 5 vezes por semana, tiveram redução da insulinemia, redução da gordura corporal total e visceral, bem como melhora da aptidão cardiorrespiratória, se comparado ao grupo controle que não recebeu orientação para aumento de atividade física.[67]

Desta forma, fica evidente a importância de se incorporar a prática regular de atividade física ao dia a dia. Até mesmo exercícios leves praticados por indivíduos de alto risco são benéficos, seja para prevenção, seja para controle do DM. Mas para que esses benefícios sejam potencializados é necessário um aumento gradual do volume e da intensidade da atividade física, bem como regularidade e manutenção da prática.

RESUMO

O diabete melito (DM) é um importante problema de saúde pública, principalmente o DM tipo 2, fortemente associado ao estilo de vida adotado pela sociedade atual, com prevalência crescente e casos cada vez mais comuns em indivíduos jovens. Além da hiperglicemia crônica, característica principal do DM, frequentemente outras complicações crônicas estão associadas à doença. A atividade física é um dos pontos-chave para a prevenção e controle do DM tipo 2. De forma geral, toda pessoa com DM pode praticar atividades físicas recreativas, ao passo que atividades mais intensas e a presença de complicações próprias da doença exigem uma avaliação médica mais detalhada e maiores cuidados por parte do educador físico. Atividades predominantemente aeróbicas isoladas ou conjugadas com exercícios de força são as estratégias que apresentam melhores resultados para prevenção e controle do DM. Além disso, a associação com intervenções alimentares e medicamentosas é frequentemente necessária, a fim de maximizar os benefícios. A prática de atividades físicas deve fazer parte da rotina de todas as pessoas, especialmente aquelas em risco ou com DM, assim como a diminuição do tempo sedentário deve ser fortemente incentivada. Mesmo quantidades modestas e de intensidade não mais que moderada podem ser benéficas, necessitando de progressão gradual de volume e intensidade com o passar do tempo.

REFERÊNCIAS BIBLIOGRÁFICAS

1. Ogurtsova K, da Rocha Fernandes JD, Huang Y, Linnenkamp U, Guariguata L, Cho NH et al. IDF Diabetes Atlas: Global estimates for the prevalence of diabetes for 2015 and 2040. Diabetes Res Clin Pract. 2017;128:40-50.
2. Telo GH, Cureau FV, de Souza MS, Andrade TS, Copes F, Schaan BD. Prevalence of diabetes in Brazil over time: a systematic review with meta-analysis. Diabetol Metab Syndr. 2016;8(1):65.
3. Malhao TA, Brito Ados S, Pinheiro RS, Cabral C da S, Camargo TM, Coeli CM. Sex Differences in Diabetes Mellitus Mortality Trends in Brazil, 1980-2012. PLoS One. 2016;11(6):e0155996.
4. Melmed S WR. Williams Textbook of Endocrinology. Elsevier/Saunders editor, 2011.
5. Colberg SR, Sigal RJ, Yardley JE, Riddell MC, Dunstan DW, Dempsey PC et al. Physical Activity/Exercise and Diabetes: A Position Statement of the American Diabetes Association. Diabetes Care. 2016;39(11):2.065-79.
6. Association AD. Standards of Medical Care in Diabetes-2017. Diabetes Care. 2017;40(Suppl 1):S33-S88.
7. Sawada SS, Lee IM, Naito H, Noguchi J, Tsukamoto K, Muto T et al. Long-term trends in cardiorespiratory fitness and the incidence of type 2 diabetes. Diabetes Care. 2010;33(6):1.353-7.
8. Tuomilehto J, Lindstrom J, Eriksson JG, Valle TT, Hamalainen H, Ilanne-Parikka P et al. Prevention of type 2 diabetes mellitus by changes in lifestyle among subjects with impaired glucose tolerance. N Engl J Med. 2001;344(18):1.343-50.
9. Knowler WC, Barrett-Connor E, Fowler SE, Hamman RF, Lachin JM, Walker EA et al. Reduction in the incidence of type 2 diabetes with lifestyle intervention or metformin. N Engl J Med. 2002;346(6):393-403.
10. Lee IM, Shiroma EJ, Lobelo F, Puska P, Blair SN, Katzmarzyk PT. Effect of physical inactivity on major non-communicable diseases worldwide: an analysis of burden of disease and life expectancy. Lancet. 2012;380(9838):219-29.
11. Cloostermans L, Wendel-Vos W, Doornbos G, Howard B, Craig CL, Kivimaki M et al. Independent and combined effects of physical activity and body mass index on the development of Type 2 Diabetes – a meta-analysis of 9 prospective cohort studies. Int J Behav Nutr Phys Act. 2015;12:147.
12. Hu FB, Li TY, Colditz GA, Willett WC, Manson JE. Television watching and other sedentary behaviors in relation to risk of obesity and type 2 diabetes mellitus in women. JAMA. 2003;289(14):1.785-91.
13. Diabetes SBd. Diretrizes da Sociedade Brasileira de Diabetes. Disponível em: http://www.diabetes.org.br/profissionais/images/docs/DIRETRIZES-SBD-2015-2016.pdf. 2015-2016.
14. Colberg SR, Sigal RJ, Fernhall B, Regensteiner JG, Blissmer BJ, Rubin RR et al. Exercise and type 2 diabetes: the American College of Sports Medicine and the American Diabetes Association: joint position statement. Diabetes Care. 2010;33(12):e147-67.
15. Innes KE, Vincent HK. The influence of yoga-based programs on risk profiles in adults with type 2 diabetes mellitus: a systematic review. Evid Based Complement Alternat Med. 2007;4(4):469-86.
16. Lam P, Dennis SM, Diamond TH, Zwar N. Improving glycaemic and BP control in type 2 diabetes. The effectiveness of tai chi. Aust Fam Physician. 2008;37(10):884-7.

17. Herriott MT, Colberg SR, Parson HK, Nunnold T, Vinik AI. Effects of 8 weeks of flexibility and resistance training in older adults with type 2 diabetes. Diabetes Care. 2004;27(12):2.988-9.
18. Church TS, Blair SN, Cocreham S, Johannsen N, Johnson W, Kramer K et al. Effects of aerobic and resistance training on hemoglobin A1c levels in patients with type 2 diabetes: a randomized controlled trial. JAMA. 2010;304(20):2.253-62.
19. Umpierre D, Ribeiro PA, Kramer CK, Leitao CB, Zucatti AT, Azevedo MJ et al. Physical activity advice only or structured exercise training and association with HbA1c levels in type 2 diabetes: a systematic review and meta-analysis. JAMA. 2011;305(17):1.790-9.
20. Figueira FR UD, Cureau FV, Zucatti AT, Dalzochio MB, Leitão CB et al. 2014. Sports Med Association between physical activity advice only or structured exercise training with blood pressure levels in patients with type 2 diabetes: a systematic review and meta-analysis. 2014;44(11):1.557-72.
21. Gaede P, Vedel P, Larsen N, Jensen GV, Parving HH, Pedersen O. Multifactorial intervention and cardiovascular disease in patients with type 2 diabetes. N Engl J Med. 2003;348(5):383-93.
22. Pi-Sunyer X, Blackburn G, Brancati FL, Bray GA, Bright R, Clark JM et al. Reduction in weight and cardiovascular disease risk factors in individuals with type 2 diabetes: one--year results of the look AHEAD trial. Diabetes Care. 2007;30(6):1.374-83.
23. Wing RR. Long-term effects of a lifestyle intervention on weight and cardiovascular risk factors in individuals with type 2 diabetes mellitus: four-year results of the Look AHEAD trial. Arch Intern Med. 2010;170(17):1.566-75.
24. Wing RR, Bolin P, Brancati FL, Bray GA, Clark JM, Coday M et al. Cardiovascular effects of intensive lifestyle intervention in type 2 diabetes. N Engl J Med. 2013;369(2):145-54.
25. Rubin RR, Wadden TA, Bahnson JL, Blackburn GL, Brancati FL, Bray GA et al. Impact of intensive lifestyle intervention on depression and health-related quality of life in type 2 diabetes: the Look AHEAD Trial. Diabetes Care. 2014;37(6):1.544-53.
26. Espeland MA, Glick HA, Bertoni A, Brancati FL, Bray GA, Clark JM et al. Impact of an intensive lifestyle intervention on use and cost of medical services among overweight and obese adults with type 2 diabetes: the action for health in diabetes. Diabetes Care. 2014;37(9):2.548-56.
27. Dunstan DW, Kingwell BA, Larsen R, Healy GN, Cerin E, Hamilton MT et al. Breaking up prolonged sitting reduces postprandial glucose and insulin responses. Diabetes Care. 2012;35(5):976-83.
28. Dempsey PC, Blankenship JM, Larsen RN, Sacre JW, Sethi P, Straznicky NE et al. Interrupting prolonged sitting in type 2 diabetes: nocturnal persistence of improved glycaemic control. Diabetologia. 2017;60(3):499-507.
29. Dempsey PC, Larsen RN, Sethi P, Sacre JW, Straznicky NE, Cohen ND et al. Benefits for type 2 diabetes of interrupting prolonged sitting with brief bouts of light walking or simple resistance activities. Diabetes Care. 2016;39(6):964-72.
30. Sluik D, Buijsse B, Muckelbauer R, Kaaks R, Teucher B, Johnsen NF et al. Physical activity and mortality in individuals with diabetes mellitus: a prospective study and meta-analysis. Arch Intern Med. 2012;172(17):1.285-95.
31. Andrews RC, Cooper AR, Montgomery AA, Norcross AJ, Peters TJ, Sharp DJ et al. Diet or diet plus physical activity versus usual care in patients with newly diagnosed type 2 diabetes: the Early ACTID randomised controlled trial. Lancet. 2011;378(9786):129-39.

32. Hallal PC, Andersen LB, Bull FC, Guthold R, Haskell W, Ekelund U. Global physical activity levels: surveillance progress, pitfalls, and prospects. Lancet. 2012;380(9838):247-57.
33. Bajpeyi S, Tanner CJ, Slentz CA, Duscha BD, McCartney JS, Hickner RC et al. Effect of exercise intensity and volume on persistence of insulin sensitivity during training cessation. J Appl Physiol (1985). 2009;106(4):1.079-85.
34. Wallberg-Henriksson H, Rincon J, Zierath JR. Exercise in the management of non-insulin--dependent diabetes mellitus. Sports Med. 1998;25(1):25-35.
35. Holloszy JO. Exercise-induced increase in muscle insulin sensitivity. J Appl Physiol (1985). 2005;99(1):338-43.
36. Marliss EB, Vranic M. Intense exercise has unique effects on both insulin release and its roles in glucoregulation: implications for diabetes. Diabetes. 2002;51(Suppl 1):S271-83.
37. Figueira FR, Umpierre D, Ribeiro JP, Tetelbom PS, Henn NT, Esteves JF et al. Accuracy of continuous glucose monitoring system during exercise in type 2 diabetes. Diabetes Res Clin Pract. 2012;98(3):e36-9.
38. Gross JL, Kramer CK, Leitão CB, Hawkins N, Viana LV, Schaan BD et al. Effect of antihyperglycemic agents added to metformin and a sulfonylurea on glycemic control and weight gain in type 2 diabetes: a network meta-analysis. Ann Intern Med. 2011;154(10):672-9.
39. Umpierre D, Ribeiro PA, Schaan BD, Ribeiro JP. Volume of supervised exercise training impacts glycaemic control in patients with type 2 diabetes: a systematic review with meta-regression analysis. Diabetologia. 2013;56(2):242-51.
40. Boule NG, Haddad E, Kenny GP, Wells GA, Sigal RJ. Effects of exercise on glycemic control and body mass in type 2 diabetes mellitus: a meta-analysis of controlled clinical trials. JAMA. 2001;286(10):1.218-27.
41. Zinman BRN CB, Devlin JT, Schneider SH. Physical activity/exercise and diabetes. Diabetes Care. 2004;27(Supl 1):S58-62.
42. Castaneda C, Layne JE, Munoz-Orians L, Gordon PL, Walsmith J, Foldvari M et al. A randomized controlled trial of resistance exercise training to improve glycemic control in older adults with type 2 diabetes. Diabetes Care. 2002;25(12):2.335-41.
43. Dunstan DW, Daly RM, Owen N, Jolley D, De Courten M, Shaw J et al. High-intensity resistance training improves glycemic control in older patients with type 2 diabetes. Diabetes Care. 2002;25(10):1.729-36.
44. Snowling NJ, Hopkins WG. Effects of different modes of exercise training on glucose control and risk factors for complications in type 2 diabetic patients: a meta-analysis. Diabetes Care. 2006;29(11):2.518-27.
45. Sigal RJ, Kenny GP, Boule NG, Wells GA, Prud'homme D, Fortier M et al. Effects of aerobic training, resistance training, or both on glycemic control in type 2 diabetes: a randomized trial. Ann Intern Med. 2007;147(6):357-69.
46. Chudyk A, Petrella RJ. Effects of exercise on cardiovascular risk factors in type 2 diabetes: a meta-analysis. Diabetes Care. 2011;34(5):1.228-37.
47. Little JP, Gillen JB, Percival ME, Safdar A, Tarnopolsky MA, Punthakee Z et al. Low-volume high-intensity interval training reduces hyperglycemia and increases muscle mitochondrial capacity in patients with type 2 diabetes. J Appl Physiol (1985). 2011;111(6):1.554-60.
48. Jelleyman C, Yates T, O'Donovan G, Gray LJ, King JA, Khunti K et al. The effects of high--intensity interval training on glucose regulation and insulin resistance: a meta-analysis. Obes Rev. 2015;16(11):942-61.
49. Mitranun W, Deerochanawong C, Tanaka H, Suksom D. Continuous vs interval training on glycemic control and macro- and microvascular reactivity in type 2 diabetic patients. Scand J Med Sci Sports. 2014;24(2):e69-76.

50. Bertoluci MC, Friedman G, Schaan BD, Ribeiro JP, Schmid H. Intensity-related exercise albuminuria in insulin dependent diabetic patients. Diabetes Res Clin Pract. 1993;19(3):217-25.
51. Lin HC PC, Chiou JY, Huang CN. Physical activity is associated with decreased incidence of chronic kidney disease in type 2 diabetes patients: a retrospective cohort study in Taiwan. Prim Care Diabetes. 2014;8(4):315-21.
52. Vinik AI, Mehrabyan A. Diabetic neuropathies. Med Clin North Am. 2004;88(4):947-99, xi.
53. Vinik AI. Diabetic neuropathy: pathogenesis and therapy. Am J Med. 1999;107(2B):17S-26S.
54. Lemaster JW, Reiber GE, Smith DG, Heagerty PJ, Wallace C. Daily weight-bearing activity does not increase the risk of diabetic foot ulcers. Med Sci Sports Exerc. 2003;35(7):1.093-9.
55. Delevatti RS, Kanitz AC, Alberton CL, Marson EC, Lisboa SC, Pinho CD et al. Glucose control can be similarly improved after aquatic or dry-land aerobic training in patients with type 2 diabetes: A randomized clinical trial. J Sci Med Sport. 2016;19(8):688-93.
56. Kluding PM, Pasnoor M, Singh R, Jernigan S, Farmer K, Rucker J et al. The effect of exercise on neuropathic symptoms, nerve function, and cutaneous innervation in people with diabetic peripheral neuropathy. J Diabetes Complications. 2012;26(5):424-9.
57. Kahn JK, Zola B, Juni JE, Vinik AI. Decreased exercise heart rate and blood pressure response in diabetic subjects with cardiac autonomic neuropathy. Diabetes Care. 1986;9(4):389-94.
58. Liu Y, Liu SX, Zheng F, Cai Y, Xie KL, Zhang WL. Cardiovascular autonomic neuropathy in patients with type 2 diabetes. J Diabetes Investig. 2016;7(4):615-21.
59. Organization. WH. Global Recommendations on Physical Activity for Health Geneve. Disponível em: http://www.whqlibdoc.who.int/publications/2010/9789241599979_eng.pdf. [2010 nov 12]. 2010.
60. Fretts AM, Howard BV, McKnight B, Duncan GE, Beresford SA, Calhoun D et al. Modest levels of physical activity are associated with a lower incidence of diabetes in a population with a high rate of obesity: the strong heart family study. Diabetes Care. 2012;35(8):1.743-5.
61. Tudor-Locke C, Bassett DR, Jr. How many steps/day are enough? Preliminary pedometer indices for public health. Sports Med. 2004;34(1):1-8.
62. Creatore MI, Glazier RH, Moineddin R, Fazli GS, Johns A, Gozdyra P et al. Association of Neighborhood Walkability With Change in Overweight, Obesity, and Diabetes. JAMA. 2016;315(20):2.211-20.
63. Koopman RJ, Mainous AG, 3rd, Diaz VA, Geesey ME. Changes in age at diagnosis of type 2 diabetes mellitus in the United States, 1988 to 2000. Ann Fam Med. 2005;3(1):60-3.
64. Ogden CL, Carroll MD, Curtin LR, Lamb MM, Flegal KM. Prevalence of high body mass index in US children and adolescents, 2007-2008. JAMA. 2010;303(3):242-9.
65. Hillier TA, Pedula KL. Complications in young adults with early-onset type 2 diabetes: losing the relative protection of youth. Diabetes Care. 2003;26(11):2.999-3.005.
66. McGavock J, Sellers E, Dean H. Physical activity for the prevention and management of youth-onset type 2 diabetes mellitus: focus on cardiovascular complications. Diab Vasc Dis Res. 2007;4(4):305-10.
67. Davis CL, Pollock NK, Waller JL, Allison JD, Dennis BA, Bassali R et al. Exercise dose and diabetes risk in overweight and obese children: a randomized controlled trial. JAMA. 2012;308(11):1.103-12.

capítulo 18

Atividade física para pessoas vivendo com HIV/aids

Profª. Drª. Juliana Pereira Borges
Prof. Ms. Gabriel da Silva Gama
Prof. Dr. Paulo Farinatti

INTRODUÇÃO

A síndrome da imunodeficiência humana (*Acquired Immune Deficiency Syndrome* – aids), causada pelo vírus da imunodeficiência humana (HIV), tem como principal característica o ataque às células do sistema imunológico do hospedeiro. A imunodepressão aumenta a suscetibilidade a diversas doenças oportunistas, que por sua vez agravam o estado de saúde do paciente e podem levar a óbito.

Até recentemente tida como uma doença que progredia rapidamente até a morte do infectado, o tratamento da aids evoluiu muito. No intuito de contrapor a proliferação do HIV, em meados dos anos de 1980 foi desenvolvida a terapia combinada com antirretrovirais (Tarv). Felizmente, seu advento reduziu a mortalidade e a incidência de doenças oportunistas em mais de 72%, permitindo que pacientes infectados pudessem viver mais de 25 anos com o vírus. Dessa forma, entende-se que o perfil da doença foi drasticamente modificado, pois se antes seu diagnóstico era encarado como uma sentença de morte, agora a aids poderia ser, de certo modo, considerada uma doença crônica.[1]

A Tarv inclui principalmente inibidores de protease, inibidores de transcriptase reversa e inibidores de fusão. Os dois primeiros visam inibir a ação das enzimas envolvidas no processo de replicação da célula pelo HIV, enquanto o último interfere na entrada do HIV nas células, inibindo a fusão das membranas viral e celular.[2] Com a melhora do prognóstico, a expectativa de morte em período relativamente curto migrou à possibilidade de se conviver muitos anos com o vírus. Com isso, o perfil epidemiológico da doença alterou-se nas regiões com acesso à nova geração de medicamentos. No Brasil, teve início em 1996 o programa nacional de distribuição de drogas antirretrovirais e, até 2002, verificou-se diminuição da mortalidade em mais de 50%, enquanto a taxa de internações hospitalares em razão da aids caiu cerca de 80%.[3]

Entretanto, deve-se reconhecer que o aumento da sobrevida consequente à utilização da Tarv deu-se à custa de efeitos colaterais diversos. Entre eles destacam-se neuropatias, hepatoxicidade, distúrbios metabólicos como a dislipidemia, resistência à insulina e hipercolesterolemia que, além de comprometer a qualidade de vida, elevam o risco cardiovascular e, portanto, causam preocupação com a saúde cardiovascular dos pacientes. Estima-se, por exemplo, que a prevalência média da hipertensão arterial em pacientes infectados pelo HIV aumentou em aproximadamente 50% a partir da utilização da Tarv.[4]

Em adição, manifestações etiológicas ligadas à aids e à Tarv podem contribuir com a deterioração da função cardiovascular. Este é o caso das infecções oportunistas e virais e das respostas autoimunes delas decorrentes, bem como da cardiotoxicidade relacionada aos medicamentos, deficiências nutricionais, imunossupressão prolongada, infecção do miocárdio pelo HIV e tumores relacionados à doença.[5] Discute-se, igualmente, a ocorrência de manifestações clínicas mais específicas, dentre elas a sarcopenia e lipodistrofia,[6] sendo esta última caracterizada por perda de gordura subcutânea nos braços, pernas e face, associada ao acúmulo de gordura visceral. Tais alterações na composição corporal, além do risco de comprometimento cardiovascular, ocasionam diminuição do vigor físico associado ao aumento da fadiga.[7]

Entretanto, o treinamento físico promove diversos benefícios no sistema cardiovascular e na composição corporal de indivíduos saudáveis e acometidos por várias condições patológicas crônicas.[8] De fato, há evidências na literatura apontando para menor prevalência de doenças cardiometabólicas e fatores de risco associados em pessoas treinadas fisicamente, como dislipidemia, obesidade, diabetes, hipertensão arterial, disfunção autonômica ou doença coronariana, bem como disfunções do sistema locomotor, como osteoporose e sarcopenia.[9] Logo, é razoável pensar que a prática de atividades físicas também seria bem-vinda no tratamento do HIV/aids.

Todavia, pacientes vivendo com HIV têm, frequentemente, aptidão física reduzida. Logo, aumenta-se o risco de que esforços físicos, principalmente quando realizados com intensidade e volume elevados, causem prejuízo ao sistema imune.[10] Como é lógico concluir, nesse caso haveria contraindicação para a prática de programas sistemáticos de exercícios físicos. No entanto, as evidências apontam que, além de não causar tal prejuízo,[10,11] o treinamento físico de intensidade moderada pode inclusive incrementar a função imune dos pacientes com HIV.[12] Além disso, resultados de estudos experimentais indicam que os pacientes beneficiam-se de ganhos similares aos encontrados em indivíduos sem o vírus, como melhora da composição corporal, força muscular, capacidade cardiorrespiratória, qualidade de vida e redução no risco cardiovascular.[1,13-15]

Apesar disso, a identificação de relações ideais do tipo dose-resposta em relação ao treinamento físico para pacientes com HIV ainda é um grande desafio – trata-se de promover ao máximo os benefícios em termos de aptidão físico-funcional e redução de risco cardiovascular, mas ao mesmo tempo preservar a função imune. Nesse contexto, são escassas as recomendações quanto à prescrição de exercícios para pessoas vivendo com HIV/aids.

Isso posto, o presente capítulo visa a: a) descrever o impacto da prática de exercícios físicos em indicadores imunológicos; b) apontar os efeitos do treinamento físico para o paciente com HIV; e c) sumarizar evidências quanto à forma pela qual as variáveis do treinamento (frequência, intensidade, tempo e tipos de exercícios físicos – FITT) vêm sendo aplicadas em programas de exercícios voltados para essa população.

ASPECTOS CONCEITUAIS

A aids pode ser definida como um grupo de sintomas e infecções causadas pelo vírus HIV.[16] A doença teve seu primeiro caso relatado em 1981, nos Estados Unidos, pelo Centro de Controle e Prevenção de Doenças (CDC), localizado em Atlanta (EUA). A suspeita do novo vírus surgiu em razão de casos frequentes de pneumonia e tipos específicos de câncer (Sarcoma de Kaposi) em homens homossexuais americanos, considerados raros nessa população. A partir dessa suspeita inicial, novos casos surgiram e, em 1983 (menos de dois anos após a identificação da doença), já havia mil novos casos somente nos Estados Unidos. Finalmente, ainda em 1983, o professor Luc Montagnier, do Instituto Pasteur, conseguiu isolar o HIV.[17]

De acordo com a Organização Mundial da Saúde (OMS),[18] em 2015, ou seja, 34 anos decorridos da sua identificação, aproximadamente 36,7 milhões de pessoas no mundo conviviam com o HIV. Já no Brasil, até junho de 2012, 656.701 casos de HIV/aids haviam sidos notificados ao Ministério da Saúde.[19] No entanto, acredita-se que esse número seja ainda maior, uma vez que há subnotificação de casos de indivíduos assintomáticos infectados. Dessa forma, desde a sua descoberta, a aids é considerada um problema mundial de saúde pública.

De acordo com o CDC,[20] a infecção pelo HIV pode ser classificada em três estágios, conforme descrito na Tabela 1. Na ausência de tratamento específico, aproximadamente metade das pessoas infectadas com HIV desenvolvem aids em cerca de dez anos após a contaminação.[21] Apesar de os antirretrovirais impedirem o desenvolvimento da aids, os pacientes obviamente só passam a utilizá-los no momento do diagnóstico. Infelizmente, em muitos casos isso ocorre já com o quadro de aids instalado, principalmente quando o paciente não pertence a grupos considerados de risco. Uma vez diagnosticado o 3º estágio da doença, ou seja, aids, a classificação permanece mesmo que, após o início do tratamento, a contagem de células T CD4+ seja superior a 200 células/mcL ou que doenças correlatas ou definidoras da aids sejam curadas.[20]

O exercício físico é considerado seguro em todos os estágios da doença. No entanto, é contraindicado na presença de doenças oportunistas ou quando o paciente não está clinicamente estável. Durante estágios avançados ou sintomáticos da doença, uma vez que a capacidade funcional do paciente apresenta-se reduzida, a prescrição de exercícios físicos deve ser sempre individualizada, limitada por sintomas e, evidentemente, menos intensa.[22] Além disso, como nesses estágios é comum o paciente apresentar doenças cardiovasculares, respiratórias e disfunções musculares, a colaboração com o médico assistente é indispensável para determinar potenciais contraindicações ao exercício.[22]

IMPLICAÇÕES NO PROGRAMA DE ATIVIDADES FÍSICAS

Exercício e função imune

O sistema imune é um complexo e diversificado conjunto de células (leucócitos) e humores (citocinas e imunoglobulinas), responsáveis pela defesa

Tabela 1 Classificação da doença causada pela infecção pelo HIV em estágios conforme o Centro de Controle e Prevenção de Doenças (CDC) dos Estados Unidos da América

	Características
1º estágio	Ausência de doenças definidoras de aids e contagem total ou relativa de células linfócitos T CD4+ igual ou acima de 500 células/mcL e 29%, respectivamente
2º estágio	Ausência de doenças definidoras de aids e contagem total ou relativa de células linfócitos T CD4 + entre 200-499 células/mcL e 14-28%, respectivamente
3º estágio (aids)	Manifestação de doenças definidoras de aids ou contagem total ou relativa de células linfócitos T CD4 + abaixo de 200 células/mcL e 14%, respectivamente

do organismo contra a invasão de células estranhas, microrganismos (bactérias, fungos, vírus e parasitas) ou toxinas prejudiciais ao seu funcionamento.[23,24]

Os leucócitos, também conhecidos como glóbulos brancos, são classificados em linfócitos, células *natural killers* (NK), monócitos, neutrófilos, basófilos e eosinófilos. Esses quatro últimos são os primeiros a reagir contra uma infecção ou inflamação, por meio da fagocitose, ou seja, digestão de partículas invasoras. Além da fagocitose, os monócitos (macrófagos) também são responsáveis pela liberação de citocinas que ativam os linfócitos, sensibilizando-os.[25]

Por sua vez, os linfócitos, que podem ser do tipo B ou T, reconhecem as células estranhas ao nosso organismo e dão-lhes combate por meio de respostas específicas. Enquanto os linfócitos B induzem a produção de anticorpos e células de "memória", os linfócitos T, de acordo com sua classificação (auxiliares, citotóxicos ou supressores), promovem uma gama de respostas imunológicas.[16,25]

Os linfócitos T auxiliares, do grupo de diferenciação CD4+, são as mais numerosas e importantes células do sistema imune pela função que exercem. Por meio da produção e liberação de citocinas, regulam praticamente todas as ações do sistema imune (interagem com as células B, estimulam o crescimento e a proliferação das células T supressoras e citotóxicas e ativam macrófagos em todo o corpo).[26] Na ausência dessas citocinas, por exemplo, a resposta imune é quase paralisada.[27] Já os linfócitos T citotóxicos, do grupo de diferenciação CD8+, atacam diretamente os microrganismos, destruindo-

-os. Eles secretam a perforina, que forma poros na membrana plasmática das células cancerígenas ou infectadas e, em seguida, liberam substâncias citotóxicas no interior da célula atacada, que aumenta imediatamente de volume e se dissolve.[26] Já os linfócitos T supressores são capazes de suprimir as funções das células T auxiliares e citotóxicas, regulando as reações imunes excessivas, que poderiam ser prejudiciais ao organismo.[26]

As células NK também representam uma população heterogênea de células. Quanto aos mecanismos de ação, são bastante semelhantes aos linfócitos T citotóxicos, ou seja, reconhecem e destroem tecidos lesionados, tumores e células infectadas por vírus.[28]

Diversos fatores influenciam a atividade e a distribuição dos leucócitos nos tecidos e no sangue, como doenças, cirurgias, queimaduras, traumas, nutrição inadequada, estresse psicológico e atividade física. Mais especificamente quanto ao HIV, uma vez que seu alvo principal são as células T CD4+, as alterações imunológicas mais comuns nos pacientes infectados são: redução acentuada na contagem total de células T, principalmente naquelas CD4+; resposta reduzida a agentes infecciosos; aumento discreto nas células T CD8+; e redução na atividade das células NK.[16]

No que se refere à atividade física, exercícios aeróbios de alta intensidade provocam um aumento de 50 a 100% no número total de leucócitos imediatamente pós-esforço, principalmente na concentração de neutrófilos, células NK e linfócitos T e B. Entretanto, após 30 minutos de recuperação, o número de linfócitos e células NK caem até 30 a 50% abaixo dos níveis pré-exercício, permanecendo assim durante as próximas 3 a 6 horas.[29] Durante esse período de imunodepressão, referido como "janela aberta", agentes microbactericidas, especialmente os vírus, talvez invadam o hospedeiro, estabelecendo a infecção. Entretanto, naqueles que realizam exercício moderado de forma regular, o sistema imune passaria por melhorias em sua atividade, com provável aumento da proteção contra infecções.

A intensidade do esforço é um componente fundamental na resposta imunológica. Isso ocorre em razão da estreita relação do sistema imune com a atividade hormonal que, por sua vez, sofre influência da magnitude do esforço físico.[29-32] Enquanto exercícios de longa duração e baixa intensidade secretam maiores quantidades de hormônio do crescimento, que atua como imunoestimulante, exercícios intensos (acima de 80% do $VO_{2máx}$) elevam os níveis de corticosteroides, como cortisol e adrenalina, que são considerados imunossupressores.[23,33]

Dessa forma, Nieman[29] procurou estabelecer uma relação entre quantidade e intensidade de exercício com o risco de infecção do trato respiratório superior (ITRS), propondo um modelo de curva em "J". Nele, conforme demonstra a Figura 1, sugere-se que o exercício moderado diminui o risco de infecções, enquanto intensidades mais altas aumentam esse risco.[34]

Com base nesse modelo, considera-se mais prudente indicar exercícios físicos de intensidade moderada para pacientes vivendo com HIV, no intuito de reduzir o risco de comprometimento do sistema imunológico. Entretanto, manter a intensidade com aumento expressivo no volume de treino parece, igualmente, predispor a janelas imunológicas indesejáveis. Alguns estudos demonstraram que a elevação da ordem de 30-35% do volume de treinamento ao longo de 2 a 3 semanas acarretou redução crônica da atividade de neutrófilos, células CD4+/CD8+ e síntese de imunoglobulinas em atletas de *endurance*.[35,36]

Assim, para obtenção de ganhos cardiorrespiratórios sem prejuízo da função imunológica, recomenda-se a prescrição de atividades físicas inferiores ao limiar anaeróbio, ou pelo menos em uma zona aeróbia extensiva, uma vez que intensidades acima desses patamares talvez promovam aumento excessivo de corticosteroides, com prejuízo agudo da função imune.[2,24,37,38] Além disso, um tempo de recuperação adequado deveria ser permitido entre

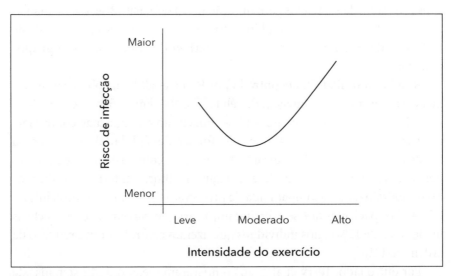

Figura 1 Modelo de curva em "J" para o risco de infecção de acordo com a intensidade do exercício.
Adaptada de Nieman, 1994.

as sessões de exercícios, evitando-se supressão imune em virtude de volume demasiado de treinamento.

As sessões seguintes discutirão aspectos relacionados aos efeitos crônicos do exercício físico em pacientes com HIV e evidências acerca da interação entre as variáveis de intensidade e volume em programas de treinamento delineados para esse grupo. Com isso, busca-se propor recomendações para as diferentes modalidades, minimamente calcadas na literatura disponível.

Efeitos do treinamento físico em pacientes com HIV

A preocupação com a qualidade de vida dos pacientes portadores do HIV, principalmente após o aumento da expectativa de vida consequente à introdução da TARV, fez com que houvesse um maior interesse em estudar a relação da infecção pelo HIV com a prática de exercícios.[39]

No que tange ao sistema imune, o estudo seminal de La Perriere et al.,[40] publicado no começo dos anos de 1990, foi um dos primeiros a demonstrar que o treinamento físico seria capaz de aumentar os níveis de células T CD4+ em indivíduos infectados pelo HIV. Nesse estudo, além de incremento significativo de células T CD4+ e CD8+, demonstrou-se que a ansiedade e a depressão associadas com a notificação da soropositividade puderam ser atenuadas após programa de exercícios com duração de 10 semanas (3 sessões semanais de 45 minutos de exercício aeróbio contínuo em intensidade correspondente a 70-80% da frequência cardíaca máxima), em comparação com grupo-controle.

Resultado similar foi encontrado por Perna et al.,[41] que observaram aumento significativo na contagem de células T CD4+ em pacientes que realizaram 12 semanas de treinamento aeróbio. Em ensaio randomizado controlado, um treinamento multimodal (aeróbio, força e flexibilidade) foi aplicado a adultos portadores do HIV durante 12 semanas, com frequência de 3 vezes por semana e intensidade moderada. Houve melhora em todos os indicadores de aptidão física, acompanhada de preservação da contagem de células T CD4+. Nos pacientes que se exercitaram, a variação percentual dessas células foi de cerca de 12% e, nos indivíduos que fizeram controle, houve redução da ordem de 14%.[14]

Por outro lado, Terry et al.,[42] ao compararem o efeito de 12 semanas de treinamento aeróbio realizado com intensidade alta e moderada (85 e 60% da frequência cardíaca máxima, respectivamente), observaram que, apesar de ambas as intensidades terem aumentado a capacidade máxima de exercício, nenhuma delas foi capaz de alterar significativamente a contagem de linfócitos T CD4+ e CD8+.

Mais recentemente, em revisão sistemática, Poton et al.[12] concluíram com base em 13 ensaios clínicos envolvendo o treinamento de força em pacientes com HIV que, além de melhorar a força muscular, esse tipo de treinamento seria capaz de incrementar em aproximadamente 26% a contagem de células T CD4+. No entanto, os autores destacaram não ser possível, até o momento, determinar se tais resultados decorreriam exclusivamente do treinamento físico ou da combinação de diversos fatores, incluindo a Tarv.

De qualquer maneira, já há alguns anos, Shephard[11] e Farinatti et al.[2] destacavam em revisões da literatura acerca das relações entre exercício, sistema imune e HIV que, mesmo não havendo melhora da função imune, não haveria razão para crer em prejuízo. De fato, as evidências sugerem enfaticamente que programas de treinamento com volume e intensidade moderados podem ser praticados por pacientes infectados pelo HIV, sem prejuízo à contagem das células T CD4+ ou à relação CD4+/CD8+.[10,43]

Além da possível melhora da função imunológica, as evidências acumuladas indicam que o treinamento físico é capaz de acarretar outros benefícios para os portadores do HIV. Nesse aspecto, não haveria diferença para o que já foi exaustivamente demonstrado em indivíduos sem o vírus. Na verdade, excluindo-se o aspecto imunológico, não há motivos para acreditar que o exercício realizado por portadores do HIV exerceria efeitos diferentes daqueles já observados em pessoas saudáveis.

Assim, uma vez fisicamente ativos, pacientes com HIV tendem a apresentar: a) aumento da capacidade cardiopulmonar; b) melhora da função muscular, associada ao aumento da força e coordenação neuromuscular; c) ganho ou manutenção da massa corporal total, que se faz particularmente relevante para a prevenção da sarcopenia; d) redução dos níveis de triglicerídeos, lipoproteínas de baixa e muito baixa densidade (LDL e VLDL); e) melhora de disfunção autonômica; f) melhora do quadro psicológico, através da diminuição do estresse, ansiedade e depressão, associados à melhora da autoestima, bem-estar psicológico e imagem corporal.[13,15,44-49]

Resumindo, até onde foi nosso esforço de revisão, acreditamos ser possível afirmar que a prática crônica de exercícios físicos por portadores do HIV tem grandes chances de provocar ganhos de força e massa muscular, aptidão cardiorrespiratória, flexibilidade e melhora de indicadores psicológicos de bem-estar e, quando menos, sem prejuízo à função imune. Logo, de forma geral, reafirma-se consistentemente a noção de que, entre indivíduos infectados pelo HIV que se exercitam regularmente, há maior possibilidade de se encontrarem quadros clínicos melhores, incluindo aptidão física, manutenção do estágio da doença e indicadores de qualidade de vida, traduzida em maior esperança e desejo de viver.[45]

Programas de treinamento para pacientes com HIV: implicações práticas

Apesar de diversos estudos sugerirem a prática de atividades físicas como tratamento coadjuvante da infecção pelo HIV,[10,44] não há diretrizes específicas acerca da combinação mais adequada de variáveis de treinamento para esses pacientes. Aliás, talvez seja essa a principal limitação do estágio atual do conhecimento – sabe-se que efeitos positivos advêm do exercício crônico, mas pouco se conhece a respeito dos moderadores desses efeitos. Tampouco as meta-análises disponíveis lançam luz sobre o assunto, dada a homogeneidade das intervenções usualmente aplicadas nos ensaios clínicos.

Em função disso, até o presente momento admite-se que, ao menos com respeito às relações dose-resposta das variáveis do treinamento, os programas de treinamento pouco difeririam de intervenções aplicadas em indivíduos soronegativos.[2,7] Isso, evidentemente, levando-se em conta a necessidade de se evitarem volumes e intensidades demasiados para preservar a função imune.[33] Em poucas palavras, uma vez colocando-se como prioridade evitar a ocorrência de "janelas imunológicas", sejam agudas ou crônicas, combinações similares de intensidade e volume de treinamento deveriam induzir efeitos similares em indivíduos saudáveis ou infectados pelo HIV. Ademais, seria recomendável que pacientes com HIV, uma vez submetidos a treinamento físico, acompanhassem mais frequentemente o perfil do painel imunológico, bem como taxas de colesterol, glicemia, triglicérides e insulina, via de regra realizadas semestralmente em pacientes no estágio 2 da doença.[7,21]

Outro aspecto relevante é o caráter multimodal de que as sessões de exercícios deveriam se revestir. Tanto o HIV como a Tarv acarretam danos a diversos sistemas fisiológicos, dentre eles os sistemas musculoesquelético, cardiovascular e endócrino.[22] Por isso, programas combinando diferentes modalidades de exercício aumentam as chances de se contribuir para a recuperação de tecidos potencialmente comprometidos.

Sabe-se que o treinamento físico contribui para a melhora fisiológica e funcional dos pacientes, mas tais efeitos são específicos ao tipo de exercício realizado.[1] Ou seja, quão mais completas e diversificadas as sessões de exercícios, maiores os benefícios ao paciente – portanto, exercícios de força, resistência aeróbia e mobilidade articular deveriam ser incluídos em programas de treinamento visando: 1) prevenção da sarcopenia e perda da força;[50,51] 2) melhora na capacidade cardiopulmonar e redução dos fatores de risco cardiovascular;[45] e ainda 3) manutenção/ganho da flexibilidade.[52]

Recentemente, metanálises vêm investigando os efeitos de diferentes treinamentos para portadores do HIV, bem como o papel relativo das variáveis que os compõem (frequência, intensidade, tempo e tipo de exercício – FITT) para obtenção de desfechos variados.[1,12,43,53,54] Os resultados de tais estudos meta-analíticos poderiam ser compilados, principalmente quanto à combinação das variáveis FITT, de maneira a produzir um rol de possíveis recomendações para programas que, em princípio, seriam eficazes para incrementar composição corporal, força, capacidade aeróbia e qualidade de vida dos pacientes, sem prejuízo de sua função imune.[1,12,43,53,54] Sob uma perspectiva essencialmente prática, ainda que reconheçamos as limitações da abordagem, uma compilação de possíveis recomendações foi elaborada na Tabela 2.

CONSIDERAÇÕES FINAIS

Até onde apontam as evidências, o exercício físico parece ser capaz de acarretar efeitos positivos ao paciente portador do HIV, contribuindo para melhor aptidão físico-funcional e bem-estar geral. Uma vez adequadamente prescrito, ou seja, com intensidade e volume compatíveis com as condições clínicas do paciente, programas de treinamento devem induzir efeitos similares aos habitualmente observados em sujeitos não infectados, sem prejuízos à função imunológica.

Contudo, persistem incertezas quanto ao que poderia, efetivamente, ser considerado *compatível*. Os ensaios clínicos até aqui desenvolvidos revelam-se por demais homogêneos para que se possa identificar moderadores dos efeitos do exercício nesse grupo de pacientes. Com isso, o papel relativo das variáveis do treinamento permanece obscuro, principalmente no que tange à contribuição de intensidade e volume.

Apesar de termos procurado, neste capítulo, sumarizar as informações disponíveis, a questão que permanece é: qual o volume e intensidade ideais

Tabela 2 Variáveis de treinamento em diferentes modalidades, conforme extraídas de metanálises e revisões sistemáticas incluindo portadores do HIV

	Treinamento da força muscular	Treinamento da capacidade cardiorrespiratória	Treinamento da flexibilidade
Frequência	3-5 ×/semana	3-5 ×/semana	2-3 ×/semana
Intensidade	50-90% 1 RM; 12-15 RM	50-85% VO_2pico ou FCR	limiar da dor
Tempo (duração)	30-60 minutos; 3-5 séries; 6-15 repetições; 6-10 exercícios (mais frequentemente, 3 séries de 8 repetições); 60-120 segundos entre séries e exercícios	30-60 minutos (mais frequentemente 45 minutos); aquecimento (5-10 minutos); principal (30-45 minutos); volta à calma (5-15 minutos)	10-30 segundos em cada exercício, com progressão gradual até que maiores amplitudes de movimento sejam atingidas
Tipo	Exercícios envolvendo grandes grupamentos musculares (máquinas ou pesos livres), contrações concêntricas e excêntricas	Em geral ciclismo, caminhada ou corrida, isolados ou combinados	Alongamentos estáticos ou facilitação muscular proprioceptiva, aplicados aos principais grupamentos musculares

de treinamento, em termos de relação dose-resposta, para que se induzam efeitos desejáveis sobre a aptidão funcional e a condição clínica sem prejuízo de indicadores imunológicos? Estudos experimentais são necessários para se estabelecer relações que possam ser aproveitadas na prática, norteando programas de atividades físicas associados a benefícios a pacientes em diferentes estágios da doença, considerando carga viral e resposta à terapia medicamentosa. Isso deverá, certamente, ser objeto de investigações futuras.

Enfim, deve-se notar que alguns desfechos vêm sendo negligenciados pelas pesquisas acerca dos benefícios que o exercício crônico pode trazer aos pacientes portadores do HIV. Entre os aspectos em relação aos quais as informações são escassas destacam-se aqueles relacionados aos fatores de risco para doença cardiovascular. Na maior parte dos casos, a preocupação dos estudos experimentais tem se voltado para a aptidão física, a função imune e o bem-estar psicológico. Dados os efeitos de períodos prolongados de Tarv sobre esses marcadores de risco, investigações nesse sentido deveriam ser estimuladas nos próximos anos.

RESUMO

A aids, causada pelo vírus HIV, tem como alvo as células do sistema imune do hospedeiro, levando à imunodepressão. Felizmente, o perfil da doença foi modificado pelo advento da Tarb, com aumento drástico da expectativa de vida dos pacientes acometidos pelo HIV – por conta disso, alguns passaram a considerá-la (talvez erroneamente) uma doença crônica. No entanto, o uso prolongado da Tarb e, com isso, de coexistência com o HIV, associa-se a efeitos colaterais que aumentam os riscos de doenças crônicas, como a lipodistrofia, sarcopenia, dislipidemia, resistência à insulina e hipercolesterolemia. Com isso, às preocupações com a saúde dos pacientes foram incorporadas estratégias para prevenção da doença cardiovascular e preservação da autonomia funcional. Nesse contexto, compreende-se o interesse pelos possíveis benefícios advindos da prática do exercício físico por esse grupo.

As evidências indicam que a prática regular de exercícios de intensidade moderada, quando não incrementa a imunidade dos pacientes, também não causa prejuízos. De forma geral, aceita-se que a prática regular de exercícios tende a melhorar o quadro clínico geral dos pacientes. No entanto, em razão da fragilidade da sua aptidão física e, principalmente, do sistema imune, a prescrição do treinamento deve cercar-se de cuidados.

A precaução principal refere-se à intensidade das atividades – quão mais intensa a sessão de exercícios, maior a supressão imune que se segue, a qual pode perdurar horas. No entanto, deve-se notar que estudos prévios demonstraram que um excessivo volume de exercícios também pode provocar "janelas imunológicas". Logo, em linhas gerais e sumarizando o problema, pode-se considerar que sessões de exercícios com grande dispêndio calórico (em especial o exercício aeróbio) – seja em virtude de sua intensidade, volume ou combinação de ambos os componentes do treinamento –, deveriam ser evitadas por pacientes portadores do HIV, uma vez que elevam inaceitavelmente o risco de supressão imunológica aguda ou crônica.

Apesar disso, não há diretrizes específicas quanto à maneira de combinar idealmente variáveis de treinamento quando da prescrição do treinamento físico para esses pacientes. Via de regra, admite-se que os programas de exercícios físicos pouco difeririam daqueles concebidos para indivíduos soronegativos, conquanto as precauções quanto ao volume/intensidade sejam consideradas. De qualquer forma, há evidente necessidade de investigações acerca de aspectos relacionados à dose-resposta na prescrição de exercícios para pessoas vivendo com HIV.

Considerando o exposto, o presente capítulo descreve as características mais gerais da infecção pelo HIV, suas consequências para o sistema imune e os possíveis benefícios da prática de exercícios físicos sobre indicadores imunológicos e de aptidão físico-funcional de portadores do vírus. Além disso, com base na literatura disponível são apresentadas recomendações quanto às variáveis do treinamento (frequência, intensidade, tempo e tipos de exercícios físicos – FITT) aplicadas em programas de exercícios voltados para essa população.

REFERÊNCIAS BIBLIOGRÁFICAS

1. Gomes-Neto M, Conceição CS, Oliveira Carvalho V, Brites C. A systematic review of the effects of different types of therapeutic exercise on physiologic and functional measurements in patients with HIV/AIDS. Clinics (São Paulo). 2013;68:1157-67.
2. Farinatti P, Gomes R, Borges J, Andrade B, Lima D. Atividade física e síndrome da imunodeficiência adquirida (AIDS): a experiência do Projeto Vida+. In: Albuquerque A, Santiago LV, Fumes NdL (eds.). Educação física, desporto e lazer: perspectivas luso--brasileiras. Castelo da Maia: Ismai, 2008, p. 53-74.
3. Okie S. Fighting HIV – lessons from Brazil. N Engl J Med. 2006;354:1.977-81.
4. Esser S, Gelbrich G, Brockmeyer N, Goehler A, Schadendorf D, Erbel R et al. Prevalence of cardiovascular diseases in HIV-infected outpatients: results from a prospective, multicenter cohort study. Clin Res Cardiol. 2013;102:203-13.
5. Correia D, Rodrigues De Resende LA, Molina RJ, Ferreira BD, Colombari F, Barbosa CJ et al. Power spectral analysis of heart rate variability in HIV-infected and AIDS patients. Pacing Clin Electrophysiol. 2006;29:53-8.
6. Carr A, Samaras K, Chisholm DJ, Cooper DA. Pathogenesis of HIV-1-protease inhibitor--associated peripheral lipodystrophy, hyperlipidaemia, and insulin resistance. Lancet. 1998;351:1881-3.
7. Eidam CL, Lopes AS, Oliveira OV. Prescrição de exercícios físicos para portadores do vírus HIV. Rev Bras Ciên Mov. 2015;13:7-15.
8. Haskell WL, Lee IM, Pate RR, Powell KE, Blair SN, Franklin BA et al. Physical activity and public health: updated recommendation for adults from the American College of Sports Medicine and the American Heart Association. Circulation. 2007;116:1081-93.
9. Garber CE, Blissmer B, Deschenes MR, Franklin BA, Lamonte MJ, Lee IM et al. American

College of Sports Medicine position stand. Quantity and quality of exercise for developing and maintaining cardiorespiratory, musculoskeletal, and neuromotor fitness in apparently healthy adults: guidance for prescribing exercise. Med Sci Sports Exerc. 2011;43: 1334-59.
10. Shephard RJ. Physical impairment in HIV infections and AIDS: responses to resistance and aerobic training. J Sports Med Phys Fitness. 2015;55:1013-28.
11. Shephard RJ. Exercise, immune function and HIV infection. J Sports Med Phys Fitness. 1998;38:101-10.
12. Poton R, Polito M, Farinatti P. Effects of resistance training in HIV-infected patients: A meta-analysis of randomised controlled trials. J Sports Sci. 2016:1-10.
13. Gomes RD, Borges JP, Lima DB, Farinatti PT. Effects of physical exercise in the perception of life satisfaction and immunological function in HIV-infected patients: Non-randomized clinical trial. Rev Bras Fisioter. 2010;14:390-5.
14. Farinatti PT, Borges JP, Gomes RD, Lima D, Fleck SJ. Effects of a supervised exercise program on the physical fitness and immunological function of HIV-infected patients. J Sports Med Phys Fitness. 2010;50:511-8.
15. Paes LS, Borges JP, Dos Santos FM, Oliveira TP, Dupin JG, Harris EA et al. Effects of a 2-Year Supervised Exercise Program Upon the Body Composition and Muscular Performance of HIV-Infected Patients. Open AIDS J. 2015;9:80-8.
16. Moore GE, Durstine JL, Painter PL. ACSM's exercise management for persons with chronic diseases and disabilites. 4.ed. Champaign: Human Kinetics, 2016.
17. Smith JH, Whiteside A. The history of AIDS exceptionalism. J Int AIDS Soc. 2010; 13:47.
18. Global Health Observatory data on HIV/AIDS. 2015.
19. Boletim Epidemiológico HIV/Aids 2016. Boletim Epidemiológico Secretaria de Vigilância em Saúde – Ministério da Saúde. 2017;48:1-52.
20. 1993 revised classification system for HIV infection and expanded surveillance case definition for AIDS among adolescents and adults. MMWR Recomm Rep. 1992;41:1-19.
21. Mandell GL, Bennett JE, Dolin R. Principles and practice of infectious diseases. 7.ed. Filadélfia: Elsevier, 2010.
22. Goodman CC, Fuller KS. Pathology for the physical therapist assistant. 2.ed. Filadélfia: Elsevier, 2017.
23. Smith JA. Guidelines, standards and perspectives in exercise immunology. Med Sci Sports Exerc. 1995;27:497-506.
24. Koch A. Immune response to exercise. Br J Biomotricity. 2010;4: 92-103.
25. Peake J, Mackinnon LT. Physical Activity, Diet, and the Immune System. In: Myers J, Nieman D. (eds.). ACSM's resources for clinical exercise physiology musculoskeletal, neuromuscular, neoplastic, immunologic, and hematologic conditions. 2.ed. Baltimore: Wolters Kluwer, 2003.
26. Guyton AC. Fisiologia humana e mecanismos das doenças. Rio de Janeiro: Interamericana, 1995.
27. Damaso A. Nutrição e exercício na prevenção de doenças. Rio de Janeiro: Medsi, 2001.
28. Shephard RJ, Rhind S, Shek PN. Exercise and training: influences on cytotoxicity, interleukin-1, interleukin-2 and receptor structures. Int J Sports Med. 1994;15(Suppl 3):154-66.
29. Nieman DC. Exercise, infection, and immunity. Int J Sports Med. 1994;15(Suppl 3): 131-41.
30. Nieman DC, Henson DA, Sampson CS, Herring JL, Suttles J, Conley M et al. The acute immune response to exhaustive resistance exercise. Int J Sports Med. 1995;16:322-8.
31. Nieman DC, Pedersen BK. Exercise and immune function. Recent developments. Sports Med. 1999;27:73-80.

32. Pedersen BK and Hoffman-Goetz L. Exercise and the immune system: regulation, integration, and adaptation. Physiol Rev. 2000;80:1055-81.
33. Gleeson M. Immune function in sport and exercise. J Appl Physiol (1985). 2007; 103:693-9.
34. Matthews CE, Ockene IS, Freedson PS, Rosal MC, Merriam PA, Hebert JR. Moderate to vigorous physical activity and risk of upper-respiratory tract infection. Med Sci Sports Exerc. 2002;34:1242-8.
35. Robson PJ, Blannin AK, Walsh NP, Castell LM, Gleeson M. Effects of exercise intensity, duration and recovery on in vitro neutrophil function in male athletes. Int J Sports Med. 1999;20:128-35.
36. Verde T, Thomas S, Shephard RJ. Potential markers of heavy training in highly trained distance runners. Br J Sports Med. 1992;26:167-75.
37. LaPerriere A, Ironson G, Antoni MH, Schneiderman N, Klimas N, Fletcher MA. Exercise and psychoneuroimmunology. Med Sci Sports Exerc. 1994;26:182-90.
38. Ullum H, Palmo J, Halkjaer-Kristensen J, Diamant M, Klokker M, Kruuse A et al. The effect of acute exercise on lymphocyte subsets, natural killer cells, proliferative responses, and cytokines in HIV-seropositive persons. J Acquir Immune Defic Syndr. 1994;7:1122-33.
39. Vella S. Future treatment perspectives. J Acquir Immune Defic Syndr. 2003;34 (Suppl 1):95-100.
40. LaPerriere A, Fletcher MA, Antoni MH, Klimas NG, Ironson G, Schneiderman N. Aerobic exercise training in an AIDS risk group. Int J Sports Med. 1991;12(Suppl 1):53-7.
41. Perna FM, LaPerriere A, Klimas N, Ironson G, Perry A, Pavone J et al. Cardiopulmonary and CD4 cell changes in response to exercise training in early symptomatic HIV infection. Med Sci Sports Exerc. 1999;31:973-9.
42. Terry L, Sprinz E, Ribeiro JP. Moderate and high intensity exercise training in HIV-1 seropositive individuals: a randomized trial. Int J Sports Med. 1999;20:142-6.
43. Gomes Neto M, Conceição CS, Oliveira Carvalho V, Brites C. Effects of combined aerobic and resistance exercise on exercise capacity, muscle strength and quality of life in HIV-infected patients: a systematic review and meta-analysis. PLoS One. 2015;10: e0138066.
44. Scevola D, Di Matteo A, Lanzarini P, Uberti F, Scevola S, Bernini V et al. Effect of exercise and strength training on cardiovascular status in HIV-infected patients receiving highly active antiretroviral therapy. AIDS. 2003;17(Suppl 1):123-9.
45. Stringer WW, Berezovskaya M, O'Brien WA, Beck CK, Casaburi R. The effect of exercise training on aerobic fitness, immune indices, and quality of life in HIV+ patients. Med Sci Sports Exerc. 1998;30:11-6.
46. Pinto Neto LF, Sales MC, Scaramussa ES, Paz CJ, Morelato RL. Human immunodeficiency virus infection and its association with sarcopenia. Braz J Infect Dis. 2016; 20:99-102.
47. Calabrese LH, LaPerriere A. Human immunodeficiency virus infection, exercise and athletics. Sports Med. 1993;15:6-13.
48. Farinatti P, Andrade B, Paes L, Borges J. Lipodystrophy and body image in physically active and sedentary HIV-infected patients. Arch Exerc Health Dis. 2014;4:227-33.
49. Spierer DK, DeMeersman RE, Kleinfeld J, McPherson E, Fullilove RE, Alba A et al. Exercise training improves cardiovascular and autonomic profiles in HIV. Clin Auton Res. 2007;17:341-8.
50. Roubenoff R, Wilson IB. Effect of resistance training on self-reported physical functioning in HIV infection. Med Sci Sports Exerc. 2001;33:1811-7.

51. Yarasheski KE, Tebas P, Stanerson B, Claxton S, Marin D, Bae K et al. Resistance exercise training reduces hypertriglyceridemia in HIV-infected men treated with antiviral therapy. J Appl Physiol (1985). 2001;90:133-8.
52. Rubini EC, Costa AL, Gomes PS. The effects of stretching on strength performance. Sports Med. 2007;37:213-24.
53. O'Brien KK, Tynan AM, Nixon SA, Glazier RH. Effectiveness of aerobic exercise for adults living with HIV: systematic review and meta-analysis using the Cochrane Collaboration protocol. BMC Infect Dis. 2016;16:182.
54. O'Brien KK, Tynan AM, Nixon SA, Glazier RH. Effectiveness of Progressive Resistive Exercise (PRE) in the context of HIV: systematic review and meta-analysis using the Cochrane Collaboration protocol. BMC Infect Dis. 2017;17:268.

capítulo
19
O esporte para pessoas com deficiência

Profª. Drª. Márcia Greguol
Prof. Esp. Bruno Marson Malagodi

INTRODUÇÃO

O esporte para pessoas com deficiência iniciou-se como uma tentativa de colaborar no processo terapêutico, teve rápido crescimento e ganhou muitos adeptos. Além dos benefícios terapêuticos, o esporte para essa população vem evoluindo continuamente no contexto competitivo de alto rendimento e o nível técnico dos atletas impressiona cada vez mais o público e os estudiosos da área da atividade física.

O segmento do esporte adaptado ainda carece de divulgação e muitas pessoas ainda não têmconhecimento adequado sobre as possibilidades de práticas esportivas adaptadas. Isso impossibilita que muitos indivíduos com algum tipo de deficiência tenham acesso ao esporte e que usufruam de seus benefícios, entre os quais podemos destacar o aumento na capacidade funcional, promoção da saúde, desenvolvimento de relacionamentos sociais e do otimismo, inclusão em atividades sociais, melhora na autoconfiança, autoeficácia, autoestima, além do aprimoramento da qualidade de vida.[1] Conhecer o esporte, mesmo sem praticá-lo, já é benéfico, pois melhora a percepção sobre a deficiência, tornando mais positiva a visão sobre as possibilidades de pessoas com esta condição.[2]

Há mais de duas décadas fala-se em inclusão escolar no Brasil, no entanto, ainda em algumas escolas, quando uma criança com algum tipo de deficiência consegue frequentar as aulas, é comum que não seja envolvida de maneira adequada nas atividades propostas pelos professores de educação física. Esse comportamento é extremamente equivocado e leva a um afastamento da prática de atividades físicas, tornando-se um empecilho para a aproximação da criança com deficiência ao esporte (Figura 1). É preciso reverter essa situação dramática em nosso país. De acordo coma Constituição Federal de 1988, a educação, o esporte e o lazer são direitos de todos os cidadãos e é dever do Estado fornecer condições básicas para a sua prática.[3]

HISTÓRICO DO ESPORTE ADAPTADO

A prática de atividades físicas por pessoas com deficiência iniciou-se na Grécia antiga. O exercício com finalidades terapêuticas já era praticado na China há 3 mil anos. Entretanto, o esporte da forma como o conhecemos hoje é uma manifestação cultural relativamente nova, tendo surgido por volta do final do século XIX. As atividades descritas antes desse período tinham uma finalidade primordialmente médica, visando a prevenção e o tratamento de lesões ou doenças.[4]

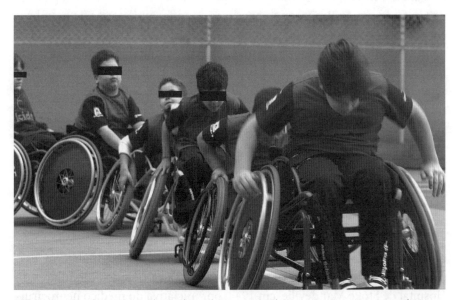

Figura 1 Crianças em cadeira de rodas praticando esportes em uma escola convencional.

Por volta de 1870, iniciavam-se nos Estados Unidos as primeiras participações de crianças surdas em competições esportivas organizadas por escolas especiais. No ano de 1888, em Berlim, já existiam clubes esportivos para atletas surdos. O futebol e o basquetebol rapidamente ganharam grande popularidade em tais competições. Em Paris, em 1924, foram realizadosos primeiros Jogos do Silêncio, que mais tarde seriam conhecidos como Surdolimpíadas, reunindo atletas de vários países em um grande encontro internacional, que se repete até os dias atuais. Em 1945 era fundada, nos Estados Unidos, a American Athletic Association for the Deaf (AAAD), que desde então organiza e promove o esporte para pessoas surdas nesse país.

O primeiro registro de eventos competitivos de *goalball* para pessoas cegas ocorreu nos Estados Unidos em 1907, envolvendo alunos de escolas especiais de Overbrook e Baltimore. Desde então, as competições para pessoas com deficiência visual cresceram em número de praticantes e de modalidades envolvidas.

Na Alemanha, a prática esportiva para pessoas com deficiências motoras teria se iniciado em 1918 como uma tentativa de amenizar lesões e sequelas de ferimentos sofridos pelos soldados. Assim, a Guerra, apesar de todos os seus prejuízos, trouxe para esses indivíduos algo melhor do que eles até então possuíam. Em 1932, no Reino Unido, foi fundada a Associação de Jogadores de Golfe de um só Braço, englobando amputados unilaterais de membros superiores.

Entretanto, apenas após a Segunda Guerra Mundial teve início um forte movimento, sobretudo na Europa e nos Estados Unidos, em direção ao desenvolvimento do esporte adaptado de fato, com características mais competitivas do que terapêuticas. Ao término da Segunda Guerra Mundial, muitos soldados voltaram para seus países com diversos tipos de prejuízos físicos, motores, visuais e auditivos. Essa situação forçou os governos e as instituições a tomarem uma série de providências para proporcionar melhores condições de vida aos veteranos de guerra. Com essa preocupação em evidência, muitas pessoas com deficiência começaram a ter acesso à prática esportiva e muitas pesquisas evoluíram para tornar a vida dessas pessoas mais digna e saudável.[5]

A prática esportiva propriamente dita para atletas com deficiência teve dois polos principais: a Inglaterra e os Estados Unidos. Na Inglaterra, essa prática teve início no Centro de Tratamento para Lesados Medulares do Hospital de Stoke Mandeville, em 1944, por iniciativa do médico neurocirurgião Dr. Ludwig Guttmann, que acreditava ser o esporte um importante recurso terapêutico na reabilitação dos pacientes com lesão medular. As primeiras práticas que ocorreram neste local foram o arco e flecha e o tênis de mesa, com caráter essencialmente reabilitativo. Em 1948 ocorreu a primeira edição dos Jogos de StokeMandeville, com provas de arco e flecha. Em 1952 foi realizada a primeira edição dos Jogos Internacionais de Stoke Mandeville, com a concomitante fundação da International Stoke Mandeville Games Federation (ISMGF). A partir de 1956, os Jogos de Stoke Mandeville passaram a ser reconhecidos oficialmente pelo Comitê Olímpico Internacional.

Nos Estados Unidos, a visão que norteou o início da prática esportiva por pessoas com deficiência foi um pouco diferente. Enquanto na Inglaterra o objetivo maior era a reabilitação pelo esporte, nos Estados Unidos a meta final era a competição. O esporte neste caso teve suas origens nos hospitais de reabilitação de veteranos de guerra. Os indivíduos voltavam para seu país com diversas sequelas motoras e exigiam do governo o direito de continuar praticando sua modalidade esportiva favorita. Nos Estados Unidos, portanto, a organização e a direção do esporte adaptado sempre couberam aos próprios indivíduos com deficiência, e não aos médicos. Em 1946, foi fundada a associação Paralyzed Veterans of America (PVA), entidade organizadora do esporte adaptado nos Estados Unidos até os dias de hoje. Logo, as modalidades que mais se difundiram entre os veteranos norte-americanos foram o basquetebol em cadeira de rodas e o atletismo.[6]

Em 1946, os primeiros campeonatos de basquetebol em cadeira de rodas foram disputados. Nesse ano, a equipe The Flying Wheels da Califórnia fez uma turnê pelos Estados Unidos, deixando os norte-americanos espantados com seu potencial e obtendo mais apoio e simpatia para o esporte adaptado. Em 1949, dois fatos proporcionaram grande relevância para o basquetebol em cadeira de rodas. O primeiro foi a organização, por parte de Tim Nugent, da Universidade de Illinois, do I Campeonato Nacional de Basquetebol em Cadeira de Rodas, que contou com a participação de cerca de quinze equipes e cujo sucesso deu nova dimensão ao esporte adaptado. O segundo fato importante em 1949 foi a fundação da National Wheelchair Basketball Association (NWBA), também por iniciativa do professor Tim Nugent, que fez com que o basquetebol em cadeira de rodas iniciasse uma escalada para um elevado nível de organização nacional. Ainda nos Estados Unidos, um fato marcante no início da década de 1950 foi a fundação da National Wheelchair

Athletic Association (NWAA), responsável pela organização de várias modalidades competitivas para pessoas em cadeira de rodas.

Em 1960, por iniciativa das associações de veteranos de guerra, organizou-se o Grupo Internacional de Trabalho para o Esporte Adaptado, responsável por analisar os problemas do esporte para pessoas com deficiência e, em 1964, foi criada a International Sport Organization for the Disabled (ISOD). Ainda em 1960, o Dr. Ludwig Guttmann conseguiu realizar um sonho de doze anos: organizar um evento similar a uma olimpíada, porém exclusivo para pessoas com deficiência. Esse evento ocorreu na cidade de Roma, logo após o encerramento dos Jogos Olímpicos, e ficou conhecido como os primeiros Jogos Paralímpicos. Contou com 400 participantes de 23 países e teve total apoio do Comitê Olímpico Internacional. O Dr. Guttman foi chamado pelo papa João XXIII de "o Coubertin dos deficientes". Desde então ocorrem, a cada 4 anos, os Jogos Paralímpicos, que se iniciam sempre alguns dias após a realização dos Jogos Olímpicos, com cada vez mais atletas, público e países participantes. Ainda na década de 1960, mais especificamente em 1967, realizava-se a primeira edição dos Jogos Pan-americanos para atletas com lesão medular, amputação e sequelas de poliomielite.

A ISOD oferecia oportunidade de competição para atletas que não podiam se filiar à ISMGF: cegos, pessoas com paralisia cerebral e *Les Autres* (pessoas com outros tipos de deficiências físicas, que não lesão medular, sequelas de poliomielite, paralisia cerebral e amputações). Na década de 1980, à medida que outras instituições eram criadas, surgia a necessidade de um comitê único, que agrupasse todas as organizações. Assim, em 1989, foi fundado o International Paralympic Committee (IPC), ou Comitê Paralímpico Internacional, em Düsseldorf, Alemanha, que desde então organiza e incentiva o esporte paralímpico em todo o mundo. Atualmente, o IPC conta com a filiação das instituições CP-ISRA (Cerebral Palsy International Sport and Recreation Association, ou Associação Internacional de Esportes e Recreação para Paralisados Cerebrais), IBSA (International Blind Sports Federation ou Federação Internacional de Esportes para Cegos), INAS (International Sports Federation for Persons with Intellectual Disability ou Federação Internacional de Esporte para Pessoas com Deficiência Intelectual) e IWAS (International Wheelchair and Amputee Sports Federation). Além dessas instituições, encontram-se ainda filiados ao IPC os comitês Paralímpicos nacionais e continentais e as federações esportivas internacionais.

Algumas missões do Comitê Paralímpico Internacional foram estabelecidas:[7,8]

1. Ser a organização internacional que representa os esportes para atletas com deficiência.
2. Supervisionar e coordenar os Jogos Paralímpicos de Inverno e de Verão.
3. Coordenar a agenda de competições esportivas internacionais para atletas com deficiência.
4. Buscar a integração de esportes para pessoas com deficiência em eventos para pessoas sem deficiência.
5. Promover a inclusão nos programas dos Jogos Paralímpicos de Inverno e de Verão de esportes e eventos para atletas com deficiências mais severas.
6. Promover os esportes para atletas com deficiência sem discriminação por razões políticas, religiosas, econômicas, sexuais e raciais.

Os esportes para atletas surdos são organizados internacionalmente pelo Comitê Internacional de Esportes para Surdos (ICSD), fundado em 1922, responsável até os dias de hoje pelas Surdolimpíadas. Entretanto, essa associação não é filiada ao IPC e não participa dos Jogos Paralímpicos.

Os Jogos Paralímpicos de 1968, 1972, 1976, 1980 e 1984 não foram realizados na mesma sede dos Jogos Olímpicos. Desde os jogos realizados em Seul em 1988, entretanto, o país que se propõe a sediar os Jogos Olímpicos deverá, obrigatoriamente, sediar os Paralímpicos, nas mesmas instalações e cerca de duas semanas após o encerramento dos primeiros, ocorrendo da mesma maneira com os Jogos de Inverno, desde 1992 em Albertville. Em 19 de junho de 2001, o Comitê Olímpico Internacional (IOC)e o IPC assinaram um acordo para garantir que essa obrigatoriedade seja mantida para os futuros eventos. O Quadro 1, a seguir, ilustra a evolução dos Jogos Paralímpicos no que diz respeito ao número de participantes e países presentes. Atualmente, esses eventos contam com atletas com deficiência visual, intelectual ou motora.

É possível observar o crescente número de atletas participantes nos Jogos Paralímpicos de verão. Além desses, são realizados também a cada 4 anos os Jogos Paralímpicos de Inverno. A primeira edição ocorreu em 1976 na Suécia e a última foi realizada em 2018 em Pyeong Chang, na Coreia do Sul, contando com mais de 550 atletas provenientes de 42 países.

Quadro 1 Evolução dos Jogos Paralímpicos em relação ao número de participantes e países presentes (IPC, 2017)[9]

Ano	Local	Número de países	Número de participantes	Mesmo local dos Jogos Olímpicos
1960	Roma, Itália	23	400	Sim
1964	Tóquio, Japão	22	390	Sim
1968	Tel-Aviv, Israel	29	750	Não
1972	Heidelberg, Alemanha	44	1.000	Não
1976	Toronto, Canadá	42	1.600	Não
1980	Arnhem, Holanda	42	2.500	Não
1984	Stoke Mandeville, Inglaterra, e Nova York, Estados Unidos	42	4.080	Não
1988	Seul, Coreia do Sul	61	3.053	Sim
1992	Barcelona, Espanha	82	3.020	Sim
1996	Atlanta, Estados Unidos	103	3.195	Sim
2000	Sidney, Austrália	123	3.824	Sim
2004	Atenas, Grécia	136	3.806	Sim
2008	Pequim, China	146	3.951	Sim
2012	Londres, Inglaterra	164	4.237	Sim
2016	Rio de Janeiro, Brasil	159	4.328	Sim

O ESPORTE ADAPTADO NO BRASIL

No Brasil, a história do esporte adaptado aos indivíduos com deficiência reflete a influência tanto dos Estados Unidos como da Inglaterra. Em 1958 foram fundados dois clubes de esporte em cadeira de rodas: um em São Paulo – o Clube dos Paraplégicos de São Paulo (CPSP) – e outro no Rio de Janeiro – o Clube do Otimismo. O CPSP foi fundado por Sr. Sérgio Del Grande e ainda hoje é um dos maiores clubes para pessoas com deficiência do país. O Clube do Otimismo foi fundado por Sr. Robson Sampaio, e já não existe mais. Ambos os fundadores trouxeram a ideia do esporte adaptado ao Brasil após retornarem de tratamentos em hospitais norte-americanos, onde haviam praticado modalidades em cadeira de rodas. Durante muitos anos, a prática do esporte adaptado ficou restrita ao eixo Rio-São Paulo, apenas se expandindo pelo Brasil após a fundação das entidades nacionais de administração do esporte.[10]

A primeira associação dirigente do esporte para pessoas com deficiência a se organizar no Brasil foi a Associação Nacional de Desportos para Deficientes (ANDE), fundada em agosto de 1975. Atualmente, a ANDE organiza as participações e competições envolvendo atletas com paralisia cerebral e *Les Autres*. É filiada nacionalmente ao Comitê Paralímpico Brasileiro (CPB) e internacionalmente à CP-ISRA.[11]

Em janeiro de 1984 foi fundada a Associação Brasileira de Desportos para Cegos (ABDC), atual Confederação Brasileira de Desportos para Deficientes Visuais (CBDV), com o intuito de promover e organizar o esporte para pessoas cegas ou com deficiência visual. Atualmente, a CBDV é filiada nacionalmente ao CPB e internacionalmente à IBSA. Em dezembro do mesmo ano foi fundada a Associação Brasileira de Desportos em Cadeira de Rodas (Abradecar), responsável pela promoção e organização do esporte para pessoas com deficiência física em cadeira de rodas. No final da década de 1990, algumas modalidades decidiram organizar-se fora da Abradecar. Assim, surgiram a Confederação Brasileira de Basquetebol em Cadeira de Rodas (CBBC); a Confederação Brasileira de Voleibol para Deficientes (CBVD); a Confederação Brasileira de Vela Adaptada (CBVA); a Associação Brasileira de Rúgbi em Cadeira de Rodas (ABCR); além de departamentos específicos na Confederação Brasileira de Tênis (CBT); Confederação Brasileira de Tênis de Mesa (CBTM); Confederação Brasileira de Badminton (CBBD); Confederação Brasileira de Canoagem (CBCa); Confederação Brasileira de Ciclismo (CBC); Confederação Brasileira de Desportos na Neve (CBDN); Confederação Brasileira de Hipismo (CBH); Confederação Brasileira de Remo (CBR); Confederação Brasileira de Tiro com Arco (CBTArco) e Confederação Brasileira de Triathlon (CBTri). Em janeiro de 2007, a Abradecar perdeu a filiação ao CPB.[11]

Em 1989 foi fundada a Associação Brasileira de Desporto de Deficientes Intelectuais (ABDEM/CBDI), porém seu reconhecimento como entidade independente das Associações de Pais e Amigos de Excepcionais (APAEs) só ocorreu em 1995. A ABDEM/CBDI, desde 2017 denominada Confederação Brasileira de Desportos para Deficientes Intelectuais, é uma entidade desportiva de âmbito nacional e tem como filiadas as Associações Regionais de Desportos de Deficientes Intelectuais (ARDEMs), sendo também filiada nacionalmente ao CPB e internacionalmente à International Sports Federation for Person with Mental Handicap (INAS), este último o órgão máximo de direção do esporte para pessoas com deficiência intelectual.

O esporte para surdos também foi um dos primeiros a chegar ao Brasil. O primeiro relato de organização desse esporte foi a fundação, em janeiro de 1959, da Federação Desportiva de Surdos do Estado do Rio de Janeiro. Durante muitos anos essa federação foi reconhecida pelo então Conselho Nacional dos Desportos e pela Confederação Brasileira dos Desportos. Na década de 1960, a Federação filiou-se ao CISS, porém apenas há poucos anos o Brasil tem participado dos jogos mundiais para Surdos ou Surdolimpíadas, realizados a cada quatro anos em países diferentes. Em 1967, a federação carioca promoveu no Rio de Janeiro a quarta edição dos Jogos Desportivos do Silêncio Latino-Americanos, com a participação de Argentina, Uruguai, Chile, Venezuela, Colômbia e representantes do CISS, Estados Unidos e Peru. Em 1987, foi fundada a Confederação Brasileira de Desportos para Surdos, a CBDS, e desde então é esta que tem o direito à filiação junto ao ICSD.

O CPB, entidade máxima de administração do paradesporto no Brasil, foi fundado em 9 de fevereiro de 1995, na cidade de Niterói, no Rio de Janeiro. A fundação desse órgão foi fundamental para atender às solicitações do IPC e para servir como elo entre as associações dirigentes nacionais. São filiadas ao CPB a ANDE, a CBDV, a ABDEM/CBDI e as entidades nacionais de administração esportiva. De acordo com seu estatuto, o CPB se constitui em uma entidade nacional de administração do esporte adaptado para pessoas com deficiência e tem como objetivo maior a representação do Brasil nessa área junto ao IPC. O Brasil tem participado dos Jogos Paralímpicos de Verão desde 1972, porém apenas em 2014 houve a primeira participação brasileira nos Jogos Paralímpicos de Inverno, com o atleta Fernando Aranha, no esqui *cross-country*.[11]

O CPB administra atualmente as seguintes modalidades esportivas: atletismo, basquetebol em cadeira de rodas, bocha, canoagem, ciclismo, esgrima, futebol de 5, futebol de 7, *goalball*, halterofilismo, hipismo, judô, natação, remo, rúgbi, tênis, tênis de mesa, tiro, tiro com arco, triatlo, vela, voleibol sentado e modalidades de inverno. A participação brasileira nos Jogos Paralímpicos está sintetizada no Quadro 2, com as respectivas medalhas conquistadas.

Quadro 2   Participações brasileiras nos Jogos Paralímpicos (CPB, 2017)[11]

Ano	Local	Ouro	Prata	Bronze	Total
1972	Heidelberg	0	0	0	0
1976	Toronto	0	2	0	2
1980	Arnhem	0	0	0	0
1984	Nova York	0	3	3	6
1984	Stoke Mandeville	7	11	3	21
1988	Seul	4	10	13	27
1992	Barcelona	3	0	4	7
1996	Atlanta	2	6	13	21
2000	Sidney	6	10	6	22
2004	Atenas	13	11	7	31
2008	Pequim	16	1	17	47
2012	Londres	21	14	8	43
2016	Rio de Janeiro	14	29	29	72

Também neste quadro é possível observar o crescimento do esporte paralímpico em nosso país. Na última edição dos Jogos, realizada no Rio de Janeiro em 2016, o Brasil obteve seu maior número de medalhas, com 72 no total, obtendo a oitava colocação no quadro geral. Os grandes destaques da delegação brasileira foram novamente o atletismo e a natação, além do futebol, da bocha e do judô.

Com a Lei Piva em 2001, o CPB passou a receber verba fixa, proveniente de uma porcentagem sobre 2,7% da arrecadação total do montante destinado aos prêmios dos concursos federais administrados pela Caixa Econômica Federal. Deste montante, 10% devem ser utilizados no esporte escolar e 5% no esporte universitário. Além disso, desde então, outras fontes de recursos públicos e privados têm sido obtidas para garantir o desenvolvimento do esporte adaptado no Brasil, com maior incentivo para os clubes, associações e a construção de centros de treinamento especializados. Atualmente, o esporte adaptado para pessoas com deficiência no Brasil é incentivado por programas do Governo Federal, como o Bolsa Atleta, além de parceria firmada com a Caixa Econômica Federal. Outra prioridade para o desenvolvimento do esporte adaptado são os projetos de iniciação esportiva nas escolas. Eventos como as Paralimpíadas Escolares têm atraído cada vez mais participantes, o que colabora para a renovação da base esportiva nacional.

ASPECTOS CONCEITUAIS

O esporte adaptado pode ser definido como o esporte modificado ou especialmente criado para ir ao encontro das necessidades únicas de indivíduos com algum tipo de deficiência. Ele pode ser realizado de forma integrada, em que indivíduos com e sem deficiência praticam e competem juntos, ou de forma separada, em que as pessoas com deficiência praticam e competem exclusivamente entre si.[12]

CARACTERÍSTICAS PRINCIPAIS

O esporte para pessoas cegas e visão subnormal

O esporte adaptado para atletas cegos ou com visão subnormal é organizado nacionalmente pela CBDV e internacionalmente pela IBSA. Esses atletas também competem nos Jogos Paralímpicos, promovidos pelo IPC.[9] Para ser elegível para as competições adaptadas a atletas com deficiência visual, o indivíduo precisa ser submetido a uma classificação oftalmológica, na qual será avaliada a capacidade visual em seu melhor olho, com a melhor correção ótica possível. Isso quer dizer que aqueles que apresentam cegueira ou visão subnormal em apenas um dos olhos não são admitidos como atletas regulares nas competições oficiais.

A IBSA[13] classifica os atletas segundo os parâmetros funcionais da acuidade visual e do campo visual. Essa categorização, feita por oftalmologistas, classifica os competidores em três classes, as quais terão validade na maioria dos esportes praticados pelos indivíduos cegos ou com visão subnormal:

- B1: Atletas cegos, sem apresentar percepção luminosa até a percepção de fonte luminosa sem definir orientação e formas. Equivale à escala oftalmológica LogMar 2.6.
- B2: Atletas com baixa visão que conseguem definir um optótipo E com altura de 145 mm a uma distância de 25 cm, até atletas incapazes de reconhecer um optótipo E com altura de 58 mm a uma distância de 1 m,

ou campo visual menor de 10 graus (antiga classificação de acuidade visual 2/60 m e campo visual inferior a 5 graus).
- B3: Atletas com baixa visão que são incapazes de reconhecer um optótipo E de 58 mm a uma distância de 1 m (LogMar 1.6) até acuidade inferior a LogMar 1.0 com 1 m de distância ou campo visual com diâmetro inferior a 40 graus (antiga acuidade visual 2/60 até 6/60 m e campo visual entre 5 a 20 graus).

As modalidades esportivas administradas pela CBDV são: futebol de 5, *goalball*, judô e *powerlifting*. A natação e o atletismo para atletas com deficiência visual são atualmente administrados pelo CPB. Existem, entretanto, outras modalidades paralímpicas para indivíduos cegos, como hipismo, triathlon, ciclismo e modalidades de inverno. Com exceção do *goalball*, que foi uma modalidade especialmente criada para a prática por indivíduos com deficiência visual, as demais necessitavam apenas de adaptações nas regras para que pudessem ser amplamente praticadas por esta população. As grandes adaptações se deram, sobretudo, na forma de comunicação, em que os sinais visuais tiveram de ser substituídos por sonoros ou táteis. O uso de guias, chamadores e guizos, entre outros, tornou a prática esportiva viável para essa população, até então à margem de quaisquer oportunidades.

Na natação, os atletas são classificados por sexo e categoria funcional (B1, B2 e B3). Algumas provas realizadas têm as distâncias reduzidas na categoria B1, como as provas de 50 m dos quatro estilos. Nessa categoria, os atletas devem competir com óculos de fundo escuro, impedindo dessa forma que algum atleta possa obter vantagem sobre os demais. Para cada atleta há um auxiliar (*tapper*) que fica na margem da piscina, sinalizando com um toque de bastão quando ele deve fazer as viradas ou quando a chegada está próxima. O toque deve ser leve e em geral acontece a 1,5 m da borda da piscina. Para os nadadores das demais categorias, o apoio dessa orientação externa é opcional e deve ser combinado previamente entre técnico e atleta.[14]

No atletismo, as provas realizadas para todas as classes são as de corridas rasas, os arremessos de peso, dardo e disco e os saltos em distância e em altura. Nas corridas, os atletas da categoria B1 correm com guia e cada atleta utiliza duas raias; também é autorizada a presença de um chamador atrás da linha de chegada. Os atletas da categoria B2 podem optar em correr com ou sem guia e também têm direito a duas raias. Já os atletas da categoria B3 obrigatoriamente correm sem o apoio de guias ou chamadores. O guia pode atuar correndo ao lado do atleta de duas formas: segurando um cordão juntamente com o atleta, para orientá-lo mediante informações táteis, situação em que o guia deve ficar, no máximo, a 0,5 m do atleta, para não incorrer em desclassificação. A outra forma seria correr ao lado do atleta apenas orientando-o de maneira verbal, utilizando informações auditivas. Nas provas de salto, o técnico adverte verbalmente o atleta quando do momento exato para o salto.

No judô, os atletas competem sem distinção de categoria, ou seja, B1, B2 e B3 juntos, sem vendas nos olhos. Os atletas da categoria B1 são identificados com círculos vermelhos nos ombros do quimono. A principal adaptação nas regras, nesse caso, é o fato de os atletas iniciarem as lutas na posição de pegada em pé e a luta ser interrompida quando os atletas perdem o contato entre eles. Ainda como exceção às regras da Federação Internacional de Judô, os judocas não são punidos quando saem da área de combate.

O futebol de 5, que apenas a partir dos Jogos de Atenas, em 2004, passou a ser considerado um esporte paralímpico, é jogado em duas categorias: a primeira envolvendo apenas atletas B1, sendo que o goleiro pode ter visão normal; e a segunda envolvendo atletas B2 e B3 em conjunto, também permitindo o goleiro com visão normal. No entanto, apenas para a categoria B1 a modalidade é paralímpica.

Além do goleiro, a orientação dos atletas pode ser auxiliada por um chamador, que se posiciona atrás do gol adversário. Para a realização dessa modalidade, a bola é adaptada com um guizo para facilitar a percepção dos jogadores. É necessário silêncio por parte dos torcedores e das pessoas no banco, já que as informações auditivas da bola, dos goleiros e dos chamadores são decisivas para a realização dessa modalidade. Os goleiros não podem sair de sua área de 5 m × 2 m, caso contrário a equipe que cometer a infração será punida com pênalti. As laterais da quadra são cercadas com bandas que impedem a saída da bola, tornando o jogo mais dinâmico.

O *powerlifting* é uma modalidade ainda pouco difundida no Brasil, não sendo considerada paralímpica. É constituída por três movimentos básicos: supino (deitado no banco); agachamento (atleta retira barra de apoio) e terra (atleta retira barra do chão). Nessa modalidade, os atletas são classificados por peso, considerando-se resultado final a melhor de três tentativas de cada movimento, vencendo a competição o atleta que conseguir levantar a barra mais pesada proporcionalmente ao seu peso.

A última modalidade administrada pela CBDV é o *goalball*, especialmente criada para a prática por indivíduos cegos ou com visão subnormal, que também não discrimina os atletas por categorias de visão, apenas por sexo, e todos devem competir vendados. Trata-se de um jogo em que participam duas equipes de três jogadores, com um máximo de três substituições por equipe. O jogo é realizado em uma quadra retangular de 9 m × 18 m, e em cada linha de fundo há um gol de 9 m de largura × 1,3 m de altura. O objetivo do jogo é lançar a bola com a(s) mão(s) contra o adversário, visando ultrapassar a linha de gol e defender sua meta, usando todo o corpo. Os jogadores posicionam-se em pé para os arremessos e, geralmente, agachados ou ajoelhados para a defesa, quando, por deslocamentos laterais, buscam ocupar a maior área possível, deitando-se de lado na quadra. O *goalball* é um esporte que exige, sobretudo nas ações de defesa, o choque constante dos atletas contra o solo da quadra. Por essa razão, os jogadores devem ser protegidos por equipamentos específicos nas regiões dos cotovelos, dos joelhos e da lateral do quadril.

No trabalho do esporte para indivíduos com deficiência visual é preciso que se busque um ambiente de prática calmo e silencioso, sem interferência externa de ruídos (Figura 2). O professor não deve mudar constantemente sua posição em relação aos atletas no momento da instrução e é conveniente saber o nome de todos. Toda vez que o atleta estiver em um local diferente para treinamento ou competição, é importante que o professor, antes de qualquer coisa, passe as orientações sobre o novo ambiente. O esporte, quando bem orientado, pode proporcionar ao atleta cego ou com visão subnormal maior independência e confiança na realização de suas atividades diárias.[5]

O esporte para pessoas com deficiência auditiva

Desde o início do movimento paralímpico, as entidades administradoras de esportes para surdos optaram por manter a organização de seus campeonatos de forma separada. Uma das razões é que, segundo alguns dirigentes, o esporte para surdos historicamente é mais antigo que o movimento paralímpico, remontando à década de 1920. Além disso, é possível encontrar atletas surdos participando de competições esportivas convencionais, inclusive em nível internacional.[15]

Para participar das competições para surdos oferecidas pela CBDS e pelo CISS, o atleta deve apresentar perda auditiva de pelo menos 55 decibéis.[16]

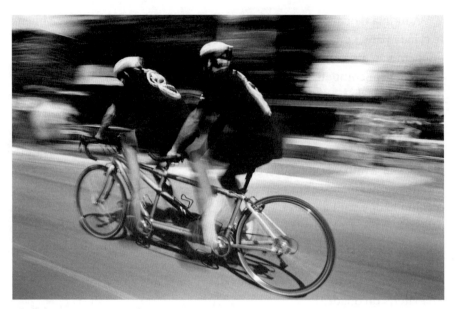

Figura 2   O ciclismo adaptado para atletas com deficiência visual.

A competição específica mais importante para os atletas surdos são os Jogos *Deaflympics*, ou Surdolimpíadas, que ocorrem a cada quatro anos sempre em um país diferente. As modalidades praticadas são: atletismo, *badminton*, basquetebol, boliche, ciclismo, futebol, golfe, handebol, judô, karatê, luta greco-romana, natação, *taekwondo*, tênis de quadra e mesa, tiro ao alvo, voleibol de quadra e de praia, além das modalidades de inverno.

As regras de todas as modalidades esportivas são idênticas às dos esportes convencionais, com algumas adaptações no que se refere à comunicação entre os árbitros e os atletas. É comum o uso de bandeiras ou cartões coloridos para advertir o atleta sobre os acontecimentos durante um jogo coletivo. Na natação e no atletismo, por exemplo, as saídas são realizadas basicamente de duas formas: o árbitro abaixa o braço no momento da largada, ou um *flash* de luz é disparado logo na base da baliza, exatamente no momento do tiro de partida. Com essas modificações, os atletas podem, inclusive, competir em eventos convencionais, junto com atletas sem deficiência auditiva.

Especificamente no caso da natação, se o atleta reclamar de dor no ouvido, é preciso investigar se tal modalidade não é contraindicada para o indivíduo. Algumas patologias que levam a lesões no ouvido médio podem se agravar com a exposição à água, e o professor deve estar atento a qualquer sinal de alerta.

Para trabalhar com atletas surdos, o professor deve certificar-se de que a comunicação esteja ocorrendo de forma apropriada e que o atleta esteja compreendendo corretamente as instruções. Se for necessário, deve substituir a comunicação sonora por dicas visuais, inclusive com informações escritas, em último caso. Também é conveniente que os técnicos e árbitros falem posicionando-se de frente para o atleta surdo, a fim de que este possa realizar leituras labiais. Para este propósito, também é interessante que não se exagere na articulação das palavras e se fale com tranquilidade e clareza. Em alguns esportes de maior impacto na região da cabeça, é preciso especial atenção com aqueles que utilizam aparelhos auditivos, a fim de se evitar possíveis lesões.[12]

O esporte para pessoas com deficiências motoras

As associações que organizam o esporte para pessoas com deficiências motoras, tanto no Brasil como no exterior, dividem sua atuação entre: atletas em cadeira de rodas (em geral com sequelas de lesões na medula espinhal); atletas com amputação; com paralisia cerebral; e *Les Autres* (aqueles que não se enquadram nas condições anteriores). Cada entidade organiza seus campeonatos e suas modalidades específicas, sendo que, a cada quatro anos, todas participam dos Jogos Paralímpicos.[12]

Para cada modalidade há um sistema próprio de classificação. Na maioria delas, esse sistema evoluiu muito nos últimos anos, saindo da perspectiva médica para a funcional.[17] Neste capítulo trataremos resumidamente da classificação de algumas modalidades, como o atletismo, a natação, o tênis de mesa e o basquetebol em cadeira de rodas.

Algumas modalidades esportivas foram especialmente adaptadas para indivíduos com limitações motoras severas, como aqueles com paralisia cerebral e tetraplegia. A bocha é uma modalidade que foi há pouco tempo introduzida nos Jogos Paralímpicos e visa principalmente à participação de atletas com restrições motoras mais graves. O rúgbi em cadeira de rodas, por sua vez, começou a ser praticado por indivíduos tetraplégicos que não tinham oportunidade de praticar outras modalidades, como o basquetebol em cadeira de rodas.[18]

A seguir, algumas das modalidades esportivas adaptadas para atletas com deficiência motora serão analisadas com mais detalhes:[9]

- **Atletismo:** o atletismo praticado por indivíduos com deficiências motoras foi uma das primeiras modalidades a serem introduzidas nos Jogos Paralímpicos e até hoje atrai muitos praticantes. Para os indivíduos amputados que podem ficar em pé, as provas de arremesso são realizadas com regras idênticas às das pessoas sem deficiência. Já para aqueles que necessitam realizá-las sentados, utiliza-se uma cadeira fixa de 75 cm de altura e as provas realizadas são os arremessos de disco, dardo e peso. As provas de pista, com exceção das corridas com barreiras ou com obstáculos, são realizadas em distâncias e com regras muito semelhantes às do esporte convencional. Para os indivíduos em cadeira de rodas, em distância acima dos 800 m, é obrigatório o uso de capacete. A classificação funcional no atletismo para atletas com deficiências motoras separa os indivíduos em três grandes grupos: atletas paraplégicos e tetraplégicos, amputados e com paralisia cerebral. As provas de pista designam ao indivíduo uma categoria T (*track*) e as de campo uma categoria F (*field*). Os paraplégicos e tetraplégicos recebem classificação de T51 a T54 para as provas de pista e de F51 a F58 para as provas de campo. Os indivíduos amputados recebem classificação de T41 a T46 para as provas de pista e de F41 a F46 para as provas de campo. Já os indivíduos com paralisia cerebral recebem classificações de T31 a T38 para as provas de pista e de F31 a F37 para as provas de campo. Nessa modalidade, o Brasil sempre apresentou atletas de destaque e, apesar dos poucos locais acessíveis para treinamento e do alto custo das cadeiras de rodas e das próteses específicas, nosso país vem obtendo boas classificações em competições internacionais.
- **Arco e flecha (tiro com arco):** embora pouco difundida no Brasil, é uma modalidade praticada mundialmente por indivíduos em cadeira de rodas desde 1948. Os atletas participam de competições específicas ou convencionais e os resultados Paralímpicos são muito semelhantes aos olímpicos. Os atletas ficam a uma distância de 70 m do alvo, em pé ou sentados e, para aqueles com restrições nos membros superiores, a corda do arco pode ser puxada com a boca.
- **Bocha:** começou a ser praticada no Brasil há poucos anos e já atraiu muitos adeptos. A sua grande vantagem é ser uma modalidade voltada especialmente para indivíduos com restrições motoras mais severas. O

objetivo do jogo é lançar as bolas o mais perto possível da bola branca, também chamada de *jack* ou bolim. Para tanto, é permitido o uso das mãos, dos pés ou de instrumentos de auxílio para quem tem um maior comprometimento nos membros superiores e inferiores.

- **Basquetebol em cadeira de rodas:** no Brasil, é uma das modalidades adaptadas mais difundidas e praticadas por indivíduos com lesão medular, amputação e sequelas de poliomielite. Há atualmente vários clubes de basquetebol em cadeira de rodas no Brasil, filiados à CBBC ou às ligas regionais. As regras do basquetebol convencional foram muito pouco modificadas, exceto ao que se relaciona à presença da cadeira de rodas. Os tempos do jogo, as dimensões da quadra, a altura da tabela e as regras de substituições são idênticos aos do basquetebol convencional. As infrações, além das já existentes no esporte, incluem os choques entre as cadeiras de rodas, a retirada dos quadris do assento da cadeira e a punição por se tocar 3 vezes ou mais no aro de propulsão sem driblar pelo menos uma vez a bola. A classificação dos atletas é feita considerando-se, fundamentalmente, a amplitude de movimento e o comportamento do corpo nas habilidades que estes conseguem realizar durante o jogo, e não apenas o nível de lesão e o equilíbrio na cadeira de rodas. Os itens analisados para a classificação funcional durante o jogo são: arremesso; passe; rebote; propulsão na cadeira de rodas, drible; posição na cadeira; e nível de limitação motora. Analisados todos esses itens, o atleta é pontuado e classificado em uma das 9 categorias: 1, 1.5, 2, 2.5, 3, 3.5, 4, 4.5 e 5, sendo que esta última não elege o indivíduo para participar de competições adaptadas nos jogos oficiais. Quando o técnico coloca a equipe em quadra, deve respeitar o máximo de 14 pontos na soma dos 5 jogadores, o que permite que mesmo aqueles com maiores limitações motoras possam competir. Ao realizar as substituições dos jogadores durante uma partida, o técnico deverá analisar e elaborar a melhor estratégia para que, além da posição dos jogadores, leve em conta a pontuação de cada atleta, de forma que o somatório dos jogadores em quadra não exceda a permitida pela regra.[19]
- **Canoagem:** a modalidade teve sua estreia nos Jogos Paralímpicos do Rio de Janeiro em 2016, somente com provas de 200 m de distância. Os atletas são classificados de acordo com a funcionalidade de tronco, membros superiores e inferiores em três classes para o caiaque: KL1 (atletas que utilizam apenas os braços); KL2 (utilizam braços e tronco); e KL3 (utilizam braços, tronco e pernas).

- **Ciclismo:** no caso de indivíduos com deficiências motoras, existem três classes para competições nos jogos paradesportivos: atletas com lesão medular, amputação ou paralisia cerebral. Os atletas amputados, de membro superior ou inferior, podem competir com ou sem prótese. Para aqueles com paralisia cerebral podem também ser utilizados os triciclos. Já no caso de atletas com lesão medular, é utilizado o *handcycling* ou *handbike*, uma bicicleta impulsionada com as mãos.
- **Esgrima:** essa modalidade é praticada por atletas em uma cadeira de rodas presa ao chão, mas com movimentos livres para tocar o corpo do adversário. As competições são realizadas com espada, sabre e florete. As pistas de competição têm 4 m de comprimento por 1,5 m de largura. Existem sensores nas vestimentas dos atletas que indicam quando estes foram tocados ou não. Assim, tanto o público como os esgrimistas e também os árbitros podem acompanhar o placar.
- **Esportes de inverno:** realizados nos anos pares que intercalam o calendário dos Jogos Paralímpicos de Verão, os Jogos Paralímpicos de Inverno contam com a participação de atletas brasileiros desde a edição realizada em 2014, em Sochi, na Rússia. São disputadas seis modalidades por atletas com deficiência visual e motora: esqui *cross-country*, *snowboard*, esqui alpino, biatlo, hóquei no gelo e *curling* em cadeira de rodas.
- **Futebol para atletas com paralisia cerebral:** também conhecido como "futebol de 7", é praticado por indivíduos com paralisia cerebral leve, sequelas de trauma cranioencefálico ou de acidente vascular encefálico que possam deslocar-se com certa facilidade pelo campo de jogo (todos devem ter ambulação independente). As dimensões do campo e o tempo de jogo também sofrem pequenas reduções, a fim de tornar a prática da modalidade mais competitiva para os atletas. O campo tem no máximo 75 m × 55 m, com traves de 5 m × 2 m e a marca do pênalti fica a 9,20 m do centro da linha de gol. Cada equipe tem 7 jogadores em campo (goleiro mais 6 na linha) e 5 reservas. A partida dura 60 minutos, divididos em 2 tempos de 30 minutos, com intervalo de 15 minutos.
- **Futebol para amputados:** apesar de existirem poucas equipes de futebol para amputados no Brasil, nosso país encontra-se em posição de destaque no cenário internacional da modalidade, sendo atualmente tetracampeão mundial. Participam da modalidade indivíduos amputados de uma das pernas, competindo com duas muletas. O jogador não pode tocar a bola nem com o coto, quando existente, nem com as muletas, sob pena de

cometer uma infração às regras do jogo. O goleiro deve ser amputado de um dos braços. A modalidade, mesmo sendo bem conhecida entre os atletas amputados, ainda não é reconhecida como Paralímpica.

- **Halterofilismo:** é praticado por indivíduos com deficiências motoras na categoria de levantamento supino. A classificação é realizada utilizando-se o mesmo critério do esporte convencional, ou seja, por peso. É considerado resultado final o maior peso erguido em três tentativas.
- **Handebol:** É praticado com as mesmas regras do handebol convencional e, embora ainda não configure uma modalidade Paralímpica, tem atraído cada vez mais participantes no Brasil. Existem duas maneiras de praticar o handebol em cadeira de rodas: com 7 jogadores (HCR7), adaptado do handebol tradicional, ou com 4 jogadores (HCR4), adaptado do handebol de areia.
- **Hipismo:** praticado por indivíduos com vários tipos de deficiências motoras, em que os atletas devem cumprir circuitos de habilidades específicas.
- **Iatismo (vela):** tornou-se modalidade Paralímpica há pouco tempo, mas já tem atraído muitos adeptos no Brasil, principalmente pelo fato de proporcionar aos praticantes uma grande sensação de liberdade e independência. Os praticantes, geralmente com lesão medular ou amputações, sentem dificuldade maior apenas no momento de entrar e sair dos barcos. Os circuitos da competição são desenhados de acordo com o nível de habilidade dos atletas. A vela Paralímpica segue as regras da Federação Internacional de Iatismo e são utilizados barcos das classes 2.4mR e sonar.
- **Natação:** foi a modalidade esportiva que mais trouxe medalhas para o Brasil na história dos Jogos Paralímpicos. As regras da natação para pessoas com deficiências motoras em muito se assemelham às do esporte convencional (Figura 3). As provas realizadas podem ter as distâncias reduzidas em alguns casos, a fim de atender aos atletas com limitações motoras mais severas. A classificação funcional é realizada em duas etapas: um teste fora da água, em que serão verificados os tamanhos do coto, os níveis de coordenação motora, a mobilidade articular e a força para a realização de vários movimentos básicos; e um teste na água, em que os classificadores analisarão a forma como o atleta realiza as saídas, as viradas e o estilo dos nados propriamente dito. Para os nados *crawl*, costas e borboleta, os atletas recebem uma classificação que pode variar de S1 a S10, em ordem crescente de função motora.[14] Para o nado peito há

uma classe específica, que pode variar de SB1 a SB9, também em ordem crescente de função motora. A existência de uma classe específica para o nado peito justifica-se pelo fato de que este é um estilo em que o papel da propulsão dos membros inferiores é muito maior. Para as provas de *medley* é feito um cálculo para a obtenção das classes, seguindo-se a equação:

$$SM = \frac{3 \times \text{Classe S} + 1 \text{ S Classe SB}}{4}$$

O sistema classificatório na natação não separa os indivíduos por tipo de deficiência, mas, sim, por nível funcional, ou seja, os nadadores são classificados de acordo com o que podem realizar e, segundo esse fator, recebem sua pontuação. Para ser elegível para as competições oficiais de natação, o atleta deve apresentar perda de no mínimo 15 pontos de sua função motora. O nado livre é realizado nas distâncias convencionais para todas as categorias. No borboleta, apenas os atletas S8, S9 e S10 competem os 100 m, os demais nadam apenas 50 m. O estilo peito é reduzido para 50 m para as categorias SB1, SB2 e SB3, as demais nadam os 100 m. O nado costas, até a categoria S5, é reduzido para uma distância de 50 m; para as categorias acima os atletas nadam os 100 m. Já o *medley*, nas categorias SM1, SM2 e SM3, tem sua distância reduzida para 150 m (o borboleta é retirado); nas demais categorias os atletas

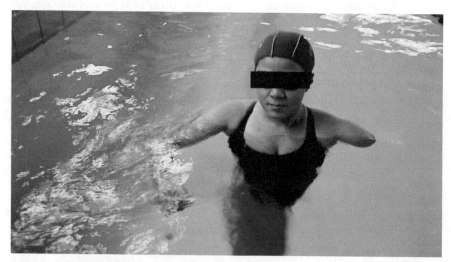

Figura 3   Atleta com deficiência motora na prática da natação.

nadam os 200 m *medley* convencionais. As saídas e viradas podem ser realizadas pelos atletas de acordo com suas possibilidades motoras. Alguns atletas largam em pé do bloco de saída, outros sentados e outros ainda de dentro da piscina, com ou sem apoio. Já as viradas devem respeitar as regras gerais da Federação Internacional de Natação (FINA).

- **Parabadminton:** com estreia agendada para os Jogos Paralímpicos de Tóquio, em 2020, a modalidade é jogada de forma individual, em duplas (masculinas e femininas) e de forma mista. Existem seis classes funcionais, duas para atletas em cadeira de rodas (WH 1 e WH 2), três para atletas que andam (SL 3, SL 4 e SU 5) e uma para atletas de baixa estatura (SS 6).
- **Parataekwondo:** também prestes a estrear nos Jogos Paralímpicos de Tóquio, em 2020, o esporte é praticado em duas modalidades: *poonse* (forma), praticada por atletas com deficiência visual, intelectual e motora; e *kiorugui* (luta), praticada por atletas com deficiência motora. Além da divisão por deficiência, os atletas são também categorizados por peso.
- **Remo:** presente nos Jogos Paralímpicos desde a edição de Pequim (2008), o remo adaptado divide os atletas em três categorias: AS, que são aqueles que apresentam movimentação funcional dos braços e ombros; TA, que apresentam movimentação do tronco e dos braços; e LTA, que apresentam controle de movimento de pernas, tronco e braços. Na classe LTA, o assento do barco é deslizante. Existem provas em barcos individual, para 2 e 4 pessoas, neste último caso podem competir atletas com deficiência visual.
- **Rúgbi:** esta modalidade sofreu grandes adaptações para ser praticada por indivíduos em cadeiras de rodas. A quadra utilizada para o rúgbi é a de basquete, existindo nesta um círculo central e duas áreas-chave, à frente das linhas de gol, com medidas de 1,75 × 8 m. O jogo é realizado utilizando-se uma bola de voleibol. O objetivo é fazer o gol, passando duas rodas da cadeira entre duas barras metálicas colocadas nas linhas de fundo da quadra. Cada equipe é composta por 4 jogadores titulares e 8 reservas e o jogo é dividido em 4 períodos de 8 minutos cada. Os jogadores são classificados de acordo com suas possibilidades motoras em 0,5; 1,0; 1,5; 2,0; 2,5; 3,0; e 3,5. A soma dos 4 jogadores em quadra não pode ultrapassar os 8 pontos.
- **Tênis de campo:** é uma das poucas modalidades adaptadas no Brasil que tem sua administração realizada por uma entidade do esporte convencional: a CBT possui um departamento específico para o tênis

em cadeira de rodas. A principal adaptação nas regras é que a bola pode quicar duas vezes antes de o atleta interceptá-la, porém alguns jogadores de elite muitas vezes não utilizam esse recurso. Todos os atletas competem nas cadeiras de rodas em categoria única, havendo classificação especial apenas para os indivíduos tetraplégicos (Quad), sobretudo pela maior dificuldade destes com a empunhadura da raquete. As dimensões da quadra e o sistema de pontuação são semelhantes aos do tênis convencional. Os atletas podem competir individualmente ou em duplas.

- **Tênis de mesa:** também é uma modalidade na qual o Brasil tem destaque internacional. As regras do esporte são idênticas às do tênis de mesa convencional. Os atletas podem competir individualmente ou em equipes, em pé ou em cadeiras de rodas. A classificação é realizada de acordo com as possibilidades e as deficiências de cada atleta. Há 10 classes para os jogadores de tênis de mesa adaptado: de 1 a 5 para os jogadores sentados e de 6 a 10 para os atletas em pé. Também nesse caso, o número da classe é inversamente proporcional à limitação motora.
- **Tiro:** as regras são basicamente iguais às do tiro convencional, com pequenas adaptações que variam de acordo com a deficiência, a prova, a distância e o tipo do alvo, a posição de tiro, o número de disparos e o tempo que o atleta tem para atirar. São utilizados alvos divididos em dez circunferências, que valem de 1 a 10 pontos.
- **Triathlon:** outra modalidade que teve sua estreia nos Jogos Paralímpicos do Rio de Janeiro em 2016, é administrada pela Confederação Brasileira de Triathlon (CBTri). A prova engloba 750 m de natação, 20 km de ciclismo e 5 km de corrida. Existe uma categoria específica para atletas em cadeiras de rodas, quatro categorias para atletas com outras deficiências motoras que competem em pé e uma categoria específica para atletas com deficiência visual.
- **Voleibol sentado:** popularizou-se no Brasil somente nos últimos dez anos e atualmente é bastante disseminado por todo o país. Participam nessa modalidade atletas com amputações e *Les Autres*, divididos em nove categorias, de acordo com suas possibilidades motoras. A quadra possui espaço reduzido, com 10 × 6 m e a rede tem uma altura do solo de 1,15 m para os homens e 1,05 m para as mulheres.

Em determinadas modalidades em que é feita a classificação funcional, alguns atletas devem ser reclassificados periodicamente, como os indivíduos que apresentam doenças crônico-degenerativas (distrofia e miastenia, entre outras). Caso haja dúvidas sobre a classificação do atleta, ele deverá ser colocado em uma classe mais favorecida; após algumas observações, se for o caso, o atleta pode mudar de classe funcional.

Além das modalidades citadas, existem ainda as modalidades de inverno, muito pouco difundidas em nosso país, e os esportes radicais, que, embora não sejam considerados Paralímpicos, têm atraído cada vez mais adeptos. Exemplos de esportes radicais são voo livre, paraquedismo, alpinismo, *rafting*, *skate* e surfe, entre outros. Em algumas dessas modalidades há categorias especiais para atletas com deficiências.

Algumas pessoas com deficiência motora têm participado de maratonas aquáticas em represas ou no mar. Certas federações aquáticas, sensibilizadas pelo aumento do número de atletas com deficiências participantes nas provas de águas abertas, abriram categorias específicas para eles. Além da natação, outras modalidades convencionais abrem espaço para a participação de atletas com algum tipo de deficiência motora, como o atletismo em determinadas provas de rua (Figura 4). Infelizmente, atitudes como estas ainda são exceções e, em geral, esses atletas precisam competir apenas nos eventos oferecidos pelas entidades específicas de administração esportiva.

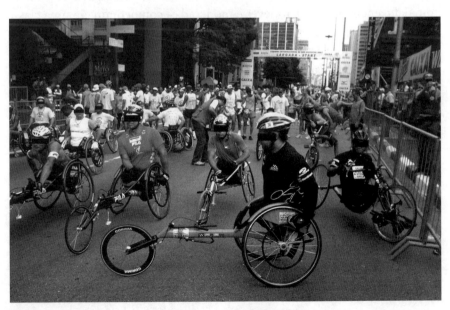

Figura 4 Atletas com deficiência na corrida de São Silvestre.

O esporte para pessoas com deficiências intelectuais

Embora os indivíduos com deficiências intelectuais apresentem dificuldades no aprendizado, as experiências práticas demonstram que estes conseguem atingir ótimos níveis de desempenho nas habilidades motoras, inclusive nos esportes competitivos. Evidentemente, o professor ou o técnico esportivo deve utilizar algumas estratégias a fim de que esse atleta possa absorver o máximo das sessões de treinamento. O fundamental é que o técnico conheça muito bem as potencialidades de seu atleta e, durante as atividades propostas, valorize as experiências que o indivíduo já possui e busque relacionar novas habilidades com as já adquiridas.[5,20]

O esporte adaptado para pessoas com deficiências intelectuais, internacionalmente, é administrado por duas associações: International Sports Federation for Person with Intellectual Disability (INAS) e Special Olympics Inc. (SOI). Os atletas que participam dos eventos da primeira são os elegíveis para competir nos Jogos Paralímpicos. Os que participam da SOI são os que competem nos eventos da Special Olympics.

No Brasil, os atletas filiados ao CPB estão vinculados à Confederação Brasileira de Desporto para Deficientes Intelectuais (ABDEM/CBDI). Nos Jogos Paralímpicos, até os Jogos de Sidney em 2000, participavam os atletas com deficiências intelectuais leves e moderadas, competindo em uma classe única. No entanto, por conta de fraude no processo de classificação, atletas com deficiência intelectual foram excluídos dos Jogos Paralímpicos, uma vez que o IPC julgou precária sua forma de classificação. O retorno desses atletas aos Jogos Paralímpicos aconteceu apenas em 2012, em Londres, porém com a participação reduzida para as modalidades de natação, atletismo e tênis de mesa.

Já o evento Special Olympics, que não tem relação direta com os Jogos Paralímpicos, foi criado para dar oportunidade a mais indivíduos com deficiência intelectual, inclusive aqueles com síndrome de Down e deficiências múltiplas, de participarem de grandes competições internacionais.

Special Olympics

O movimento Special Olympics surgiu na década de 1960, por iniciativa da família Kennedy, nos Estados Unidos. Eunice Kennedy Shriver, irmã do então presidente John Kennedy, realizou, no início da década de 1960, um acampamento para pessoas com deficiência intelectual. Empolgada com a ideia, percebeu que essas pessoas conseguiam aprender e executar diversas atividades motoras, inclusive esportes. Notou também que tais atividades melhoravam muito a convivência e o estado de humor dessas pessoas. Em 1968, foi então fundada a SOI, com a realização dos primeiros Jogos Internacionais em Chicago.

Desde sua fundação, a SOI cresceu rapidamente e alcançou grande reconhecimento internacional, inclusive por parte do Comitê Olímpico Internacional, que a autorizou a utilizar o termo "olímpico" em seus eventos pelo mundo. Atualmente, mais de 160 países são filiados à associação, dando oportunidade de participação esportiva e reintegração social para pessoas que até então eram estigmatizadas como incapazes de aprender. Participam desse movimento pessoas com deficiência intelectual em todos os níveis e pessoas com deficiências múltiplas, como o caso da síndrome de Down, desde que possuam pelo menos 8 anos de idade.[14]

O movimento Olimpíadas Especiais do Brasil surgiu em 1990 e organizou jogos estaduais e nacionais, congregando 12 estados brasileiros (Bahia, Goiás, Minas Gerais, Pará, Paraná, Pernambuco, Rio de Janeiro, Rio Grande do Norte, Rio Grande do Sul, Rondônia, Santa Catarina e São Paulo) e o Distrito Federal. Entretanto, em 2002 a entidade perdeu o credenciamento internacional.

Ainda em 2002, formou-se um novo grupo, denominado Special Olympics Brasil, que até hoje organiza e administra a atividade esportiva nacionalmente, sendo reconhecido pela Special Olympics International. Atualmente, o movimento está presente em vários Estados brasileiros, oferecendo diversas modalidades esportivas.

As modalidades administradas pela associação nacional são: atletismo, basquetebol, bocha, futebol, futsal, ginástica artística, ginástica rítmica, judô, handebol, hóquei sobre piso, natação, patinação de velocidade sobre gelo, patinação de velocidade sobre rodas, tênis e tênis de mesa.

Internacionalmente, além das modalidades citadas, são também administradas na Special Olympics: badminton, boliche, ciclismo, hipismo, golfe, levantamento de peso, vela, *softball* e voleibol, além das modalidades de inverno. Para os atletas com deficiências mais severas, existem provas de habilidades específicas, como caminhadas assistidas ou circuitos de habilidades motoras. Os Jogos Internacionais são realizados a cada 2 anos, intercalados entre Jogos de Verão e Jogos de Inverno.

Na Special Olympics, os atletas são classificados por nível de habilidade, independentemente do grau da deficiência, e agrupados nas competições de acordo com seus rendimentos esportivos, idade e sexo. O fundamental nesse sistema de classificação é que os resultados mínimo e máximo não podem diferir mais do que 15%. Essa norma garante que as competições sejam niveladas e que todos tenham oportunidade de obter um bom rendimento.

O treinamento é o ponto forte do movimento e, aqui no Brasil, segue-se a norma de conduta da SOI. O objetivo maior desse movimento é preparar os indivíduos com deficiência intelectual para a vida, utilizando o esporte como instrumento. Pretende-se, mediante o esporte, encorajar essas pessoas para o aprendizado, proporcionando momentos de alegria e de bom convívio social, além de ensinar valores e hábitos saudáveis de vida.[21] Na Special Olympics, além dos três primeiros colocados que ganham medalhas, todos os participantes recebem fitas simbolizando um prêmio de participação.

O ESPORTE ADAPTADO E A REABILITAÇÃO SOCIAL DA PESSOA COM DEFICIÊNCIA

Embora o objetivo maior do esporte adaptado não seja a reabilitação dos indivíduos com algum tipo de deficiência e, sim, a competição, são inegáveis os benefícios que a sua prática pode proporcionar, principalmente nos aspectos psicossociais. Entre os benefícios, pode-se destacar visível melhora na autoestima, evolução no autoconceito, melhor aceitação da condição de deficiência, melhor interação com as pessoas, ganho de autoconfiança e independência. Principalmente os indivíduos com deficiências visuais ou motoras passam a ter, após certo tempo de treinamento esportivo, maior confiança para sair de casa sozinhos quando precisam realizar suas atividades diárias. Tornam-se mais independentes para utilizar os sistemas de transportes públicos e, no caso daqueles com deficiência visual, adquirem maior percepção e orientação espacial. As pessoas que praticam esportes em cadeira de rodas tornam-se aptas a realizar uma transferência mais facilitada da cadeira e obtêm evolução na sua capacidade de locomoção.[22]

O indivíduo com deficiência, especialmente motora, tende a sentir-se feio, pouco atraente e extremamente limitado. Com a prática esportiva, passa a gostar mais de seu corpo e a perceber que as tarefas que antes julgava impossíveis podem ser realizadas. Alguns atletas comentam que, após iniciarem uma prática esportiva, tiveram ânimo para voltar a estudar, sair de casa, namorar e trabalhar. Esse aspecto do esporte adaptado deve ser destacado, sobretudo quando se analisa o grande número de pessoas com deficiência que ainda não possui o conhecimento de tal prática. Aumentar a disseminação de informações sobre o esporte adaptado e a participação de pessoas com deficiência na prática ainda é um desafio. Sabe-se que fatores contextuais de ordem pessoal, social ou ambiental podem tanto favorecer como dificultar a participação destas pessoas em práticas esportivas. Felizmente, com o aumento da divulgação recente na mídia, o povo brasileiro começa a se familiarizar com o esporte adaptado e a conhecer a história de nossos atletas. Espera-se que este fato estimule a discussão sobre o direito de acesso à prática, aumentando as oportunidades para que cada vez mais pessoas com deficiência possam ingressar no esporte, seja com o objetivo de alcançar o alto rendimento competitivo, seja como forma de lazer e aprimoramento de sua saúde e qualidade de vida.

CONSIDERAÇÕES FINAIS

Uma mudança na mentalidade da sociedade brasileira ainda se faz necessária, a fim de que as pessoas parem de ver indivíduos com deficiência como "coitadinhos" e "esforçadinhos" e passem a vê-los como os atletas que de fato são. Não se pode mais ignorar que o desempenho desses atletas se aproxima muito daqueles obtidos por praticantes do esporte convencional. O governo brasileiro, por meio de leis de incentivo ao esporte e de acessibilidade, voltou a atenção para o esporte adaptado.

Embora alguns avanços tenham sido feitos, no entanto, outros fatores não podem ser esquecidos. Um grande empecilho para a disseminação da prática do esporte adaptado provavelmente é a falta de transporte e de instalações adaptadas para receber pessoas com deficiência. A situação dos transportes públicos brasileiros é precária quando se pensa em adaptações para pessoas com restrições motoras, fator que dificulta o acesso dos possíveis atletas ao local de prática. Quanto às adaptações estruturais nas instalações esportivas, embora exista um manual de diretrizes criado pela Associação Brasileira de Normas Técnicas, na prática ainda existem grandes barreiras arquitetônicas a serem superadas. Escadas, portas estreitas, pisos derrapantes, poucas informações em braile, entre outros, são aspectos que facilmente desestimulam as pessoas a buscarem uma prática esportiva regular.[20,22]

É preciso que todos se conscientizem de que essa prática é um direito da população, independentemente de raça, sexo ou de uma possível limitação física, sensorial ou intelectual. Se tal conscientização ocorrer, certamente haverá mais pessoas obtendo os benefícios do esporte adaptado e o Brasil terá destaque cada vez maior nas competições internacionais adaptadas.

RESUMO

O esporte adaptado para pessoas com deficiência, apesar do histórico recente, tem crescido de maneira visível, atraindo a atenção de toda a sociedade. Atualmente, considera-se que a presença de uma deficiência motora, sensorial ou intelectual não é motivo para o abandono ou falta de adesão à prática de uma modalidade esportiva, sobretudo pelos muitos benefícios físicos e psicossociais que esta pode proporcionar. Definido como o esporte modificado ou criado para atender atletas com deficiência, o esporte adaptado ainda encontra algumas barreiras para sua maior disseminação em nosso país, tais como a pouca divulgação pela mídia e a falta de acessibilidade e transporte apropriado.

As modalidades sofrem pequenas adaptações, visando propiciar sua prática por pessoas com diferentes tipos de deficiência. O esporte adaptado é administrado por entidades nacionais e internacionais, com destaque para o Comitê Paralímpico Internacional e, no Brasil, o Comitê Paralímpico Brasileiro. Atualmente, participam dos Jogos Paralímpicos atletas com deficiência visual, motora e intelectual. Aqueles com deficiência auditiva ou intelectual competem em outros eventos específicos, tanto em esfera nacional como internacional.

REFERÊNCIAS BIBLIOGRÁFICAS

1. Wilhite B, Shank J. In praise of sport: Promoting sport participation as a mechanism of health among persons with a disability. Disabil Health J. 2009;2(3):116-27.
2. Perrier MJ, Shirazipour CH, Latimer-Cheung AE. Sport participation among individuals with acquired physical disabilities: Group differences on demographic, disability, and health action process approach constructs. Disabil Health J. 2015;8(2):216-22.
3. Tubino M. 500 anos de legislação esportiva brasileira – do Brasil colônia ao início do século XXI. Rio de Janeiro: Shape, 2002.
4. Winnick JP. Adapted physical education and sport. Champaign: Human Kinetics; 2011.
5. Sherrill C. Adapted physical education and recreation. Iowa: Wm. C. Brown; 2003.
6. Strohkendl H. The 50th anniversary of wheelchair basketball. New York: Waxmann – IWBF; 1996.

7. International Paralympic Comitee. Disponível em: www.paralympic.org. Acessado em: jul. 2017.
8. Swartz L, Bantjes J, Rall D et al. Aore Equitable Society: the politics of global fairness in Paralympic sport. PLOS ONE, DOI: 10.1371/journal.pone.0167481. 12 dez. 2016.
9. International Paralympic Committee. Disponível em: www.paralympic.org. Acessado em: jul. 2017.
10. Mattos E. Pessoa portadora de deficiência física (motora) e as atividades físicas, esportivas, recreativas e de lazer. In: Pedrinelli VJ, Teixeira L. Educação física e desporto para pessoas portadoras de deficiência. Brasília: MEC – SEDES/SESI – DN, 1994. p. 78-9.
11. Comitê Paralímpico Brasileiro. Disponível em: www.cpb.org.br. Acessado em: jul. 2017.
12. Teixeira L. Atividade física adaptada e saúde. São Paulo: Phorte; 2008.
13. International Blind Sports Federation. Disponível em: www.ibsasport.org. Acessado em: jul. 2017.
14. Greguol M. Natação adaptada – em busca do movimento com autonomia. Barueri: Manole; 2010.
15. International Committee of Sport for the Deaf. Disponível em: www.deaflympics.com/. Acessado em: jul. 2017.
16. International Committee of Sport for the Deaf. Audiogram Regulations. Lausanne: ICSD, 2016.
17. Beckman EM, Connick MJ, Tweedy SM. Assessing muscle strength for the purpose of classification in Paralympic sport: A review and recommendations. J Sci Med Sport. 2017;20:391-6.
18. Canales L, Lytle R. Physical activity for young people with severe disabilities. Champaign; Human Kinetics; 2011. p. 19.
19. Brittain I, Beacom A (eds.). The Palgrave handbook of paralympic studies. Palgrave MacMillan; 2018.
20. Zlot AI, Librett J, Buchner D, Schmid T. Environmental, transportation, social, and time barriers to physical activity. J Phys Activity Health. 2006;3:15-21.
21. Tint A, Thomson K, Weiss JA. A systematic literature review of the physical and psychosocial correlates of Special Olympics participation among individuals with intellectual disability. J Intellect Disabil Res. 2017;61(4):301-24.
22. Caperchoine C, Mummery WK, Joyner K. Addressing the challenges, barriers, and enablers to physical activity participation in priority women's groups. J Phys Act Health. 2009;6:589-96.
23. Mello MT. Paraolimpíadas – Sidney 2000. São Paulo: Atheneu; 2002.
24. Rodrigues D. Atividade motora adaptada – a alegria do corpo. São Paulo: Artes Médicas; 2006.

capítulo

20
Protocolos para avaliação física e fisiológica em pessoas com deficiência

Prof. Dr. Marco Túlio de Mello
Profª. Ms. Carolina Ventura Fernandes Pasetto
Profª. Drª. Andressa da Silva de Mello

INTRODUÇÃO

Este capítulo tem como objetivo apresentar de forma clara algumas sugestões de protocolos que podem ser utilizados em avaliações clínicas, físicas e psicológicas do esporte; fisiológicas, médicas e antropométricas, além de testes do padrão de sono, de biomecânica, entre outras.

O Brasil é um dos países que vem apresentando grande evolução nas últimas edições dos Jogos Paralímpicos sendo que, desde Sidney (2000) até Londres (2012), apresentou as seguintes colocações: Sidney 24ª, Atenas 14ª, Pequim 9ª e Londres 7ª. Cabe destacar que a última competição foi considerada a maior edição dos jogos paralímpicos, com 4.200 atletas e 160 países participantes. O Brasil participou com 183 atletas distribuídos em 20 modalidades: atletismo, natação, halterofilismo, bocha, esgrima, vôlei sentado, *goal ball*, hipismo, futebol de 5, futebol de 7, basquete em cadeira de rodas, tênis de mesa, tênis de quadra, judô, paracanoagem, ciclismo, remo, *rugby*, tiro com arco, tiro esportivo. As modalidades atletismo e natação foram as que conquistaram o maior número de medalhas durante os Jogos Paralímpicos de Londres (IPC, 2014).

O capítulo tem como base o trabalho desenvolvido pela Comissão de Avaliação do Comitê Paralímpico Brasileiro – que avaliou os atletas que disputaram as Paralimpíadas de Atenas 2004 e avaliações de atletas paralímpicos que participaram das paralimpíadas de Pequim 2008 e Londres 2012. Assim, nossa expectativa é que esse instrumento possa auxiliar a reprodução de diversos meios de avaliação de pessoas com necessidades especiais. É claro para nós que há diversas modalidades paralímpicas que não constam neste capítulo. Trata-se das principais modalidades que têm sido desenvolvidas no Brasil, e acreditamos que o próximo passo no âmbito de divulgação e reprodução de instrumentos de trabalho seja uma nova produção acadêmica/científica que demonstre os principais protocolos de avaliações em todas as modalidades paralímpicas, com ênfase nas capacidades físicas predominantes em cada uma.

Histórico

Após a Primeira Guerra Mundial, numerosos tratamentos terapêuticos foram introduzidos na clínica médica com o intuito de restaurar funções dos soldados que voltavam das batalhas com deficiências. Eles eram vistos como estorvos para a sociedade e, às vezes, para a própria família.[2] Depois da Segunda Guerra Mundial, muitos soldados voltaram para seus países paraplégicos, amputados e/ou com outras deficiências. Essa situação fez com que fossem criados centros de reabilitação em países como os Estados Unidos e a Inglaterra.[2]

No ano de 1948, em Stoke Mandeville, Inglaterra, Ludwig Gottmann iniciou um programa organizado de esporte em cadeira de rodas para o tratamento e a recuperação das pessoas com deficiência e provocou uma incrível mudança da situação.[95] Já na América do Sul, o esporte adaptado teve início no final da década de 1950 após uma epidemia de poliomielite.[2]

Há trinta anos, qualquer lesão grave na medula levaria o paciente à morte ou à dependência total de outras pessoas para o resto da vida. Desde então, a medicina, a enfermagem, a fisioterapia, a terapia ocupacional, a educação física, assim como o desenvolvimento de medicamentos, equipamentos e métodos de tratamento proporcionam melhores condições de saúde e qualidade de vida para pessoas com deficiência.[77]

Atualmente, é possível reintegrar esses pacientes ao meio familiar, social, profissional e esportivo.[88] Tensões, angústias, frustrações e agressividade são extravasadas por meio do esporte. A prática esportiva orientada leva à autoafirmação, o que minimiza inseguranças e incertezas. Além de tudo isso, a prática regular de atividades físicas melhora a força muscular, a resistência cardiovascular e muscular, diminuindo também a tendência ao isolamento social.[77]

O sucesso na vida e no esporte paralímpico, que hoje é considerado de alto nível, requer da pessoa com deficiência um somatório de motivação, trabalho, treinamento, sacrifício, incentivo e oportunidades. Esse sucesso leva o atleta paralímpico à reabilitação no sentido mais amplo da palavra.[95]

É importante ressaltar a importância de exames diagnósticos prévios à participação em um programa de atividade física e/ou competição para aqueles que ingressarão ou que já praticam esse tipo de atividade. A avaliação diagnóstica consiste na identificação e na orientação dos atletas para que evitem problemas durante os treinamentos e as competições.[94]

CARACTERÍSTICAS PRINCIPAIS

Avaliação clínica

Qualquer pessoa que queira praticar atividade física deve ser submetida a exames médicos pré-participação para que sejam determinadas possíveis intercorrências clínicas existentes.[46] A avaliação clínica é composta por uma anamnese e um exame físico que visa a identificar problemas cardiovasculares e musculoesqueléticos congênitos ou adquiridos, maximizando, assim, o aproveitamento das capacidades funcionais do indivíduo para que ele tenha condições de aproveitar os benefícios fisiológicos, psicológicos e sociais da prática da atividade física. A prevenção de doenças e o tratamento de lesões esportivas são funções da equipe médica, assim como a vacinação contra doenças infectocontagiosas e o esclarecimento a respeito dos prejuízos da automedicação e da dopagem.[88]

A prevenção de doenças e a explanação de normas básicas de higiene e saúde são também funções da equipe médica.[34] Segundo Vital,[94] na avaliação clínica para os atletas com deficiência, há particularidades de acordo com a deficiência apresentada e com a modalidade esportiva praticada. Assim, uma sugestão de um protocolo a ser estabelecido para uma avaliação clínica pode ser:

a) Aplicação de um questionário sobre dados gerais.
b) Anamnese.
c) Exame físico.

d) Exames laboratoriais.
e) Radiografia simples de tórax.
f) Eletrocardiograma de repouso e em esforço físico.

Dependendo dos resultados obtidos, é aconselhável a realização de exames mais específicos,[50] como ecocardiograma, ressonância magnética, exames para verificar as funções endócrinas e metabólicas, entre outros.

Roteiro de avaliação - protocolo[95]

- Anamnese: permite investigar sintomas pessoais e familiares que podem interferir na realização da atividade física, do treinamento e das competições.
- Causa da deficiência: busca a principal motivação na alteração da saúde ou do bem-estar. É comum apresentar relatos de medo, ansiedade, desconforto ou incapacidade funcional. As categorias de doenças que mais produzem queixas de perda de função são as do sistema cardiovascular, musculoesquelético e neurológico.
- Estado atual: descrição sobre os fatos que levaram o indivíduo à situação atual (alterações congênitas ou adquiridas). Informações sobre os tratamentos realizados ou em andamento (medicamentoso, reabilitação, cirúrgico, psicológico, entre outros) também são solicitadas.

São realizadas questões a respeito das atividades da vida diária e constam informações sobre:

- Deambulação: deslocamento de um lugar a outro em uma distância finita. A deambulação, portanto, não inclui apenas o nadar, mas também o deslocamento na cadeira de rodas e até o engatinhar. Informações sobre a necessidade de cadeira de rodas, de muletas, de órteses, de próteses; se dirige automóvel, se sobe e desce escadas. O ambiente em que o indivíduo se locomove também é importante (casa, rua, vizinhança).
- Atividades de transferências: informações sobre a possibilidade ou não de transferência (independente) da cadeira de rodas à cama, ao vaso sanitário e aonde for necessário para o exercício das atividades da vida diária.
- Atividades de vestir: habilidade do indivíduo para colocar e retirar a roupa.

- Atividades de alimentação: habilidade para alimentar-se, utilização dos talheres e dos copos.
- Atividades de higiene pessoal: habilidades do entrevistado para realizar atividades relacionadas com a higiene pessoal, incluindo cuidado perineal e eliminação de fezes e urina.
- Atividades de comunicação: as atividades de comunicação incluem os aspectos das habilidades associadas com o ouvir, o falar, o ler e o escrever, que dependem de nível intelectual e da integridade dos órgãos sensoriais e das funções motoras.

Nível de função

- Independente: não há necessidade do auxílio de equipamentos ou pessoas.
- Independência com auxílio: execução das tarefas com um ou mais auxílios adaptados, mas sem assistência de outra pessoa. É independente para colocar e retirar as adaptações.
- Dependente parcial: necessidade de auxílio para colocar ou retirar suas adaptações ou para completar a tarefa.
- Dependente: necessita de assistência total para exercer qualquer atividade.

Interrogatório complementar

Determinar possíveis alterações concomitantes (escaras, *diabetes mellitus*, hipertensão arterial) apresentadas pelo indivíduo.

Os itens a seguir são muito importantes para uma boa avaliação e um melhor rendimento do entrevistado:

- Estado nutricional: o indivíduo que pratica esporte está sujeito a maior gasto energético.
- Sistema cardiovascular: verificar se o indivíduo apresenta dispneia, ortopneia, dor torácica, claudicação dos membros, palpitações e tosse. Para a prática de esporte, o sujeito deve ter boa condição cardiovascular para realizar esforços com alta intensidade. Lembrando que a condição funcional desse sistema melhora com o treinamento.
- Sistema respiratório: verificar se o indivíduo apresenta tosse, expectoração, hemoptise ou dispneia. Ele deverá ter o melhor aproveitamento da sua

capacidade respiratória; doenças obstrutivas limitarão sua capacidade ao esforço físico.
- Sistema nervoso: diversas alterações funcionais podem modificar a *performance* e requerer adaptações deles próprios a essas condições. Algumas dessas alterações podem ser no campo visual, no equilíbrio excitação--depressão (crises convulsivas), tremores, movimentos involuntários e perda da sensibilidade.

Perfil do atleta

A avaliação deve ser realizada com participação de uma equipe multiprofissional para que seja realmente completa, com dados psicológicos, fisiológicos, biomecânicos e de assistência social.[95]

História pessoal

- História psicológica: reações a frustrações emocionais, antecedentes de distúrbios de humor e depressão.
- Estilo de vida: relação do indivíduo com o grupo, atividades que lhe dão prazer.
- Alimentação: capacidade de realizar dietas, tipos de alimentos de acesso fácil e com mais frequência.
- Consumo de álcool ou drogas: o que pode interferir no desempenho (quantidade ou tipo) e/ou ser considerado *doping*.

História social

- Família: quantidade de membros e o papel do entrevistado no âmbito familiar.
- Domicílio: características físicas, localização, acesso, transporte, condições e saneamento básico.
- Hábitos: realização de atividades de lazer e participação em grupos com finalidades definidas.

História profissional

- Educação e treinamento: grau de instrução e treinamento profissional realizado.
- Trabalhos: funções já desempenhadas, afinidade com determinadas funções e motivação para o trabalho.
- Finanças: situação financeira do entrevistado e da família, além de patrocínio para treinamentos.

Antecedentes familiares

Investigação mais aprofundada das doenças hereditárias de familiares que possam influenciar no rendimento do entrevistado física ou socialmente.

Exame físico

Tem o objetivo de encontrar resultantes diretos ou indiretos da incapacidade apresentada pelo indivíduo. O exame físico é constituído por um exame geral e um exame específico para os sistemas nervoso, cardiovascular e musculoesquelético.

Sinais vitais

Compostos por dados importantes para a avaliação: verificação da pressão arterial, frequência cardíaca, temperatura, frequência e volumes respiratórios.

Inspeção geral

Verificam-se a hidratação, a coloração das mucosas, a acianose e a eupneia.

Pele e fâneros

Verificam-se lesões de pele (em especial as escaras ou úlceras de pressão), alterações da coloração, queda de fâneros, sensibilidade e sinais distróficos (sudorese excessiva, hipertermia, hipotermia, edemas).

Cabeça e pescoço

Verifica-se se o indivíduo apresenta deformidades, modificações na capacidade de mastigação e deglutição e analisa a situação das gengivas e dos dentes e o uso de próteses ou órteses removíveis ou fixas.

Sistema cardiovascular

Avaliação minuciosa da pressão arterial (deitado, em pé, sentado, pré e pós-esforço); observação de sinais indiretos de insuficiência cardíaca (estase jugular a 45° de decúbito, edema periférico, hematomegalia, dispneia de esforço e ortopneia) e realização da ausculta.

Sistema respiratório

Verifica-se o tipo de respiração (costoesternal, diafragmática ou mista), possíveis deformações na caixa torácica que podem causar danos à capacidade pulmonar, à elasticidade desta e ausculta pulmonar para detectar alterações características do parênquima (tecidos) pulmonar.

Sistema gastrintestinal

Determina-se a condição da dentição, as dificuldades de mastigação e deglutição, a ocorrência de salivação abundante, as modificações da cavidade bucal e orofaríngea. Realizar exame de palpação abdominal superficial e profunda para detectar visceromegalias, tumorações e fecalomas. Além disso, avalia-se também o controle de esfíncter nos lesados medulares.

Sistema musculoesquelético

- Exame a ser realizado de todos os ângulos, de maneira estática e dinâmica, verificando possíveis alterações da face e do tronco (desvios posturais, como escoliose e hipercifose), simetria de membros (quanto ao volume e ao comprimento). As alterações devem ser observadas, e as diferenças, medidas.
- Palpação: localização de pontos dolorosos, consistência dos tecidos, tumefação, espasmos (contraturas) e encurtamentos musculares.

- Estabilidade articular: avaliação das articulações, rupturas ou frouxidão nos ligamentos e nas cápsulas, respectivamente, que causam padrões anormais de movimentos.
- Amplitudes articulares: verificação das amplitudes de movimentos articulares com o uso do aparelho denominado goniômetro. Essas medidas podem ser verificadas de maneira passiva ou ativa. Os valores normais para todas as articulações do corpo podem ser comparados em uma tabela própria, ou pelo equipamento de avaliação isocinética.
- Força muscular: é importante o conhecimento da ação primária de cada músculo e da posição do segmento a ser avaliado. É indispensável que exista um sistema de graduação. Esse sistema baseia-se na capacidade de o músculo mover-se contra a gravidade, e possui seis graus de avaliação. Além disso, nesse sistema, há possibilidade de comparações entre as avaliações realizadas, o que é de extrema importância. A seguir, a graduação da força segundo alguns critérios:
    - Força grau 0: ausência de contração muscular – paralisia.
    - Força grau 1: traço de força – a contração muscular pode ser vista ou palpada, mas a força é insuficiente para produzir movimento mesmo com eliminação da gravidade.
    - Força grau 2: força mínima – o músculo move a articulação em toda sua amplitude, desde que a ação da gravidade seja anulada.
    - Força grau 3: força regular – o músculo move a articulação na amplitude total do movimento contra a gravidade.
    - Força grau 4: força boa – o músculo realiza o movimento contra a força da gravidade e uma resistência "moderada" aplicada pelo examinador.
    - Força grau 5: força ótima – o músculo move a articulação na amplitude total do movimento contra a gravidade e contra a resistência completa (adequada) aplicada pelo examinador.

Para que seja realizado um exame preciso, o avaliador deve ter experiência, pois fatores como idade, tipo de deficiência e ocorrência de espasticidade podem alterar os resultados.

Sistema nervoso central e periférico

Os sinais que orientarão a capacidade residual do estado mental até a marcha são verificados nesse exame.

- Estado mental: descrição do comportamento do avaliado, de suas funções intelectuais, do nível de consciência, da memória, da capacidade numérica e informativa, da percepção, da fala, do afeto, da compreensão e do julgamento. Essa descrição deve ser realizada especialmente nos indivíduos que sofreram lesão cerebral.
- Pares cranianos: observações das possíveis alterações do campo visual, estrabismos e nistagmos; alterações do olfato; do tamanho das pupilas e suas reações; dificuldades de mastigação, deglutição e de alterações do paladar. As observações devem ser realizadas a partir da revisão dos pares cranianos.
- Sensibilidade: tátil, térmica (quente e frio); dor superficial e profunda; noção de posição; sensação vibratória; esterognósia; discriminação de dois pontos, entre outros.
- Integração motora central: avaliação do tônus muscular (hipertonia) nos casos de espasticidade, a rigidez ou hipotonia mediante movimentações ativas e passivas, coordenação motora e análise de movimentos involuntários (tremores, atetoses e distonias).
- Reflexos: exame dos reflexos superficiais, profundos e patológicos.

Aparelho geniturinário

Verificação da cor da urina para detecção de possíveis infecções, febre, dificuldade e/ou dor ao urinar; sinal de Giordano; e características da dificuldade do controle urinário de micção.

Avaliação da marcha

Análise da simetria e da harmonia do movimento, assim como do comprimento e da largura da passada e da marcha, respectivamente, com e sem o auxílio das órteses e próteses. Caso haja incapacidade de andar, deve-se avaliar a deambulação na cadeira de rodas. É importante verificar a habilidade de locomoção em linha reta e em trajetos sinuosos.

Exame neuromuscular funcional

Análise, em um momento definido, da habilidade de o avaliado realizar atividades da vida diária (AVD). O exame é subdividido em:

- Avaliação do equilíbrio sentado e do equilíbrio em pé.
- Avaliação das atividades de vestir-se, alimentar-se e de higiene pessoal.
- Avaliação da deambulação.

Com base no exame funcional, confirmam-se algumas das informações obtidas na anamnese. Além disso, tal exame é utilizado para a classificação funcional – classificação esportiva necessária para participação em competições para pessoas com deficiência – do indivíduo a partir da associação desta aos testes específicos de cada modalidade.

Informações importantes

É essencial o esclarecimento aos praticantes de atividade física ou de esporte de desempenho sobre o uso de medicamentos e sua relação com o esporte, assim como os medicamentos que podem ser considerados *doping* e as consequências da automedicação.[95]

AVALIAÇÃO DE LESÕES TRAUMATO-ORTOPÉDICAS

Fazendo uma observação do mecanismo de lesão, e comparando com as deficiências, é possível estabelecer alguns parâmetros para os métodos de prevenção específica para as atividades desportivas nos atletas, sempre considerando o alto nível, as características de cada esporte e a deficiência. Uma característica especial da reabilitação é a impossibilidade relativa do uso de aparelhos e de tratamento que utilizam a termoterapia e a eletroterapia nas áreas com deficiência de sensibilidade e parestésicas, o que pode levar a lesões de origem iatrogênicas na pele e nos tecidos profundos. Além disso, ocorre também a dificuldade no respeito a prescrições do repouso para algumas lesões inflamatórias, pois isso acarretará na perda da autonomia do indivíduo para atividades de vida diária (locomoção, higiene e transferências), o que implicará uma recuperação mais demorada. Por esse motivo, isso deve ser sempre analisado com muita cautela pelo profissional de saúde para tentar equilibrar o esporte e a vida diária dessas pessoas.[96]

Silva et al. (2016) publicaram um artigo que descreve a importância do fisioterapeuta no esporte paralímpico e relata que o número de atletas com deficiência que participam de esportes organizados e da popularidade dos

Jogos Paralímpicos é cada vez maior em todo o mundo. Apesar deste interesse crescente e o fato de que a participação em esportes coloca o atleta em risco de lesão, há poucos estudos sobre padrões de lesão, fatores de risco e estratégias de prevenção de lesões em atletas com deficiência (Fagher e Lexell, 2014).

A participação de atletas com deficiência nos últimos anos em modalidades esportivas, bem como, o nível competitivo desses atletas tem sido relacionado ao aumento da incidência de lesões musculoesqueléticas (Laurino et al., 2000; Silva et al., 2011).

No esporte Paralímpico, Vital e colaboradores (2007) relataram que treinos intensivos, com o objetivo de melhorar o desempenho durante as competições, levam ao surgimento de lesões resultantes da prática esportiva, chamadas de lesões desportivas. Na maioria dos casos a natureza das lesões é de origem musculoesquelética. Quando essas lesões não forem diagnosticadas e tratadas adequadamente, podem evoluir para patologias crônicas, impossibilitando o atleta de progredir no esporte. Vanlandewijck (2006) declarou que um dos aspectos que necessitam ser pesquisados a respeito de atletas com deficiência é o entendimento dos mecanismos causais das lesões esportivas e que mesmo com a crescente popularização do esporte Paralímpico, ainda existe uma lacuna em pesquisas dos padrões e fatores de risco de lesões para algumas modalidades. No entanto, as lesões não possuem origem simplesmente quanto à prática do esporte, mas também são potencializadas e agravadas devido ao tipo de deficiência associado a modalidade esportiva praticada e no nível de aptidão física e de capacidade técnica para realização do gesto esportivo.

Avaliação cardiológica

A prática de atividade física regular pode melhorar e preservar a saúde e a qualidade de vida. O sedentarismo é condição não desejável e pode ser um risco para a saúde.

Segundo Leitão,[50] hoje se reconhece o sedentarismo como importante fator de risco para diversas doenças crônico-degenerativas que acometem a humanidade. O aumento da atividade física e a prática de esporte são fatores que contribuem para a diminuição dos riscos de doenças cardiovasculares.[40] Os serviços de saúde fazem parte do meio social, sendo um dos elementos que podem alterar a frequência e a distribuição dos agravos à saúde, melhorando a qualidade de vida das pessoas. Dois fluxos confluem para a utilização desses serviços: percepção de alterações na saúde e desejo de mantê-la, e prevenção da doença.[84]

A prática do exercício físico é um comportamento que intensifica consideravelmente o funcionamento do sistema cardiovascular. Existem numerosos estudos mostrando que o treinamento físico dinâmico modifica o funcionamento do sistema cardiovascular, tanto em repouso quanto durante o exercício. As principais modificações são na frequência cardíaca, no volume sistólico, no débito cardíaco, na função ventricular e na pressão arterial, em repouso e no exercício físico.[60]

Dessa maneira, torna-se imprescindível que este organismo, colocado várias vezes por dia à prova, esteja nas suas melhores condições de saúde, seja para que o seu rendimento se torne o melhor possível, seja para que esse esforço intenso não coloque em risco a sua integridade.[48]

Os médicos responsáveis pelos cuidados relativos à saúde de praticantes de atividades físicas ou de esportistas de desempenho realizam uma avaliação pré-participação (APP) para determinar o estado de saúde, assim como a capacidade de treinar e competir.[15]

APP

É extremamente importante que a avaliação cardiológica esteja presente na APP, já que 95% das causas de morte súbita em atletas são decorrentes de doenças cardiovasculares. A morte súbita de atletas, especialmente dos jovens, apesar de rara, sempre causa um grande impacto quando ocorre, tanto pela repercussão na mídia quanto pela perplexidade que acomete a população. Isso ocorre porque existe a visão de que os atletas treinados constituem o segmento mais saudável da sociedade. A detecção da doença cardiovascular pode evitar tal problema em atletas de alto risco e, quando detectada precocemente, permite intervenção terapêutica.[51] Após essa primeira avaliação, os indivíduos que forem classificados como pertencentes ao grupo de alto risco serão encaminhados para exames complementares, e os que não apresentarem anormalidade serão liberados para a prática de esportes.[51]

Na Diretriz da Sociedade Brasileira de Medicina do Esporte (SBME), publicada em 2004, sobre a e no esporte, enfatiza-se o papel fundamental e indispensável da APP como forma de prevenção para tais eventos.[51]

Metodologia da avaliação

Anamnese

São desenvolvidas questões específicas que identificam situações de risco de doença cardiovascular.

Exame físico

Dados obtidos a partir do exame físico cardiológico:

- Pulso tomado em artéria radial, femoral e carótida (preferencialmente nesta ordem, podendo ser alterada de acordo com a deficiência física apresentada pelos avaliados) em sessenta segundos, para se obter o número de pulsos nesse período de tempo.
- Frequência cardíaca obtida por meio de ausculta cardíaca com contagem de sessenta segundos para se obter o número de sístoles ventriculares por minuto.
- Pressão arterial obtida por meio do esfigmomanômetro. Além disso, os indivíduos são submetidos à palpação e à ausculta da região precordial.

Eletrocardiograma de repouso

O ECG deve ser realizado com os indivíduos deitados, obtendo-se as derivações precordiais habituais de V1 a V6. As derivações periféricas (DI, DII, DIII, aVR, aVL, aVF) também são obtidas. No caso de atletas com amputação de membros, os eletrodos são posicionados em sua raiz, ou na posição mais distal do coto.[51]

Eletrocardiograma de esforço

Realiza-se o eletrocardiograma de esforço em 13 derivações (CM5, DI, DII, DIII, aVR, aVL, aVF, e de V1 a V6).[73] A monitoração eletrocardiográfica de esforço pode ser realizada durante os testes de mensuração indireta e direta de VO_2máx.

Nessas avaliações eletrocardiográficas, é possível notar alguns padrões de ECG, que são subdivididos da seguinte forma:

- ECG normal: para os que não apresentam padrões diferentes do normal, para a população em geral não atleta.
- ECG de atleta: para os que apresentam padrões que diferem dos encontrados na população em geral não atleta, frequentemente encontrados em atletas, e podem ser explicados por ação de treinamento sistemático sobre o sistema cardiovascular.
- ECG anormal: quando as características encontradas, que diferem do padrão da população em geral não atleta, não podem ser explicadas pelo efeito do treinamento sistemático sobre o sistema cardiovascular.

As alterações mais comuns apresentadas no ECG de atleta e decorrentes do treinamento físico sistemático são:

- ARV – alteração primária da repolarização ventricular.
- BAV I – bloqueio atrioventricular de primeiro grau.
- Brad. Sin. – bradicardia sinusal.
- HBAE – bloqueio da divisão anterossuperior do ramo esquerdo do feixe de His.
- PCRD – perturbação da condução do ramo direito do feixe de His.
- Rep. Prec. – repolarização ventricular precoce.
- SAE – sobrecarga atrial esquerda.
- SVE – sobrecarga ventricular esquerda.

Avaliação nutricional

Os muitos estudos que envolvem atletas convergem para um consenso de que a *performance* é o resultado de inúmeros fatores que se inter-relacionam, entre eles, a ingestão de alimentos e a dieta têm importante papel para determinar a composição corporal e a estruturação do plano de treinamento. Não existe dúvida de que o que o atleta ou praticante de atividade física consome e bebe pode influenciar a saúde, a composição corporal, a disponibilidade dos substratos durante o exercício e a recuperação pós-exercício, fatores que podem ser determinantes para a *performance*.[103]

A alimentação adequada é uma condição prévia para a realização de esforços físicos a uma determinada duração e intensidade. É ela a responsável por fornecer os substratos energéticos para o desenvolvimento máximo do potencial do indivíduo, tanto no aspecto físico quanto no mental.

É de extrema importância que o consumo energético acompanhe o programa de treinamento. A quantidade de energia gasta durante o exercício pode variar muito entre as pessoas.[39] A necessidade calórica é influenciada por diversos fatores, entre eles: tamanho do corpo, composição corporal, idade, gênero, condicionamento físico, roupa utilizada, ambiente do treinamento, intensidade, duração e tipo de atividade praticada.[38]

Métodos de avaliação do consumo alimentar

É uma tarefa bastante difícil, mesmo sob rigoroso controle espera-se um desvio-padrão de até 10%[38] no consumo alimentar de um indivíduo/atleta.

Os métodos mais utilizados são: recordatório alimentar de 24 horas, recordatório alimentar habitual, questionário de frequência alimentar, registro alimentar e pesagem direta dos alimentos. A escolha do método está diretamente relacionada com o seu objetivo, o tamanho da amostra e os recursos financeiros e pessoais disponíveis.

Uma das maiores dificuldades em estudar indivíduos com diferentes deficiências é justamente a amplitude das deficiências existentes e as variações intra e interdeficientes. O grupo que possui maiores repercussões orgânicas decorrentes da deficiência é o grupo de lesados medulares.[11,103]

Protocolo de avaliação[103]

A avaliação deve constar de uma anamnese e de um recordatório alimentar com a finalidade de identificar os erros nos padrões alimentares para futura intervenção.

- Anamnese: dados da história clínica pregressa e atual, do histórico alimentar, do hábito intestinal, da ingestão hídrica e dos suplementos.
- Recordatório alimentar habitual: determinação do tipo e da quantidade de alimentos ingeridos habitualmente.

Avaliação do sono

O sono e suas funções

Ao longo da história duas vertentes do pensamento marcaram época em relação ao sono. A primeira caracterizava-o como análogo da morte, durante o qual as funções mentais cessavam. Grandes figuras compartilhavam de tal ideia. Hesíodo chamou-o de "o irmão da morte". Shakespeare denominou--o de "o prelúdio da morte". Já Cervantes escreveu:

> Seja abençoado quem inventou o sono. Ele cobre o homem inteiramente, inclusive seus pensamentos, como uma manta. Ele é carne para o faminto, água para o sedento, calor para o frio e frio para o calor. Torna o operário igual ao monarca e o tolo igual ao sábio. No entanto, há apenas um problema, é que ele se parece com a morte, uma vez que entre um homem morto e um homem dormindo existe diferença, mas ela é pequena.

A outra vertente considerava o sono um estado especial da atividade mental, e o sonho, uma forma de se engajar nessa atividade.[56]

Em *A interpretação dos sonhos*, Freud[36] sugeriu que a atividade mental que ocorreria durante o sono representaria a única avenida pela qual a motivação inconsciente poderia ser explorada. Para ele, a interrupção periódica da vigília pelo sono não representava o simples descanso da atividade mental, mas, sim, a substituição desta por outra experiência mental ainda mais intensa, representada pelos sonhos.

Os primeiros estudos sobre padrões de sono datam do século XIX, com o desenvolvimento de aparelhos eletrofisiológicos para verificar os potenciais de pequena amplitude. Registros de biopotenciais cerebrais nos seres humanos não tinham sido realizados na época. E tal não ocorreu até o registro realizado por Berger, em 1929, de atividade elétrica do córtex exposto de pacientes cuja calota craniana, em parte, fora removida. O termo eletroencefalograma (EEG) foi determinado por ele para descrever os pequenos biopotenciais originários do tecido cerebral, tendo o pesquisador percebido que ocorria uma alteração na atividade eletroencefalográfica por meio da estimulação sensorial. Seu trabalho também facilitou o início dos estudos eletrofisiológicos do sono, quando se verificou que os padrões variavam como função do estado de vigília comportamental. Porém os achados de Berger permaneceram obscuros e controvertidos por muitos anos, provavelmente porque eram contrários à expectativa de que a atividade elétrica cerebral, tal qual a atividade bioelétrica do coração, estivesse diretamente relacionada com a atividade comportamental ou fisiológica da pessoa. Ocorre que, quando os indivíduos estavam alertas, e pensando ativamente, a atividade do EEG era fraca e, quando relaxados e quietos, essa atividade era forte.[6]

Do ponto de vista ontogênico, é interessante observar que a arquitetura de uma noite de sono é variável quanto à idade e à distribuição das diferentes fases. O recém-nascido dorme a maior parte das 24 horas do dia e a incidência de REM (do inglês, *rapid eyes movement*) chega a 80% do tempo total do sono. Com o passar dos anos, seu tempo total se reduz, assim como a fase de REM, que sofre uma redução proporcionalmente ainda maior, e passa a representar não mais do que 20% do total da noite de sono. Outro fator interessante é que seu ciclo normal poderia ser dividido em duas partes. Na primeira metade da noite, ocorre maior incidência de sono de ondas lentas (SOL) e, na segunda, a maior proporção é de sono REM, que ocorre em episódios intercalados de 20 a 30 minutos. Entretanto, se o indivíduo reduz o tempo de sono modificando seu ciclo, mesmo que temporariamente, essa divisão continua acontecendo, embora haja uma diminuição na quantidade do sono REM. O estado de irritabilidade, ansiedade, dificuldade de concentração e problemas de aprendizado são consequências dessa privação. Porém, logo que esta seja encerrada, o indivíduo retornará ao padrão.[6]

Ao longo da vida, os estados de vigília e de sono do indivíduo se alternam. Algumas alterações funcionais caracterizam a passagem do sono para a vigília. A intensificação do estado de alerta caracteriza o nível do estado de vigília. Esse estado pode ser classificado como alerta inespecífico geral e específico. Os alertas específicos são caracterizados por uma relação com estreita faixa de alerta que permite a análise simultânea de uma quantidade de informação muito pequena, incluindo a consciência e excluindo os fenômenos que ocorrem interna e externamente no organismo. Os alertas inespecíficos geram alertas específicos por meio da identificação neural.[90]

O estado de alerta é caracterizado por atividade elétrica de agregados neurais – ou de neurônios individuais –, registrado pelas diferenças de potenciais do córtex cerebral.[90]

As análises dos registros de EEG, de eletroculograma (EOG) e de eletromiografia (EMG) simultaneamente são os critérios para classificação dos estágios ou estados do sono. Assim, os estágios do ciclo sono-vigília foram determinados: vigília; estágio I e II, também chamados de estágio/sono NÃO REM (NREM), estágio III e IV (também chamados de SOL); e sono REM e/ ou paradoxal (movimentos oculares rápidos):[70,101]

1. Vigília: durante esse estágio, o EEG está em estado de alerta, predominantemente com atividade beta de baixa amplitude, acompanhada de alta atividade eletromiográfica e de movimentos oculares lentos frequentes. A atividade sinusoidal alfa, sobreposta ao padrão beta e maior relaxamento ou redução de aferências visuais causam o aumento da atividade alfa – características de um indivíduo relaxado. Quando ocorre a mudança do estado relaxado de alerta para a sonolência, o EEC apresenta uma atividade no limite inferior da frequência do ritmo alfa.
2. Estágio I: este estágio de transição entre a vigília e o sono dura de 1 a 7 min. O EEG apresenta atividade de baixa amplitude e frequência mista nas variações beta e teta (4 a 7 Hz). Mais tarde, nesse estágio, passam a predominar frequências mais baixas e amplitudes mais elevadas. Na eletromiografia, geralmente, é percebida uma atividade mais elevada do que em outros estágios do sono, com uma amplitude bastante variada. Muitas vezes, há movimentos oculares giratórios lentos e desconjugados no EOG, com duração de 1 segundo ou mais. Esse estágio corresponde de 5 a 10% do total do período de sono.
3. Estágio II: nesta fase, há presença de fusos do sono e complexos "K". Os fusos são ritmos sinusoidais, de curta duração e frequências entre 12 e 14 Hz, que apresentam um traçado característico pelo aumento e pela diminuição da amplitude. O complexo "K" é uma onda aguda, negativa, de alta amplitude, seguida imediatamente de um componente positivo mais lento. Atualmente, é relacionado com os estímulos auditivos, mas parece também ocorrer espontaneamente. O estágio II (NREM) usualmente constitui a maior proporção do sono em humanos adultos (45 a 55% do total do sono).
4. Estágio III: neste estágio, aparecem ondas lentas de amplitude maior que 75 µV, frequência inferior a 2 Hz, em proporções correspondentes a 20 e a 50% de um período. A atividade eletromiográfica é geralmente baixa, e os movimentos oculares estão ausentes.
   Esse estágio é observado no terço inicial da noite, em muitos adultos, enquanto o estágio III está presente mais tardiamente. O estágio III constitui, geralmente, 10 a 25% do período total de sono.

5. Sono REM: o EEG apresenta atividade de frequência mista e baixa voltagem, muito parecido com os padrões do EEG do estágio I do sono NREM. Inicialmente, o sono REM dura menos de 1 minuto e, no decorrer da noite, tende a se tornar mais longo (até 30 minutos). O primeiro período do sono REM ocorre tipicamente cerca de 90 minutos após seu início e raramente é observado antes de 40 minutos da ocorrência do SOL. Os padrões do EEG são semelhantes aos da vigília, e os comportamentais, similares aos do sono profundo: por isso também é denominado sono paradoxal. Ajustes cardiovasculares e respiratórios e movimentos rápidos dos olhos, associados a abalos musculares, possivelmente vinculados à imagem visual dos sonhos também ocorrem neste estágio.[70] Provavelmente, ocorrem sonhos em todo o episódio do sono REM. Após o despertar deste estágio, indivíduos adultos podem relatar o seu conteúdo em mais de 70% dos casos.[29] Outros episódios dentro do sono REM são relacionados ao alto grau de variabilidade autonômica, responsáveis pelo aumento das frequências cardíaca e respiratória e pelo aumento da pressão sanguínea. Além disso, a circulação sanguínea cerebral também é maior neste estágio, quando comparados aos períodos de SOL e vigília.[8] Alterações no metabolismo acompanham o início do sono REM, como o aumento da temperatura cerebral e o consumo cerebral de oxigênio. Como característica adicional, no sexo masculino ocorre a tumescência peniana.[61]

O sono consiste em uma alternância cíclica entre os estágios NREM, SOL e REM durante a noite. O ciclo NREM–REM varia entre os 70 e 120 minutos. O estágio III tende a predominar no terço inicial da noite, enquanto o sono REM, junto com o estágio II, predomina no terço final.[28] O sono dos adultos tem, em média, a duração de 7,5 horas. Entretanto, segundo Backer,[8] 2 a 8% das pessoas dormem mais que 9 horas, enquanto 2 a 10% dormem menos do que 5 horas, evidenciando-se grande variação entre os indivíduos. Essas variações podem ocorrer em consequência de alguns fatores como a idade, a utilização crônica de álcool ou de drogas e o estilo de vida.

Distúrbios do sono

Os distúrbios do sono, segundo o Sistema Internacional,[6] podem ser classificados por:

- Insônias.
- Distúrbios respiratórios relacionados ao sono: síndromes da apneia central do sono, síndromes da apneia obstrutiva do sono, síndromes da hipoventilação/hipoxemia relacionadas ao sono, síndromes da hipoventilação/hipoxemia relacionadas ao sono causadas por condições médicas, outros distúrbios respiratórios relacionados ao sono.
- Hipersonias de origem central não causadas pelos distúrbios do ritmo circadiano do sono, distúrbios respiratórios relacionados ao sono, ou outras causas de sono noturno interrompido.
- Distúrbios do ritmo circadiano do sono.
- Parassonias.
- Distúrbios do movimento relacionados ao sono.
- Sintomas isolados, variantes aparentemente normais e de importância não resolvida.
- Outros distúrbios do sono.

Cronobiologia

A cronobiologia é a ciência responsável por investigar as características temporais dos organismos vivos.

As adaptações à alternância dos dias e das noites, das estações do ano, das fases da Lua e de outros ciclos refletem nas variações regulares de estado nos organismos vivos.[4]

O período endógeno de um ritmo é diferente (ligeiramente maior ou menor) do período do ciclo ambiental a que este ritmo está sincronizado. O ritmo pode ser circadiano ou não circadiano. O termo circadiano foi adotado por Halberg para caracterizar ritmos com períodos endógenos em torno de 24 h (entre 20 e 28 h), e que sejam arrastados a ciclos ambientais de 24 h. Já os ritmos não circadianos podem ser classificados como infradianos e ultradianos.

O ritmo infradiano refere-se a ritmos de baixa frequência com períodos acima de 28 h, como o ciclo menstrual. O ritmo ultradiano consiste em oscilações de alta frequência com períodos abaixo de 20 h (da ordem de minutos ou de milésimos de segundos), como o ritmo de batimentos cardíacos ou o ritmo de disparo de neurônios.[41]

Os ritmos circadianos têm como um dos sinalizadores o ritmo da temperatura, a qual por volta das 4 h da manhã é diminuída no corpo para um valor mínimo e, antes da vigília, volta a aumentar, característica que ocorre, aproximadamente, até as 18 horas, podendo prolongar-se até as 22 horas. O sono e o exercício são os principais responsáveis pelo ritmo da temperatura. A liberação de melatonina tem correlação inversamente proporcional com a temperatura corporal.[56]

Diferenças individuais

Os indivíduos podem ser divididos em três cronotipos básicos, de acordo com a preferência pelos horários de vigília e de sono:

- Matutinos extremos ou moderados (10 a 12% da população): indivíduos que espontaneamente acordam bem cedo, são capazes de desempenhar qualquer atividade, além de preferirem dormir cedo. As fases dos ritmos endógenos estão geralmente adiantadas quando comparadas com a população em geral.
- Vespertinos extremos ou moderados (8 a 10% da população): esses indivíduos tendem a acordar tarde e deitar tarde, especialmente quando estão em férias e durante o fim de semana. Realizam suas atividades preferencialmente à tarde ou à noite. Os picos máximos de seus ritmos estão atrasados em relação aos da população em geral.
- Indiferentes (78 a 82%): não têm preferências de horário para dormir ou acordar. As fases dos seus ritmos endógenos são intermediárias quando comparadas às dos matutinos e vespertinos.

Além disso, as diferenças individuais quanto à duração do sono também caracterizam os:

- Pequenos dormidores: indivíduos que precisam de 6 h e 30 min de sono (no máximo).
- Grandes dormidores: indivíduos que necessitam de 8 h e 30 min de sono (no mínimo).

Os pequenos e grandes dormidores podem combinar-se com os cronotipos obtendo-se outras subdivisões: pequenos dormidores matutinos, pequenos dormidores vespertinos, grandes dormidores indiferentes etc.[70] A média populacional de tempo total de sono no Brasil está por volta de 7 h e 40 min.[63]

Sono e exercício

O exercício está relacionado com as alterações no padrão do grande restaurador, o sono. Essas alterações vêm sendo estudadas há três décadas.

Indivíduos que participaram de um estudo de Heinzelmann e Bagley[42] – que verificaram a capacidade de um programa de atividade física na promoção de comportamentos saudáveis – relataram sono mais relaxado e também menor necessidade de sono. Durante o estudo, os participantes foram submetidos a dezoito meses de treinamento em três sessões semanais de uma hora.

Anos depois, Vuori et al.[97] realizaram um levantamento epidemiológico com o objetivo de verificar a influência da atividade física no sono. Foi observado que o exercício moderado é benéfico para a qualidade do sono e que fatores como condições do local em que dormem, padrão de sono, estilo de vida, aspectos sociais e psicológicos e condições de vida influenciam na qualidade do sono e no desempenho físico.

Outros estudos têm demonstrado que o exercício físico agudo ou crônico é capaz de alterar o tempo total de cada estágio, assim como a eficiência do sono. Segundo Trinder et al.,[92] a atividade física inicialmente aumenta os estágios III e IV; entretanto, com a adaptação a essas atividades, o organismo volta a ciclar normalmente os estágios do sono. Ao analisarem a curva resposta do ritmo circadiano, Youngstedt et al.[98] concluíram que os efeitos do exercício e os efeitos da luz intensa são semelhantes no que diz respeito à alteração no sistema e ao ritmo circadiano.

Em 1995, foi realizado na cidade de São Paulo um levantamento epidemiológico, em que se registraram queixas relacionadas ao sono em 86% da população.[66] Correlacionando esses dados com a realização de atividade física, foi observado que apenas 31,3% dos entrevistados estavam envolvidos com a prática de alguma atividade física e, nesse grupo de praticantes de exercícios, a incidência/frequência dos distúrbios do sono são significativamente menores quando comparada com o grupo de indivíduos sedentários.[58]

O sono e a pessoa com deficiência

A qualidade do sono tem sido amplamente investigada, bem como metodologias têm sido desenvolvidas com tal propósito. A aplicação de questionários e de procedimentos laboratoriais, como a polissonografia (PSG), é o método mais utilizado nesse tipo de estudo.[70]

Indivíduos com deficiência física (secção total da medula), desportistas ou não, tiveram seus padrões e suas queixas de sono avaliados mediante a aplicação de um questionário. Algumas diferenças importantes foram encontradas entre eles, como incidência de ronco (20 e 47%, respectivamente), despertares noturnos (64 e 35%, respectivamente) e movimentos de membros inferiores (72 e 38%, respectivamente). O tônus muscular e os automatismos maiores encontrados nos desportistas são gerados por maior excitabilidade dos circuitos intrínsecos da medula.[62]

O sono em pessoas com deficiência intelectual é investigado há cerca de quinze anos e como resultado desses estudos têm sido observados sérios problemas nessa população. O processo de aprendizagem e o desempenho profissional podem sofrer influências negativas em virtude da interferência de fatores emocionais e físicos durante a vigília.[63] Além disso, uma diminuição significativa do sono REM com um predomínio do sono não REM também é observada para essa população, e pode comprometer o processo de aprendizagem.[28] O padrão de sono encontrado em indivíduos autistas difere do que é observado nas pessoas com deficiência intelectual.[49] Alguns índices psicológicos utilizados para diagnosticar a desordem do autista são relacionados aos parâmetros de sono.[30] Para detectar os mecanismos neurofisiológicos (padrão, eficiência e distúrbios do sono) é adotada a polissonografia.

O padrão de sono da pessoa com deficiência física não se diferencia do padrão dos indivíduos sem a respectiva deficiência. As queixas relativas ao sono ocorrem nas duas populações.[31,56]

Nas pessoas com deficiência visual, é possível verificar uma alteração importante na expressão do sono REM ou Paradoxal. Na cegueira congênita, são observadas alterações olfativas, táteis e auditivas durante o sonho em vez de movimentos oculares, pois esses indivíduos não possuem esse tipo de movimentação. Na deficiência adquirida, essa condição pode ser até suprida dependendo da idade e do tempo em que se instalou a deficiência.[56]

Segundo Mello et al.,[60,61] é importante realizar e manter a avaliação de queixas e de padrões de sono em atletas com deficiência, uma vez que o processo restaurador do ser humano, de maneira geral (físico ou cognitivo), ocorre com grande ênfase durante o sono. Durante o sono REM/paradoxal há uma restauração cognitiva, o que melhora os aspectos relacionados à memória e ao aprendizado, e, durante o sono Delta/profundo (estágio III), ocorre principalmente a restauração do sistema musculoesquelético.

O grupo de estudos e pesquisas coordenado pelo Prof. Dr. Marco Túlio de Mello realizou uma série de investigações com atletas paralímpicos para compreender as questões relativas ao padrão e queixas de sono nessa população. Para tanto, esse grupo vem realizando acompanhamento sistemático do padrão de sono durante os ciclos preparatórios para as Paralimpíadas de Sidney – 2000 (De Mello et al., 2002), Pequim – 2008 (Silva et al., 2012) e Londres – 2012 (Rodrigues et al., 2015).

Em geral, atletas paralímpicos apresentam maior latência e menor eficiência de sono, além de maior sonolência diurna, qualidade de sono ruim (De Mello et al., 2002; Silva et al., 2012; Durán Agüero et al., 2015) e alto índice de insatisfação com o sono (Esteves et al., 2015). Em contrapartida, no estudo realizado para avaliar a qualidade de sono dos atletas paralímpicos antes dos jogos de Londres 2012, observou-se que 92,5% dos atletas apresentaram eficiência de sono dentro da normalidade (Rodrigues et al., 2015). O estudo realizado por Cruz et al., 2017, reportou eficiência de sono maior que 85% e boa qualidade de sono em atletas paralímpicos com deficiência visual e física. Do ponto de vista longitudinal, os estudos citados indicam que o monitoramento do sono contribuiu para melhoria na qualidade e eficiência do sono, o que pode auxiliar no processo de recuperação física e cognitiva durante o processo de treinamento e competição (Cruz et al., 2017; Rodrigues et al., 2017).

Assim, indivíduos que praticam algum tipo de exercício físico precisam avaliar seu padrão e as queixas relativas ao sono, no intuito de averiguar a existência ou não de algum distúrbio que possa dificultar ou prejudicar o seu restabelecimento físico e mental durante esse período.

Outro aspecto importante é efetuar um programa de adaptação do fuso horário para atletas (com deficiência ou não) que forem competir em países onde exista uma grande alteração no organismo referente aos períodos de claridade e escuridão. Isso propiciará uma melhor adequação do ritmo biológico, com isso, as consequências do *jet lag* (um conjunto de sintomas que afetam pessoas após voos transmeridianos) poderão ser minimizadas durante o período de treinamento e/ou de competição, potencializando ao máximo a *performance* física e cognitiva do atleta.[56]

AVALIAÇÃO CINEANTROPOMÉTRICA: ANTROPOMETRIA E COMPOSIÇÃO CORPORAL

As formas e as proporções do homem estão fortemente interligadas com o movimento, e a dissociação entre essas partes é muito difícil.[67]
A relação entre a saúde e a composição corporal já está bem descrita na literatura, principalmente quando relacionada com a porcentagem de gordura corporal.[86]

Para Petroski,[68] a cineantropometria tem como objetivo avaliar forma, dimensão, proporção, composição, maturação e funções relacionadas ao crescimento, à atividade física, ao desporto e ao estado nutricional. A cineantropometria está diretamente relacionada a características físicas, medições e avaliações de diferentes aspectos do homem em movimento. Hábitos cotidianos e alimentares, quantidade de atividade física, condições socioeconômicas e culturais, desnutrição ou ingestão excessiva de calorias podem modificar as características físicas de uma população.[71] Estudos apresentam a relação entre algumas medidas antropométricas humanas e o risco de doenças metabólicas.[35]

Inúmeras pesquisas já foram realizadas relacionando a porcentagem de gordura corporal elevada e o desenvolvimento de patologias, seja direta ou indiretamente associada à obesidade. Entre elas: doença coronariana, hipertensão arterial, cirrose hepática, aterosclerose, infarto do miocárdio, *diabetes mellitus*, entre muitas outras.[72,86]

A avaliação antropométrica, além de servir como indicador de risco para algumas doenças, visa principalmente identificar o perfil de diferentes grupos, descrever suas condições do ponto de vista da formação corporal, além de subsidiar ações de prescrição no campo da nutrição, do treinamento e da reabilitação.[7,44]

Antropometria: metodologia utilizada nas medidas

Conforme Santos e Guimarães,[77] a avaliação antropométrica pode ser dividida em diversos grupos de medidas, visando a identificar o perfil morfológico do indivíduo.

Os instrumentos utilizados para as medições são: antropômetro (medidas de largura, altura, comprimento e profundidade), compasso de dobras (medição de dobras cutâneas), balança (medida da massa corporal), prancha de madeira com balança (localização do centro de gravidade corporal – CG), fita métrica antropométrica com boa precisão (medidas de circunferência), compasso de pontas rombudas (medidas de profundidade e de largura) e estadiômetro (para a medida de estatura).

As medidas são conduzidas das seguintes formas:[68]

- Medida da massa corporal por meio de balança digital ou mecânica.
- Medidas de alturas realizadas com o antropômetro em posição ortostática com unidade em centímetro. Altura troncocefálica (posição sentada).
- Altura do centro de gravidade corporal: medida pelo método da prancha de reação.
- Altura dos ombros direito e esquerdo: medida com antropômetro em posição de pé do chão ao acrômio.
- Altura dos quadris direito e esquerdo: medida com antropômetro em posição de pé medido do chão ao trocanter maior.
- Altura dos joelhos direito e esquerdo: medida com antropômetro em posição de pé, do chão ao côndilo lateral da tíbia.

Medidas de profundidade:[68] executadas no plano sagital com precisão de milímetros, com o compasso de pontas rombas e pontas retas.

- Profundidade da cintura: medida na altura da coluna lombar (L3) e da cicatriz umbilical.
- Profundidade das nádegas: medida realizada paralelamente ao solo, entre o ponto mais distal das nádegas, passando pelo grande trocanter até a parte anterior e inferior do abdome.
- Profundidade do tronco: medida na altura do peito, realizada paralelamente ao solo, com uma das pontas do paquímetro colocada junto à vértebra da 12ª costela e a outra ponta no processo xifoide.
- Largura máxima sagital do tronco: distância entre o bordo lateral da escápula e a parte mais distal do peito, na altura entre a 4ª e a 5ª costela.

Medidas de largura:[68] conduzidas no plano frontal com o compasso antropométrico de pontas retas com precisão de milímetros, mantido paralelamente ao solo.

- Largura do tronco: medida na altura do peito pela parte anterior do corpo com as pontas do compasso na região axilar na altura da 5ª costela.
- Largura dos quadris: medida feita com as pontas do paquímetro tocando os trocanteres do fêmur.
- Envergadura: distância máxima entre os dedos médios com os membros superiores abduzidos e cotovelos estendidos.

Medida de comprimento:[77] medida com paquímetro antropométrico com precisão de milímetros.

- Comprimento dos pés, medido entre a tuberosidade do calcâneo e a falange distal do maior dedo.

Medidas de circunferência:[68] feitas com fita antropométrica com precisão de milímetros.

- Circunferência do peito: na altura do ponto anatômico mesoesternal.
- Circunferência da cintura: medida tomada pouco abaixo da 11ª costela.
- Circunferência do abdome: a fita é colocada na altura da cicatriz umbilical.
- Circunferência do quadril: tomada com os calcanhares unidos, com a fita colocada na altura do trocânter passando pela maior proeminência glútea.
- Circunferência do braço: tomada no ponto mesoumeral com a musculatura relaxada.
- Circunferência da coxa: tomada no ponto proximal da coxa logo abaixo da prega glútea.
- Circunferência da panturrilha: tomada no ponto de maior perímetro da perna.

Dobras cutâneas:[68] medidas com o compasso de dobras segundo protocolos padronizados.

- Dobra bicipital: tomada na parte anterior do braço, sobre o bíceps no ponto médio do braço.

- Dobra axilar: tomada no ponto de intersecção entre a linha axilar média e a projeção horizontal do processo xifoide.
- Dobra tricipital: tomada na parte posterior do braço, sobre o tríceps no ponto médio entre o processo acromial e o olecrânio.
- Dobra subescapular: prega oblíqua medida logo abaixo do ângulo inferior da escápula.
- Dobra peitoral ou torácica: medida oblíqua em relação ao eixo longitudinal, na metade da distância entre a linha axilar anterior e o mamilo (para os homens) e a um terço da linha axilar anterior (para as mulheres).
- Dobra suprailíaca: prega oblíqua medida no ponto médio entre a última costela e a crista ilíaca.
- Dobra da coxa: prega vertical tomada na linha média da coxa a dois terços da distância entre a patela e o quadril.
- Dobra da panturrilha: medida tomada no ponto de maior circunferência da perna, na parte média da mesma.
- Dobra supraespinal: prega oblíqua tomada 5 a 7 cm acima da crista ilíaca anterior, na interseção entre uma linha horizontal na altura do ponto íleo-cristal e uma linha proveniente da borda axilar anterior.

Por causa da falta de equações padronizadas para a população de deficientes físicos, e principalmente por apresentarem variações de deficiência intragrupo, a metodologia aplicada é o somatório de cinco dobras (tricipital, subescapular, suprailíaca, abdominal e coxa) e o de nove dobras ou total (todas as descritas anteriormente).[86]

- Estatura:[68] medida em posição ortostática do chão ao topo da cabeça, com o olhar dirigido para a frente com antropômetro com precisão de milímetros.
- Densidade corporal: medida mediante a realização de pletismografia (BOD POD) e os resultados são apresentados sobre a forma de porcentagem de gordura e de densidade corporal.[18,33,52]

Avaliação das variáveis motoras do desporto adaptado

A pessoa com deficiência apresenta algum déficit sensorial, motor e/ou mental. No caso de deficiências sensoriais (auditiva ou visual), ou mentais, não há necessidade de alteração nos protocolos de avaliação, mas das técnicas de abordagem com mínimas adaptações. Por esse motivo, as avaliações aqui apresentadas são destinadas a pessoas com deficiência física, pois, nesse caso, são necessárias adaptações no protocolo de avaliação.[9,16,55]

A grande dificuldade na avaliação de pessoas com deficiência é o estabelecimento de índices e tabelas para uso populacional.[21] Como não há dados para que se possa realizar uma comparação, no momento, o mais indicado é que sejam cotejados os dados obtidos, de acordo com a classificação funcional do atleta, e seja feita a comparação do desempenho atual e passado deste.[16,55]

Variáveis motoras

As variáveis motoras fundamentais são: força, flexibilidade, agilidade, coordenação, velocidade, equilíbrio e ritmo. A avaliação de todas elas é importante para a prescrição de treinamento ou de reabilitação.[91]

Força

A força é de extrema importância para todas as pessoas, especialmente aquelas com deficiências cujas limitações nos membros inferiores, com consequente ausência da movimentação, são substituídas pelos membros superiores e pelo tronco. Além da funcionalidade, a força também deve ter destaque na importância sobre o desempenho em todas as modalidades esportivas.[16] Testes para verificação da força:

- Teste de força de preensão manual: determina a força máxima da preensão manual a partir de um dinamômetro. Apesar de o avaliado realizar o teste com ambas as mãos, considera-se o valor obtido pela mão dominante.[59]
- Teste de resistência muscular localizada de membros superiores (teste dinâmico em barra inclinada): verifica a *performance* de membros superiores. O avaliado permanece deitado entre dois suportes de madeira e com uma barra colocada a uma altura em que o indivíduo tenha livre movimentação. A pegada na barra deve ser pronada, com os braços afastados na largura dos ombros. A partir dessa posição, o avaliado deve repetir o maior número de vezes possível uma elevação acima do nível inicial da barra.

- Teste de resistência muscular localizada de abdome: o objetivo é determinar a resistência muscular localizada por meio da flexão tronco-quadril. É importante que esse teste seja realizado apenas com os indivíduos que tenham condições de realizá-lo. O teste consiste na execução do maior número possível de flexões durante o período de 1 min, sem repouso. Os braços devem estar posicionados à frente do tórax e cruzados. Se houver muita dificuldade por parte do avaliado, o tempo pode ser reduzido desde que se utilize o tempo correspondente na reavaliação.[59]
- Teste de potência de membros superiores: tem como objetivo verificar a força explosiva máxima utilizando-se *medicine ball* de 1 a 5 kg. O avaliado deve estar sentado com as costas apoiadas numa parede (ou na cadeira de rodas) e, a partir dessa posição, deve realizar dois arremessos com cada carga (intervalos de pelo menos trinta segundos entre as tentativas). O avaliador deve registrar o tempo de voo e a distância do arremesso. Os resultados em metros e segundos são aplicados para obtenção da potência em kg/m/s.[16]
- Teste de potência de membros inferiores: determina a força explosiva de membros inferiores nos atletas sem comprometê-los. O teste é realizado a partir de três saltos verticais máximos ao lado de uma parede com uma fita métrica, em que o avaliado deve marcar a altura máxima alcançada tocando na parede. A altura do indivíduo é descontada e obtém-se a altura do salto. Considera-se a melhor de três tentativas.[16]

Flexibilidade

É entendida como o aproveitamento de movimentos articulares o mais amplamente possível, dependente tanto da mobilidade articular quanto da elasticidade muscular. Para pessoas com limitações de movimentação, a flexibilidade pode garantir melhor aproveitamento das articulações funcionais.[14,16]

Testes de flexibilidade

- Flexibilidade ativa: um exemplo é o teste de sentar e alcançar que é muito utilizado, porém para populações especiais é necessário estudar cada caso. O objetivo do teste é avaliar a flexibilidade a partir do movimento de sentar e alcançar (tentando levar as duas mãos estendidas e sobrepostas o mais

à frente possível), com a utilização do banco de Wells. São realizadas três tentativas e deve ser considerada a melhor delas.[16]
- Flexibilidade passiva: o Flexiteste[5] é um exemplo de teste de flexibilidade passiva que avalia a amplitude de movimento de diversas articulações. Deve ser acompanhado e manipulado por um avaliador, além de comparado com uma planilha de referência com cinco graus (0 a 4) em 20 movimentos diferentes. Para pessoas com deficiência, esse teste é mais proveitoso quando comparado com o sentar e alcançar, pois oferece muitas possibilidades no trabalho do avaliador.

AVALIAÇÃO BIOMECÂNICA

Embora a biomecânica esteja geralmente relacionada à fisiologia, ela é considerada o conhecimento que serve de embasamento à anatomia, à fisiologia e à mecânica. Dessa forma, a biomecânica pode ser conceituada como o estudo anatomofisiológico e mecânico do movimento do homem e dos seus segmentos corporais.[78]

Pode-se dividir a biomecânica de acordo com a área de aplicação:[3]

- Esporte (rendimento e sobrecarga).
- Movimento cotidiano (eficiência e segurança).
- Movimento laborial (produtividade e saúde).
- Clínica e reabilitação (situações patológicas).
- Ortopedia e traumatologia (lesões, próteses).
- Instrumentação (instrumentos e métodos).
- Biomateriais (ossos, músculos).

Segundo Settineri,[81] entre os numerosos estudos da biomecânica podem-se destacar a cinesioterapia, a técnica desportiva e a ergonomia. Cinesioterapia é o uso de exercícios especiais para correção de desvios posturais.[17] A técnica desportiva aproveita os conhecimentos da biomecânica para desenvolver novas formas de execução dos movimentos ou de realização de determinados esportes. A ergonomia baseia-se na biomecânica, pois preocupa-se com a realização dos movimentos com um desgaste energético mínimo para que se maximize o rendimento esportivo pela economia de energia, atrasando assim a instalação de um grau de fadiga. Os métodos de medição dos parâmetros quantitativos utilizados pela biomecânica são: cinemetria, dinamometria e eletromiografia e antropometria.

- Cinemetria: método de verificação cinemática que busca, a partir de imagens da execução do movimento, analisar o comportamento de variáveis, como velocidade, deslocamento, posição e orientação do corpo e de suas partes.[3]
- Dinamometria: avalia a força desenvolvida por determinado grupo muscular mediante o dinamômetro com leitura direta ou digital.[81]
- Eletromiografia: utilizada para verificar a atividade elétrica produzida pelo músculo ao se contrair. Os resultados obtidos podem ser qualitativos e não quantitativos. No entanto, com relação a variáveis como velocidade de condução de estímulos nervosos, esses dados podem ser quantitativos.[81]
- Antropometria: define as dimensões das formas de segmentos corporais, da distribuição da massa, das posições articulares etc., indicando características e propriedades do aparelho locomotor a fim de determinar um modelo antropométrico a partir dessas medidas corporais.[3]

Dessa forma, uma sugestão para a metodologia dos testes, segundo Santos, pode ser: o atletismo e a natação, conforme será descrito a seguir.[79]

Atletismo

Para as provas de campo, posicionar duas filmadoras à frente do arremessador, e equidistantes da linha central do arremesso aproximadamente 50°, de modo que as principais ações realizadas pelo atleta durante o arremesso possam ser observadas.

Para as provas de pista, as filmadoras devem ser posicionadas perpendicularmente entre si. Uma delas no plano sagital do movimento da corrida e a outra no plano frontal posicionada à frente do corredor.

Para a análise técnica da modalidade foi desenvolvida uma lista de verificação dos comportamentos esperados para cada uma delas. Esses comportamentos foram definidos segundo as fases preparatória, principal e final nas habilidades acíclicas e segundo a ação das diferentes partes do corpo (cabeça, tronco e membros) durante o desenvolvimento da habilidade cíclica (corrida).

Natação

A análise qualitativa das técnicas de nado, saídas e viradas deve ser realizada a partir de um instrumento como o utilizado no atletismo, ou seja, uma lista de verificação desenvolvida especialmente para as etapas dessa modalidade.

Para a observação de todas as etapas das provas de natação devem ser realizadas filmagens subaquáticas nos planos transversal e sagital em uma piscina de 25 m × 12,5 m. Uma filmadora (60 Hz) deve ser fixada abaixo do nível da água (20 cm de profundidade aproximadamente), a 1,5 m da borda de chegada e perpendicular à linha de desenvolvimento do nado, para a observação das viradas.

Filmagens acima do nível da água também possibilitam obter um número ainda maior de informações sobre a técnica do atleta.

Para avaliação das saídas, a filmadora deve ser fixada aproximadamente a 3 m da borda de chegada e a uma altura de 1,5 m em relação ao nível da água.

Para as filmagens no plano sagital, sugere-se que a filmadora seja fixada a 12,5 m da borda de saída, distante aproximadamente 8 m da linha demarcatória da raia e a 1,5 m de altura em relação ao nível da água. As filmagens no plano transverso podem ser realizadas colocando uma filmadora na posição dos 25 m na mesma direção da execução do nado.

A avaliação dessa modalidade é extremamente complexa por causa da heterogeneidade das deficiências físicas apresentadas.

Utilizam-se, como comparação dos parâmetros de desenvolvimento da técnica, os parâmetros apresentados por competidores olímpicos. É importante que a comparação técnica seja realizada considerando-se as limitações apresentadas pelo atleta.[54] Devem ser analisadas saídas, viradas e técnicas de nado.[78]

As saídas

A execução das saídas ocorre das formas mais variadas (do bloco de saída ou da água, com ou sem ajuda). Os indivíduos que não têm movimentos nos membros inferiores e saem de cima do bloco praticamente caem na água.

Saídas consideradas boas são as realizadas por aqueles que apresentam controle dos movimentos nos membros inferiores, entretanto apresentam erros técnicos na fase aérea e, portanto, falham na penetração do corpo na água (geralmente ocasionado pela entrada conjunta do corpo inteiro). Na fase de deslize, os erros mais comuns ocorrem pela antecipação do início das pernadas e das braçadas.

Alguns movimentos realizados incorretamente, ou movimentos corretos que não são realizados, podem perfeitamente ser corrigidos a fim de melhorar o desempenho do nadador.

As viradas

Trata-se de uma etapa extremamente difícil para aqueles que não têm controle sobre os membros inferiores. Para amenizar essa dificuldade, deve ser dada extrema importância à velocidade de aproximação para um aproveitamento eficiente da reação sobre a borda.

Além deste, outros fatores – como o posicionamento do corpo como um todo nos instantes antes de tocar a borda, a velocidade de rotação do corpo com quadril e joelhos flexionados e o alinhamento do corpo ao deixar a borda – são de extrema importância para o resultado geral da prova.

Os nados

Para a pessoa com deficiência visual, é importante destacar o treinamento de alinhamento. É comum que o atleta com esse tipo de deficiência não consiga evitar a oscilação lateral. Isso causa um aumento total do percurso da prova, além de prejudicar a aceleração se o nadador tocar com alguma parte do corpo nas raias. De forma geral, a deficiência técnica ou a própria deficiência física ou visual causam diversos padrões irregulares de nado como: rotação excessiva de um dos ombros ou do corpo todo no nado costas; irregularidade no ritmo de braçadas; cruzamento da linha média do corpo durante a fase aérea do nado costas; e deficiência na fase principal de propulsão das braçadas nos nados costa e livre. A falta de manutenção do posicionamento correto das mãos na fase subaquática, assim como a não realização das angulações corretas dos membros superiores nesta mesma fase, são as principais causas da deficiência na fase propulsora das braçadas.

Os movimentos executados na fase subaquática, assim como a baixa velocidade nessa fase, podem ser determinados não só por falha de técnica mas também pelo comprometimento físico dos nadadores.

Nos estilos que não têm braçadas simultâneas (*crawl* e costas), as oscilações laterais do corpo são comuns em nadadores que não têm controle sobre os membros inferiores e o abdome.

Sugestões

- Métodos e controle de treinamento necessitam ser desenvolvidos para essas pessoas.[54]
- É importante que atletas sejam submetidos a uma avaliação técnica ao menos duas vezes ao ano.
- Para que se tenha um modelo de normalidade para comparações é necessário descrever e avaliar padrões de movimentos para cada tipo de deficiência.

Avaliação psicológica

A Psicologia do Esporte como área de conhecimento específico dentro das Ciências do Esporte é algo que vem se tornando realidade, notadamente nas duas últimas décadas.[75]

Na busca de melhores resultados têm-se evidenciado a necessidade do incremento das condições de treinamento esportivo e, também, de um melhor suporte científico e tecnológico para os atletas. Nesse contexto, o suporte psicológico aparece como mais uma ferramenta de extrema importância aos atletas e às equipes.[19,76]

A preparação psicológica torna-se então de extrema importância para o desenvolvimento do atleta, principalmente pelo fato de o esporte Paralímpico estar ganhando cada vez mais espaço em todo o mundo, inclusive no Brasil.

Para atletas jovens, que se encontram em fases sensíveis e críticas de desenvolvimento, a competição é uma situação de estresse psíquico, que se entende como uma carga ou exigência excessivamente alta, a qual é vivenciada internamente como ameaça ou prejuízo físico, psíquico ou social.[74]

Diversas situações direta ou indiretamente relacionadas à competição podem causar o estresse psicológico. Essas situações são interpretadas de diversas maneiras pelos indivíduos e, dependendo da dimensão dada a esta interpretação, o estresse pode afetar o atleta e prejudicar seu desempenho.[22]

A avaliação psicológica tem a finalidade de obter informações básicas sobre o perfil psicológico de cada atleta e sobre sua situação sociocultural, auxiliando e orientando melhor os trabalhos dos técnicos. Com o tempo, é possível comparar dados e analisar os desenvolvimentos psicossocial e o da *performance* de atletas.[23,75]

Segundo Samulski e Noce,[75] os principais objetivos da preparação psicológica são:

1. Obter informações a respeito do perfil psicológico dos indivíduos.
2. Detectar problemas psicológicos relacionados à competição esportiva.
3. Ter informações a respeito da autopercepção dos indivíduos relacionada às capacidades psicofísicas e às relações sociais.
4. Identificar fatores estressantes e motivadores antes e durante a competição.
5. Analisar tempo de reação, nível de duração e velocidade de percepção.

Metodologia

Para obtenção dos dados na área de psicologia do esporte é muito importante que se tenha um total controle dos parâmetros a serem avaliados. Assim, a ficha de avaliação deve obter as seguintes informações:[75,76]

Ficha de dados individuais

1. Perfil geral do atleta:
    a) Dados sociodemográficos.
    b) Iniciação esportiva.
    c) Motivações à prática esportiva.
    d) Objetivos e metas pessoais.
    e) Fatores que facilitam e dificultam a vida de atleta.
    f) Apoio familiar.
    g) Atividades de tempo livre.
2. Teste de autopercepção no esporte competitivo:
    Avaliação de 12 capacidades.
3. Questionário de motivação para a prática esportiva:
    a) Motivos iniciais para a prática esportiva.
    b) Motivos atuais para a prática esportiva.

c) Motivos de abandono da prática esportiva.
4. Teste de estresse psíquico:
Avaliação de 35 condições e fatores.

A partir dos dados obtidos é importante realizar uma análise estatística. No caso de avaliações de grupos ou equipes, podem-se comparar dados de diferentes grupos de deficiência, de sexo e de idade entre outras variáveis:

1. Objetivos e metas pessoais no esporte: questão aberta com três possibilidades de resposta (cada atleta pode citar três objetivos pessoais para a prática do esporte).[75]
2. Fatores que dificultam a vida como atleta: escala de quatro valores (variação de 0 a 3, sendo este último o grau mais difícil) para cada um dos fatores apresentados aos indivíduos.[75]
3. Apoio familiar: escala de quatro valores (de 0 a 3, na ordem crescente) para os tipos de apoio que o atleta pode ou poderá vir a receber de seus familiares.[75]
4. Atividades de tempo livre: para auxiliar na definição do perfil de atletas, é importante verificar a preferência de atividades dos entrevistados durante o tempo livre. Escala de quatro valores (0 a 3, variando conforme a intensidade do gosto pela atividade) para verificar o interesse em diversas atividades (sociais e culturais).[75]
5. Teste de autopercepção no esporte competitivo: escala de cinco valores (1 = pouco e 5 = extremamente alto), em que o atleta avalia doze diferentes capacidades e habilidades psicológicas.[76]
6. Motivos de iniciação: respostas abertas e com citação de até 3 motivos.[75]
7. Motivos da manutenção da prática: escala de quatro valores (de 0, para motivo sem importância, até 3, motivo decisivo) para avaliação da importância de cada motivo apresentado ao entrevistado.[75]
8. Motivos de abandono: escala de quatro valores (0 para motivo sem importância e 3 para motivo decisivo) para avaliação da importância de cada motivo apresentado.[75,76]
9. Estresses psíquicos: o teste adaptado à realidade dos atletas paralímpicos é composto por 35 situações que podem exercer influências positivas ou negativas no rendimento dos atletas. O atleta avalia cada situação com o uso da escala Likert de sete fatores para avaliar a influência que determinadas situações podem exercer no rendimento do atleta.[75,76]

Escala Likert:
a) Influência muito positiva: +3
b) Influência positiva: +2
c) Influência pouco positiva: +1
d) Nenhuma influência: 0
e) Influência pouco negativa: -1
f) Influência negativa: -2
g) Influência muito negativa: -3

Testes no aparelho Multipsy-82175

1. Teste de tempo de reação simples: duas tentativas com a mão de preferência.
2. Teste de velocidade de percepção: uma tentativa.

Procedimentos

Os avaliadores devem realizar as entrevistas com perguntas padronizadas, porém com uma linguagem que seja compreensiva para os entrevistados. Para os testes no aparelho *Multipsy*-821, é importante que os indivíduos recebam informações uniformizadas e o teste seja demonstrado para facilitar a assimilação das informações. As avaliações devem ser realizadas em ambientes favoráveis (temperatura e nível de ruído ambiente). As pessoas com deficiência visual fazem o teste de percepção tátil-cinestésica com ajuda do toque do operador/guia. Isso é muito interessante, pois, assim como no teste, durante as provas, os atletas de corrida têm de reagir aos sinais enviados pelo guia.[75]

O teste *Multipsy* é composto por duas outras avaliações cujo objetivo é a verificação de algumas capacidades psicológicas específicas:

1. Tempo de reação simples: mensura o tempo de reação por meio de um estímulo visual simples. São realizadas duas tentativas com a mão de preferência do indivíduo. Para não incorrer no efeito de aprendizagem, a primeira tentativa é desprezada.
2. *Tachistoscopy*: mensura a velocidade e a qualidade de percepção, atenção e memória de curto prazo. O indivíduo precisa identificar estímulos (um número composto por três dígitos) apresentados primeiro de forma bem rápida e pouco nítida. À medida que o indivíduo não consegue responder

adequadamente aos estímulos, estes vão se tornando cada vez mais nítidos e o tempo de permanência no visor aumenta gradativamente.

AVALIAÇÃO ERGOESPIROMÉTRICA

A ergoespirometria – ou teste de esforço cardiopulmonar – tem sido bastante usada por profissionais de muitas áreas ligadas à saúde e ao esporte. Os avanços da tecnologia e da ciência, assim como a queda gradativa do custo de alguns equipamentos, têm aumentado a quantidade de estações ergoespirométricas, antes restritas a centros de pesquisas.[82] As trocas gasosas respiratórias são mensuradas por meio da determinação dos volumes de oxigênio e de gás carbônico da ventilação pulmonar, em um período de tempo predeterminado. A "espirometria de circuito aberto" computadorizada é a mais empregada atualmente. Durante o teste, o avaliado inspira o ar ambiente, e sua expiração é direcionada para um analisador eletrônico de gases.

As informações sobre as quantidades de oxigênio consumido e de gás carbônico produzido podem ser encontradas por meio das diferenças dos valores obtidos a partir da mensuração de ventilação (VE); de valores conhecidos das frações de oxigênio e gás carbônico inspirados, 20,93 e 0,03%, respectivamente; e das medidas obtidas no ar expirado.[1,32]

O VO_2máx, ou consumo máximo de oxigênio, é a quantidade máxima de oxigênio que o indivíduo é capaz de captar e consumir por minuto durante uma atividade física.[32]

Um dos indicadores mais utilizados para verificar a capacidade para a realização de exercícios de longa duração é o VO_2máx. A determinação do VO_2máx é indicada para fins diversos, como uma avaliação da função cardiorrespiratória em pneumo ou cardiopatas, ou mesmo a predição de desempenho em atletas de alto nível.[82] A determinação do VO_2máx pela ergoespirometria é um teste muito confiável e com baixa porcentagem de erro. Apesar de o consumo de oxigênio crescer proporcionalmente à carga de trabalho, durante um teste de esforço progressivo máximo, o aumento de VO_2 com a intensidade do exercício pode apresentar um platô. Considera-se então que foi alcançado o VO_2máx, pois mesmo aumentando a carga de trabalho o VO_2 continuará estável.[46] Estudos recentes demonstram que nem todos os indivíduos apresentam um platô de VO_2 durante o exercício máximo, por isso alguns autores propuseram o termo VO_2pico, que representa o maior consumo de oxigênio obtido durante um exercício realizado até a exaustão, como mais apropriado que o termo VO_2máx, o que implica a existência de um platô de VO_2.[65]

Os valores de VO_2máx absoluto são geralmente expressos em L/min ou mL/min, enquanto o VO_2máx relativo é representado pela razão entre os valores absolutos e o peso corporal em mL/min/kg. Por esse motivo, em avaliados que tenham atrofia ou ausência de membro, deve-se ter cuidado durante a interpretação dos resultados do consumo de oxigênio em relação ao peso corporal para não superestimar os valores.[82]

É importante lembrar que uma menor evolução é observada quando o VO_2máx é medido em um ergômetro que exija grupos musculares que não sejam os utilizados nos movimentos característicos da prática da modalidade esportiva realizada pelo avaliado. Se a avaliação for realizada com movimentos mais próximos à realidade, os resultados poderão ser mais significativos.[65]

A ergometria de braços pode ser utilizada para pessoas com deficiência física, como amputados, paraplégicos ou indivíduos que apresentem lesões nos membros inferiores. Entretanto, por haver uma menor massa muscular envolvida no trabalho, será encontrado um valor de VO_2 maior, podendo ser considerado o "pico de VO_2". Os valores obtidos nos testes com membros inferiores seriam aproximadamente 20 a 30% menores quando comparados a esse "pico de VO_2".[64]

Esforços vêm sendo realizados para melhorar e adaptar os testes para pessoas que apresentam diferentes tipos de deficiência. Durante a avaliação dos atletas brasileiros para as Paralimpíadas de Atlanta (1996), por exemplo, foram utilizados ergômetros de braço e uma esteira rolante com dimensões especiais e adequadas para a colocação da cadeira de rodas, a qual foi utilizada pelo avaliado durante a competição. Apesar de estar preso com tiras elásticas para obter maior segurança, o atleta não teve seus movimentos restritos durante o teste.[1,82]

Pesquisadores afirmam que fatores genéticos têm influência realmente importante no VO_2máx e, como consequência, após alcançado o potencial geneticamente determinado, o treinamento não causa mais efeito sobre essa taxa. Porém, mesmo nesse caso, melhorias no desempenho podem ocorrer, já que os trabalhos prolongados também dependem da tolerância à intensidade submáxima de esforço em alto percentual em relação ao VO_2máx.[12]

Além do VO_2máx, o "limiar anaeróbio" também aparece como importante parâmetro para avaliar os efeitos do treinamento e as alterações de desempenho em cargas submáximas. O "limiar anaeróbio" pode ser definido como o nível mais alto de intensidade que não está associado com uma elevação na concentração sanguínea de lactato acima do pré-exercício.[93]

Ao ultrapassar esse "limiar", a concentração de lactato aumenta, com a ventilação (VE) e a produção de CO_2 (VCO_2) crescendo desproporcionalmente ao VO_2. Os limiares ventilatórios e metabólicos têm sido muito utilizados na avaliação e no controle de atletas, indivíduos saudáveis ou pacientes de reabilitação em programas de treinamento. São importantes para a obtenção de um diagnóstico das limitações da capacidade física, assim como na análise do efeito de diversas terapias.[99]

Durante um teste de esforço progressivo, os níveis submáximos de VO_2 têm correlação com a curva de frequência cardíaca, o que é muito benéfico para auxiliar na prescrição, no controle e na avaliação das atividades físicas.[59]

Para avaliação das capacidades físicas, é indicada a utilização de ergômetros ou de testes que mais se assemelhem aos gestos esportivos utilizados na modalidade. O ser humano é extremamente específico, podendo haver discrepância nos resultados obtidos num teste na bicicleta ergométrica e na esteira rolante.[82]

Pode-se afirmar que a ergoespirometria é de extrema importância para a avaliação funcional tanto para pessoas com deficiências quanto para atletas de alto nível.

Métodos

Características heterogêneas podem ser observadas em um grupo de indivíduos com diferentes tipos de deficiências. Deve ser realizada a escolha pelo ergômetro que melhor avaliar o gesto esportivo de cada modalidade. Segundo Silva et al.[82] e Ackel et al.,[1] é importante estar atento a alguns cuidados especiais.

Paralisia cerebral

- Indivíduos com paralisia cerebral necessitam de muito cuidado nos testes realizados na esteira rolante, pois uma das principais características dessa deficiência é a diminuição da coordenação neuromuscular, especialmente em velocidades mais altas, o que pode causar quedas e prejuízos físicos ao avaliado.

- O incremento da carga a partir da inclinação da esteira em vez da velocidade (principalmente quando esta já houver sofrido incremento) pode diminuir a dificuldade causada pela incoordenação neuromuscular (incrementos finais de 2,5% na inclinação, o que é equivalente a 1 km/h).
- Movimentos faciais involuntários podem prejudicar a posição ideal da máscara ou dos bocais utilizados durante o teste, podendo prejudicar a captação dos gases a serem analisados.

Pessoas com deficiência visual

- Necessitam manter algum contato com o corrimão da esteira, porém deve ser um contato mínimo sem apoio.[82]
- "Cintos" de segurança presos na cintura e ao corrimão frontal da esteira devem ser utilizados para maior segurança dos avaliados.[82]
- Foram orientados verbalmente e por estímulos táteis para uma adaptação correta à corrida na esteira.[1]

A motivação é extremamente necessária para que realmente seja alcançado o esforço máximo. Pessoas com deficiência intelectual e paralisia cerebral necessitam de explicações detalhadas a respeito do teste por causa da dificuldade de entendimento. Se possível, é interessante que atletas que nunca se submeteram ao teste assistam a outras pessoas realizando o teste antes do seu, o que certamente facilitará muito o entendimento.

Os protocolos de avaliação sugeridos são:[1,82]

a) Esteira rolante: aquecimento de 5 min a 5 km/h. Após essa etapa, deve-se incrementar 1 km/h a cada minuto. A esteira pode sofrer inclinação de 2,5% por minuto em cargas mais altas, se necessário. O teste é realizado até a exaustão.
No caso de atletas de corrida, a esteira pode ter pelo menos 1% de inclinação desde o início.
b) Bicicleta: aquecimento de 5 min a 100 W. Após esse período, aumenta-se a intensidade para 25 W/min até a exaustão.
c) Ergômetro de braços: aquecimento de 2 min a 25 W. O incremento de carga após o período de aquecimento deve ser realizado a 12,5 W/min até a exaustão.

AVALIAÇÃO DA POTÊNCIA ANAERÓBIA: WINGATE

Apesar dos avanços sobre o conhecimento do metabolismo anaeróbio durante o exercício e da aceitação de técnicos, atletas e fisiologistas sobre a importância desse sistema, estão disponíveis relativamente poucas informações sobre a contribuição do metabolismo anaeróbio para o sucesso no desempenho esportivo, especialmente no que diz respeito a atletas com deficiência.[53]

As atividades de vida diárias da pessoa com deficiência (transferências, locomoção na cadeira, subidas e descidas de rampas, entre outras atividades) são consideradas de intensidade relativamente alta e de curta duração, a partir disto, justificam-se os interesses crescentes, a partir da década de 1980, em pesquisar sobre a potência anaeróbia nesta população.[53]

O teste de Wingate é considerado um teste rápido, pois tem duração de três segundos e avalia a potência média de braços ou pernas durante esse período. Existem vários tipos de testes anaeróbios, entretanto o teste de Wingate é um dos mais empregados em todo o mundo.[12]

A potência e a capacidade anaeróbia podem ser avaliadas mediante o teste de Wingate. Entende-se por potência anaeróbia a potência máxima atingida em período de cinco segundos durante o teste. Já capacidade anaeróbia é relativa à potência média durante os trinta segundos de duração do teste.[53,82]

Exercícios de esforço máximo por tempos curtos, como o teste de Wingate, utilizam para a produção de energia (ATP) sobretudo as vias metabólicas anaeróbias e de maneira secundária à via metabólica oxidativa.[45,80]

Potência anaeróbia

Nos dez segundos iniciais do teste de Wingate, geralmente é determinada a capacidade individual de utilizar o sistema fosfagênico rapidamente, o que é refletido pelo pico de potência anaeróbia. A via fosfagênica parece ser a principal via para a produção de ATP na potência anaeróbia curta do teste de Wingate.[82]

Capacidade anaeróbia

A capacidade de utilizar energia a partir das vias fosfagênica e glicolítica é refletida pela capacidade anaeróbia. Durante os trinta segundos do teste de

Wingate, a capacidade glicolítica não é utilizada em sua totalidade.[82] Valores relativamente altos encontrados em medições de lactato sanguíneo durante o teste de Wingate evidenciam a produção anaeróbia glicolítica de ATP.

Teste de Wingate para pessoas com deficiência física

O teste de Wingate também tem sido utilizado para avaliações de pessoas com deficiência física e doenças crônicas, pois os fatores que limitam o desempenho físico dessas populações parecem ser musculares ou neurológicos e não cardiorrespiratórios.[6] Dessa maneira, o teste pode contribuir para melhor análise do diagnóstico e, consequentemente, do desempenho do atleta.

Alguns cuidados devem ser tomados na aplicação do teste de Wingate em indivíduos com deficiência. Para pessoas com paralisia cerebral, sugere-se que os pés sejam presos ao pedal da bicicleta, evitando acidentes e propiciando que o teste seja realizado com sucesso.[53,82]

Descrição do teste

Inicialmente, o indivíduo que será avaliado deve ter a explicação clara de como será o teste. Após este, o avaliado deve pedalar por alguns segundos contra uma resistência mais leve para evitar tonturas e enjôos. O teste de Wingate é realizado em um ciclo ergômetro de pernas ou braços, com duração de 30 s em velocidade máxima contra uma resistência constante. Esta resistência é predeterminada para exigir uma potência máxima e para induzir a um notável desenvolvimento de fadiga.[53] Antes da avaliação, é indicado um aquecimento no próprio ciclo ergômetro para promover adaptações fisiológicas e motoras. Os indivíduos avaliados pedalam entre 2 e 4 min, intercalados com 2 ou 3 *sprints*, cada um com duração aproximada de 4 a 8 s para que tenham a oportunidade de sentir a resistência real do teste. Após o aquecimento, os avaliados descansam por aproximadamente 5 min para não iniciar o teste com a fadiga associada ao aquecimento.[53,82]

Na avaliação dos atletas paralímpicos, durante a preparação para as Paralimpíadas de Atenas, foram utilizadas cargas de, respectivamente, 5 e 7,5% do peso corporal para mulheres não atletas e atletas e 7,5 e 10% do peso corporal para homens não atletas e atletas. No ergômetro de braço, utiliza-se um protocolo adaptado a um ergômetro de braços isocinético (resistência acomodativa).[53]

Índices de desempenho obtidos no teste de Wingate

- Potência máxima: potência mecânica máxima alcançada durante o teste, ocorre geralmente nos primeiros segundos. Normalmente é medida pela potência média obtida em um determinado período de 3 ou 5 s.
- Potência média: também chamada de capacidade anaeróbia. É obtida por meio da média dos valores obtidos nos dez segmentos de 3 s ou nos seis segmentos de 5 s.
- Índice de fadiga: é o grau de queda da potência durante o teste. É calculado como uma porcentagem da potência máxima (a potência mínima deve ser subtraída da máxima, e o resultado deve ser multiplicado por 100). O resultado é dividido pela potência máxima. O valor encontrado será o índice de fadiga.

Resposta do lactato sanguíneo em pessoas com deficiência

Houve um aumento na quantidade e na qualidade de laboratórios e centros de treinamentos que realizam trabalhos sobre a resposta do lactato sanguíneo durante e após o exercício físico. O surgimento e a implementação de equipamentos modernos semiautomáticos para determinação do lactato aumentou o número de estudos realizados, disponibilizando mais informações para os processos de prescrição e controle do treinamento e de seus efeitos, como a capacidade aeróbia e anaeróbia.[24]

A atividade física é um estado com características fisiológicas específicas, como aumento na oxidação de substratos energéticos para suprir as necessidades aumentadas de energia, em especial da musculatura envolvida no processo contrátil.[26]

Os índices de lactato estão sendo amplamente utilizados para verificação da capacidade aeróbia e parecem ser um dos de maior validade para esse tipo de mensuração. Já para avaliações da capacidade anaeróbia, é importante ressaltar que nem sempre os valores mais altos de lactato após o exercício são ideais, pois nem sempre os indivíduos com melhores desempenhos apresentam maiores concentrações de lactato sanguíneo.[26,43]

O conceito "limiar anaeróbio" tem sido muito criticado. As críticas incidem nos mecanismos considerados para o aumento da concentração de lactato sanguíneo, hipóxia muscular, e sobre a suposta relação de causa-efeito entre os limiares metabólico e ventilatório. Apesar das críticas, o conceito é muito utilizado, especialmente para a verificação de *performance* e para prescrição e acompanhamento do treinamento para capacidade aeróbia.[25,85]

As dificuldades de se estabelecer protocolos de avaliação e a heterogeneidade das doenças apresentadas por atletas com deficiência têm como uma das principais consequências a carência de trabalhos representativos que investiguem a resposta de lactato sanguíneo nessa população.[24,27]

Produção e remoção de lactato durante o exercício

Durante o exercício físico, o músculo esquelético é o principal produtor de lactato. As respostas respiratórias e circulatórias não são instantâneas, ou seja, nos segundos iniciais do trabalho muscular, o músculo é mantido pela energia produzida anaerobiamente.[100] Nessas condições, os estoques musculares de creatina fosfato são rapidamente depletados pela rápida demanda de ATP, o que faz com que o trabalho muscular nesta fase seja sustentado fundamentalmente pela glicólise anaeróbia, gerando grande quantidade de lactato.[87,93]

É importante lembrar que apesar do músculo esquelético ser o principal local de produção e liberação de lactato durante o exercício, órgãos como intestino, fígado e a pele também podem produzir e liberá-lo.[26]

Apesar de diversos estudos, ainda há muita discussão sobre os mecanismos que controlam a produção de lactato durante o exercício. Alguns autores acreditam que a produção de lactato esteja relacionada com a hipóxia tecidual, e outros apontam diversos fatores que a excluem.[25]

Pesquisadores como Katz e Sahlin[47] afirmam que a produção de lactato no exercício submáximo acontece pela menor disponibilidade de O_2 para o trabalho mitocondrial. Já Stainsby e Brooks[85] rebatem essa conclusão, afirmando que a produção de lactato não pode ser um indicador da deficiência de O_2, pois existem outros motivos para sua produção. Segundo estes pesquisadores, a ação de massa, e não a diminuição da tensão de O_2, pode ser a provável causa de tal produção.

Durante o exercício moderado, o ácido lático é utilizado continuamente e, durante o exercício intenso, é acumulado.[57] Quando da recuperação ou da diminuição no ritmo do exercício, torna-se disponível uma quantidade de oxigênio suficiente para ocorrer a oxidação dos átomos de hidrogênio que se ligam ao ácido lático e se acumulam. O ácido lático que não for oxidado será convertido em glicose via ciclo de Cori.[101]

Resposta do lactato sanguíneo e desempenho

A integração de uma série de fatores é que pode determinar o desempenho máximo em um treino e/ou competição. Entre eles, é possível citar: processos de produção de energia, função neuromuscular, fatores psicológicos e tática. As características da modalidade e do praticante é que determinarão a importância de cada um desses fatores para um desempenho melhor. Algumas variáveis fisiológicas têm sido utilizadas como instrumentos para predição de *performance* nas atividades que apresentam a produção de energia predominantemente por meio do metabolismo aeróbio. As variáveis fisiológicas mais utilizadas são o VO_2máx, a economia de movimento e o limiar anaeróbio (LAn).[25] É importante a observação de dois aspectos: conceito físico ao qual se associam os índices (VO_2máx e LAn) e fatores que determinam esses índices. O VO_2máx é a medida da quantidade máxima de energia que pode ser produzida pelo metabolismo aeróbio por uma determinada unidade de tempo e o LAn é um índice associado com a capacidade aeróbia e representa o maior consumo de oxigênio atingido sem acidose lática sustentada.[93]

O volume sistólico parece ser a limitação do VO_2máx na maioria dos indivíduos, ao passo que, em indivíduos extremamente sedentários, a musculatura esquelética é que pode ser limitante.[93]

Segundo Denadai,[26] a oferta central de O_2, influenciada pelo débito cardíaco e pelo conteúdo arterial de O_2, é um dos fatores que determinam VO_2máx. No caso de indivíduos altamente treinados, a oferta de O_2 ou o débito cardíaco não aumentam o VO_2máx continuamente em decorrência das adaptações ocasionadas por esse treinamento.

Como não ocorrem alterações significativas do lactato sanguíneo com o treinamento aeróbio, a oxidação do lactato parece estar diretamente relacionada com a resposta do lactato sanguíneo.[37] Dessa maneira, as alterações encontradas no músculo esquelético que provêm desse tipo de treinamento podem determinar uma taxa mais elevada de remoção do lactato durante o exercício, o que diminui sua concentração no sangue.[57]

E, como alguns exercícios podem apresentar a participação das duas vias metabólicas de forma importante, pode-se tentar identificar em que duração do exercício o VO_2máx pode ser importante para a verificação da *performance*.[37]

Futebol: pessoas com paralisia cerebral (PC)

Durante a prática do futebol, alternam-se períodos de esforços de alta intensidade com períodos de intensidade baixa e moderada ou até mesmo de recuperação. Denadai[26] afirma que, geralmente, para cada período de alta intensidade (*sprints*), ocorrem 2 períodos de baixa (ou moderada) intensidade, ou até mesmo de recuperação; com isso, sabe-se que, durante os *sprints*, o sistema energético predominante é o ATP-CP e, nos demais períodos, é o sistema aeróbio. Durante a partida, o jogador aproxima-se das seguintes intensidades: 35%, parado ou caminhando; 54% correndo ou trotando (submáximo); e 11% de *sprints*.[25]

A concentração de lactato sanguíneo varia entre 3 e 6 mM. Quanto melhor for a capacidade aeróbia (LAn) do jogador, menor será a concentração, refletindo a menor fadiga do atleta. É fácil perceber que a capacidade aeróbia é de extrema importância para a *performance* do jogador de futebol.[25]

Os testes realizados por Denadai[24] como preparação para as Paralimpíadas de Sidney apresentaram dados em que a proporção da velocidade do LAn e a velocidade máxima durante o teste incremental (80%) é muito semelhante à encontrada em jogadores de esportes coletivos sem deficiência. Esse comportamento sugere que a paralisia cerebral compromete mais a velocidade máxima e, portanto, o $VO_2máx$, do que a capacidade de utilizar frações desse índice, ou seja, o LAn expresso em relação ao $VO_2máx$.

Em estudo com atletas paralímpicos brasileiros, verificou-se uma velocidade de LAn, em média, 20% menor do que a de jogadores sem comprometimento. Isso ocorre em função do comprometimento neuromuscular de membros inferiores, mas também dos membros superiores, pois eles interferem na coordenação e no equilíbrio durante a corrida, podendo interferir na economia de movimento dessa população.[27]

Basquetebol para pessoas com deficiência intelectual (DI)

A ocorrência dos períodos de curta duração e alta intensidade e de períodos de recuperação, no basquetebol, é muito semelhante aos correspondentes períodos do futebol, com diferença no total percorrido pelo jogador durante a partida, que se diferencia também pelo menor tamanho da quadra quando comparada com o campo de futebol. A concentração sanguínea de lactato do jogador de basquetebol varia entre 2 e 5 mM.[24]

Natação

Na natação, é possível encontrar até 50% de variação do gasto energético.[43] Em decorrência disso, facilmente são encontrados maiores níveis de correlação da resposta do lactato com o desempenho nas provas de 100 a 800 metros do que com o VO_2máx, sugerindo a maior importância da capacidade aeróbia quando comparada à potência aeróbia.[93]

A técnica de nado determina a economia de movimento e, em função da variação existente, o VO_2máx não determina a *performance* (a intensidade do VO_2máx é mais adequada). Nadadores com maior economia de movimento gastam menos energia, pois há menor produção e concentração do lactato para determinada velocidade. É importante ressaltar a dificuldade na avaliação do VO_2 durante a prática da natação, já que alguns métodos influenciam inclusive sobre a mecânica do nado, podendo interferir negativamente nos resultados dos testes. Por esse motivo, em muitas ocasiões, dá-se preferência ao teste da resposta do lactato pela melhor relação custo/benefício.[24,27]

Protocolos

Os protocolos utilizados para a avaliação do lactato sanguíneo dos atletas portadores de deficiência sugeridos por Denadai[24,27] são:

1. Nos esportes coletivos (futebol de PC e basquetebol de DI), o teste é realizado na esteira rolante com inclinação de 1% durante todo o teste e com velocidade inicial de 8 km/h. A velocidade é acrescida em 1 km/h a cada 3 minutos, até a exaustão voluntária do avaliado. É dada uma pausa de 30 segundos entre cada estágio da avaliação, então é realizada a coleta de 25 mL de sangue do lóbulo da orelha. Por meio da velocidade correspondente a 3,5 mM de lactato sanguíneo é possível verificar o LAn.
2. Em provas como a maratona (deficiência visual), o teste, também na esteira com inclinação de 1%, deve ser realizado com velocidade inicial de 14 km/h. A cada 3 min a velocidade é acrescida em 1 km/h, sendo realizado também até a exaustão voluntária. A coleta de sangue é realizada

da mesma forma que no teste anterior (durante os 30 s entre os estágios da avaliação). As velocidades correspondentes ao ponto da inflexão da curva lactato-velocidade e a 3,5 mM são utilizadas respectivamente para determinar o limiar de lactato e o LAn.
3. No caso da natação, são realizados 3 tiros (com intervalos de 20 min entre eles) de 200 m a 85, 90 e 95% da velocidade máxima atingida pelo avaliado nessa mesma distância. Após o 1º, 3º e 5º minutos do término de cada tiro, são coletados 25 mL de sangue do lóbulo da orelha para que seja possível determinar o lactato sanguíneo. O LAn pode ser determinado a partir da concentração mais alta apresentada entre os 3 tiros. Para cada tiro é determinada a velocidade e a respectiva concentração de lactato, e por interpolação linear é calculada a velocidade correspondente a 4 mM.

AVALIAÇÃO ISOCINÉTICA

A deficiência da força muscular exerce influência negativa sobre a estabilidade articular e o desempenho atlético.[82,83,89]

A avaliação isocinética vem sendo utilizada há trinta anos como método para determinação do padrão de força e equilíbrio muscular. Com esse tipo de avaliação é possível verificar quantitativamente os valores absolutos do torque, do trabalho e da potência de grupos musculares e valores relativos (proporções agonista/antagonista) destes.[88]

Além disso, a avaliação isocinética é um recurso valioso para a reabilitação de lesões esportivas.[88,89] Define-se isocinético como uma contração muscular em velocidade angular constante que tem como resultado uma resistência acomodativa. Com a velocidade angular constante, o dinamômetro isocinético alcança um equilíbrio dinâmico, ou seja, o torque aplicado pelo aparelho ao membro do avaliado tem a mesma magnitude e direção oposta ao torque produzido pelo indivíduo avaliado. A resistência que o dinamômetro proporciona é adaptada de acordo com as mudanças de torque criadas pela amplitude de movimento em função das alterações fisiológicas e biomecânicas.[82]

O equipamento isocinético é um dinamômetro com um sistema computadorizado que avalia força, potência e resistência muscular, além de verificar o equilíbrio entre os lados direito e esquerdo e a relação dos músculos agonistas e antagonistas.[82,88]

O indivíduo avaliado realiza um esforço muscular e a máquina permite arcos de movimento em uma velocidade angular constante, independentemente do grau de esforço realizado. A velocidade, determinada em graus por segundo, varia entre 30°/s e 300°/s e é considerada lenta (< 180°/s) ou rápida (> 180°/s).[81]

Os parâmetros utilizados para análise da dinamometria isocinética são: pico de torque (o resultado do esforço multiplicado pela distância média), trabalho muscular empreendido (Joule) e força (o trabalho realizado dividido pelo tempo, em Watts).[81]

As informações obtidas com essa avaliação podem ser extremamente importantes para a melhora de *performance* esportiva, a reabilitação e a avaliação funcional.[88]

É importante conhecer a deficiência e a modalidade praticada pelo avaliado. Os jogadores de futebol com paralisia cerebral apresentam desordem crônica de movimento e postura, que pode ser manifestada de forma atetoide, atáxica ou espástica, sendo a última a mais comum.[13]

A paralisia espástica, além da incoordenação motora comum à paralisia cerebral, apresenta características como hipotonia muscular, falta de controle muscular e de equilíbrio. Pessoas com paralisia cerebral espástica também têm maior tendência à fadiga.[59]

A avaliação em velocidade muscular baixa evita interferência da incoordenação motora nos dados obtidos.[82]

Já em pessoas com deficiência visual praticantes de judô, é importante dar atenção especial às relações de equilíbrio muscular entre rotadores externos e internos dos ombros dos lutadores, pois essa articulação sofre grande tensão durante a luta e, portanto, deve estar preparada para não sofrer lesões. A mesma importância deve ser dada aos músculos extensores e flexores do joelho do jogador de basquete com DI que também sofrem cargas excessivas durante uma partida ou sessão de treinamento.[82]

Um estudo realizado por Silva et al. (2015) no qual avaliaram e acompanharam por um ano a força muscular de flexores e extensores de joelho de atletas da modalidade de atletismo e observaram que a força muscular de flexão e extensão do joelho da perna direita e esquerda aumentou gradativamente ao longo das três avaliações. Além disso, o desequilíbrio muscular paralelamente está relacionado ao relato de queixas do joelho e da coxa, nas três avaliações realizadas, sendo que, nesse estudo, foi utilizado o seguinte protocolo:

A amplitude de movimento avaliada foi de 90°, entre extensão completa e 90° de flexão do joelho. As avaliações foram realizadas no modo isocinético concêntrico/concêntrico, em três velocidades, avaliadas em ordem crescente. Em cada velocidade, inicialmente foram realizadas 3 repetições submáximas para familiarização com o equipamento. Após 1 minuto de repouso foram realizadas 5, 10 e 15 repetições máximas, de flexão e extensão, nas velocidades de 60°/s, 180°/s e 300°/s, respectivamente. Entre cada velocidade avaliada foi dado um intervalo de 1 minuto de repouso. Ambos os membros foram avaliados e a ordem de avaliação foi randomizada.

Silva et al. (2015) concluem que essas avaliações isocinéticos podem auxiliar os profissionais da saúde na preparação do atleta para o bom desenvolvimento músculo esquelético. Assim, sugere-se que a avaliação do relato de queixas realizada simultaneamente com a avaliação física isocinética possam contribuir para identificar e prescrever o tratamento de lesões em atletas.

Uma metanálise descrita por Granacher et al. (2013) e um estudo de revisão por Hrysomallis (2013) mostraram que a força muscular é um dos componentes mais importantes do desempenho físico no esporte, tanto em termos de rendimento de alto nível como na prevenção de lesões Além disso, a avaliação da força muscular pode auxiliar no desenvolvimento de procedimentos terapêuticos para a reabilitação de lesões do sistema músculo esquelético, bem como a identificação de deficiências na força muscular. No estudo de Silva et al. (2015), observou-se que, no período de um ano de acompanhamento de avaliação isocinética, foi detectado um aumento de força da musculatura extensora e flexora do joelho, diminuindo a incidência de desequilíbrio muscular e também influenciando o relato de queixas entre os atletas, corroborando com a nossa hipótese.

O pico de torque máximo durante o movimento isocinético é uma medida da força muscular aplicada em condições dinâmicas. O acompanhamento das avaliações mostrou que os atletas ganharam força, independente da velocidade em que o movimento foi realizado, durante o período das avaliações. Tais resultados se devem provavelmente ao período em que os atletas foram avaliados, sendo que a primeira avaliação foi realizada na pré-temporada, logo após voltarem de suas férias. Nesse momento o atleta não está na sua melhor forma física (Kiely, 2012), sendo esta necessária no período competitivo (Peterson et al., 2011). A segunda avaliação foi realizada logo após o período de preparação e o pré-competitivo, em que os treinadores provavelmente objetivaram o ganho de força e velocidade. Tais resultados despertam a atenção, pois no próximo ciclo de treinamento os atletas podem iniciar com maior força e durante a temporada podem apresentar um ganho ainda maior comparado ao mesmo momento da temporada passada.

O resultado do teste isocinético pode ser importante para comparações de características entre atletas de mesma modalidade ou de modalidades distintas. Entretanto, valores para comparações desse tipo são raros, e, para atletas com deficiência, a dificuldade é ainda maior.[82]

Além disso, o resultado de avaliações isocinéticas pode ser de grande valia para orientação de treinamento muscular específico para a modalidade, levando-se em consideração a condição muscular apresentada pelo atleta em função da sua deficiência.[83]

CONSIDERAÇÕES FINAIS

O presente capítulo tentou abordar de maneira simples e objetiva os tópicos e as referidas metodologias de trabalho que podem ser desenvolvidos em uma avaliação de pessoas com necessidades especiais.

No entanto, é de suma importância deixar claro que existem outros instrumentos e metodologias que podem auxiliar na avaliação dessa população específica. Mas o que se caracteriza como ponto importante nesse processo é a objetividade, a simplicidade e a "fidedignidade" da avaliação, não se esquecendo de que, para efeitos de comparação futura, toda avaliação e reavaliação devem seguir o mesmo processo metodológico e, se possível, reproduzir igualmente as condições ambientais, de instrumento, os avaliadores e demais parâmetros importantes para se obter um excelente resultado.

Ficou claro, neste capítulo, que não foram apresentados protocolos para todas as modalidades paralímpicas, talvez esse possa ser o segundo passo para o desenvolvimento de um novo trabalho que tente viabilizar tais perspectivas.

AGRADECIMENTOS

- Ministério do Esporte.
- Universidade Federal de São Paulo (Unifesp).
- Comitê Paralímpico Brasileiro (CPB).
- Rede Cenesp/Unifesp de Excelência Esportiva.
- Associação Fundo de Incentivo à Psicofarmacologia (Afip).
- Programa Cepid/Sono Fapesp-Unifesp.

- Fundação de Amparo à Pesquisa do Estado de São Paulo (Fapesp).
- Sociedade Brasileira de Atividade Motora Adaptada (Sobama).
- Centro de Estudos em Fisiologia do Exercício (Cefe) da Unifesp.
- Centro de Estudos em Psicobiologia e Exercício (Cepe) da Unifesp.

RESUMO

O esporte paralímpico está em ascensão no Brasil e no mundo e, desse modo, crescem também os estudos voltados ao treinamento específico dos atletas paralímpicos visando a uma *performance* cada vez melhor. Entretanto, ainda existem poucos estudos que busquem métodos de avaliação para a população com algum tipo de deficiência. Este capítulo não pretende dar as respostas a todas as dúvidas relacionadas à avaliação no paradesporto, mas orientar e apresentar as avaliações realizadas nos atletas paralímpicos como parte da preparação para os Jogos Paralímpicos de Atenas 2004.

As avaliações aqui descritas são apresentadas com seus objetivos específicos e seus protocolos, e justificadas pela sua importância para o atleta com necessidades especiais. São elas: avaliação clínica, cardiológica, das lesões traumato-ortopédicas, nutricional, do sono, psicológica, antropométricas e composição corporal, ergoespirométrica, potência anaeróbia, isocinética, resposta ao lactato e biomecânica.

Espera-se que essas informações sejam de grande valia para o leitor e que, principalmente, estimulem mais pesquisas na área de avaliação para pessoas com deficiência. Que estes sejam os passos iniciais de um longo caminho ainda a ser trilhado.

REFERÊNCIAS BIBLIOGRÁFICAS

1. AASM (American Academy of Sleep Medicine). The International Classification of Sleep Disorders. Second Edition. Diagnostic & Coding Manual – Westchester, IL, USA, 2005.
2. Ackel CR et al. A avaliação ergoespirométrica. In: Mello MT. Avaliação clínica e da aptidão física dos atletas paraolímpicos brasileiros: conceitos, métodos e resultados. São Paulo: Atheneu; 2004. p. 187-98
3. Adams R et al. Jogos esportes e exercícios para o deficiente físico. São Paulo: Manole; 1985.
4. Amadio AC. Fundamentos biomecânicos para a análise do movimento humano. São Paulo: EEFEUSP; 1996.
5. Anokhin P. Biology and neurophysiology of the conditioned reflex and its role in adaptive behavior. Pergamon Press; 1974.

6. Araújo C, Pavel R. Flexteste. Cópia mimeo., s/d.
7. Astrand PO, Rodahl K. Textbook of work physiology. New York: McGraw-Hill; 1986.
8. Baker TL. Introdução ao sono e distúrbios do sono. Clínica Médica da América do Norte. 1985;6:1189-218.
9. Bar-or O. Pathophysiological factors which limit the exercise capacity of the sick child. Medicine and Science in Sports and Exercise. 1986;18(18):276-82.
10. Barbanti VJ. Teoria e prática do treinamento esportivo. 2. ed. São Paulo: Edgard Blücher; 1997.
11. Bhambhani Y. Physiology of wheelchair racing athletes with spinal cord injury. Sports Med. 2002;32(1):23-51.
12. Bouchard C,et al. Testing anaerobic power and capacity. In: Macdougall JD, Wegner HA, Green HG. Physiological testing of the high performance athlete. Champaign: Human Kinetics; 1991. p. 175-221.
13. Bruck I et al. Epilepsy in children with cerebral palsy. Arquivos de Neuro-Psiquiatria. 2001;59:1.
14. Burke E. Physiological similar effects of similar training programs in males and females. Research Quarterly. 1997;48:10-7.
15. Carvalho T. et al. Posicionamento Oficial da Sociedade Brasileira de Medicina do Esporte: atividade física e saúde. Revista Brasileira de Medicina do Esporte. 1996;2:79-81.
16. Castro JAM. Análise de alguns aspectos da prática desportiva por pessoas deficiente. Revista Brasileira de Atividade Física Adaptada. 1998;3(3):31-5.
17. Cavanaugh DJ, Cann C. Brisk walking does not stop bone loss in postmenopausal women. Bone. 1988;9:201-4.
18. Costa RF. Composição corporal: teoria e prática da avaliação. São Paulo: Manole; 2001.
19. Costill DL et al. Adaptations to swimming training: influence of training volume. Medicine and Science in Sports and Exercise. 1991;23:371-7.
20. Cruz AR, Rodrigues DF, De Mello MT, Si-Mim MAM, Rosa JP, Winckler C et al. Percepção de qualidade de sono e de vida em atletas paralímpicos: Comparação entre atletas com deficiência física e visual. J Phys Educat. 2017;28:e2835.
21. Curatolo P et al. Risk factors for the co-occurrence of partial epilepsy, cerebral palsy and mental retardation. Developmental Medicine and Child Neurology. 1995;37:776-82.
22. Damiano D, Abel M. Functional outcomes of strength training in spastic cerebral palsy. Archives of Physical and Medical Rehabilitation. 1998;79:119-25.
23. De Mello MT, Esteves AM, Comparoni A, Benedito-Silva AA, Tufik S. Avaliação do padrão e das queixas relativas ao sono, cronotipo e adaptação ao fuso horário dos atletas brasileiros participantes da Paraolimpíada em Sidney – 2000. Rev Bras Med Esp. 2002;8(3):122-8.
24. De Rose Jr JD, Simões A, Vasconcellos EG. Situações de jogo causadoras de "stress" no handebol de alto nível. Revista Paulista de Educação Física. 1994;8(1):30-7.
25. De Rose Jr JD. História e evolução da psicologia do esporte. Revista Paulista de Educação Física. 1992;6:2.
26. Dement W, Kleitman N. Cyclic variations in eeg during sleep and their relation to eye movements, body motility, and dreaming. Electroencephalography and Clinical Neurophysiology. 1957;9:673-90.

27. Dement WC. Dream recall and eye movements during sleep in schizophrenics and normals. Journal of Nervous and Mental Diseases. 1955;122:263-9.
28. Denadai B.S. Resposta do lactato sanguíneo em atletas paraolímpicos. In: Mello MT. Paraolimpíada Sidney 2000: avaliação e prescrição do treinamento dos atletas brasileiros. São Paulo: Atheneu; 2002. p. 221-40.
29. Denadai BS, Guglielmo LA, Denadei MD. Validade do teste de Wingate para a avaliação da performance da corrida de 50 e 200 metros. Motriz. 1997;3:89-94.
30. Denadai BS. A avaliação aeróbia utilizando a resposta do lactato sanguíneo ao exercício físico. In: Mello MT. Avaliação clínica e da aptidão física dos atletas paraolímpicos brasileiros: conceitos, métodos e resultados. São Paulo: Atheneu; 2004. p. 271-284.
31. Denadai BS. Índices fisiológicos de avaliação aeróbia: conceitos e aplicações. Ribeirão Preto: BSD; 1999.
32. Durán Agüero S, Arroyo Jofre P, Varas Standen C, Herrera-Valenzuela T, Moya Cantillana C, Pereira Robledo R et al. Calidad del sueño, somnolencia e insomnio en deportistas paralímpicos de elite chilenos. Nutrición Hospitalaria. 2015;32(6):2832-7.
33. Elia M et al. Sleep in subjects with autistic disorder: a neuro-physiological and psychological study. Brain Development. 2000;22(2): 88-92
34. Espie CA et al. Sleep studies of adults with severe or profound mental retardation and epilepsy. American Journal of Mental Retardation. 1998;103(1):47-59.
35. Esteves AM, Silva A, Barreto A, Cavagnolli DA, Ortega LAP, Rocha EA et al. Evaluation of the quality of life and sleep in Brazilian Paralympic Athletes. Rev Bras Med Esp. 2015;21:72-5.
36. Fagher K, Lexell J. Sports-related injuries in athletes with disabilities. Scand J Med Sci Sports. 2014 (no prelo).
37. Fairshter RD et al. A comparison of incremental exercise tests during cycle and treadmill ergometry. Medicine and Science in Sports and Exercise. 1983;15:549.
38. Fields DA, Goran MI, Mrory M. Body-composition assessment via air-displacement plethysmography in adults and children: a review. American Journal of Clinical Nutrition. 2002;75(3):453-67.
39. Foss MC, Cunningham LN, Aoki TT. Estudo do comportamento metabólico de indivíduos normais em exercício físico moderado. Arquivos, Brasileiros de endocrinologia e metabologia. 1993;37(4):211-6.
40. Fox EL, Mathews DK. Bases fisiológicas da educação física e dos desportos. Rio de Janeiro: Guanabara Koogan; 1986.
41. Freud S. The interpretation of dreams. v. IV/V. London: Hogarh Press; The Institute of Psychoanalysis; 1953.
42. Ghorayeb N, Barros TL. O exercício, preparação fisiológica, avaliação médica: aspectos especiais e preventivos. São Paulo: Atheneu; 1999.
43. Gradjean AC, Ruud JS. Nutrition for cyclists. Clinics in Sports Medicine. 1994;13(1):235-47.
44. Gradjean AC. Practices ans recomendations of sports nutritionits. Int J Sport Nutr. 1993;3(2):232-42.
45. Granacher U, Gollhofer A, Hortobágyi T, Kressig RW, Muehlbauer T. The importance of trunk muscle strength for balance, functional performance, and fall prevention in seniors: a systematic review. Sports Med. 2013;43(7):627-41.
46. Guimarães FJ et al. Classificação do padrão da gordura corporal em crianças. Anais do II Encontro Internacional para estudos da criança. Santa Maria; 1996.

47. Halberg F. Chronobiology. Annual Review of Physiology. 1969;31:675-725.
48. Heinzelmann F, Bagley R. Response to physical activity programs and their effects on health behavior. Public Health Report. 1970;85(10):905-11.
49. Hrysomallis C. Injury incidence, risk factors and prevention in Australian rules football. Sports Med. 2013;43(5):339-54.
50. Hughson RL, Weisiger KH, Swanson GD. Blood lactate concentration increases as a continuous function in progressive exercise. Journal of Applied Physiology. 1987;62:1975-81.
51. Hunter G et al. Fat distribution, physical activity, and cardiovascular risk factors. Medicine and Science in Sport and Exercise. 1997;29(3):362-9.
52. Inbar O, Bar-or O, Skinner JS. The wingate anaerobic test. Champaign: Human Kinetics; 1996.
53. Jacobs I et al. Changes in muscle metabolites in females with 30-s exhaustive exercise. Medicine and Science in Sports and Exercise. 1982;14(6):457-60.
54. Katz A, Sahlin K. Role of oxygen in regulation glycolysis and lactate production in human skeletal muscle. Exercise and Sports Scientific Reviews. 1990;18:1-28.
55. Kiely J. Periodization paradigms in the 21st century: evidence-led or tradition-driven? Int J Sports Physiol Perform. 2012;7(3):242-50.
56. Kohrt WM et al. Longitudinal assessment of responses of triathletes to swimming, cycling, and running. Medicine and Science in Sports and Exercise. 1989;21:569.
57. Lancioni GE, O'Reilli MF, Basili G. Review of strategies for treating sleep problems in persons with severe or profound mental retardation or multiple handicaps. American Journal of Mental Retardation. 1999;104(2):170-86.
58. Laurino CFS, Lopes AD, Mano KS, Cohen M, Abdalla RJ. Lesões músculo-esqueléticas no atletismo. Rev Bras Ortop. 2000;35:364-8.
59. Leitão MB et al. Avaliação cardiológica. In: Mello MT. Avaliação clínica e da aptidão física dos atletas paraolímpicos brasileiros: conceitos, métodos e resultados. São Paulo: Atheneu; 2004. p. 57-65.
60. Leitão MB. Avaliação cardiológica. In: Mello MT. Paraolimpíada Sidney 2000: avaliação e prescrição do treinamento dos atletas brasileiros. São Paulo: Atheneu; 2002. p. 47-58.
61. Life Measurement Instruments. Bod Pod, Body composition system: operator's manual version 1.69. Concord, 1997.
62. Lira CAB et al. Avaliação anaeróbia: teste de Wingate. In: Mello MT. Avaliação clínica e da aptidão física dos atletas paraolímpicos brasileiros: conceitos, métodos e resultados. São Paulo: Atheneu; 2004. p. 211-25.
63. Macphail HE, Kramer JF. Effect of isokinetic strength-training on functional ability and walking efficiency in adolescents with cerebral palsy. Develomental Medicine and Child Neurology. 1995;37(9):763-75.
64. Manoel CC. Avaliação de variáveis motoras no desporto adaptado. In: Mello M. Paraolimpíada Sidney 2000: avaliação e prescrição do treinamento dos atletas brasileiros. São Paulo: Atheneu; 2002. p. 153-65.
65. Marques MD. Adaptação temporal. In: Marques N, Menna-Barreto L (orgs.). Cronobiologia: princípios e aplicações. São Paulo: Edusp; 1997. p. 45-84.
66. Marquezi ML, Lancha Junior AH. Possível efeito da suplementação de aminoácidos de cadeia ramificada, aspartato e asparagina sobre o limiar anaeróbio. Revista Paulista de Educação Física. 1997;11(1):90-101.
67. Matsudo VK. Testes em ciência do esporte. São Caetano do Sul; Celafiscs: 1984.

68. McArdle W, Katch F, Katc, V. Fisiologia do exercício: energia, nutrição e desempenho humano. Rio de Janeiro: Guanabara Koogan; 1998.
69. Mello MT et al. Avaliação do padrão, das queixas relativas ao sono e cronotipo e adaptação ao fuso horário. In: Mello MT. Avaliação clínica e da aptidão física dos atletas paraolímpicos brasileiros: conceitos, métodos e resultados. São Paulo: Atheneu; 2004. p. 95-114.
70. Mello MT et al. Avaliação do padrão, queixas relativas ao sono e cronotipo e adaptação ao fuso horário dos atletas brasileiros que disputaram as Paraolimpíadas de Sidney 2000. In: Mello MT. Paraolimpíada Sidney 2000: avaliação e prescrição do treinamento dos atletas brasileiros. São Paulo: Atheneu; 2002. p. 59-97.
71. Mello MT et al. Sleep patterns and sleep-related complaints of Brazilian interstate bus drivers. Brazilian Journal of Medicine and Biological Research. 2000;33(1):71-7.
72. Mello MT et al. Sleep study after acute physical activity in spinal cord injury. Sleep Research. 1995;24A:391.
73. Miles DS et al. Cardiovascular responses to upper body exercise in normal and cardiac patients. Medicine and Science in Sports and Exercise. 1989;21:S126.
74. Negrão CE et al. Adaptação cardiovascular ao treinamento físico dinâmico. Sociedade de Cardiologia do Estado de São Paulo. Rio de Janeiro: Atheneu; 1996. p. 532-40.
75. Palma BA et al. Sleep complaints in São Paulo city: a comparision between the years 1987 and 1995. 11th Annual meeting APSS. São Francisco: Abstract Book: 1995. p. 246.
76. Pereira LS, Basques FV, Marra TA. Avaliação da marcha em idosos. Mundo Saúde. 1999;23(4):221-9.
77. Peterson MD, Pistilli E, Haff GG, Hoffman EP, Gordon PM. Progression of volume load and muscular adaptation during resistance exercise. Eur J Appl Physiol. 2011;111(6):1063-71.
78. Petroski EL. Antropometria: técnicas e padronizações. Porto Alegre: Pallotti; 1999.
79. Pollock ML, Wilmore JH. Exercícios na saúde e na doença. Rio de Janeiro: Médica e Científica; 1993.
80. Rechtschaffen A, Kales A. Manual of standardized terminology, techniques, and scoring system for sleep stages of human subjects. Brain Information Service/Brain Research Institute. Los Angeles: UCLA; 1968.
81. Ricardo DR, Araújo CGS. Teste de sentar-levantar: influência do excesso de peso corporal em adulto. Revista Brasileira de Medicina do Esporte. 2001;7(2):45-52.
82. Rodrigues DF, Silva A, Rosa JPP, Ruiz FS, Veríssimo AW, Winckler C et al. Sleep quality and psychobiological aspects of Brazilian Paralympic athletes in the London 2012 pre--Paralympics period. Motriz: Rev Educ Fis. 2015;21(2):168-76.
83. Rodrigues DF, Silva A, Rosa JPP, Winckler C, Mello MT. Profiles of mood states, depression, sleep quality, sleepiness, and anxiety of the Paralympic athletics team: a longitudinal study. Apunts: Medicina de L'Esport (on-line). 2017;1:1-9.
84. Ross WD, Marfell-Jones MJ. Kinanthropometry. In: MacDougall JD, Wernger HA, Green HJ (Orgs.). Physiological testing of the Elite Canadian Association of Sport Science; 1982.
85. Rowell LB. Human circulation: regulation during physical stress. New York: Oxford University Press; 1986. p. 213-56.
86. Samulski D et al. Avaliação psicológica. In: Mello MT. Avaliação clínica e da aptidão física dos atletas paraolímpicos brasileiros: conceitos, métodos e resultados. São Paulo: Atheneu; 2004. p 135-45.
87. Samulski D, Chagas MH. Análise do stress psíquico na competição em jogadores de futebol de campo das categorias infantil e juvenil (15-18 anos). Revista Brasileira de Ciências do Movimento. 1992;6(4):12-8.

88. Samulski D, Noce F. Avaliação psicológica do esporte. In: Mello MT. Paraolimpíada Sidney 2000: avaliação e prescrição do treinamento dos atletas brasileiros. São Paulo: Atheneu; 2002. p. 99-133.
89. Santos SS, Guimarães FJP. Avaliação biomecânica. In: Mello MT. Paraolimpíada Sidney 2000: avaliação e prescrição do treinamento dos atletas brasileiros. São Paulo: Atheneu; 2002. p. 241-54.
90. Santos SS, Guimarães FJP. Avaliação cineantropométrica: antropometria e composição corporal. In: Mello MT. Paraolimpíada Sidney 2000: avaliação e prescrição do treinamento dos atletas brasileiros. São Paulo; Atheneu: 2002. p. 137-52.
91. Santos SS. Avaliação biomecânica. In: Mello MT. Avaliação clínica e da aptidão física dos atletas paraolímpicos brasileiros: conceitos, métodos e resultados. São Paulo: Atheneu; 2004. p. 299-326.
92. Serresse O et al. Estimation of the contribution of the various energy systems during maximal work of short duration. International Journal of Sports Medicine. 1998;9:456-60.
93. Settineri LIC. Biomecânica: noções gerais. Rio de Janeiro: Atheneu; 1988.
94. Silva A, Mattiello SM, Peterson R, Zanca GG, Vital R, Itiro R et al. Queixas musculoesqueléticas e procedimentos fisioterapêuticos na delegação brasileira paralímpica durante o mundial paralímpico de atletismo em 2011. Rev Bras Med Esp. 2013;19(4):256-9.
95. Silva A, Queiroz SS, Winckler C, Vital R, Sousa RA, Fagundes V et al. Sleep quality evaluation, chronotype, sleepiness and anxiety of Paralympic Brazilian athletes: Beijing 2008 Paralympic Games. Br J Sports Med. 2012;46(2):150-4.
96. Silva A, Vital R, Mello MT. Atuação da fisioterapia no Esporte Paralímpico. Rev Bras Med Esp. 2016;22(2):157-61.
97. Silva A, Zanca G, Alves ES, Lemos VA, Gávea SA, Winckler C et al. Isokinetic assessment and musculoskeletal complaints in paralympic athletes: a longitudinal study. Am J Phys Rehabil. 2015.
98. Silva AC et al. Avaliação isocinética. In: Mello MT. Avaliação clínica e da aptidão física dos atletas paraolímpicos brasileiros: conceitos, métodos e resultados. São Paulo: Atheneu; 2004. p. 241-51.
99. Silva AC et al. Ergoespirometria, teste de wingate e dinamometria isocinética em atletas paraolímpicos. In: Mello MT. Paraolimpíada Sidney 2000: avaliação e prescrição do treinamento dos atletas brasileiros. São Paulo: Atheneu; 2002. p. 167-220.
100. Silva MPM, Duarte E, Silva AAC, Silva HGPV, Vital R. Aspectos das lesões esportivas em atletas com deficiência visual. Rev Bras Med Esporte. 2011;17:319-23.
101. Souza PA. O esporte na paraplegia e tetraplegia. Rio de Janeiro: Guanabara Koogan; 1994.
102. Stainsby WN, Brooks GA. Control of lactic acid metabolism in contracting muscles and during exercise. Exercise and Sports Scientific Reviews. 1990;18:29-63.
103. Stella S, Bertolino SV. A avaliação antropométrica e da composição corporal. In: Mello MT. Avaliação clínica e da aptidão física dos atletas paraolímpicos brasileiros: conceitos, métodos e resultados. São Paulo; Atheneu: 2004. p. 161-72.
104. Taylor HL et al. Maximal oxygen uptake as an objective measure of cardiorespiratory performance. Journal of Applied Physiology. 1955;8:73.
105. Terreri AS, Greve JD, Amatuzzi MM. Avaliação isocinética no joelho do atleta. Revista Brasileira de Medicina do Esporte. 2001;7(2):62-6.
106. Terreri ASAP. Avaliação isocinética do equilíbrio flexo-extensor do joelho nos atletas com ruptura total do ligamento cruzado anterior. Revista do Hospital das Clínicas da Faculdade de Medicina da Universidade de São Paulo. 1999;54(2):35-8.

107. Timo-Lara C. Fisiologia do sistema nervoso. In: Aires MM (org.). Fisiologia Básica. Rio de Janeiro: Guanabara Koogan; 1985.
108. Toscano JO. Academia de ginástica: um serviço de saúde latente. Revista Brasielira de Ciências do Movimento. 2001;9(1):40-2.
109. Trinder J, Montgomery I, Paxton SJ. The effect of exercise on sleep: the negative view. Acta Physiologica Scandinavica. 1988;574:14-20.
110. Tsuji H, Burini RC. Aspectos positivos da participação do lactato na atividade muscular. Revista Brasileira de Ciências do Movimento. 1989;3(3):51-9.
111. Vanlandewijck Y. Sport Science in the Paralympic Movement. J Rehabil Res Develop. 2006;43(7):17-24.
112. Vital R, Silva HG. Avaliação cardiológica. In: Mello MT. Avaliação clínica e da aptidão física dos atletas paraolímpicos brasileiros: conceitos, métodos e resultados. São Paulo: Atheneu; 2004. p. 39-48.
113. Vital R, Silva HGPS, Sousa RPA, Nascimento RB, Rocha EA, Miranda HF, Knackfuss MI, Fernandes Filho J. Le-sões traumato-ortopédicas nos atletas paralímpicos. Rev Bras Med Esporte. 2007;13(3):165-168.
114. Vital R. Avaliação clínica. In: Mello MT. Avaliação clínica e da aptidão física dos atletas paraolímpicos brasileiros: conceitos, métodos e resultados. São Paulo: Atheneu; 2004. p. 3-20.
115. Vital R. Avaliação clínica. In: Mello MT. Paraolimpíada Sidney 2000: avaliação e prescrição do treinamento dos atletas brasileiros. São Paulo: Atheneu; 2002. p. 3-46.
116. Vuori I et al. Epidemiology of exercise effects on sleep. Acta of Physiology Scandinavian. 1988;7;574-83.
117. Wakayoshi K, et al. Does critical swimming velocity represent exercise intensity at maximal lactate steady-state? European Journal of Applied Physiology. 1993;66:90-5.
118. Wasserman K, Van KA, Burton G. Interaction of physiological mechanisms during exercise. Journal of Applied Physiology. 1967;22:71-85.
119. Webb WB. Sleep stages characteristics of long and short sleepers. Science. 1970;168:146-7.
120. Weltman A et al. Reliability and validity of a continuous incremental treadmill protocol for the determination of lactate threshold, fixed blood lactate concentrations and vo2máx. Journal of Sports Medicine. 1990;11:26.
121. Youngstedt SD, O'Connor PJ, Dishman RK. The effects of acute exercise on sleep: a quantitative synthesis. Sleep. 1997;20(3)203-14.
122. Zalcman I, Mello MT. Avaliação nutricional. In: Mello MT. Avaliação clínica e da aptidão física dos atletas paraolímpicos brasileiros: conceitos, métodos e resultados. São Paulo: Atheneu; 2004. p. 75-84.

Índice remissivo

A
Absorciometria de raios-X de dupla energia (Dexa) 236
Academia Paralímpica Brasileira 5
Ácaro 299
Acidente vascular encefálico 208
 aspectos conceituais 208
 características principais 209
 implicações no programa de atividades físicas 209
 motricidade 209
 prognóstico e tratamento 209
Acuidade visual 26
Adaptações no espaço físico 50
Adaptações nos recursos materiais 52
 atividades que se pretende desenvolver 53
 necessidades individuais de cada criança 52
Agente estressor 421
Agilidade 86
Agressividade 81
Albinismo 35
Álcool 64
Alfabeto braille 31
Alterações auditivas 129
 perinatais 129
 pós-natais 129
 pré-natais 129
Alterações na distribuição cromossômica 65
Alterações no balanço energético 349
Alterações respiratórias 382
Alterações torácicas e posturais 307
Amamentação 404
Ambliopia 35
American Association of Mental Retardation (AMMD) 60
Amputação(ões) 165
 anomalias congênitas 165
 aspectos cirúrgicos 173
 características principais 173
 causas 166
 etiologia 166
 implicações no programa de atividades físicas 188
 por causa congênita 169
 por causa infecciosa 169
 por causa traumática 168
 por causa tumoral 168
 por causa vascular 169
Anexos do globo ocular 34
Anisometropia 35
Anomalias congênitas 182
 deficiências longitudinais 183, 184
 deficiências transversas 183, 184
Anormalidades genéticas 65
Anormalidades posturais 262
Anoxia 65
Ansiedade 425
 cognitiva 79
 somática 79
Antropometria 350, 539, 546
Aparelho geniturinário 523
Aparelhos de amplificação sonora 124
Aparelho vestibular 125
Apatia para aprender 69
Aprendizagem de habilidades motoras 79
 estabelecimento de metas 80
 julgamento de estados fisiológicos 80
 persuasão social 79
 persuasão verbal 79
 realização de tarefas com sucesso 79
Apresentação de informações 71
Areal bone mineral density 237
Articulação atlanto-axial 92
Asma 296
 alimentos 300
 aspectos conceituais 297
 atividades físicas 300
 avaliação da gravidade 298
 características principais 299
 comorbidades e condições agravantes 300
 desvantagens da prática de exercícios aquáticos 316
 diagnóstico 298
 efeitos das atividades físicas 305
 fatores alérgicos 299
 fatores desencadeantes 299, 300
 fatores emocionais 300
 grave 299
 implicações no programa de atividades físicas 302
 leve 299
 medicamentos: o ácido acetilsalicílico 300
 moderada 299
 mudanças bruscas de temperatura 300
 orientações 311
 vantagens da prática de exercícios aquáticos 315
Assoalho pélvico 398
Associação Americana de Diabetes 452
Astigmatismo 35
Ataxia 199
Atetoide 199
 atetose de tensão 199
 atetose sem tensão 199
Atividade física pós-parto 403
Atividades aquáticas 160, 189, 312
Atividades da vida diária 517
 alimentação 518
 comunicação 518
 deambulação 517
 higiene pessoal 518
 transferências 517
 vestir 517
Atividades físicas 47, 302
Atividades funcionais 87
Atividades motoras e esportivas 56
Atividades terrestres 245
Audição
 desenvolvimento 127
 fetal 127
Audiodescrição 12
Aumento uterino 380
Autoconceito físico 422
Autoeficácia 422
Autoestima 422
Avaliação 89
Avaliação biomecânica 545
 atletismo 546
 natação 547
Avaliação cardiológica 525
 APP 526
 metodologia da avaliação 527
Avaliação cineantropométrica 539
Avaliação clínica 516
Avaliação da marcha 523
Avaliação da obesidade 350
Avaliação das variáveis motoras 542
 flexibilidade 544
 força 543
 testes de flexibilidade 544
Avaliação de distâncias 126
Avaliação de lesões traumato-ortopédicas 524
Avaliação do estado físico 390
Avaliação do sono 530
Avaliação ergoespirométrica 553
 paralisia cerebral 555
 pessoas com deficiência visual 556
Avaliação isocinética 564
Avaliação nutricional 528

métodos de avaliação do consumo alimentar 529
protocolo de avaliação 529
Avaliação postural 259
Avaliação pré-participação (APP) 526
Avaliação psicológica 549

B
B1 32
B2 32
B3 32
Bacia 263
Báscula 262
Beck Depression Inventory (BDI) 426
Bexiga neurogênica 145
Binocularidade 27
Bioimpedanciometria 355
Bone mineral content 237
Bone windth 237
Brain-Derived Neurotrophic Factor (BNDF) 418
Broncodilatador 311
Broncoespasmo 302
 induzido pelo exercício (BIE) 302

C
Cadeira de rodas 155
 esportiva 155
Calcificações 267
Campo visual 26
Canelites 264
Capacidade anaeróbia 557
Capacidade funcional 173
 de idosos 435
Capacidades físicas 85
Capacidades locomotoras na segunda infância 44
Capacidades motoras 85
Características em pessoas com deficiência intelectual 69
 dificuldades de compreensão 70
 motoras 83
 problemas de atenção e apatia para aprender 69
 problemas de linguagem e de comunicação 70
Catarata 35
Cavidade abdominal 260
Cavidade torácica 259
Células ósseas 231
Cerebelo 200
Ciclismo adaptado 498
Cicloergômetro para membros superiores 159
Cifose 261
 dorsal acentuada 271
Cinemetria 546
Cintilografia óssea 270
Cirurgia de amputação 165
Colégio Americano de Medicina Esportiva 452

Colégio Americano de Obstetras e Ginecologistas 376
Coluna lombar 261
Coluna sacrococcígea 263
Coluna vertebral 139, 140, 261
Comitê Paralímpico Brasileiro 5
Comitê Paralímpico Internacional 489
 missões 489
Comportamento piezoelétrico 241
Comportamentos estereotipados 45
Comportamentos socialmente inadequados 72
Compreensão de conceitos 69
Comprometimento motor 83
Comunicação 132
Confederação Brasileira de Desportos de Deficientes Visuais (CBDV) 55
Conjuntivite 36
Controle de força 86
Controle glicêmico inadequado 460
Controle postural 84
Córnea 32
Coroide 33
Corpo ciliar 33
Cronobiologia 534
Curativo rígido 182
Curva de estresse-deformação 233
Curvaturas da coluna vertebral 274

D
Dança 134
Decibéis 124
Deficiência auditiva 123
 aspectos conceituais 124
 características principais 129
 causas 128
 classificação 127
 dinâmica corporal 131
 implicações motoras 131
 implicações no programa de atividades físicas 132
Deficiência intelectual 59, 508
 aspectos cognitivos 67
 aspectos conceituais 59
 aspectos socioafetivos 72
 características principais 66
 causas perinatais 65
 causas pós-natais 66
 causas pré-natais 64
 classificação 60, 61
 classificação educacional 29
 classificação esportiva 30
 dependência 63
  extensos 63
  generalizados 64
  intermitentes 63
  limitados 63
 fase das operações
  concretas 68
  formais 68
 fase pré-operacional 67

fase sensório-motora 67
 implicações no programa 85
 leve 63, 68
 limítrofe 63
 modelo de prioridades da educação física 87
 moderado 63
 profundo 60
 severo 63
 Special Olympics 508
Deficiências femorais proximais 185
Deficiências fibulares 183
Deficiência visual 23, 55
 aspectos conceituais 24
 avaliação 25
 características principais 37
 causas 35
 classificação 29
 cuidados específicos 54
 cuidados gerais 47
 esporte 55
 etiologia 53
 implicações para a educação física 67
 protocolos de avaliação 556
Densidade mineral óssea
 de atletas 246
 em adolescentes 242
 por área óssea 237
 por volume ósseo 237
 na infância 249
Densitometria óssea 270
Depressão 426
Desarticulação do joelho 180, 181
Descolamento de retina 36
Desenvolvimento motor 83, 84, 131
 mudanças de *hardware* 83
 mudanças de *software* 83
 sequência 84
Desenvolvimento perceptivo
 comportamento ou reação interativa 39
 motor 37
 na primeira infância 38
 na segunda infância 40
 reação discriminativa 39
 reação simples 39
Desenvolvimento postural 256
Desvio da inteligência 63
Desvios laterais da coluna vertebral 263
Diabetes 36, 449
 aspectos conceituais 449
 atividade física no tratamento 452
 características principais 450
 complicações crônicas 456
 gestacional 402
 implicações no programa de atividade física 450
 mellitus gestacional 403
 prevenção 451
Diástase 404

Índice remissivo

Diferenças individuais 8
Dimensão atitudinal do conteúdo 10
Dimensão conceitual do conteúdo 10
Dimensão procedimental do conteúdo 10
Dinâmicas de grupo 10
Dinamometria 546
Direitos sociais 8
Dispneia 304
Disreflexia autonômica 146
Distúrbios do sono 533
Distúrbios mentais 413
Distúrbios neurológicos e musculares 194
Distúrbios no retorno venoso e osteoporose 146
Distúrbios posturais 256
 alongamento e flexibilidade 280
 aspectos conceituais 258
 avaliação 259
 características principais 270
 causas 259
 evolução 256
 ginástica aquática ou hidroginástica 279
 ginástica de baixo ou alto impacto 277
 histórico 257
 implicações no programa de atividades físicas 275
 natação 278
 orientação e cuidados 277
 reabilitação para pessoas com deficiência na coluna 276
Distúrbios psiquiátricos 413
Distúrbios respiratórios 296
Diversidade 8
Doença renal do diabetes 456
Doenças neuromusculares 211
 classificação 211
 implicações no programa de atividades físicas 212
Doenças pulmonares obstrutivas crônicas (DPOC) 306
Drogas 64

E
Eclâmpsia 402
Edema da mucosa respiratória 302
Educação física adaptada 1, 18
 conceitos ao longo do tempo 3
 escopo 7
 identidade acadêmica e profissional 4
 terminologia 3
Eletrocardiograma
 de esforço 527
 de repouso 527
Eletroencefalograma (EEG) 530
Eletromiografia 546

Eletroneuromiografia 270
Elevação do volume plasmático 379
Enxerto de pele 174, 176
Epilepsia 214
Equidade 17
Equilíbrio 86, 131
 energético 348
 estático e dinâmico 132
Ergometria de braços 554
Erros de refração 36
Escala de desconforto respiratório 304
Escala optométrica decimal de Snellen 27
Esclera 33
Esclerose múltipla 213
 implicações no programa de atividades físicas 213
Escoliose 261, 272
 estrutural 273
 funcional 273
Espasticidade 144
Espástico 198
Espessura de dobras cutâneas 350
Espícula óssea 186
Espinha bífida 148
 oculta 148
 tipos 148
Espondilólises 267
Espondilolisteses 267
Esporte adaptado 485
 histórico 485
 no Brasil 490
 reabilitação social da pessoa com deficiência 510
Esporte para pessoas com deficiência 484
 aspectos conceituais 494
 características principais 494
 deficiência auditiva 497
 deficiências motoras 499
 pessoas cegas e visão subnormal 494
Esquizofrenia 427
Estabilização na cadeira de rodas 157
Estado gestacional 376
Estágios do ciclo sono-vigília 531
 I 532
 II 532
 III 532
 sono REM 533
 vigília 532
Estimulação do tecido ósseo 250
Estrabismo 36
Estratégias em sala de aula 10
Estresse 421
 mecânico 238
Estruturação dos conteúdos 89
Estruturas encefálicas 200
Eventos estressantes 421
Exame físico cardiológico 527

Exame neuromuscular funcional 523
Exames subsidiários 267
Exercício(s)
 asmagênicos 303
 assimétricos 277
 de alongamento 278
 desempenho cognitivo 420
 expiração 308
 físico na psiquiatria 414
 físico para a redução da gordura corporal 363
 gravidez 375
 para a coluna vertebral 280

F
Facilitação do trabalho de parto 377
Fenilcetonúria 65
Flexibilidade ativa 544
Flexibilidade passiva 545
Forças compressivas 240
Formação profissional 9
Fragilidade 434, 436
Fragilidade óssea 233
Função cognitiva 420
Função pulmonar 303
Funções da audição 125
Funções neurovegetativas 144
Funções visuais 25

G
Genu valgum 264
Genu varum 264
Gestantes esportistas 385
Gestantes hipertensas 401
Ginástica aquática 279
Ginástica para gestantes 398
Glaucoma 36
Globo ocular 32, 33
 anexos 35
 corte sagital 33
Goalball 50
Graduação da força 522
Gravidez 375
 abordagem específica para a cardiopata 399
 atividade física nos casos de *diabetes mellitus*, obesidade e gestação 402
 atividade física nos casos de pré-eclâmpsia 402
 avaliação da forma física 390
 contraindicações relativas e absolutas 387
 implicações no programa de atividades físicas 383
 modificações fisiológicas 384
Guide for the Evaluation of Visual Impairment 25

H
Habilidades motoras 41, 134

Hallux valgum 266
Hérnia discal 268
Hidrocefalia 64
Hidroginástica 396
Hiperglicemia 460
Hipermetropia 36
Hipersecreção 302
Hipertensão arterial 323
  aspectos conceituais 324
  benefícios do treinamento aeróbico 335
  benefícios do treinamento de força 337
  características principais 326
  causas 325
  classificação 324
  efeito agudo do exercício aeróbico 330
  efeito agudo do exercício de força dinâmica 333
  efeito agudo do exercício isométrico 332
  efeitos do treinamento físico 335
  implicações no programa de atividades físicas 327
  prescrição individualizada 338
  prescrição populacional 338
  recomendações para a prescrição do exercício físico 338
  tratamento medicamentoso 327
Hipoglicemia 460
Hipotonia muscular 92
Hipoxia 65
HIV/aids 467
  aspectos conceituais 469
  classificação da doença 471
  exercício e função imune 470
  implicações no programa de atividades físicas 470
Humor aquoso 33

I
Imersão na água 315
Inclusão 14
Incompletas 141
Incontinência urinária 145
Índice de massa corporal (IMC) 354
Índice de obesidade central (IOC) 352
Indisciplina 81
  recursos para evitar o problema 82
Infecções respiratórias 144
Inflamação 302
Informações auditiva e tátil 49
Informações visuais 51, 133
Infusão e difusão do conhecimento 11
Inquérito telefônico (Vigitel) 359
Inspiração 308
Instituto Educacional São Paulo (Iesp) 124

Instituto Nacional de Educação de Surdos 123, 124
Interação motora e locomotora 41
International Blind Sports Association 31
International Blind Sports Federation 31, 55
Intervenção com as pessoas com
  TEA 110
  ABA 110
  PECS 111
  TEACCH 110
Íris 33

J
Jogos paralímpicos 490
  evolução 490
  participações brasileiras 493

L
Lactato sanguíneo 559
  basquetebol para pessoas com deficiência intelectual 562
  desempenho 561
  futebol: pessoas com paralisia cerebral 562
  natação 563
  produção e remoção 560
  protocolos 563
  resposta 561
Largura óssea 237
Lei de Wolff 238
Lei Piva 493
Lesão da medula espinhal 138
  adquiridas 139
  aspectos conceituais 139
  aspectos morfológicos e neuromusculares 149
  atividades de condicionamento físico 156
  características principais 144
  causas 143
  classificação 141
  completas 141, 142
  condicionamento físico 156
  déficit de força 151
  implicações no programa de atividades físicas 152
  incompletas 141
  traumáticos 139
Libras 12
Lidar com as diferenças 8
Limiar anaeróbio 554
Locomoção de crianças com deficiência visual 43
Lordose cervical acentuada 270
Lordose lombar 262
  acentuada 271

M
Macrocefalia 64
Maneirismo 45
Manejo da cadeira 156

Manual Diagnóstico e Estatístico dos Distúrbios Mentais 413
Matriz óssea 231
Mecânica respiratória 308
Mecanismos de compensação 74
Mecanismos de defesa 73
Mecanismos de informação 48
Medula espinhal 139
Membros inferiores 264
Meningocele 148
Microcefalia 65, 216
  atividade física 223
  causas 216
  classificação 219
  vírus da zika 221
Mielomeningocele 148
Mineralização do osso 236
Miodese 178
Miopia 36
Modalidades aquáticas 243
Modalidades esportivas adaptadas para atletas com deficiência motora 500
  arco e flecha (tiro com arco) 500
  atletismo 500
  basquetebol em cadeira de rodas 501
  bocha 500
  canoagem 501
  ciclismo 502
  esgrima 502
  esportes de inverno 502
  futebol para amputados 502
  futebol para atletas com paralisia cerebral 502
  halterofilismo 503
  handebol 503
  hipismo 503
  iatismo (vela) 503
  natação 503
  parabadminton 505
  parataekwondo 505
  remo 505
  rúgbi 505
  tênis de campo 505
  tênis de mesa 506
  tiro 506
  triathlon 506
  voleibol sentado 506
Modelo de Seaman e Depauw 84
Modelo de sequência de desenvolvimento motor 84
Modelo termogênico 419
Modificação na composição corporal 150
Modificação postural 380
Modificações gravídicas 378
Moléstias desmielinizantes 66
Morbidade 297
Morte súbita no exercício 526
Moscas volantes 36
Motivos para as ações do ser humano 76

Índice remissivo 579

de afiliação 76
de agressão 76
de assistência 77
de poder 76
de realização 77
Mulheres com cardiopatia 399
Multipsy-82175 552
Músculos do tronco 275
Músculos extrínsecos do globo
  ocular 34
Músculos inspiratórios 308

N
Natação 278
  para pessoas com lesão da medula espinhal 161
  postura 279
Neuroma de amputação 178
Neuropatia autonômica 458
Neuropatia periférica 457
Níveis de amputação 173
Nível de audição 124
Nível de função 518

O
Obesidade 347, 349
  aspectos conceituais 348
  causas 360
  classificação 350
  gênese 348
  implicações no programa de atividades físicas 363
  infância e adolescência 365
  prevalência de sobrepeso e obesidade 356
Obliteração do canal ósseo 187
Organizações esportivas 13
Órgão da visão 32
Ortopedia 257
Osso 230
  cortical 232
  trabecular 232
Osteoblastos 231
Osteócitos 231
Osteoclastos 231
Osteomalacia 234
Osteônios 232
Osteoperiosteoplastia 180
Osteopetrose 234
Osteoporose 229, 230
  aspectos conceituais 231
  espacial 247
  implicações no programa de atividades físicas 237
Ouvido
  estruturas 125
  externo 125
  interno 125
  médio 125

P
Pacientes com HIV 474
  efeitos do treinamento físico 474

programas de treinamento 476
Paralisia cerebral 195
  aptidão física e desempenho 205
  aspectos conceituais 195
  características principais 202
  causas 202
  classificação 197
    fisiológica 197
    fisiológicas e topográficas 198
    funcional de atletas 206
    neuroanatômica 198
    quanto ao grau de acometimento 197
    topográfica 197
  diplegia 201
  dupla hemiplegia/dupla hemiparesia 201
  hemiplegia 201
  implicações no programa de atividades físicas 205
  monoplegia/monoparesia 200
  motricidade 203
  paraplegia/paraparesia 201
  prognóstico 202
  quadriplegia/quadriparesia 201
Paraparesias 141
Paresias 141
Pé chato 266
Pé plano 266
Percepção do mundo físico 38
Percepção tátil 40
Perda auditiva 128
  leve 128
  moderada 128
  origem 128
  profunda 128
  severa 128
Perda sensório neural 127
Perda visual 26
Perímetro abdominal 352
Perímetros corporais 352
Pessoa cega 30
Pessoa com baixa visão 29
Pico de fluxo expiratório 312
Placas de crescimento 185
Planejamento da incisão 175
Plegias 141
Poliomielite 147
Polissonografia 537
Pós-lingual 128
Postura (s) 258
  dos joelhos 265
  dos pés 266
Potência anaeróbia 557
Pré-eclâmpsia 402
Pré-lingual 128
Preparação psicológica 550
Presbiopia 36
Prescrição de exercícios 392
  posturais 257
Pressão arterial para crianças e adolescentes 325
  classificação 325

Prevalência da asma 296
Primeira infância 41
Problemas de ajustes psicossociais 147
Problemas de atenção 69
Problemas de linguagem 69
Processo de cicatrização 186
Programa de atividades físicas 153, 305
Prótese modular infantil 188
Protetização 187
Protocolos para avaliação física e fisiológica em pessoas com deficiência 514
  antecedentes familiares 520
  avaliação clínica 516
  cabeça e pescoço 521
  características principais 516
  exame físico 520
  história pessoal 519
  história profissional 520
  história social 519
  histórico 515
  informações importantes 524
  inspeção geral 520
  interrogatório complementar 518
  pele e fâneros 520
  perfil do atleta 519
  roteiro de avaliação – protocolo 517
  sinais vitais 520
  sistema cardiovascular 521
Protrusão discal 268

R
Radiações 64, 66
Radiografia 267
Razão cintura/estatura 352
Razão cintura/quadril (RCQ) 364
Reabilitação para os problemas posturais 276
Reabilitação pulmonar 306
Reação a estímulos táteis e auditivos 40
  respostas afetivas 40
  respostas de atenção 40
  respostas manuais 40
Reação interativa 39
Reeducação respiratória 309
Reflexo de mergulho 316
Região cervical 261
Relação invasiva/intrusiva 75
Relação meio-fim 13
Relaxamento 278
  muscular 278
Resolução n. 3/87 do Conselho Federal e Educação 9
Resposta plástica do tecido ósseo 233
Respostas de modalidades esportivas sobre o tecido ósseo 239
Ressonância magnética 269

Retina 34
Retinoblastoma 36
Retinopatia da prematuridade 36
Retinopatia diabética 457
Retinose pigmentar 36
Rinite gestacional 378
Ritmo 86
 circadianos 535
 infradiano 534
Roteiro de avaliação 517
Rubéola 36

S
São Silvestre 507
Sarcopenia 434, 437
Saúde mental 410
 aspectos conceituais 412
 características principais 414
 classificação 413
 classificação multiaxial do DSM 414
 eficácia autorregulada 423
 implicações no programa de atividades físicas 420
 hipótese da distração 419
 hipótese da endorfina 418
 hipótese da interação social 420
 hipótese da monoamina 418
 hipótese do autocontrole 419
 hipótese neurotrófica 418
 mecanismos fisiológicos 418
 mecanismos psicológicos 419
Sensibilidade à luz 28
Sequelas funcionais 144
Sequência de desenvolvimento cognitivo 67
Sexualidade 80
Sífilis 37
Símbolo internacional da surdez 124
Síndrome alcoólica fetal 64
Síndrome de Down 91
 características físico-motoras 91
 problemas de diabetes e obesidade 92
 problemas de equilíbrio 91
 problemas de hipotonia muscular 92
 problemas gerais de sistema respiratório e circulatório 92
 problemas ligamentares 92
 problemas sensoriais e perceptivos 91
Síndrome de fragilidade no idoso 434
 aspectos conceituais 436
 causas e características principais 437
 classificação 436
 critérios 437

etiologia e progressão clínica simplificada 435
 implicações no programa de atividade física 438
Síndrome hipotensiva supina 384
Sistema articular 274
Sistema braille 30
Sistema cardiovascular 521
Sistema gastrintestinal 521
Sistema ligamentar 275
Sistema muscular 275
Sistema musculoesquelético 521
Sistema nervoso central e periférico 522
Sistema respiratório 521
Sobrepeso 257, 348
Sociedade Internacional de Próteses e Órteses 182
Sono 530
 diferenças individuais 535
 distúrbios 533
 exercício 536
 grandes dormidores 535
 pequenos dormidores 535
 pessoa com deficiência 537
Superproteção 73
Surdez 128
 condutiva 127
 pré-lingual 130

T
Tática cirúrgica 170
Tecido ósseo 231
Técnicas de equilíbrio 155
Técnicas de frenagem 155
Temperatura materna 387
Tempo de reação de escolha 86
Tempo de reação simples 86
Teoria da autoeficácia 419
Teor mineral do osso 237
Termorregulação 145
Teste de broncoprovocação ao esforço 311
Teste de Wingate 558
Teste Multipsy 552
Testes de flexibilidade 544
Testes de força 543
Testes de QI 61
Tetraparesias 141
Tetraplegias 141
Timing coincidente 86
Tipo de fontes sonoras 41
 variações na forma de apresentação do som à criança 41
 variações na intermitência do estímulo sonoro 42
Tomografia computadorizada 268
Tônus muscular 204
Toxoplasmose 37
Transferência e contratransferência 74

Transformabilidade 9
Transmissão sináptica aminérgica 418
Transtorno do espectro autista 97
 aspectos conceituais 99
 atividades planejadas 118
 características 107
 circuito de estações de atividades 118
 classificação 101
 diagnóstico 104
 dicas e sugestões para o programa de atividades físicas 113
 hipóteses causais 101
 histórico 97
 implicações no programa de atividades físicas 112
 incidência 105
 inclusão 111
 intervenções 106
 níveis de gravidade 102
 regras de comportamento 119
 rotina da aula 115
Transtornos do humor 425
Traumatismo cranioencefálico 210
 aspectos conceituais 210
 classificação 210
Traumatismos oculares 37
Treinamento cardiorrespiratório 441
Treinamento de equilíbrio 442
Treinamento de força 438
Treinamento multicomponente 442

U
Úlceras (escaras) de decúbito 145
Ultrassonografia 267
United States Association for Blind Athletes 30
Universalização 15
Uveítes 37

V
Valores de corte para o IMC 354
Visão funcional 28
Visita programada 11
Volumetric bone mineral density (VBMC) 237

W
Wingate 557
 descrição do teste 558
 índices de desempenho obtidos 559

X
X-frágil 65